全国高等医药院校规划教材
供医学检验技术专业本科使用

临床基础检验学

主　审　许文荣

主　编　龚道元　胥文春　郑峻松

副主编　王小林　曾　涛　伍　勇　莫　非

编　者　（以姓氏笔画为序）

王小林　（北京大学医学部）　　　　　　　　忽胜和　（大理大学第一附属医院）

石青峰　（桂林医学院附属医院）　　　　　　郑峻松　（陆军军医大学）

代　洪　（湖南师范大学医学院）　　　　　　柯培锋　（广州中医药大学第二附属医学院）

伍　勇　（中南大学湘雅三院）　　　　　　　段朝晖　（中山大学孙逸仙纪念医院）

任伟宏　（河南中医药大学第一附属医院）　　胥文春　（重庆医科大学）

闫海润　（牡丹江医学院附属红旗医院）　　　贺红艳　（西安医学院）

孙玉鸿　（佳木斯大学）　　　　　　　　　　莫　非　（贵州医科大学附属医院）

李　静　（青岛大学）　　　　　　　　　　　夏　琳　（武汉大学中南医院）

李小龙　（温州医科大学附属第一医院）　　　郭　翀　（昆明医科大学第一附属医院）

李玉云　（蚌埠医学院）　　　　　　　　　　唐　敏　（重庆医科大学）

李树平　（湖南医药学院）　　　　　　　　　龚道元　（佛山科学技术学院口腔医学院）

杨　超　（湖北中医药大学）　　　　　　　　彭克军　（成都医学院）

张　杰　（齐鲁医药学院）　　　　　　　　　葛晓军　（遵义医学院附属医院）

张丽霞　（南京医科大学第一附属医院）　　　曾　涛　（南方医科大学）

易艳军　（湘南学院）　　　　　　　　　　　薛翠娥　（山西医科大学汾阳学院）

周迎春　（广州中医药大学第一附属医学院）

秘　书　唐　敏　郭　翀

人民卫生出版社

图书在版编目（CIP）数据

临床基础检验学 / 龚道元,胥文春,郑峻松主编 . —北京：
人民卫生出版社，2017

ISBN 978-7-117-24883-9

Ⅰ. ①临⋯　Ⅱ. ①龚⋯　②胥⋯　③郑⋯　Ⅲ. ①临床医学 –
医学检验 – 医学院校 – 教材　Ⅳ. ①R446.1

中国版本图书馆 CIP 数据核字（2017）第 182586 号

| 人卫智网 | www.ipmph.com | 医学教育、学术、考试、健康，购书智慧智能综合服务平台 |
| 人卫官网 | www.pmph.com | 人卫官方资讯发布平台 |

临床基础检验学

主　　编：龚道元　胥文春　郑峻松
出版发行：人民卫生出版社（中继线 010-59780011）
地　　址：北京市朝阳区潘家园南里 19 号
邮　　编：100021
E - mail：pmph @ pmph.com
购书热线：010-59787592　010-59787584　010-65264830
印　　刷：北京顶佳世纪印刷有限公司
经　　销：新华书店
开　　本：889 × 1194　1/16　印张：23
字　　数：585 千字
版　　次：2017 年 8 月第 1 版　2024 年 6 月 第 1 版第 9 次印刷
标准书号：ISBN 978-7-117-24883-9/R · 24884
定　　价：96.00 元

打击盗版举报电话：010-59787491　E-mail：WQ @ pmph.com
（凡属印装质量问题请与本社市场营销中心联系退换）

前　言

　　《临床基础检验学》是医学检验技术专业主干课程之一。为了适应我国医学教育改革和发展需要,提高教学质量,培养适应21世纪医疗卫生发展需要的医学检验技术人才,人民卫生出版社组织全国高等医药医学检验技术专业富有教学和临床工作经验的专家编写了《临床基础检验学》教材,本教材供医学检验技术专业本科学生使用,同时可以作为卫生专业技术资格考试和临床检验工作者的参考用书。

　　本教材编写以医学检验技术专业本科培养目标为依据,以 ISO15189 和《医疗机构临床实验室管理办法》等文件为指南,结合医学检验技术专业特点和临床实验室的实际工作,力求反映21世纪医学检验发展的现状和趋势,充分体现“三基”(基本理论、基本知识和基本技能),突出“五性”(思想性、科学性、先进性、启发性和实用性)。注重实用性和应用性,加强基本操作技能培养,和临床岗位无缝接轨,力求达到教师好教,学生好学。

　　本教材在吸收了国内现有本科教材优点的基础上,具有以下特点:

　　1. **调整和缩减了全书章节**　全书分为临床基础检验基本技术、血液一般检验、血液分析仪检验、血栓与止血一般检验、血型与输血一般检验、尿液一般检验、尿液分析仪检验、粪便与分泌物一般检验、体腔积液一般检验、脱落细胞病理学检验。以避免章节太多和各章内容不平衡,同时以检验标本分类编排,排列先后顺序合理。

　　2. **调整了编排顺序及形式**　因显微镜形态学检查非常重要,内容相对较少且每种标本显微镜检查方法基本一样,故编排时将每种标本显微镜检查的内容提前介绍,按理学检查、显微镜检查、化学成分及其他检查的顺序进行编排,以突出形态学检查的重要性。在血液一般检验中,因为白细胞手工检查较红细胞检查内容少、简单,而且白细胞计数时采用低倍镜对计数池四个大方格内的白细胞数计数。从循序渐进的角度出发,故将简单的、易掌握的白细胞检查调整至红细胞检查前。

　　3. **删减和增加了编写内容**　对尿液、精液、脑脊液、浆膜腔积液、羊水等标本中临床上基本不开展的指标不进行介绍或用表格的形式简要介绍;删减了针吸细胞病理学检验的内容,精练了其他脱落细胞病理学检验的内容。

　　显微镜、血型、细胞粒子计数及班氏糖还原法等检查方法的发明、发现过程,仪器自动分析发展简史及实验室管理相关内容以“知识拓展”的形式介绍,以便扩大学生知识面,提高学生的学习兴趣、科学思维能力和创新能力。另外,还增加了“临床基础检验基本技术”一章,以突出 4 年制医学检验技术的专业特点;为了指导学生学习本课程,加强了绪论部分内容的编写;显著增加了血液分析仪和尿有形成分分析仪的内容。每种标本的每个项目检查,增加了重要器材、试剂及简要操作内容的介绍,以保证理论教材的完整性,同时也利于对质量保证内容的理解。

显著增加了表和图,体现教材的精练性、直观性和概括性,方便学生学习。最后还增加了国内外与医学检验相关的组织、机构、学会杂志的介绍,供学生自学、查阅参考书使用。

4. **理论教材与实验指导质量保证各有侧重,尽量避免重复**　理论教材每个检查指标质量保证包括分析前、分析中和分析后质量控制和管理内容,并按此先后顺序编写,对操作过程的质量保证侧重从宏观角度介绍;实验指导则从详细的操作步骤出发,重点描述各环节、各步骤的注意事项、生物安全等细节问题。

本教材在编写的过程中得到许文荣教授、刘成玉教授的关心和指导,湖南师范大学医学院李新岳教授为本书"脱落细胞病理学检验"一章审稿,在此谨表示衷心的感谢。感谢北京协和医学院张时民、南方医科大学附属中山博爱医院黄道连、杭州医学院附属人民医院吴茅及广东三九脑科医院许绍强四位老师为本教材提供部分图稿;最后也感谢各位编者,是他们的大力支持和真诚合作,使得本版教材保质按期完成。

尽管各位编者在编写过程中倾心尽力,但由于时间短促、编者水平和经验有限,难免有纰误疏漏,恳请使用本书的教师、学生以及临床检验工作者提出宝贵意见,以便今后进一步修订和完善。

龚道元　胥文春　郑峻松
2017 年 3 月

目　录

绪　　论

医学检验技术专业(101001)是归属于一级学科医学技术类(1010)的二级学科。医学检验技术为细胞病理学、化学病理学和分子病理学等与临床医学有机结合形成的技术类学科,其任务是通过手工检查、仪器自动分析等方法和手段对人体的血液、尿液、分泌物和排泄物及其他体液等标本的理学、有形成分和化学成分进行检查,为疾病的诊断、疗效监测和预后评估等提供客观依据。

以上任务主要是在临床实验室(clinical laboratory)完成,医院检验科(department of clinical laboratory)属于临床实验室,原卫生部2006年颁布的《医疗机构临床实验室管理办法》将临床实验室定义为:对取自人体的各种标本进行生物学、微生物学、免疫学、化学、血液免疫学、血液学、生物物理学、细胞学等检验,并为临床提供医学检验服务的实验室。

一、医学检验技术的形成和发展

早在远古时期,人们就了解到尿液的变化与疾病有关。古印度的医生曾将尿液倒在地上,如果这种尿液能够招来蚂蚁,就说明它是患者排出的"蜜尿",这可能是人们所知道的最早的尿糖检查方法。公元前400年,希腊名医希波克拉底开始通过感官直觉法(色、嗅、味等)对尿液进行观察,以辅助诊断相关疾病,开拓了最早、最原始的实验诊断。

16~19世纪,基础医学、临床医学和科学技术得到快速发展,尤其是17世纪末显微镜的发明与应用,为细胞形态学、微生物学检验及寄生虫学检验等奠定了基础。人们相继用显微镜观察到血液中的红细胞(1673年)、白细胞(1749年)和血小板(1842年)。19世纪初德国人欧立希(Ehrlich)和罗曼诺斯基(Romanowsky)发明并使用染色技术,能观察区分血液中的各种细胞。血细胞从发现至今已有300余年的历史,血细胞数量和形态学检查一直是临床基础检验的重要内容。当前临床实验室尿液一般检验已从传统的尿常规检验发展到尿干化学自动分析和尿有形成分自动分析;血细胞检查从传统的血常规到血细胞自动分析,检查项目从几项到几十项。另外,排泄物、分泌物及其他体液等检验进展也很快,新的指标、方法、技术和仪器不断应用于临床。脱落细胞病理学检验是一个年轻的分支,1928年希腊病理学家Papanicolaou发明了巴氏(Papanicolaou)染色技术,由于这一技术的发展,使得许多恶性肿瘤得以诊断和治疗。因此,显微镜、细菌培养、细胞和细菌染色技术、以及定性、定量化学技术的发明和应用,为医学检验的形成和临床实验室的出现创造了条件。19~20 世纪,各种现代化技术如光学技术、电子技术、自动化技术、网络通讯技术、免疫标记技术、生物芯片技术、流式细胞技术等推动了医学检验技术的发展。

目前,医学检验技术也由单一学科发展成为一个拥有临床基础检验、临床生物化学检验、临床分子生物学检验、临床微生物学检验、临床免疫学检验、临床血液学检验、临床输血学检验及临床实验室管理学等众多亚学科的综合学科。医院检验科科室设置按专业一般分为临床体液检验实验室、临床血液检验实验室、临床化学检验实验室、临床免疫检验实验室、临床微生物检验实验室、临床分子诊断实验室、血库(大医院血库独立为输血科)等。

2003 年,国际标准化组织颁布了关于临床实验室管理的国际标准,即 ISO15189(2003)《医学实验室 - 质量和能力的专用要求》,该标准进一步推动了我国医学检验的发展,越来越多的临床实验室通过了 ISO15189 实验室认可。2006 年由原卫生部制定的《医疗机构临床实验室管理办法》开始实施,标志着我国临床实验室的管理走上标准化、法制化轨道,为临床检验质量和临床诊治水平的提高打下坚实的基础,使我国临床实验室管理提高到一个新的水平。

近年来,我国临床医学检验快速发展,临床实验室基本实现或正在实现医学检验技术的现代化、检验分析的自动化、检验方法的标准化、检验试剂的商品化、检验项目的组合化和分子化、检验人员的合格化、质量管理的全程化、临床实验室的信息化、临床实验室管理法制化和生物安全制度化等。目前,医学检验技术已成为发展最迅速、应用高精尖技术最集中的学科之一。全自动化实验室、一体化实验室、即时检测(point-of-care testing,POCT)和独立实验室是未来实验室发展的方向。

21 世纪,医学检验已经发展到检验医学阶段,检验医学除了提供及时可靠的检验结果外,还要提供临床咨询服务。检验医师与临床医师共同制定诊断和疗效判断的标准,运用循证医学和循证检验医学(evidence-based laboratory medicine,EBLM)的理论,为临床提供有临床价值、成本低、价格合理的检验项目和快速、准确的检验结果。从"以标本为中心、以检验结果为目的"的理念,向"以患者为中心、以疾病诊断和治疗为目的"的理念转化。

知识拓展

ISO15189:2003 年,国际标准化组织颁布了关于临床实验室建立完善和先进质量管理体系的国际标准,即 ISO15189:《医学实验室 - 质量和能力的专用要求》,该标准经过 2007(第 2 版)、2012 年(第 3 版)修订。2012 年 IOS15189 第 3 版主要内容包括实验室管理要求和技术要求两个方面。①管理要求:组织和管理责任、文件控制、服务协议、受委托实验室的检验、外部服务和供应、咨询服务、投诉的解决、不符合的识别和控制、纠正措施、预防措施、持续改进、记录控制、评估和审核、管理评审等。②技术要求:人员、设施和环境、设备和试剂及耗材、检验过程及其质量保证、结果报告与发布、实验室信息系管理等。ISO15189 是临床实验室认可的国际标准。

二、临床基础检验学主要任务、内容和临床应用

《临床基础检验学》是医学检验技术专业最基础、最重要的主干课程之一,其主要任务是采用各种技术、方法和仪器,对人体血液、尿液、粪便及其他分泌物和排泄物、体腔积液等标本进行理学、化学、显微镜形态学等最基础的检查,以满足临床筛查、诊疗疾病的需要。

《临床基础检验学》所涉及的检查方法,随被检查标本和检查目的不同而异,一般包括:理学检查、化学检查、显微镜检查和自动化仪器分析。理学检查即借助物理学方法,检测标本量、比重、黏稠度等项目;直接用人的肉眼或嗅觉检查被检标本的颜色、透明度、气味、性状等项目原来归类于一般性状检查,现在归类于理学检查范围。化学检查即用化学的方法,对被检标本中的各种化学成分进行定性或定量检测;显微镜检查主要检查标本中的细胞、细菌、寄生虫虫体和虫卵及其他有形成分的数量和形态,观察有无量和质方面的改变。

传统《临床基础检验学》的内容主要包括三大常规即血常规、尿常规和粪便常规等。随着医学检验发展,内容也更加丰富。因此,《临床基础检验学》教材一方面要反映国内外医学检验发展趋势和临床实验室发展实际,介绍以自动化、信息化为特征的仪器分析方法;另一方面仍需介绍传统手工检验方法,因为虽然在日常临床检验工作中,较多的自动化仪器分析替代了部分手工检验,但有的只能替代对健康人群标本的筛查,而不能完全替代对异常标本的检查,同时手工操作可以培养学生的动手能力和专业素质。

本教材分 10 章,主要有:临床基础检验基本技术、血液一般检验、血液分析仪检验、血栓与止血一般检验、血型与输血一般检验、尿液一般检验、尿液分析仪检验、粪便与分泌物一般检验、体腔积液一般检验和脱落细胞病理学检验。

临床基础检验的临床应用主要包括:①为疾病诊断、鉴别诊断、疗效监测和预后判断提供依据;②为健康评估和疾病预防提供依据;③为流行病学调查、环境监测及食品卫生监测提供依据;④为医学研究提供数据。

三、学习临床基础检验学的基本要求

1. 加强基础理论学习　以标本检验项目为主线,重点学习每个检验项目所涉及的主要知识,即背景知识、检测原理、实验用品、操作程序、质量保证、方法学评价、参考区间和临床意义等。

每个项目的背景知识主要包括检查项目所涉及的解剖学、生理学、生物化学、免疫学及病理学等基本知识,检测该项目可以采用的检测方法及其简要发展历史等;实验用品包括器材、试剂和标本,它们是影响检验结果准确性的重要因素;操作程序即完成某项检验项目需进行的操作规程,即标准操作规程(standard operating procedure,SOP),检验时必须严格遵守。

检测指标评价包括检测指标所采用方法的方法学评价和该指标临床效能评价。方法学评价主要包括准确度、精密度、检测限和可报告范围评价等;检测指标临床效能评价主要包括特异度、灵敏度、假阳性、假阴性、阳性及阴性预测值、似然比、诊断效率(准确度)、尤登指数及实用性评价等,具体参见《临床实验室管理学》内容。为了确保教材简明扼要,本教材方法学评价将上述两部分内容合在一起介绍,评价指标主要有敏感性(sensitivity)、特异性(specificity)、快速(speed)、简单(simple)和安全(safety),即医学检验方法的 5S 目标。

检验项目参考区间是指对某一规定人群进行抽样测定,由此得到的均值及分布范围。参考区间的建立是在一个地区的健康人群中,规定若干条规格标准,从参考总体中随机抽取一定数量的参考个体进行调查测定,将测定结果经过统计学处理,求出均值($\bar{x}$)和标准差(s),通常将 $\bar{x}$ 定为参考值,将 95% 的分布区间定为参考范围(正态分布以 $\bar{x}\pm2s$ 表示,非正态分布用百分数表示)。检验人员要熟知常见检验项目的参考区间,同时要注意参考区间与危急值和医学决定性水平的区别,对检验结果进行有效的分析。

医学决定性水平(medicine decide level,MDL)是针对某一检查项目有别于参考区间

的特定限值,测定结果高于或低于该值即在疾病诊断中起排除或确认作用,或对某些疾病进行分级或分类,或对预后作出估计,以提示医师在临床上应采取何种处理方式,如进一步进行某一方面的检查,或决定采取某种治疗措施等等。同一检查指标,常常不止一个医学决定水平。

危急值(critical value)是指能够提示患者生命处于危险/危急状态的检查数据/结果,此时临床应立即采取紧急适宜抢救措施,含危急值的检查项目即危急值项目,我国卫生计生委在患者安全目标中明确要求,须将"白细胞计数、血小板计数、凝血酶原时间、活化凝血酶原时间、血钙、血钾、血糖、血气"等项目列为危急值项目。危急值界限确定应基于医学决定性水平、基于不同医疗机构和不同专业科室的临床抢救能力、可参考文献及循证医学等为依据,由各医院行政管理部门组织急症科、麻醉科、心内科、呼吸科等科室与检验科,就不同部门具体危急值项目的界限的设置讨论并达成共识,并经医院行政管理部门签字认可并发布。工作中一旦发现危急值,应立即报告给临床。

2. 重视手工操作,加强操作技能训练　医学检验技术专业的培养目标是培养实用型、操作能力强的技能型人才,因此要高度重视实验课、见习和实习,理论联系实际,加强操作技能训练,培养学生动手能力。在实验和见习前要预习,熟悉、掌握每个检验项目的8个关键词即检验项目生理学与病理学等基本理论、检查原理、实验用品、检查主要程序、质量保证、方法学评价、参考区间及临床意义等,实验时做到"勤动手、勤动眼、勤动脑、勤动嘴、勤动腿"。用双手灵活规范操作,用双眼仔细观察,用大脑认真分析思考,有问题时多问老师,需要时不停地走动,与同学进行有效协作。

3. 加强有形成分显微镜检查技能训练　有形成分显微镜检查是临床检验基础的重要内容,虽然自动化仪器分析在临床实验室应用广泛,但仍不能替代有形成分显微镜检查,有形成分显微镜检查是有些疾病诊断的"金标准"。因此,在实验、见习或实习时要勤学苦练,只有对标本反复观察和分析比较,才能提高识别细胞、细菌、寄生虫虫卵等有形成分的能力,提高阅片水平。

4. 强化质量意识　检验结果的质量是临床实验室的生命,为了保证每个项目检验结果的准确性,必须加强分析前、分析中和分析后质量控制和管理即全面质量管理(total quality management,TQM)。分析前质量控制涉及的环节主要包括检验申请、患者准备、标本采集、运送与接收等;分析中质量控制和管理的重点是控制好检测系统和按标准操作规程操作。所谓检测系统是指完成一项检验项目测定所涉及的检测方法、仪器、试剂、校准物、质控品、消耗品、操作程序、质量控制程序等因素的组合,若是手工操作,则还包括具体操作人员;同时,分析中质量控制要做好日常的室内质量控制(internal quality control,IQC);分析后质量管理包括检验结果的审核、报告、检验结果的解释、临床咨询和与临床沟通等。

5. 强化生物安全意识　临床实验室检验的每个标本都潜在含有致病性病原体,是医疗机构病原体最集中的区域,这些病原体对实验室工作人员、周围人群及环境具有一定的潜在危害,甚至可以造成疾病的流行,危及广大群众的健康和安全,妨碍经济的发展及和谐社会的建设。从学校开始,要学习实验室生物安全的基本知识,强化生物安全的意识和防护措施。

6. 注重专业素质、职业道德的培养　临床检验工作是一项细致严肃的工作,检验结果是疾病诊断、治疗和疗效观察的依据,一时的疏忽,一念的差错,或一笔的贻误,就可能延误疾病的诊断和治疗。这就要求检验工作者具有认真负责、严谨细致、一丝不苟、有条不紊、实事求是、规范操作的工作态度和工作作风。从学校开始,就要加强专业素质培养,具有救死扶伤和人道主义高尚的职业道德。

(龚道元　胥文春　郑峻松)

第一章

临床基础检验基本技术

临床基础检验是医学检验最基础、最常用、最重要的检验之一,其涉及的检验基本技术有很多,包括标本采集、涂片制备、染色、显微镜应用、细胞计数和形态学检查等,其中形态学显微镜检查技术是临床基础检验最重要的基本技术,贯穿临床基础检验的始终。

第一节　标本采集技术

标本的采集与处理是临床检验中的基础性工作,也是分析前质量保证的重要环节。正确采集和处理标本是获得准确、可靠检验结果的前提,必须引起高度重视。本节主要介绍血液标本的采集技术,尿液、粪便、分泌物、体腔积液等其他标本的采集技术在后续各章节中介绍。

一、血液检测标本类型

(一) 全血

全血(whole blood)由血细胞和血浆组成,保留了血液全部成分。

1. **静脉全血**　采自于肘前静脉等静脉,是临床应用最广泛的全血标本。

2. **末梢全血**　采自于手指指端等肢体末梢部位,适用于某些仅需微量血液的检验项目和婴幼儿血常规检验等。

3. **动脉全血**　采自于股动脉等动脉,临床少用,主要用于血气分析。

(二) 血浆

血浆(plasma)指全血标本经抗凝、离心而去除血细胞成分后的液体,主要用于化学和凝血等项目检测。由于抗凝血标本在采集后,不必等候血液凝固即可离心、分离出血浆,可以节省时间,有利于急诊检查时代替血清应用。

(三) 血清

血清(serum)指血液经离体自行凝固后分离出来的液体。与血浆比较,血清缺乏纤维蛋白原及某些凝血因子(coagulation factor),主要用于血液化学和免疫学等项目检测。

二、血液标本添加剂

根据检验需要,在采集血液标本前,在采血管中加入适量的抗凝剂(anticoagulant)、促凝剂或分离胶等成分,称为添加剂。

(一) 抗凝剂

采用物理或化学的方法去除或抑制某种凝血因子的活性,以阻止血液凝固的方法称为抗凝。能够阻止血液凝固的化学物质称为抗凝剂。使用全血和血浆标本时,通常需要加入抗凝剂来阻止血液凝固。常用抗凝剂的原理、主要用途和特点见表1-1,根据临床检验所测定的项目不同选择相应的抗凝剂,以保证检验结果的准确与可靠。特殊情况下,还可采用物理方法获得抗凝血液标本,如将血液注入有玻璃珠的器皿中,并不停转动,使纤维蛋白缠绕于玻璃珠上,从而防止血液凝固,此方法常用于血液培养基的羊血采集。另外,也可用竹签搅拌去除纤维蛋白,以达到物理抗凝的目的,此方法主要用于检查结果易受抗凝剂影响的血液标本抗凝,如用于红斑狼疮细胞检查等。

表 1-1　常用抗凝剂的主要用途与特点

添加剂	原理	主要用途	备注
乙二胺四乙酸盐	与血液中 Ca^{2+} 结合,阻止血液凝固	全血细胞计数、离心法 HCT 测定	抗凝剂用量与血液的比例要准确;可使血小板聚集及影响凝血因子检测
枸橼酸盐	与血液中 Ca^{2+} 结合,阻止血液凝固	凝血试验、血沉、血液保养液	抗凝剂浓度、体积和血液的比例要准确
肝素	促进抗凝血酶Ⅲ灭活凝血酶、Ⅸa、Ⅹa、Ⅺa、Ⅻa 等丝氨酸蛋白酶,阻止血液凝固	离心法 HCT 测定、血浆生化检验、血气分析、红细胞渗透脆性试验	电极法测血钾与血清结果有差异;不适合凝血功能和血常规检查
草酸盐	与血液中 Ca^{2+} 形成草酸钙沉淀,阻止血液凝固	草酸钾干粉常用于血浆标本抗凝	容易造成钾离子污染;现已少用

注:HCT,血细胞比容

(二) 促凝剂

促凝剂是采用非活性硅石等非生理性促凝成分,经特殊加工制成,能激活凝血机制,加速血液凝固,快速分离出血清标本,缩短项目检验时间,特别适用于急诊生化检验。常用促凝剂有凝血酶、蛇毒、硅石粉、硅碳素等。但离心后,常常还会有少量的纤维蛋白凝块或凝丝悬浮在血清中。

(三) 分离胶

分离胶是一种具有化学惰性和稳定性的聚合高分子物质,不溶于水,具有抗氧化、耐高温、抗低温、高稳定性等特性。它的比重(1.04~1.05)介于血清比重(1.026~1.031)与血细胞比重(1.092~1.095)之间,在 1100~1500g 离心力作用下,发生液化并移动到管中央。离心后,分离胶恢复初始的高黏度凝胶状态,在血清与血块之间形成隔离层,达到分离血清和血细胞的目的。分离胶能保证血清化学成分的稳定,在冷藏状态下 48 小时无明显改变,从而有利于标本的冷藏保存,还适用于生化、血库和血清学等相关检验。但分离胶的质量可以影响分离效果和检验结果,且其成本较高。

三、血液标本采集

血液标本的采集方法按采集部位可分为末梢采血法、静脉采血法和动脉采血法。

(一) 末梢采血法

又称为皮肤采血法,所获得的血液标本是由微动脉血、微静脉血和毛细血管血混合组成的末梢全血。

1. 采血针采血法

（1）主要器材：一次性无菌采血针、微量吸管等。①一次性采血针：常由针尖、塑料柄和保护帽组成。②微量吸管：也称微量血红蛋白吸管，主要用于定量吸取微量血液、精液和其他体液标本，进行有形成分计数。一次性使用吸管一般为 20μl，标有三条线，最下方刻度为 10μl 刻度线，第二条线为 20μl 刻度线，第三条线较粗，提示吸管的该端连接橡皮吸头。血液分析仪全血计数模式需要较多的血液时，可选用 50μl 微量吸管取血。

（2）部位选择：一般采用手指指端或耳垂，婴幼儿可选择踇趾或足跟内外侧缘。世界卫生组织（WHO）推荐的采血部位为左手中指或无名指指端内侧。局部有水肿、炎症、发绀或冻疮等病变患处应避开；严重烧伤的患者，可选择皮肤完好处采血。

（3）简要操作：选择采血部位→消毒→针刺→取血→止血→稀释、混匀。

（4）注意事项：①微量吸管要求：量度要准确，误差不应超过 ±1%；②生物安全：采血时须用正确的消毒方法严格消毒，实行一人一针一管。采血废弃物按照医疗垃圾处理要求统一处理；③刺针与取血：针刺深度以 2~3mm 为宜；第一滴血拭去不用，取血时可稍加挤压，但切忌用力过大，以免使过多组织液混入血液中；取血要迅速，防止流出的血液发生凝固；采血量要准确，微量吸管中间不能有气泡，管外余血须拭去；④稀释：先在稀释液下层将管内血液慢慢排出，再吸取上层稀释液冲洗管内余血 3~4 次；⑤一次采集多管血液标本顺序：采用手工法进行多项检验时，血液标本采集顺序为血小板计数、红细胞计数、血红蛋白测定、白细胞计数及白细胞分类计数、血型鉴定等；⑥止血：采血完成后用无菌干棉球止血。

2. 激光采血法　激光皮肤采血法属于非接触式采血法，是利用激光采血器产生的特定波长的激光束，作用于指端皮肤后，瞬间在采血部位产生高温，使表皮组织气化形成一个 0.4~0.8mm 的穿孔，从而使血液流出而实现血液采集。该方法具有感染机会少、被检者痛感轻和工作人员工作强度低等优点，但受到成本与使用安全性的影响，目前临床少用。

（二）静脉采血法

静脉采血法根据采血方式不同可分为普通采血法和负压采血法。

1. 普通采血法

（1）主要器材：一次性塑料注射器等。

（2）简要操作：选择静脉→扎压脉带→消毒→穿刺→抽血→松压脉带→拔针，同时按压止血→将血液注入试管→混匀。

（3）静脉选择：受检者的手臂伸直置于枕垫上，暴露穿刺部位，选择容易固定、明显可见的静脉。一般选择肘正中静脉，也可采用手背、手腕部和外踝部等部位的体表浅静脉。

（4）注意事项：①器材选择：根据检验项目、所需采血量，选择适宜的注射器和试管；②生物安全：消毒方法正确，严格执行无菌操作。应采用一次性采血用品，包括注射器、压脉带、消毒用品等，防止交叉感染；③抽血方法：采血时严禁将针栓往回推，以免注射器中的空气进入血循环而形成气栓，造成严重后果；采血时不宜过度用力，以免血液产生泡沫而造成溶血；④压脉带捆扎时间：不宜超过 1 分钟，否则会使血液成分的浓度发生改变。

2. 负压采血法　又称为真空采血法。其主要原理是将有胶塞头盖的试管预置一定的负压度，并与针头和软导管组合成全封闭的负压采血系统，以实现采血，而且由采血管内的负压大小来控制采血量。

（1）主要器材：真空采血系统由负压采血管（图 1-1）、双向采血针组成（图 1-2）。其中负压采血管的管盖上按国际通用的色标分紫、红、黄、蓝、黑、绿等不同颜色，标记分明，易

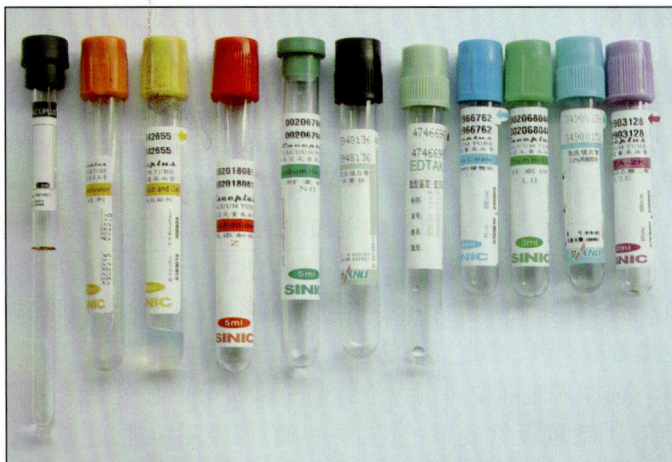

图 1-1 负压采血管

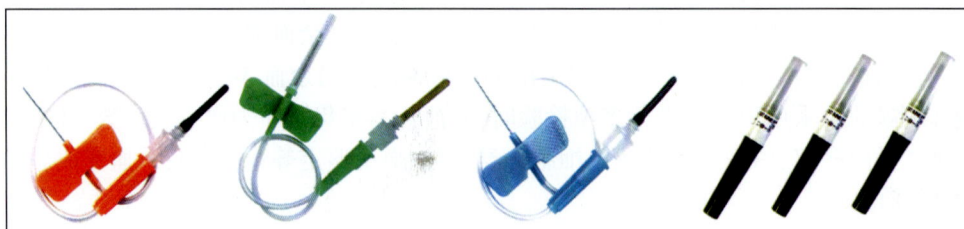

图 1-2 双向采血针

于区别不同用途(表 1-2)。双向采血针一端为血管穿刺针,另一端为胶塞穿刺针(用软橡皮乳胶套着),中间通过塑料软管连接。

表 1-2 常用负压采血管的种类和主要用途

采血管	添加剂	添加剂作用机制	标本	主要用途
红色	无(内壁涂有硅酮)		血清	生化/血清学试验
橘红色	促凝剂	促进血液凝固	血清	快速生化试验
绿色	抗凝剂:肝素钠、肝素锂	抑制血液凝固	血浆	快速生化试验
金黄色	惰性分离胶、促凝剂	促进血液凝固	血清	快速生化试验
浅绿色	惰性分离胶、肝素锂	抑制凝血	血浆	快速生化试验
紫色	EDTA-K_3 或 K_2(液体或干粉喷洒)	螯合钙离子	全血	血常规试验
黄色	无菌,茴香脑磺酸钠	抑制补体、吞噬细胞和某些抗生素作用,用以检出细菌	血清	微生物培养
灰色	氟化钠和碘乙酸锂	抑制葡萄糖分解	血浆	血糖试验
浅蓝色	枸橼酸钠:血液=1:9	结合钙离子	血浆	凝血试验
黑色	枸橼酸钠:血液=1:4	结合钙离子	全血	红细胞沉降率

(2)静脉选择:同普通采血法。

(3)简要操作:选择静脉→扎压脉带→消毒→穿刺针端穿刺血管→胶塞穿刺针刺入采血管的胶塞头盖中央→血液自动吸入采血管内→拔出胶塞穿刺针→胶塞穿刺针刺入

另一采血管、放血、混匀等→退出胶塞穿刺针→松压脉带、拔穿刺血管针,同时用棉签按压止血→混匀(以软接式双向采血针为例)。

(4) 注意事项:①采血管负压要准确:使用前切勿松动或拔除采血管的胶塞头盖,以免使采血量不准确;②不可取下乳胶套:刺塞针端的乳胶套在采血完毕而拔掉采血管后能弹性回复,封闭穿刺针针头,防止导管内血液继续流出而污染周围环境;③一次采集多管血液标本顺序:血培养管(需氧)、血培养管(厌氧)、凝血项目管、无抗凝剂血清管(含或不含促凝剂和分离胶)、有抗凝剂管。

(三) 动脉采血法

1. 主要器材 2ml 或 5ml 注射器(准备 1000U/ml 无菌肝素生理盐水溶液,以湿润注射器内腔、橡皮塞),或一次性动脉采血针等。

2. 动脉选择 多选用桡动脉(最方便)、股动脉、肱动脉。

3. 简要操作 选择动脉→消毒→穿刺→抽血、混匀→按压止血→封闭针头→混匀。其中封闭针头须立即将针头斜面插入橡皮中或软木塞,以隔绝空气,搓动注射器,使血液与肝素混合,并立即送检。

4. 注意事项 ①用于血气分析的标本,采集后先立即封闭针头斜面,隔离空气,再混匀标本;②标本采集后应立即送检,否则应将标本置于 2~6℃保存,但保存时间不应超过 2 小时;③采血完毕,拔出针头后,用消毒干棉签用力按压采血处止血,以防形成血肿。

(四) 方法学评价

1. 末梢采血法 价廉,快速,操作方便,采血量少;但代表性稍差,重复性差,易发生溶血、凝血和混入组织液等而影响结果的准确性,不可重复或追加检验项目。

2. 静脉采血法 代表性佳,能准确反映全身血液的真实情况,不易受气温和末梢循环变化的影响;无组织液混入;可重复或追加检验项目;一次采血量较多应用。负压采血法的优点有:①使用全封闭系统,洁净安全,不受外界污染,可防止院内感染;②简便快捷,无需自行配制各种添加剂和抗凝剂;③准确可靠,血样与添加剂比例准确,减少溶血、凝血;④可定量采集,减少血样浪费,一次静脉穿刺可采集多管标本;⑤为国际血液学标准化委员会推荐方法。但负压采血法的成本相对较高;添加剂可改变血液性质,影响血细胞形态与检测结果。普通采血法操作环节多,丢弃的注射器和转运血液过程可能造成环境污染;血液和抗凝剂不能立即混合;血样暴露。

3. 动脉采血法 适于血气分析,同静脉采血法。

四、血液标本运送、保存与处理

血液离体后,血细胞的代谢活动仍在继续进行,应尽快送检。对不能及时送检和检测的标本应在合适的条件下保存。废弃的血液标本应按照国家相关规定正确处理。

(一) 血液标本运送

标本采集完成后,由经过培训的护工、护士等送至实验室进行检验。血液标本的运送可采用人工运送、轨道传送或气压管道运送等,须遵循以下三个原则。

1. 唯一标志原则 血液标本都应具有唯一标志,除编号之外,还应包括待检者的基本信息。目前,通常应用条形码系统来保证标本的唯一性。

2. 生物安全原则 使用可以反复消毒的专用容器运送。特殊标本应采用有特殊标志字样(如剧毒、烈性传染等)的容器密封运送。气压管道运送必须使用负压采血管,并确保试管管盖和橡皮塞的牢固。

3. 及时运送原则 血液标本离体后会迅速发生许多变化,要尽快送检,以符合检验质量要求和临床诊疗需求。如血氨(密封送检)、红细胞沉降率、血气分析(密封送检)、酸性磷酸酶、乳酸等标本,应立即送检。

血液标本在运送过程中还需注意:①血液标本管必须加塞、管口向上、垂直放置,以减少管中内容物振动,防止标本蒸发、污染和外溅等;②避免剧烈震荡,导致标本溶血;③避免光线敏感的分析物暴露在人造光或太阳光照射下;④必要时,还应使用可降温的容器运送。

(二) 血液标本签收

实验室应制定血液标本签收的标准操作文件。标本接收时应核对待检者信息,观察标本外观、量,检查抗凝剂使用是否正确,检查标本采集时间等。对于合格标本应予签收,并记录签收时间等相关信息,对不合格标本应拒收。标本拒收常见的原因有:①标本容器上无标志、申请单与标本标志不一致;②血液采集盛放容器不当;③标本污染、容器破损;④标本运送条件不当;⑤抗凝标本出现凝固;⑥中度以上溶血;⑦采血量不足等。标本拒收不但造成检验费用增高和时间的浪费,还可能延误疾病的诊治。因此,对所有涉及标本采集的人员,都必须在标本采集、运送和处理各个环节进行全面规范的培训。

对于某些特殊的标本,如标志不明确、标本不稳定、不便重新采集的标本或属于紧急情况下的标本,实验室可先处理标本,但不发送检验报告,直至申请医生或标本采集人员承担标本鉴别和接收的责任,或提供适当的信息,再做进一步处理。

(三) 血液标本预处理

血液标本接收后,需根据测定项目的要求进行标本的预处理。如血常规检测的标本应室温存放、待检;对于需要血浆的检验项目,可通过离心抗凝血而获得血浆;对于需要血清的检验项目,未含促凝剂或分离胶采血管的血液标本置于37℃孵育,待血液完全凝固后,离心分离血清;含促凝剂或分离胶采血管的血液标本可直接离心分离血清;对于需要特定细胞的项目,应根据要求采用相应的分离技术来分离细胞,同时尽量避免混入其他细胞。

(四) 血液标本保存

当血液标本不能立即测定或已测定后,应选择合适的保存方式、保存条件予以保存。

1. 保存原则   不同检验项目、不同标本的保存时间和条件不同。保存原则是在有效的保存期内确保被检物质不会发生明显改变。

2. 保存条件   按温度要求分为室温保存、冷藏保存、冷冻保存。

(1) 全血标本保存:血液分析仪测定采用的抗凝全血宜置于室温保存,不宜存放在2~8℃冰箱中,低温可使血液成分和细胞形态发生变化。即使室温保存,也不宜超过6小时,最多不超过8小时。

(2) 分离后血清或血浆标本保存:①保存1周的标本,置于4℃冰箱内保存;②保存1个月的标本,置于-20℃冰箱内保存;③保存3个月以上的标本,置于-70℃冰箱内保存。

3. 保存注意事项   ①建立保存的规章制度,专人专管,敏感或重要标本可加锁保管;②保存期间应密闭,以免水分挥发而使标本浓缩;③冷冻的血清或血浆标本不宜反复冻融,必要时可分装多管保存。解冻的标本要彻底融化并混匀后再使用;④应建立标本存放信息管理系统,监控每个检测样本的有效存放,通过查找待检者信息快速定位找到样本的存放位置。

(五) 血液标本检验后处理

血液可能含有各种病原生物,应视为有潜在感染性的物质,标本采集、运送、检验及检验后处理等过程要按《病原微生物实验室生物安全管理条例》及《医疗卫生机构医疗废物管理办法》的相关规定处理。检验后废弃的血液标本及一次性器材专用的容器回收包装,由专门机构专人负责回收,送到指定的消毒地点集中焚烧处理。

・**知识拓展**・

　　实验室生物安全：是指在实验室从事病原生物学实验活动中，为了避免危险生物因子造成实验室人员暴露，向实验室外扩散并导致危害所采取的防范措施。实验室感染来源主要有检测标本、仪器设备使用过程中产生的污染、手工操作过程中产生的污染和实验室动物等。

　　检验科为二级生物安全实验室，临床实验室所检查的各种标本潜在含有致病性病原生物，因此标本采集、运送、检测及检验后标本、器材处理及标本及菌种保藏等过程一定要符合实验室生物安全原则，注意个人生物安全防护。使用后的废弃物应分类存放：①生活垃圾应放在黑色专用袋内。②感染性废物应弃置于有"生物危害"标识的垃圾桶或黄色专用袋内。③利器（采血针、玻璃等）应收集于防渗漏、耐刺的锐器收集容器内。所有废弃物应根据具体情况集中收集、消毒、高压灭菌焚烧等清除污染处理，并做好记录。

五、血液标本采集与处理的质量保证

　　一个完整的实验室检查过程包括临床医生选择和申请检验项目、护士或医生告知、待检者准备、标本采集、标本运送、实验室接收、标本处理、标本检测、检验结果审核、检验报告发放、临床反馈信息等，这个过程可分为分析前、分析中及分析后三个阶段。血液标本采集和处理是分析前质量管理的主要内容，这些工作是由待检者、医生、护士、运送人员及检验人员在实验室以外的空间和进入检验过程前完成，环节多、隐蔽性强，临床实验室难以监控这一过程中的每个环节。临床医生反馈不满意的检验结果，大部分可溯源至标本质量不合要求。因此，检验人员应熟悉血液标本采集与处理的各个环节和影响因素，取得待检者的理解与配合，并与医护人员加强沟通，让他们熟悉标本采集与运送的要求，同时严格按操作规程进行操作，确保检验质量。

（一）血液标本采集前的质量控制

　　1. 血液标本采集的环境要求　采血环境应该人性化设置，空间宽敞，光线明亮，通风良好，血液标本采集的台面高低和宽度适宜，座位舒适。采用紫外线灯定时对标本采集的周边环境和空气进行消毒，并采用消毒液擦拭台面。尽量减少待检者排队等候的时间，还需保护待检者隐私。

　　2. 检验项目申请　在对各种疾病诊疗或健康评估过程中，就诊者需要做哪些检验、何时做检验，需要临床医师根据就诊者主诉、症状或病情变化做出决定并提出检验申请。

　　检验申请单应遵循信息齐全、信息规范、容易识别、简单方便等原则，至少包括待检者姓名、性别、年龄、申请科室、住院号或门诊病历号、住院病房号及床位号、临床诊断、样本类型、检验项目、申请日期、申请医师签名等信息。完成采样后，应在检验申请单上标明采样时间。检验申请单可为纸质版，也可为电子版。

　　3. 待检者准备　应了解标本采集前待检者的状态和影响结果的非疾病因素，并将相关要求和注意事项告知待检者，请待检者给予配合，使所采集的标本尽可能少受非疾病因素的影响，客观真实反映患者当前的状态。

　　（1）生理、饮食因素对检验结果的影响：待检者生理、饮食因素对检验结果的影响见表1-3。

　　（2）药物对检验结果的影响：药物干扰检验结果主要通过4条途径：①影响待测成分的物理性质；②参与检验过程的化学反应；③影响机体组织器官生理功能和（或）细胞活动中的物质代谢；④对机体器官的药理活性和毒性作用。故在采集血液标本前，应暂停

表 1-3　患者生理、饮食因素对检验结果的影响

因素	影响
年龄	新生儿红细胞计数和血红蛋白量较成人高；应针对不同年龄段制定不同的参考区间
性别	男性血红蛋白、红细胞计数较女性高，而女性网织红细胞较男性高；应根据不同性别制定不同的参考区间
生物钟	清晨 6~7 时促肾上腺皮质激素、皮质醇最高，深夜 0~2 时最低。白细胞早晨较低，下午较高。对于时间引起的差异，应统一标本采集的时间，可避免随时间变化呈节律性改变的检验结果差异
月经和妊娠	与生殖有关的激素在月经周期会产生不同的变化，纤维蛋白原在月经前期开始增高，血浆蛋白质则在排卵期减低；胆固醇在月经前期最高，排卵时最低。妊娠是女性特殊的生理过程，血容量增加导致血液稀释；代谢需求增加
运动和精神	精神紧张、激动和运动可使儿茶酚胺、皮质醇、血糖、白细胞总数、中性粒细胞等增高。因此，应在相对安静和情绪稳定时采集血液标本
饮食	①普通进餐后，甘油三酯将增高 50%，血糖增加 15%，ALT 及血钾增加 15%；②高蛋白膳食可使血液尿素、尿酸及血氨增高；③高脂肪饮食可使甘油三酯大幅度增高；④高核酸食物（如动物内脏）可导致血液尿酸明显增高
饥饿	空腹时间过长（超过 16 小时）可使血浆蛋白质、胆固醇、甘油三酯、载脂蛋白、尿素等降低；相反，血肌酐、尿酸则增高
饮酒	长期饮酒可导致 ALT、AST、GGT 增高；慢性乙醇中毒者，血液胆红素、ALP、甘油三酯等增高
吸烟	长期吸烟者白细胞计数、Hb、COHb、CEA 等增高；而 IgG、ACE 活性则减低
其他	某些诊疗活动可影响检验结果，如外科手术、输液或输血、穿刺或活检、透析、口服OGTT、服用某些药物，使用细胞因子等

注：ALT，丙氨酸氨基转移酶；AST，天冬氨酸氨基转移酶；GGT，γ-谷氨酰转移酶；ALP，碱性磷酸酶；COHb，碳氧血红蛋白；CEA，癌胚抗原；ACE，血管紧张素转化酶；OGTT，口服葡萄糖耐量试验

使用对检验结果有直接影响的药物，或注明使用的药物，便于检验人员审核结果。

（二）血液标本采集中的质量控制

1. 采血时间　根据检验项目的要求选择合适的采血时间，采血后在检验申请单上注明采血的具体时间。

（1）空腹采血：一般指空腹 8 小时后，进食早餐前采血，尽可能在其他检查和治疗之前采血，常用于临床化学定量测定，受饮食、体力活动、生理活动等影响最小，易于发现和观察病理情况，且重复性较好。

（2）随时或急诊采血：指无时间限制或无法规定时间而必须采血，主要用于体内代谢较稳定或受体内因素干扰较少的物质检测，或者是急诊、抢救患者必须做的检验。

（3）指定时间采血：根据不同的检测要求有不同的指定时间，如葡萄糖耐量试验、内分泌腺的兴奋或抑制试验等。

2. 采血部位　不同部位的血液标本中某些成分会有差异，甚至对检测结果产生严重影响，故应选择恰当的采血部位。

3. 采血时体位　体位变化可引起血液许多指标发生变化，从仰卧位到直立位时，由于有效滤过压增高，水及小分子物质从血管内转移到组织间隙，血浆容量可减少 12%。由于血液浓缩，细胞及大分子物质相对增高 5%。受这种体位影响的指标包括红细胞计数、白细胞计数、血细胞比容、ALT、ALP、总蛋白、清蛋白、免疫球蛋白、载脂蛋白、甘油三

酯、醛固酮、肾上腺素、血管紧张素等。因此,采集血液标本时,住院患者可采用卧位,非住院患者可采用坐位,并保持平静心态。

4. 压脉带使用 静脉采血时,压脉带压迫时间过长可使多种血液成分发生改变。①压迫 40 秒,血清总蛋白可增加 4%,AST 增加 16%;②压迫超过 3 分钟时,因静脉扩张、淤血,水分转入组织间隙,导致血液浓缩,可使清蛋白、血清铁、血清钙、ALP、AST、胆固醇等增高 5%~10%,血清钾增高更明显。同时,由于氧消耗增加,无氧酵解加强,乳酸增加,血 pH 降低。因此,血液标本采集时尽量缩短压脉带的压迫时间(一般 <1 分钟),在见到血液进入采血容器后,应立即松开压脉带。

5. 输液 要尽可能避免在输液过程中采血,因为输液不仅使血液稀释,而且输注的成分可能干扰检验结果。最常见的干扰项目是葡萄糖和电解质。一般情况下,对静脉输入葡萄糖、氨基酸、蛋白质或电解质的患者,应在输液结束 1 小时后采集标本,而对于输注脂肪乳的患者应在 8 小时后采集标本。如果必须在输液时采集血液标本,避免在输液同侧采血。

6. 溶血 血细胞内、外各种成分有梯度差,有的成分相差数十倍(表 1-4),溶血标本所致的误差可造成严重的后果。因此,在采集、运送、保存和处理血液标本时应尽量避免溶血。发生溶血的主要原因有:①穿刺前消毒乙醇未干;②穿刺部位不准确,造成淤血;③注射器漏气,产生气泡;④抽血后未卸下针头,强力注入试管;⑤长时间或用力摇动或拨动血块;⑥抗凝剂和血液比例不合适;⑦注射器或容器内有水分;⑧全血放置时间过长等。

表 1-4 溶血引起血液成分浓度或活性变化

成分	红细胞内浓度(活性)与血清的比值	1% 红细胞溶血后血清浓度(活性)的变化(%)*
LD	160 : 1	+272.5
AST	40 : 1	+220.0
钾	23 : 1	+24.4
ALT	6.7 : 1	+55.0
葡萄糖	0.82 : 1	−5.0
无机磷	0.78 : 1	+9.1
钠	0.11 : 1	−1.0
钙	0.10 : 1	+2.9

* 假设 HCT 为 0.50;LD,乳酸脱氢酶

7. 抗凝剂 根据检测项目的要求选择合适的抗凝剂(预置于特定颜色盖子的采血管中)。采集的血液标本量要合适,不宜过多或过少,从而保证血液与抗凝剂的比例适宜,避免抗凝效果不佳或影响检测结果。须注意的是,EDTA 钾盐可使淋巴细胞出现花形核,还可引发极少数人血小板出现 EDTA 依赖性聚集现象,导致血液分析仪检测血小板计数的假性减少。

8. 混匀 血液标本采集到抗凝管中后,应立即颠倒混匀,使血液与抗凝剂充分接触,防止血液出现凝固现象。

(三)血液标本采集后的质量控制

血液标本采集后的运送、实验室签收、保存、预处理等诸多环节都会影响检验结果,必须加以注意。

(曾 涛)

第二节　涂片制备技术

显微镜有形成分形态学检查是医学检验基本技术之一,制备良好的涂片是显微镜形态学检查的基础。

一、涂片制备方法

(一) 涂片制备

根据不同的检测标本和检测目的可采用不同的制片方法,同一种标本也可以采用多种涂片方法,需灵活运用。

1. **推片法**　取标本 1 滴置载玻片一端,用推片以 30°~45° 夹角将载玻片上液体滴轻轻推向另一端。该法适用于稀薄的标本,如血液、胸水、腹水等。

2. **直接涂片法**　取 1 滴标本直接置载玻片上覆以盖玻片后镜检,适用于尿液标本。

3. **盐水涂片法**　于载玻片上滴加适量的生理盐水,将少量标本混悬于生理盐水中制成涂片。该法适用于粪便及阴道分泌物等标本。

4. **涂抹法**　用竹棉签在玻片上涂布,由玻片中心经顺时针方向外转圈涂抹;或从玻片一端开始平行涂抹,涂抹要均匀,不宜重复。本法适用于稍稠的标本,如鼻咽部标本。

5. **压拉涂片法**　将标本夹于横竖交叉的两张玻片之间,然后移动两张玻片,使之重叠,再边压边拉,获得两张涂片。该法适用于较黏稠标本,如痰液。

除了以上涂片制备方法外,还有喷射法、印片法、微孔滤膜过滤法和液基薄层制片法等方法,主要用于细胞病理学检查标本涂片制备。

(二) 涂片固定

标本制片后,应立即采取一种方法,将有形成分尽可能保持在原有的结构形态,且有利于保存,这一步骤即为固定(fixation)。固定的目的主要有:①防止有形成分自溶和腐败;②使有形成分内的蛋白质、糖、脂肪等各种成分沉淀保存下来,从而保存细胞的各种组成成分,使其保持与生活时相似的形态和结构;③沉淀与凝固作用使细胞中的不同成分产生不同的折光率,光学差异使原来看不清楚的结构可见;④有的固定剂有助染作用,使细胞内部成分易于着色;⑤增加标本与载玻片黏附力;标本愈新鲜,固定愈及时,细胞结构愈清晰,染色效果愈好。涂片固定方法包括物理固定和化学固定两类方法。

1. **物理固定**　包括干燥、高热和低温骤冷等固定方法。例如,血液涂片可采用干燥固定;细菌涂片可用加热法固定;许多组织化学反应制片以低温骤冷固定。

2. **化学固定**　采用化学物质固定细胞的办法。常用的化学固定液有甲醇、乙醇、丙酮、甲醛和戊二醛等。

二、血涂片制备

血涂片染色显微镜检查是血液细胞形态学检查的基本方法,主要用于红细胞、白细胞和血小板形态等检查,还可用于白细胞、血小板的数量评估。如果血涂片制备不良,染色不佳,常使血细胞的形态学鉴别困难,导致诊断困难甚至误诊。因此制备一张良好的血涂片,是血细胞形态学检查最基本的要求。

(一) 手工推片法

1. **薄血膜推片法**

(1) 采血:取血 1 小滴,置载玻片的一端 1cm 处或整片的 3/4 端的中央。

(2) 推片:左手持载玻片,右手持推片从血滴前方后移接触血滴,使血液沿推片与载玻片接触的边缘展开,至距边缘约5mm时,使推片与载玻片呈30°~45°平面夹角,平稳、匀速地向前推动,血液即在载玻片上形成薄层血膜(图1-3)。

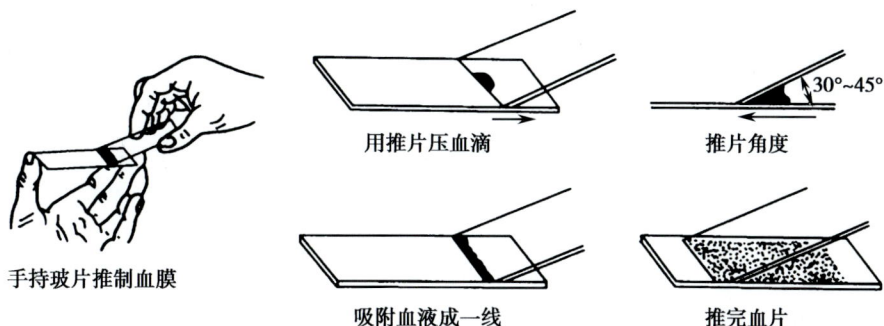

用推片压血滴　　推片角度

手持玻片推制血膜

吸附血液成一线　　推完血片

图1-3　血涂片制备示意图

(3) 干燥:将推好的血涂片在空中晃动,使其迅速干燥。

2. **厚血膜涂片法**　取血1滴于载玻片的中央,用推片的一角将血由内向外旋转涂布,制成厚薄均匀、直径约1.5cm的圆形血膜,自然干燥后,滴加数滴蒸馏水,使红细胞溶解,脱去血红蛋白,倾去液体,血涂片干后即可染色镜检。该法主要用于疟原虫的检查。

(二) 自动涂片法

血液分析流水线往往包括了自动推片染片仪,可以按照操作指令执行自动送片、取血、推片、标记、染色等任务。其基本原理是用机械手模拟人工方式对载玻片上血样进行推片。仪器可根据血细胞比容对点血量、推片起始位置、推片角度、速度和时间进行调整,并通过激光检测,保证血涂片头、体、尾分明且厚薄适宜。

(三) 质量保证

1. **血涂片质量要求**　一张良好的血涂片标准是:厚薄适宜、头体尾明显、细胞分布均匀、边缘整齐、两端和两边留有空隙(图1-4),血膜至少长25mm。

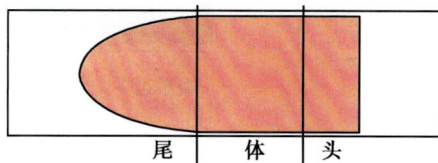

尾　体　头

图1-4　良好血涂片

2. **玻片**　制备血涂片使用的载玻片要有很好的清洁度,保持中性、洁净、无油腻。使用的推片边缘必须平整、光滑。①新载玻片常有游离碱质,应用清洗液或10%盐酸浸泡24小时,然后再彻底清洗;②用过的载玻片可放入适量肥皂水或合成洗涤剂的水中煮沸20分钟,再用热水将肥皂和血膜洗去,用自来水反复冲洗,然后晾干或烤干备用。

3. **标本**　血涂片的标本既可直接用非抗凝的静脉血或毛细血管血,也可用EDTA抗凝血。由于EDTA抗凝血有时能引起红细胞皱缩和白细胞聚集,因此最好使用非抗凝血制备血涂片。血液采集后须4小时内制片,否则可使细胞形态改变,如胞质内形成空泡,核分解破裂等。

4. **制片**　血涂片的厚度及长度与血滴的大小、推片与载玻片的角度、推片时的速度及血细胞比容有关。一般血滴越大、角度越大、推片速度越快,则血膜越厚;反之则血膜越薄。因此针对不同患者应有的放矢,当标本血细胞比容高于正常、血黏度较高时,宜保持较小的角度和较慢的速度推片;相反,血细胞比容低、血液较稀薄时,则应用较大的角度和较快的推片速度,才可获得满意的血涂片。

5. **制片后处理**　血涂片制备后需及时干燥、固定,妥善保存。天气寒冷或潮湿时,为避免干燥时间过长导致细胞变形、皱缩,可置于37℃温箱促干。

6. 血涂片质量问题及可能的原因　见表 1-5 及图 1-5。

表 1-5　血涂片质量问题及可能的原因

血涂片质量问题	可能原因
血膜偏厚或偏薄	血滴大、血液黏度高、推片角度大或速度快时,血膜偏厚;相反则血膜偏薄
血膜无尾部	血滴太大
两侧无空隙	推片太宽或血滴展开太宽
血膜偏长或偏短	推片角度小、血滴未完全展开即开始推片时血膜偏长;推片角度大、血滴太小时血膜偏短
有空泡	载玻片有油脂物污染
不规则间断和尾部过长	推片或载玻片不干净、推片与载玻片贴太紧、推片速度不均匀
有纵向沟槽或刷尖	推片边缘不光滑

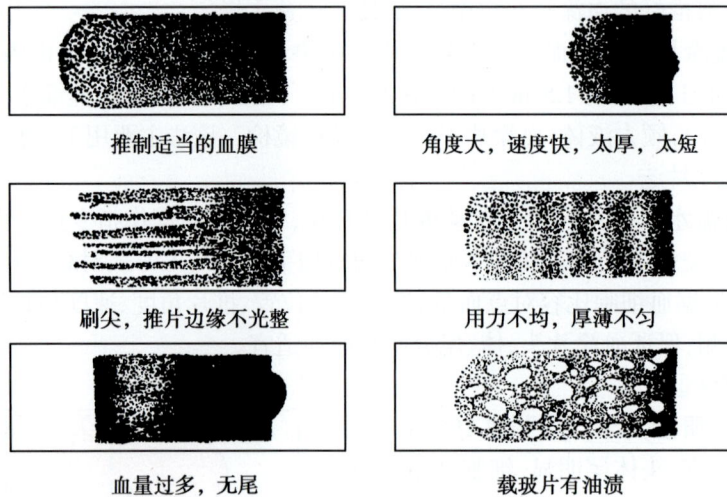

推制适当的血膜　　　　角度大,速度快,太厚,太短

刷尖,推片边缘不光整　　　用力不均,厚薄不匀

血量过多,无尾　　　　载玻片有油渍

图 1-5　各种血涂片的比较

(四) 方法学评价

良好的血涂片是染色后血液形态学检查的前提。血涂片制备的方法学评价见表 1-6。

表 1-6　血涂片制备的方法学评价

方法	评价
薄血膜涂片法	用血量少、操作简单,是应用最广泛的方法,主要用于观察血细胞形态及仪器法检测结果异常时的复查。但某些抗凝剂可使血细胞形态发生变化,应注意鉴别。白细胞减低患者的标本可经离心后取棕黄层(富含有核细胞和血小板)涂片,可提高异常细胞的阳性检出率
厚血膜涂片法	此法所制备的血涂片可提高对疟原虫、微丝蚴等的阳性检出率
仪器自动涂片法	可获得细胞分布均匀、形态完好的血涂片,且推片与染色可以和血液分析仪构成流水线作业,标本处理速度快,易于质量控制,适用于大批量标本的检查。同时避免了人与血液直接接触,提高了操作的安全性。但需要较高的投入,目前尚未普遍推广

(彭克军)

第三节　标本染色技术

染色的主要目的是使各种标本中的有形成分着色,以便在同一标本上,可以看到不同的色彩,从而区分各种有形成分,利于鉴别。如:细胞染色可将细胞质、细胞核等染上不同的颜色,便于显微镜下观察。临床上对有形成分常用的染色方法有很多,如:①细胞染色:如瑞氏(Wright)染色、吉姆萨(Giemsa)染色、瑞-吉复合染色、巴氏(Papanicolaou)染色和苏木素-伊红(Hematoxylin eosin,HE)染色等;②细菌染色:如革兰染色、抗酸染色等;③寄生虫虫卵或包囊染色:如碘液染色、铁苏木素等;本节主要介绍血细胞常用的染色方法。

> **知识拓展**
>
> 　　染色技术发展:1879年,德国医生 Paul Ehrlich 将酸性染料品红和碱性染料美兰混合,用于鉴别病理标本中的细胞;1882年,德国细菌学家欧立希首创并经齐尔改进发明了抗酸染色;1884年,丹麦病理学家革兰创立了革兰染色;1891年,俄国医生 Romanowsky 采用伊红 Y 和改良美蓝混合,进行细胞染色,取得了很好的效果,故该染色方法被称为 Romanowsky 染色法。James Homer Wright 等提出染料在水溶液中不稳定,因此采用甲醇作为溶剂,并将甲醇作为染色前的固定液使用。1920年,Wright 在 Romanowsky 染色法基础上进行改良,将伊红和美蓝两种染料混合后进行染色,这就是 Wright 染色,现该方法广泛应用于外周血涂片白细胞分类。此外,德国化学家和微生物学家 Gustav Giemsa 也对 Romanowsky 染色法进行改进,将伊红、美蓝和天青 B 三种染料进行混合,并对染液制备方法的进行标准化,同时添加甘油以增加染液稳定性,这就是 Giemsa 染色,现主要用于血液细胞染色、细胞遗传学、疟疾和其他寄生虫诊断。
>
> 　　1928年,细胞病理学之父 George Papanikolaou 发明了巴氏染色。染色标本胞质着色艳丽,细胞核结构清晰、透明度好是细胞病理学最经典、最重要的基本染色方法。主要用于妇科宫颈癌筛查,也可用于其他体液细胞涂片染色。HE 染色的原理基本同巴氏染色,用伊红染液代替巴氏染色中的橘黄 G6 等染料,主要用于病理组织切片染色。

一、染料性质与分类

(一)染料性质

染料(dyes)是一种具有颜色的有机化合物,各种染料都具有产生颜色和与被染物之间具有亲和力两种性质。染料的颜色和亲和力是由其本身的分子结构所决定的,即由产生颜色的发色基团和与被染物产生亲和力的助色基团所决定的。

发色基团是染料产生颜色标志的未饱和基团,可使有机化合物在可见光区内产生光吸收而使该物质呈现肉眼可见的与被吸收光颜色的互补色,如:乙烯基、羰基、偶氮基、硝基、亚硝基等;助色基团是使染料化合物发生电离成为盐类的辅助基团,可使染料与被染物更具有亲和力,如:氨基、二甲氨基、羟基、羧基、磺酸基等。一般染料难溶于水,易溶于有机溶剂。

(二)染料分类

1. 根据来源　分为天然染料和合成染料。前者是从动植物中提取,产量少,如苏木精、靛蓝等;后者又称煤焦油染料,因最早由煤焦油蒸馏产物合成而得名,如伊红、甲紫、甲苯胺蓝、甲基绿、亮绿、苏丹Ⅲ等。除此之外,还使用一些无机化合物,如硝酸银、氯化金等。

2. 根据用途　分为细胞核(如苏木精、甲紫、甲苯胺蓝等)、细胞质(如伊红、亮绿等)和脂质染料(如苏丹Ⅲ等)等。

3. 根据染料化学性质　分为碱性、酸性和中性染料。

(1) 碱性染料:能接受质子带正电荷,亦称阳离子染料。属苯胺类蓝色染料,助色基团一般为氨基、二甲氯基等,常见的碱性染料如亚甲蓝、天青 A、天青 B、天青 C、硫堇、苏木精(苏木素氧化后)、甲苯胺蓝、结晶紫(甲基紫)、中性红、碱性复红等。

(2) 酸性染料:能释放质子带负电荷,亦称阴离子染料。助色基团一般为羟基、羧基、磺酸基等,常见的酸性染料如伊红 Y、伊红 B、酸性品红、三硝基苯酚、橘黄 G、刚果红、水溶性苯胺蓝、亮绿、苏丹Ⅲ等。

(3) 复合染料:同时具有阴、阳离子型的染料。由碱性染料和酸性染料混合配制而成,又称为中性染料,常需用甲醇作为溶剂,如血细胞染色用的瑞氏染料由酸性染料伊红和碱性染料亚甲蓝溶于甲醇而成。两类染料混合,细胞染色后获得红蓝分明,色泽艳丽鲜明效果。

二、染色原理与方法

(一) 染色原理

有关染色的原理目前公认的学说有物理作用说和化学作用说。细胞内不同结构所含的化学成分不同,对各种染料的亲和作用也不同,进而使细胞呈现不同颜色而鉴别。

1. 物理作用　包括渗透、吸收、吸附和沉淀作用等。通过这些作用,染料的色素粒子顺利地进入被染物(组织、细胞、微生物、寄生虫等)并与其牢固结合而使其着色。

2. 化学作用

(1) 染料的化学结构:①碱性染料:阳离子染料,与细胞内带负电荷酸性成分结合而显色,如 DNA、RNA、某些细胞质蛋白等,主要用于细胞核染色。其中苏木素,属媒染料,需媒染剂(如 Al^{3+})参与才能使细胞核着色。②酸性染料:阴离子染料,与细胞内带正电荷的碱性物质结合而显色,如血红蛋白、嗜酸性颗粒、胞质中的某些蛋白等。

(2) 蛋白质的化学性质:蛋白质是两性物质,基本组成单位为氨基酸,各种不同的氨基酸又有不同数量的氨基(—NH_2)和羧基(—COOH),同时还有其他活性基团,故不同蛋白质在一定环境中具有不同的嗜酸性染料或嗜碱性染料的倾向,出现着色差异,易于观察。

(3) 染色环境的酸碱度:对于某一蛋白质而言,如环境 pH<pI(pI 为等电点),则该蛋白质正电荷增多,亲和酸性染料(如伊红);相反,当环境 pH>pI,则亲和碱性染料(如亚甲蓝)。因此,染色环境的 pH 对着色影响很大,操作时应予以注意。

除了以上常见染色法的染料外,还有荧光显微镜检查用于标记的荧光染料,荧光染料均为芳香族染料,芳香结构物的荧光是由交替的双键和单键之间扩展的共振引起。常见的荧光染料主要有异硫氰酸荧光素、吖啶橙、罗丹明、伊红、碘化丙啶等。

(二) 染色方法

1. 非病原生物有形成分常用染色方法

(1) 普通染色法:即利用细胞各种成分对不同染料亲和作用的不同而呈现不同的颜色(或颜色深浅不同),如瑞氏染色法、吉姆萨染色法、巴氏染色法、HE 染色法等。

(2) 荧光染色法:利用荧光染料使细胞内物质呈现不同荧光,用荧光显微镜观察。如吖啶橙能使细胞内的 DNA 呈现黄绿色荧光,RNA 显橘红色荧光。吖啶橙荧光染色常用于精子和阴道分泌物的细胞检查。

（3）细胞活体染色法：是指细胞在存活状态下进行的染色，常用的染料有灿烂甲酚蓝、新亚甲蓝及中性红等，如网织红细胞染色将血液直接与染料结合。

（4）细胞化学染色法：即利用化学反应显示细胞内某种成分的存在及数量。这是一大类染色法，从被显色的物质可分为核酸、蛋白质、脂类、糖类、酶或其他物质的染色等。近来，还把单克隆抗体技术、酶标记技术应用于细胞化学染色中，已发展成为细胞免疫化学染色法。它能特异、灵敏地显示细胞内的一些抗原和半抗原物质，这将在《临床血液学检验》课程中学习。

临床基础检验非病原生物类有形成分常用染色方法及临床应用（表1-7）。

表 1-7　临床基础检验非病原生物有形成分常用染色方法及临床应用

染色方法	临床标本	常见检查项目
瑞氏、吉姆萨、瑞-吉染色	血液、骨髓及其他标本	血细胞（含白细胞分类）、骨髓细胞形态检查等
巴氏染色	脱落细胞及细针吸取细胞	细胞病理学检查
	精液标本	精子形态检查
苏木素-伊红染色	脱落细胞及针吸细胞标本	细胞病理学检查
嗜酸性粒细胞染色	血液	嗜酸性粒细胞计数
煌焦油蓝活体染色 新亚甲蓝活体染色	血液	网织红细胞计数
伊红 Y 活体染色法	精液	精子存活率测定
碱性亚甲蓝染色	血液	嗜碱性点彩红细胞计数
荧光染色	血液	白细胞分类计数；网织红细胞计数及各参数分析
	尿液（湿片）	尿有形成分检查
结晶紫-沙黄染色	尿液（湿片）	尿有形成分检查
阿利新蓝-哌若宁活体染色	尿液（湿片）	尿有形成分检查
普鲁士蓝反应染色（罗氏）	尿液（湿片）	尿含铁血红素检查
苏丹Ⅲ染色	尿液	尿乳糜检查
	粪便	粪便脂肪检查
Shorr、Diff-Quik 染色	精液	精子形态检查

2. 病原生物常用染色方法　临床基础检验各标本病原生物常见染色方法及临床应用见表1-8。

表 1-8　病原生物常用染色方法及临床应用

染色方法	常见病原生物	临床标本	镜检内容
瑞氏、吉姆萨、瑞-吉染色	疟原虫	血涂片	疟原虫各阶段
	丝虫	血液厚涂片、骨髓、体液、尿液等涂片	微丝蚴
	弓形虫（寄生在除红细胞外所有有核细胞）	血液、骨髓、脑脊液、羊水、浆膜腔积液、分泌及排泄物等标本涂片（细胞内外）	滋养体

续表

染色方法	常见病原生物	临床标本	镜检内容
	利什曼原虫(寄生单核吞噬细胞内)	骨髓、淋巴结等穿刺涂片或印片(细胞内、外)	无鞭毛体
	锥虫	血液、淋巴液、脑脊液涂片	锥鞭毛体
	隐孢子虫	粪便	卵囊
	阴道毛滴虫	阴道分泌物、尿液、前列腺液	滋养体
直接涂片碘液染色	溶组织内阿米巴原虫	粪便	包囊
	贾第虫	粪便、十二指肠液	包囊
	人芽囊虫	粪便	空泡型
铁苏木素永久染色	溶组织内阿米巴、贾第虫等原虫	粪便	包囊
三色永久染色	肠道原虫	粪便	包囊
改良抗酸染色	隐孢子虫、环孢子虫及其他球虫	粪便	卵囊
金胺-酚染色	隐孢子虫	粪便	卵囊
金胺-酚-改良抗酸染色	隐孢子虫	粪便	卵囊
革兰染色	细菌、放线菌、真菌	临床各标本(血液标本除外)	细菌、放线菌、真菌等
抗酸染色	抗酸杆菌	除血液、粪便标本外	抗酸杆菌
墨汁负染色	新型隐球菌	脑脊液	新型隐球菌

三、血涂片染色

(一) 瑞氏染色法

1. 染色原理　细胞的着色是渗透、吸收、吸附和沉淀等物理作用和化学亲和力综合作用的结果。各种细胞由于其所含化学成分不一样,对染料的亲和力也不一样,因此,瑞氏染色后各种细胞呈现不同的着色。各种血细胞成分的着色原理及着色情况见表1-9。

表1-9　瑞氏染色血细胞着色原理及着色情况

成分	着色原理
碱性物质	与伊红结合染成红色,该物质称为嗜酸性物质,如血红蛋白及嗜酸性颗粒等
酸性物质	与亚甲蓝结合而染成蓝紫色,该物质称为嗜碱性物质,如淋巴细胞胞质及嗜碱性颗粒等
中性物质	呈等电状态,与伊红、亚甲蓝均结合,染成淡紫红色,如中性颗粒等
细胞核	主要由DNA和碱性强的组蛋白等组成,后者与伊红结合染成红色,但因细胞核中含有少量的弱酸性物质,与亚甲蓝作用染成蓝色,因含量太少,蓝色反应极弱,故细胞核染成紫红色

2. 试剂

(1) 瑞氏染液:将碱性亚甲蓝和酸性伊红在水中形成瑞氏粉沉淀后,再溶解于甲醇液中,即形成瑞氏复合染液。

1) 瑞氏染液组成和性质:①亚甲蓝为四甲基硫堇染料,通常为氯盐,即氯化亚甲蓝(M^+Cl)。其有色部分是亚甲蓝,为阳离子碱性染料。亚甲蓝容易氧化为一、二、三甲基硫堇等次级染料(即天青),市售亚甲蓝中部分已被氧化为天青 A、天青 B 和天青 C。②伊红(曙红)是不易解离的弱酸性染料,通常为钠盐(E^-Na),其有色部分是伊红,为阴离子酸性染料。③瑞氏粉是由亚甲蓝和伊红的水溶液混合后形成的一种溶解度低的亚甲蓝 - 伊红中性沉淀物,即瑞氏染料,其反应式为 $M^+Cl + E^-Na \rightarrow ME\downarrow + NaCl$,瑞氏粉不溶于水,而溶于甲醇。

2) 甲醇的作用:主要有:①溶解作用:适量的瑞氏染料在甲醇中溶解后,解离为带正电荷的亚甲蓝(M^+)或天青和带负电荷的伊红(E^-)离子,血细胞内的不同成分可以选择性地吸附、亲和而着色;②固定血膜片:甲醇具有很强的脱水力,可固定细胞形态,并使蛋白质被沉淀为颗粒状或者网状等结构,增加细胞结构的表面积,提高对染料的吸附作用,增强染色效果。染液中可适当添加甘油,以防止甲醇挥发,并可使细胞染色清晰。

(2) 磷酸盐缓冲液(pH6.4~6.8):保持染色环境在相对恒定的 pH 内,使细胞着色稳定。

3. 简要操作　血涂片制备→干燥→标记→加瑞氏染液覆盖血膜→约 1 分钟(固定)→加等量缓冲液→混匀→静置 5~10 分钟(染色)→流水冲洗→干燥。

4. 染色效果　正常情况下,经瑞氏染色后血膜外观呈淡紫红色。显微镜下细胞分布均匀,无染料沉渣,红细胞呈粉红色,白细胞核染深紫红色,核染色质结构清楚,胞质中颗粒清楚,并显示出各种细胞特有的色彩,如嗜中性颗粒淡紫红色、嗜酸性颗粒染成橘红色、嗜碱性颗粒紫黑色或蓝紫色等。其他见表1-9。

5. 质量保证　染色过深、过浅与染液质量、血涂片中细胞数量、血膜厚度、染色时间、染液浓度及 pH 有关。

(1) 血涂片:未干透的血膜不能立即染色,否则染色时细胞易脱落。血涂片应在 1 小时内染色或在 1 小时内用无水甲醇固定后染色。

(2) 瑞氏染液质量:新配制的染液染色效果较差,放置时间越长亚甲蓝逐渐转变为天青 B 越多,染色效果愈好。可用吸光度比值作为瑞氏染液的质量评价指标,$RA=A_{650}/A_{525}$。新配制染液的 RA 接近 2,待 RA 降至 1.3 ± 0.1 即可使用。瑞氏染液可适当加入甘油,并在贮存过程中密封严实,以防止甲醇挥发或氧化,影响染液质量。

(3) 加染液与缓冲液:血涂片应水平放置;加染液至刚好覆盖全部血膜为宜,染液量要充足,以免蒸发后染料沉淀不易冲洗掉;加缓冲液后要充分混匀,染液与缓冲液两者比例适宜。稀释度越大,染色时间则越长,细胞着色均匀;反之,稀释度越少,则染色时间越短,其细胞着色较浓郁,但不鲜艳。

(4) 染色时间:与染液浓度、室温、有核细胞多少及种类有关。染液淡、室温低、有核细胞密度大、血膜厚,则染色时间长;反之,染色时间短。冲洗前可先在低倍镜下观察有核细胞是否着色,核与胞质是否分明。因此,染色时间应视具体情况而定,特别是更换新染料时必须试染,摸索最佳染色条件。

(5) pH:细胞各种成分均由蛋白质构成,蛋白质是两性电解质,所带正负电荷的数量随溶液 pH 而定。对某一蛋白质而言,如环境 pH<pI(pI 为该蛋白质的等电点),该蛋白质带正电荷增多,易与酸性伊红结合,染色偏红;当环境的 pH>pI 则带负电荷增多,易与亚甲蓝结合,染色偏蓝。因细胞着色对氢离子浓度十分敏感,为此,玻片应中性,缓冲液 pH 必须为 6.4~6.8,染色完成后应用中性水冲洗血片。

(6) 染液冲洗:①轻轻摇动玻片,让染液沉渣浮起,用流水冲去涂片上的染液,而不能先倒掉染液后再用流水冲洗,以免染料沉着于血膜上;②水流不宜太快,避免水流垂直冲到血膜上,而导致血膜脱落;③冲洗时间不能过长,以免脱色;④冲洗完后的血片应立即立于架上,防止剩余水分浸泡脱色。

(7) 染色效果不佳的原因及解决办法:血涂片染色不佳的常见原因有:①染料沉积,有大小不等的染料沉渣沉积在血膜上,使细胞内外都散在沉积紫黑色大小不一的颗粒,无法进行形态检查;②染色偏红,红细胞和嗜酸性颗粒偏红,有核细胞呈蓝紫色或不着色,使其无法进行有核细胞形态检查;③染色偏碱,血膜外观厚的部位呈绿色,镜下所有细胞呈灰蓝色,颗粒深暗,嗜酸性颗粒可染成暗褐色,甚至紫黑色或蓝色,中性颗粒偏粗、偏碱、染成紫黑色,造成细胞形态辨认错误。出现以上问题可能原因及解决办法见表1-10。

表 1-10　血涂片染色不佳的原因分析和解决办法

染色不佳	可能原因	解决办法
染料沉积	甲醇少、染液未过滤、玻片污染、加缓冲液时染液干涸或冲洗前染液干涸等	用甲醇或瑞氏染液冲洗2次,并立即用水冲掉,以免脱色
染色偏红	染液质量不佳、缓冲液偏酸、冲洗用水pH过低、冲洗时间过长等	换合格质量缓冲液、蒸馏水冲洗、规范操作等
染色偏蓝	新玻片未用酸处理、缓冲液偏碱、血膜偏厚、染色时间长、冲洗用水的pH过高、冲洗时间过短等	换合格质量缓冲液;用含1%硼酸的95%乙醇溶液冲洗2次,再用中性蒸馏水冲洗等
染色偏深	染色时间过长,温度高、染液浓度高等	涂片干后,可用甲醇适当脱色,或清水浸泡冲洗脱色等
染色偏浅	染色时间过短、冲洗时间过长等	涂片干后,复染,先加缓冲液再加染液
细胞核不着色	染色时间太短、冲洗用水的pH太低等	延长染色时间,更换冲洗用水等
蓝色背景	固定不当、血涂片未固定而储存过久、使用肝素抗凝血等	注意血涂片的固定,使用EDTA抗凝血等

(8) 标本保存:标本涂片后,应立即染色,未染的涂片保存时间不要超过1周。染色后的涂片,细胞颜色会逐渐变淡,需要时可重新复染,但复染效果不佳,因此,染色深的标本,保存时间相对要长些。

(二) 吉姆萨染色法

吉姆萨染液由吉姆萨染料、甲醇和甘油组成,其中吉姆萨染料是由天青和伊红组成的复合染料。缓冲液制备、染色操作及质量保证基本同瑞氏染色法。与瑞氏染色比较,吉姆萨染色法提高了噻嗪类染料亚甲蓝的质量,加强了天青的作用。本法对细胞核结构和寄生虫着色较好,使细胞核的结构更清晰,但细胞质和颗粒着色略差。

(三) 瑞-吉复合染色法

瑞-吉复合染液由瑞氏染料、吉姆萨染料和甲醇组成,所使用的缓冲液与瑞氏染色法相同。瑞氏染液和吉姆萨染液对细胞进行染色时有各自的显色特征,前者对细胞质和颗粒着色较好,后者对细胞核结构显示清晰。复合染色能取长补短,优势互补,用该混合染液对血细胞进行染色,其细胞核、细胞质和细胞内颗粒均着色鲜艳,对比鲜明,临床上广泛使用。

(四) 方法学评价

血细胞染色方法比较多,除了以上介绍的方法外,还有各种快速改良法等,但都是在Romanowsky染色法(1891年)基础上进行了改良,广泛应用于血液、骨髓、其他体液、分泌物和排泄物涂片中细胞染色,有利于显微镜下观察细胞形态及对细胞进行分类,同时还可以进行寄生虫等病原生物检查,各方法学评价见表1-11。

表 1-11　血细胞染色方法学评价

方法	评价
瑞氏染色	最常用,对细胞质内的颗粒染色效果好,但对细胞核的染色不如吉姆萨染色法
吉姆萨染色	对细胞核和寄生虫着色好,但对胞质颗粒着色较差,染色保存时间久,但染色时间长,价格高
瑞-吉复合染色	对细胞质、细胞核、颗粒着色均较好,对比鲜明

（龚道元）

第四节　显微镜应用技术

显微镜(microscope)是利用光学或电子光学原理,把肉眼所不能分辨的观察样品放大成像,以显示其细微形态结构信息的仪器。显微镜的发明将人类的视野从宏观拓展至微观,为医学检验的形成和发展奠定了基础。

显微镜的发展大致分为光学显微镜、电子显微镜(电镜)及扫描隧道显微镜共三代显微镜,在临床实验室中应用最多的是光学显微镜。

目前,显微镜与计算机技术结合,在显微镜中安装数码照相机和(或)摄像机,连接计算机以构成完整的数字图像信息处理系统。

● 知识拓展 ●

显微镜发明过程:1590 年的一个早晨,荷兰人札恰里亚斯·詹森在楼顶上闲玩,无意中把两片凸玻璃片装到一个圆筒中,观察教堂上大公鸡的雕塑比原来大了好几倍,后来,他和父亲把大大小小的凸玻璃片做各种距离不等的配合,终于发明了第一台显微镜;1609 年,意大利科学家伽利略开发了一个凸、凹透镜复合显微镜,命名为"显微镜",但放大倍数小,很少应用于临床;1676 年,荷兰人列文虎克制作了具有现代显微镜结构的能放大 266 倍显微镜,第一个通过显微镜观察标本中的细菌和红细胞等,被认为是光学显微镜的鼻祖;19 世纪后,显微镜结构、技术及理论不断发展,出现了偏光、荧光、相差及电子显微镜等,荷兰人泽尔尼克发明了相差显微镜,德国人鲁斯卡、比尼格、瑞士人罗雷尔发明了电子显微镜,他们分别于 1953、1986 年获得诺贝尔物理学奖。

一、显微镜分类及用途

显微镜种类很多,根据原理不同分为光学显微镜和电子显微镜,其中光学显微镜根据基本用途分为普通光学显微镜和特殊光学显微镜;根据构型和物镜的朝向分为正置显微镜和倒置显微镜等;根据用途分,有 10 多种。常用显微镜的原理及临床应用见表 1-12。

表 1-12　常用显微镜分类

类别	原理	用途
普通光学显微镜	光源为可见光,波长 0.4~0.7μm,通过物镜与目镜实现放大功能,最大分辨率 0.2μm(波长一半,人的肉眼能分辨的最小距离为 0.2mm)	观察细胞、病原微生物、尿液中结晶、管型及其他标本有形成分,临床实验室广泛应用

续表

类别	原理	用途
荧光显微镜	光源为紫外光,照射荧光染色的样本,观察样本产生的荧光。因光源波长为 365~435nm,提高分辨率	观察荧光染色的标本
激光扫描共聚焦显微镜	聚焦激光经过针孔形成点光源对标本内焦平面上的每一点进行扫描,样本上的一个点瞬间被照明,被照射点产生反射光或荧光在检测器的检测针孔处成像,在计算机监视器屏幕上形成荧光图像	对样品进行断层扫描和成像,分析细胞三维空间结构,观察细胞内质网膜系统和细胞骨架系统等细胞内的复杂网络
倒置显微镜	照明系统置于载物台及标本之上,物镜组置于载物台器皿底面以下进行显微镜放大成像,物镜有较大的工作距离	观察悬浮在组织液中的活体细胞或培养皿、培养瓶底部贴壁生长的组织或细胞
暗视野显微镜	根据 Tyndall 现象原理设计,光线不直接进入物镜,只允许被标本反射和衍射的光线进入物镜,背景视野变暗,标本发亮,明暗反差,提高了观察效果	观察未染色标本活细胞、细菌的形态和运动状态
相差显微镜	利用光的衍射和干涉现象,把相位差变为振幅差来观察活细胞和未染色样本,细胞或细菌等因内部厚度和密度不同,引起光位相差异,在相位板作用下,把光位相差异转换为光强度差,显示标本不同部位的差异	观察未染色标本细胞、细菌等形态、内部结构及运动方式,如血小板计数、尿液中有形成分检查等
近场扫描光学显微镜	将一个特制的微探头移近样品使它在给定时间内只能"看见"截面直径小于波长的很小部分,通过扫描探头巡视整个样品,最后整合成一幅完整的图像	观察病毒、染色体等生物物质的结构和形态
透射电子显微镜	电子流照射透过样本,与样本材料的原子核发生碰撞产生散射,经过聚焦与放大后所发生的物像,投射到荧光屏上或照相底片上进行观察	观察组织、细胞、病毒的超微结构及蛋白质、核酸等大分子的形态结构
扫描电子显微镜	极细电子束在样品表面逐点扫描,与样本作用产生激发二次电子,其发射量随样本表面形貌特征(结构)而变化,二次电子经探测体收集,转换成电信号,再经放大在荧光屏显示出与电子束同步的扫描图像	观察组织、细胞、细菌、病毒等表面结构及附件和三维立体图像

二、光学显微镜结构、原理与性能

(一) 基本结构

各类光学显微镜基本结构包括光学系统和机械系统两大部分,目前临床上常用的普通光学显微镜有单目自然光源和双目电光源两种,后者基本结构见图 1-6。

1. **光学系统**　为显微镜的主体部分,主要由成像构件(目镜、物镜)和照明构件(光源、滤光片、聚光器或反光镜等)构成,其中照明构件的功能是使被观察标本有充分的反差和均匀亮度的适宜照明。

(1) 物镜:因接近被观察的物体而得名。其作用是将标本作第一次放大,形成标本的倒立实像,它是决定显微镜成像质量、分辨率和放大倍数的最关键部件,是显微镜"心

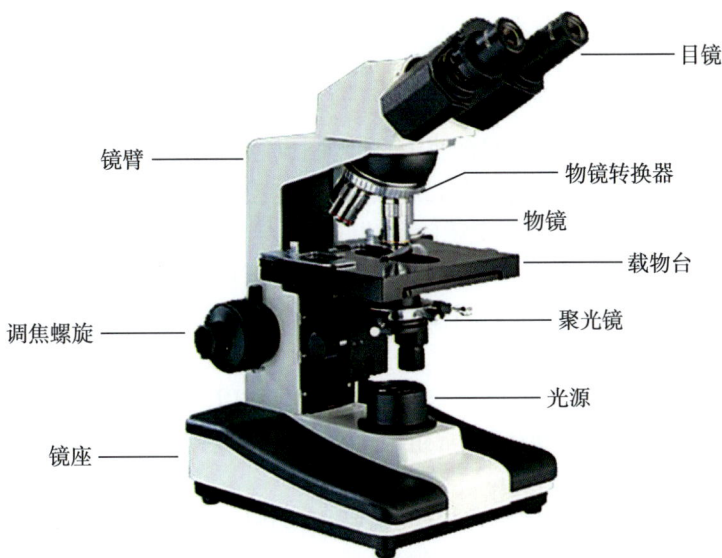

图 1-6　电光源普通光学显微镜基本结构示意图

脏",由凸凹透镜组成。

物镜的类别有以下几种:①按放大倍数不同:分为低倍镜(如 4×、10×)、中倍镜(如 20×)、高倍镜(通常为 40×)和油浸物镜(即油镜:通常为 100×);②按物镜与标本之间的介质不同:分为干燥物镜(空气为介质,折射率为 1)、油浸物镜(香柏油为介质,折射率为 1.515)和水浸物镜(水为介质,折射率为 1.333);③根据像差和色差校正程度:分为消色差物镜(achromatic objective lens,Ach)、复消色差物镜(apochromatic objective lens,Apo)、平场物镜(plan achromatic objective lens,Plan)和平场复消色差物镜(plan apochromatic objective lens,Plan-apo)等。

在物镜的外表面标有物镜类型、放大倍数、数值孔径、可使用盖玻片的厚度、工作距离、机械筒长等光学性能、使用条件等参数。

(2) 目镜:是用长短不同的圆筒制成,通常由上下两块(组)透镜组成,筒的上端与眼接触的部分称为目透镜,下端靠近视野的部分称为场镜。两块透镜之间或场镜下面装有一个用金属制成的环状光阑(栏或栅),其作用是限制视场的大小,又称为"视场光阑"。根据需要可以在这个光阑平面上安装目镜测微器或用毛发粘贴在光阑上(毛尖应落在光栅平面内),制成目镜指针。

目镜实质上是一个放大镜,其作用是把物镜所成的倒立实像作再次放大为正立虚像(如 10× 等)并映入观察者的眼中。目镜长度越短,放大倍数越大。

目镜按用途分为:①惠更斯目镜:其透镜的凸面都朝向物镜一端,在生物显微镜中应用广泛;②冉斯登目镜:两个凸镜面相对,焦距相同的平凸透镜组成,测量显微镜常用;③补偿目镜:与复消色差物镜配合使用以校红光差;④平场目镜:与平场物镜配合使用,以校正像差。

(3) 光源:光源分为自然光源和电光源两大类。电光源弥补了自然光源光亮度不能随时随地满足工作需要的不足。电光源中白炽灯(包括各种钨灯)、汞灯等都较为常用。照明方式分为透射式和落射式两大类。透射式照明是光线通过聚光镜穿透样品再射入物镜成像后以目镜放大观察,普通光学显微镜多用此类照明方法。

(4) 聚光器(镜):由 2~3 个凸透镜组成,起会聚光线作用,用于调整对标本的照明。聚光器的主要参数是数值孔径,但它是可变的,当孔径光阑孔开大时,数值孔径增大,反之,则变小。通常刻在聚光器外壳上的数值孔径数字是它最大值,可随孔径光阑的关小而变小,以便与不同数值孔径的物镜相匹配,以取得最佳或最大的分辨率。

(5) 光阑:附加在某些光学元件周围的具有一定形状的屏或边框,包括限制成像光束孔径大小的孔径光阑(与聚光器配合使用)和限制成像空间范围的视场光阑(与目镜配合使用)。其中孔径光阑(光栅或光圈)有三个作用:①控制聚光器的通光量,调节光的强度。增加标本的反差,便于观察;②改变镜口率,以提高分辨率;③消除眩光。

(6) 反射镜(反光镜):自然光源的显微镜一般配有反射镜,一般在光阑的下面,由一面平面和一面凹面组成的双面镜,平面镜反射的光线较弱,凹面镜反射的光线较强(聚光)。反射镜还可转动改变采光的方向,任操作者选择,以达合适状态。

2. 机械系统   主要起固定、支撑、运动和调节等作用,主要由以下构件组成。

(1) 底座和镜臂:底座和镜臂通常组成一个稳固的整体,形成显微镜的结构基础,保持显微镜在不同工作状态的平稳。

(2) 镜筒:显微镜镜筒上端放置目镜,下端连接物镜转换器,保证光路通畅且不使光亮度减弱。镜筒上端与下端的距离为镜筒长度。镜筒有单目、双目和三目(摄像显微镜),且有直筒式和斜筒式两类。常见的倾斜式双目镜筒,内装折光和分光棱镜,将由物镜产生的成像光束等分成两部分,分别由两个目镜观察,双筒间距离可调节,以适应不同观察者的瞳孔距离。

(3) 物镜转换器:它是一个旋转圆盘,上有 3~5 个孔,分别装有低倍镜、高倍镜和油镜镜头。转动物镜转换器就可让不同倍率的物镜进入光路。对物镜转换器的精度有两点要求:①定位精度:即在每个定位上,必须使物镜和目镜的光轴重合在一条直线上;②齐焦精度:即低倍镜调焦后,可以直接转换高倍镜,而不须使用粗调螺旋,即可见物像,故称为等高转换。但要获得清晰的物像,允许小范围微调。

(4) 载物台:为放置标本的平台,中心为与聚光镜相连接的通光孔。台上有一个弹性的标本夹,用来固定标本片。载物台上装有可在水平方向上做前后、左右移动的调节装置,其刻度用来标记观测时在被检样品中所发现的特定部位,便于再次查找。

(5) 调焦装置:主要功能是调节物镜与被检样本之间距离(通过调节载物台或镜筒),以得到清晰的图像。分为粗调焦旋钮(简称粗调:一般旋转一周可使镜筒移动约 10mm)和细调焦旋钮(简称微调:一般旋转一周可使镜筒移动约 0.1mm)。

(二) 工作原理

光学显微镜的成像系统由两组会聚透镜系统构成,即通过目镜系统与物镜系统实现放大功能。物镜为焦距较短,成实像的透镜组;目镜为焦距较长,成虚像的透镜组。被观察样本置于物镜物方焦点的前方,经物镜第一次放大而产生倒立的实像且位于目镜物方焦点的内侧,该实像再经目镜二次放大后,可以获得一个经过两次放大倒立虚像,该虚像成在观察者的明视距离处,就能看清肉眼无法看到的微小物体。

(三) 性能参数

1. 数值孔径(numerical aperture,NA)   又称镜口率,是物镜和聚光器重要参数。数值孔径的大小由下式决定:$NA = n\sin\alpha/2$。

式中 n 表示物镜与标本之间介质的折射率,α 表示物镜的镜口角,即指被观察点射入物镜的边缘光线之间的夹角。数值孔径是衡量显微镜性能的重要参数,其数值为 0.05~1.40。数值孔径与放大率呈正比,与分辨率、景深呈反比。为确保物镜的数值孔径能得以充分发挥,聚光镜的数值孔径应大于或等于物镜的数值孔径。

2. 分辨率(resolvying power)   又称鉴别距离或分辨本领,是指分辨物体细微结构的能力,即显微镜能分辨两物点的最小距离。显微镜的鉴别距离越小,分辨率越高。分

辨率由下式决定:δ=0.61λ/NA

式中 λ 为光线的波长(通常为 550nm),要提高分辨率,可采取以下措施:①降低波长 λ 值,使用短波长光源(如紫外光显微镜,电子显微镜);②增加明暗反差。

3. **放大率(amplification)** 又称放大倍数,是指最终成像(眼睛看到的像)的大小与原物大小的比值,常记为 M,表示为:$M=maq$。

式中 m 为物镜的放大倍数;a 为目镜的放大倍数,q 为在双目镜中所增加棱镜的放大倍数,一般取值为 1.6 倍。显微镜的总放大倍数不超过 1600 倍。放大率也是显微镜的重要参数,但不能盲目相信放大率越高越好。放大率与光学镜筒长呈正比,与目镜和物镜的焦距呈反比。临床上常用物镜与目镜上所标示的放大倍数的乘积来估计放大率。

4. **景深(depth of field,DF)** 又称之为焦点深度,即在使用显微镜时,当焦点对准某一物体时,不仅位于该点平面上的各点都可以看清楚,而且在此平面的上下一定厚度内,也能看得清楚,这个清楚部分的厚度就是焦深。焦深大,可以看到被检物体的全层,而焦深小,则只能看到被检物体的一薄层。景深与总放大倍数及物镜的数值孔径呈反比。使用高倍镜或油镜时,必须运用微调从上到下观察物体的全层来弥补焦点深度小的缺点。

5. **视野(visual field)** 又称视场(field),指显微镜下所见圆形视野的直径。其大小由视场光栅确定,也与物镜的放大倍数有关。小放大倍数与大光栅的组合可获得较大的视场。

6. **工作距离(work distance,WD)** 是指从物镜前凸镜表面中心到被观察样本表面的距离。镜检时,工作距离与物镜的数值孔径呈反比。

总之,上述显微镜的性能参数既相互联系,又彼此制约。使用较大的数值孔径的物镜,放大率及分辨率均较好,但视场、景深和工作距离均较小;物镜的工作距离与物镜的焦距有关,物镜的焦距越长,放大倍数越低,其工作距离越长;光阑对像的清晰度、亮度和景深等都有很大影响。因此,需要根据被观察物体的性质与实验要求合理操作和配置显微镜。常见平场消色差显微镜(临床常用生物显微镜)及配套 10× 目镜的性能参数见表 1-13。

表 1-13　常见平场消色差显微镜的光学性能参数(10× 目镜)

物镜放大倍数	数字孔径	工作距离(mm)	分辨率(μm)	总放大倍数	视场直径(mm)
4	0.10	22.0	3.36	40	5.0
10	0.25	10.5	1.34	100	2.0
40	0.65	0.56	0.52	400	0.5
100	1.25	0.13	0.27	1000	0.2

三、普通光学显微镜的使用与保养维护

(一) 显微镜的使用

普通光学显微镜基本操作步骤大同小异,双目电光源显微镜主要操作程序见图 1-7。

(二) 显微镜使用、保养与维护注意事项

1. **显微镜使用程序** 无论是高倍镜还是油镜检查,必须先用低倍镜观察:①对焦调光直至物像清晰后,调好焦,观察全片制片、染色和有形成分分布情况;②对涂片染色标本,尤其注意涂片尾部及边缘有无形态较大、异常及染色异常的细胞;③找到待检查的有形成分或代表性的区域,如涂片染色标本需要找到染色良好、细胞分布均匀、体尾交界的部位;④转高倍镜或油镜,调节细调螺旋、聚光器及光栅至物像清晰。

将 10× 物镜入光路,离载物台适当距离	→	打开电源开关,调节光源亮度	→	将样品置于载物台,移至通光孔中央	→	调节粗、细调焦旋钮,对标本调焦
调聚光器及光阑、调焦及亮度,开始观察	←	调所需物镜至光路(如用油镜滴加镜油)	←	聚光器升至适当高度,调孔径和视场光阑	←	调节瞳间距和屈光度,见到单一清晰物像

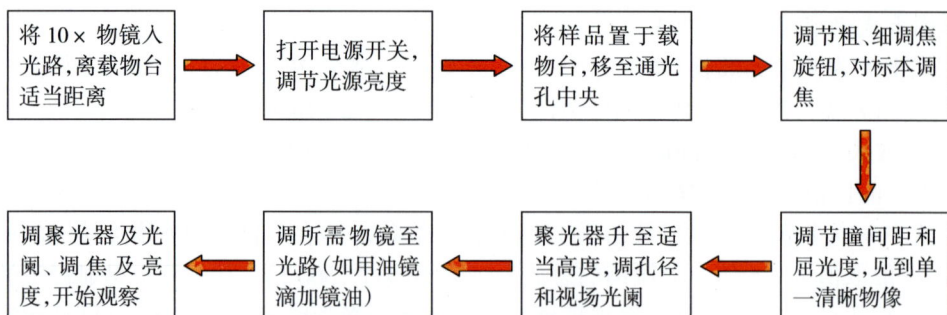

图 1-7　双目电光源光学显微镜基本操作程序

2. **调光**　检查时,无论是电光源还是自然光源显微镜,均需调好光,以获得良好的观察效果。调光标准是视野明亮、均匀。

3. **调焦**　①"等高转换"显微镜:如为原装配套物镜、目镜,所用的载玻片、盖玻片又符合标准,一般都可以"等高转换",即低倍镜调好焦后,可以直接转换高倍镜和油镜,转换后只稍稍来回微调即可。②"非等高转换"显微镜:先将物镜接近盖玻片(略小于相应物镜的工作距离),然后,目镜观察,缓慢转动粗调使载物台缓慢下降(或物镜缓慢上升),待初见到物像后,再旋转微调至观察到清晰物像为止。油镜调焦时,先将油镜的前透镜浸没在香柏油中(但未接触玻片),余同上。

4. **油镜检查后处理**　油镜使用后,要及时将镜头和玻片上的香柏油擦拭干净,否则镜油在物镜或玻片表面会凝结成硬膜,使物镜或玻片失去透明度而无法使用。

目前常用的脱油剂(清洗液)有三种:①二甲苯:最经典的清洗液,效果好,但对人体的健康有危害性,甚至致癌,而逐渐少用。②乙醚乙醇混合液:就清洁而言,乙醇即可,但乙醇对镜头的镀膜有严重破坏,且对没有固封的标本有严重的褪色作用,加入乙醚,有助于乙醇挥发。纯乙醇与乙醚一般为比例 7∶3(多用)、1∶1 或 1∶2,但不管乙醇浓度如何,对镜头和标本还是有损害的,同时乙醚为全身麻醉剂,对眼睛有刺激性,气味太大,对人体健康也有危害。③石油醚:具有涂片不褪色,洗脱效果比较好的优点,但对人体呼吸道黏膜有刺激等危害。以上几种脱油剂对人体健康都有不同程度的危害,建议在通风柜中去油。

5. **光学部件的保养与维护**　显微镜的目镜和物镜是主要光学部件,装卸和保养应格外小心,不得用手或硬物直接接触。

(1) 内部光学系统擦拭:当内部镜片上有灰尘、污点或霉点,可拆开(下)目镜、聚光器和反射镜,卸下物镜,清洁时先用干净的毛笔或不脱毛的羊毛刷、吹风球,除尽镜片表面灰尘,然后用干净的绒布从镜片的中心开始向边缘作螺线形单向运动,不要来回打圆圈。如镜片上有油渍、污物或指印擦不掉时,可用脱脂棉蘸取少许乙醇与乙醚混合液擦拭。如果有较重的霉点或霉斑无法除去,可用棉签蘸水湿润后粘上碳酸钙(含量 99% 以上)进行擦拭,再将粉末清除干净。

(2) 光学部分安装:新购或已经卸掉的显微镜,光学系统的安装顺序是:目镜→物镜→聚光器→反光镜(自然光源)。安装物镜应按顺时针顺序从放大倍数低的物镜到放大倍数高的物镜安装。

(3) 电光源保养:一般为卤钨灯,注意电源工作电压的波动范围(<10%),电源开关不要短时频繁开关,显微镜使用间隙要注意调低照明亮度,不能长时间不关。一般在开关电源前把光亮度调节旋钮调至最低。

6. **显微镜机械部分的保养与维护**　显微镜的使用者应该了解所用仪器各部件的构

造原理,凡是金属的旋转、转换、滑动、推动、研磨部件,可定期在通风柜中用苯、二甲苯之类有机溶剂擦拭,其后涂抹适合于各类部件的相应标号的润滑油。具有张力作用的器件,使用完毕后要让它回到自然松弛状态,任何可调节部件最好都不要让它处于极端状态。

7. 显微镜使用及放置环境要求　显微镜放置及使用环境要求防水、防潮、防尘、防腐蚀、防震及防热等,尤其是要避免显微镜内部落下尘埃,防止镜头生长真菌,显微镜使用完后建议放置在恒温(5~30℃)、恒湿(45%~85%)的专用显微镜柜中放置。显微镜要有专人管理,定期保养和维护。

(龚道元)

第五节　细胞计数技术

细胞计数是医学检验工作者的基本技术之一。在血液及各种体液中存在着数量不等和类别各异的细胞,通过细胞计数了解各类细胞的数量变化,用以判断某些疾病的发生和发展状况。细胞计数方法分为显微镜计数法和血液分析仪法,本节重点介绍显微镜计数法。

一、显微镜计数法

1. 原理　将血液或其他体液标本直接或经过适当处理(稀释、浓缩或破坏某些细胞,有时还需将标本进行特殊染色后),充入具有固定体积和精密划分刻度的计数板中,在显微镜下计数一定区域内的细胞,再换算成单位体积的细胞数。

用于显微镜下细胞计数的计数板有改良牛鲍(Neubauer)计数板、菲斯-罗森塔(Fuchs-Rosenthal)计数板、定量尿沉渣计数板、精子计数板、虫卵计数板等,其中以改良牛鲍计数板应用最广泛。

2. 器材

(1) 改良牛鲍计数板:改良牛鲍计数板由优质厚玻璃制成,每块计数板被"H"形凹槽分为2个相同的计数池或计数室,计数池两侧各有一条支持柱,较计数池平面高出0.1mm。将特制的专用盖玻片覆盖其上,形成高0.1mm的计数池(图1-8)。

计数池内划有边长为3.0mm的正方形方格,平均分为9个大方格,每个大方格边长为1.0mm,面积为1.0mm²,容积为0.1mm³(μl)。其中,中央大方格用双线分成25个中方格,每个中方格又用单线分为16个小方格;位于四角的4个大方格分别用单线划分为16个中方格(图1-9)。

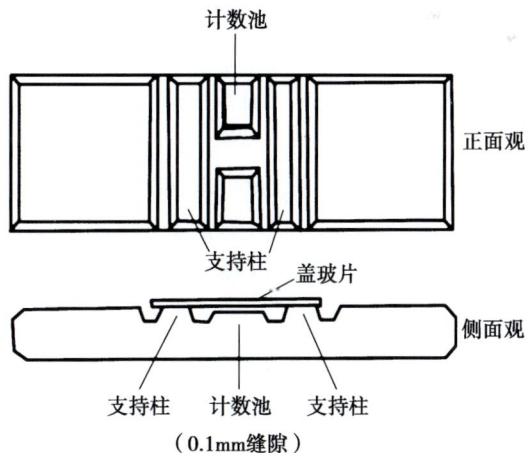

图1-8　改良牛鲍计数板结构图

(2) 盖玻片:为改良牛鲍计数板专用、具有特殊规格的长方形盖玻片,长25mm,宽20mm,厚0.6mm。

3. 简要操作步骤　准备计数板→加盖玻片→混匀计数液、充液→静置→显微镜计数→计算→报告。

4. 计数原则　计数时需遵循一定的方向逐格进行,以免重复或遗漏。对压线的细

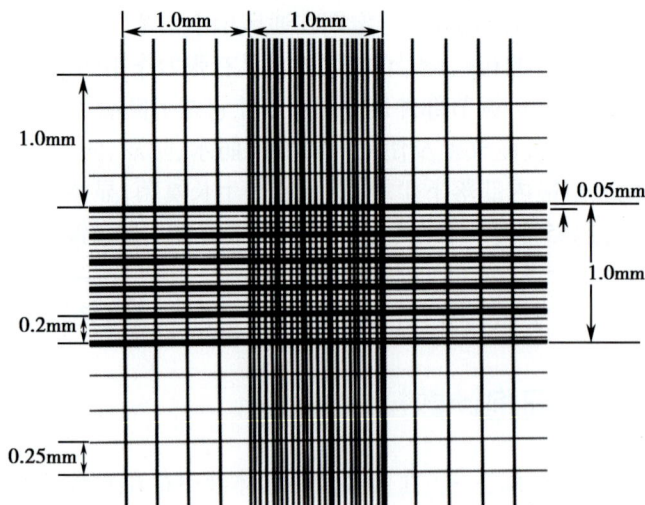

图 1-9　改良牛鲍血细胞计数板计数区域的划分

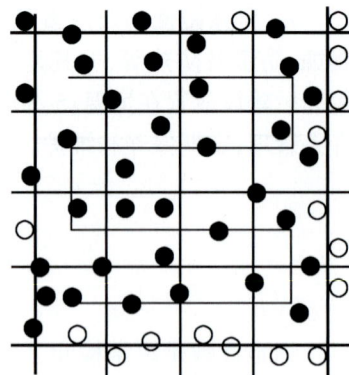

图 1-10　血细胞计数原则

计数标记为黑色的细胞,不计数标记为白色的细胞

胞采用"数左不数右,数上不数下"的原则(图 1-10)。

二、显微镜计数法质量保证

(一) 技术误差

由于操作不规范或使用器材不准确造成的误差称为技术误差(technical errors)。这类误差通过主观努力可以避免或显著减少,属系统误差。细胞计数常见的技术误差及原因见表 1-14。

表 1-14　细胞计数常见的技术误差及原因

技术误差	原因
试剂、器材不符合要求	计数板未经校准、盖玻片不平整光滑,清洁不彻底,细胞稀释液未过滤除杂质
稀释倍数不准	稀释液或标本量不准确
细胞悬液未混匀	充液前未混匀、混匀不充分或过分振荡产生大量气泡,致使细胞分布不均
充池不合要求	充液过多或过少、充液不连续、计数池内产生气泡、充液后移动盖玻片、操作台不平整等,均可使细胞分布不均
静置时间不恰当	未静置或时间不够会使部分细胞漏数,时间过长细胞会破坏或稀释液挥发
误认	将杂质等误认为待计数的细胞
计数方法不当	未按顺序计数、重复计数或遗漏

1. 计数板与盖玻片

(1) 计数板与盖玻片质量要求:计数板每隔 1 年需进行鉴定,要求计数池的玻面光滑、透明、划线清晰、划线面积准确,防止计数板不合格或磨损而影响计数结果的准确性。①计数池划线:采用严格校正的目镜测微计测量计数池的边长,每个大方格边长的误差应小于 1%。②计数池深度:将微米级千分尺尾部垂直架在计数板两堤上,移动尾部微米级千分尺,多点测量计数池的高度误差应在 ±2%(±2μm)以内。③盖玻片检查:包括厚度和平整度,要求盖玻片应具有一定的重量,厚薄均匀一致,玻面平整、光滑、无裂痕等。

厚度检查使用千分尺对盖玻片的厚度进行多点测定,最少9个区,每个区测2点,要求区域间厚度差应小于2μm;平整度检查使用平面平晶仪检测盖玻片两表面的干涉条纹,其条纹细密均匀或微量弯曲即为符合要求。

(2) 计数板和盖玻片清洁:操作中手指勿接触计数板和盖玻片表面,以防污染,使充液时产生气泡。计数板和盖玻片使用后应依次用95%乙醇、蒸馏水棉球擦拭,最后用清洁纱布拭净。不能用粗糙织物擦拭,以免磨损计数板的刻度。

(3) 加盖玻片方式:WHO推荐采用推式法,此法较盖式法更能保证充液的高度为0.10mm。盖玻片盖在计数板上之后,若两层玻璃之间见到彩色条带(Newton 环),说明计数板和盖玻片清洁良好,否则应重新清洁计数板和盖玻片。

2. 稀释液　配制的细胞稀释液应为无菌、无毒、适用于检测系统的缓冲盐溶液。稀释液应过滤,以免杂质、微粒干扰。

3. 混匀与充液　充液前应适当用力振荡细胞悬液,既要充分混匀,又要防止剧烈振荡而破坏细胞。必须一次性充满计数池,防止产生气泡、充液过多或过少等。充入细胞悬液以不超过计数池台面与盖玻片之间的矩形边缘为宜,充液后不能移动盖玻片。

4. 静置计数板　较大的细胞如白细胞、红细胞和精子等计数前一般需静置2~3分钟使细胞充分下沉,较小的细胞如血小板计数前需静置10~15分钟,同时注意保湿,放置时间过长会造成稀释液挥发致使细胞计数不准确。

5. 形态辨认与计数　先用低倍镜观察,降低聚光器、缩小光阑使光线减弱,以便观察整个计数板结构和特征,同时观察细胞分布是否均匀;计数时不断来回调节微调旋钮,仔细辨认细胞或有形成分。在低倍镜下分别计数四角4个大方格的白细胞数,在高倍镜下分别计数中央大方格中四角及中央5个中方格的红细胞数和血小板数。嗜酸性粒细胞、体液细胞及精子计数区域为两侧计数池四角及中央5个大方格,共10个大方格。

(二) 固有误差

1. 计数域误差(field errors)　即使是技术熟练者,使用同一标本多次充液计数,其计数结果也存在一定的差异。这种由于每次充液后细胞在计数池分布不可能完全相同所造成的误差,称为计数域误差(field error)或分布误差,属于偶然误差。根据统计学原理,细胞在计数池内的分布符合Poisson分布,其标准差 $s = \sqrt{m}$(m 为细胞多次计数的均值),变异系数 $CV = \dfrac{s}{m} \times 100\% = \dfrac{1}{\sqrt{m}} \times 100\%$。因此,可通过增加计数面积或计数更多细胞来减少计数域误差。

2. 计数池误差和吸管误差　由计数池和吸管不精密所致,可通过增加计数次数来减少,即使用计数池、吸管次数越多,误差将越小。

(三) 质量考核与评价

目前细胞显微镜计数法尚无公认或比较完善的质量控制和考核方法,关键在于严格遵守操作规程,掌握误差规律,熟练操作技术。

1. 变异百分率评价法　适用于人数较多(如30人以上)的技术考核,或市、区集体考核。

$$V = \frac{|Xi-Xm|}{Xm} \times 100$$

式中 V 为变异百分率;Xi 为被考核者计数值;Xm 为靶值,即同一标本多人(如 30 人以上)计数的均值。

$$质量得分 =100-(V \times 2)$$

式中 2 为失分系数,根据经验 V=20 为及格分(及质量得分为 60 分),则失分系数 =

(100-60)/20=2。

评价方法:90 分以上为 A 级(优);80~89 分为 B 级(良);70~79 分为 C 级(中);60~69 分为 D 级(及格);<60 分为 E 级(不及格)。

2. 两差比值评价法   随机抽取 1 份标本重复计数,该标本在短时间内 2 次计数细胞数之差和 2 次细胞计数的标准差之比,即为两差比值。本法适用于个人技术考核,也可用于复查与评价结果的准确性。

$$r = \frac{|x_1 - x_2|}{\sqrt{x_1 + x_2}}$$

式中,r 为两差比值;x_1、x_2 分别为前后 2 次计数的细胞数。

$$质量得分 = 100 - (r \times 20.1)$$

式中 20.1 为失分系数,根据统计学理论,两差比值 >1.99,则 2 次结果有显著性差异,故失分系数 =(100-60)/1.99=20.1。两差比值的评价方法同变异百分率法。

3. 双份计数标准差评价法   采用多个标本,每个标本均作双份计数,用每个标本的双份计数之差计算标准差,然后求得变异系数及质量得分。本法适用于个人技术考核及室间质控。

$$\bar{x} = \frac{\sum x_1 + \sum x_2}{2n}$$

$$S = \sqrt{\frac{\sum (x_1 - x_2)^2}{2n}}$$

$$CV\% = \frac{S}{\bar{x}} \times 100\%$$

式中,n 为标本数;x_1、x_2 分别为同一份标本两次计数的细胞数。

质量得分 =100-(CV×2),评价方法同变异百分率法。

三、显微镜计数法方法学评价

细胞显微镜计数法的优点是操作简便、设备简单、费用低廉,适用于日检测量少的基层医院和分散检测。但其缺点是费时、费力,受计数板的质量、细胞分布状态以及操作者技术水平等诸多因素的影响,精密度和准确度较低,不能适应大批量标本的测定,在临床上逐渐被血液分析仪所取代。

但细胞显微镜计数法在严格规范条件下,可用于校正血液分析仪及其结果异常的复查,多次重复测定的均值可作为校正血液分析仪的参考值。

四、显微镜计数法临床应用

细胞显微镜计数法在临床上常用于血液中红细胞、白细胞、血小板、嗜酸性粒细胞的直接计数,也可用于尿液中红细胞、白细胞、管型的计数,脑脊液、浆膜腔积液中各类细胞的计数,以及精液中精子的计数等。

(彭克军)

第六节　形态学检查技术

临床基础检验形态学检查是指通过人的肉眼、显微镜或各类分析仪器等对未染色或染色标本中的有形成分进行检查,包括各种标本中的血细胞及其他细胞、各种病原生物、染色体及其他非细胞有形成分等,观察这些有形成分形态结构和数量的变化,以协助疾病的诊断和鉴别诊断、治疗方案选择及疗效观察等。形态学检查在临床上应用极为广泛,是临床基础检验最重要的技术。

一、形态学检查基本方法

形态学检查的基本方法主要有肉眼检查、显微镜检查和仪器分析等。其中肉眼检查主要是通过肉眼观察标本中的寄生虫成虫等有形成分;显微镜检查主要是通过显微镜观察各种标本中的细胞、寄生虫虫卵或包囊等有形成分;仪器分析主要是通过血液分析仪、尿液有形成分分析仪及精液分析仪,分别分析血液中的细胞、尿液中的细胞、管型及精液中的精子等有形成分。在以上三种方法和手段中,常用的是显微镜检查和仪器分析,其中显微镜检查应用最多的普通光学显微镜和相差显微镜。

(一)光学显微镜检查

1. 普通光学显微镜检查

(1)定量计数板计数法:即将标本充入特定的计数池内,对有形成分进行定量检查,比如血细胞计数等。

(2)湿片涂片检查法:①直接涂片法:即将标本直接涂抹在载玻片上,观察涂片中有形成分形态结构及其变化,鉴定有形成分类别,进行定性或半定量检查;②盐水涂片法:将1~2滴生理盐水滴在载玻片上,取一定量的标本与盐水混匀,涂片显微镜检查,或将生理盐水与标本混合后再涂片显微镜检查,根据检查目的还可以加入不同染液,染色后进行检查。

制备涂片后,盖上盖玻片,一般先用低倍镜观察涂片情况及全片不同部位有形成分分布情况;再根据检查内容用低倍镜或高倍镜仔细观察不同视野有形成分的折光性、大小、形状、内容物或染色等情况,鉴定有形成分类别,进行定性或半定量检查。

湿片涂片检查除了检查各种标本中的有形成分外,还可以观察细菌动力及运动状态,如用悬滴法检查米泔样粪便以协助诊断霍乱或副霍乱。

(3)干片涂片染色检查:根据不同的检查目的,对标本采用不同的制片、固定和染色方法,对有形成分进行定性和定量分析,如血涂片检查、网织红细胞计数、脱落细胞涂片检查、病原体检查等。

涂片染色待干后,检查程序为:肉眼观察→低倍镜检查→或高倍镜检查→油镜检查。其中肉眼观察主要是观察涂片制备及染色情况;低倍镜检查主要目的是:①低倍镜观察全片涂片、有形成分分布及染色情况;②仔细观察涂片尾部及两侧是否大小异常、染色异常及形态异常的有形成分;③选择一个厚薄适宜,染色良好的区域转换成高倍镜或油镜进行有形成分鉴别或(和)计数。

2. 相差显微镜检查　相差显微镜主要是用来观察活的、无色透明物体(如活的细胞、微生物以及细胞核等亚细胞结构)的形态结构,如在血小板计数时,普通光学显微镜下血小板边缘模糊、有光晕、立体感不强,而相差显微镜下血小板折光明显,轮廓清楚,极易辨认。在临床基础检验中相差显微镜常用于血小板计数、尿液标本活体染色后红细胞形态观察、精子活动力及活动率检查、精子低渗肿胀试验等。

(二)仪器分析

根据检测原理,有形成分分析仪可归为2大类:

1. 数字影像显微拍摄分析仪检测　将显微镜自动扫描、成像及放大、自动数码连续拍摄(图像采集)经数字信号转换、计算机软件分析和图形处理技术相结合,与数据库中存储的图像数字信号进行比对,对标本中的有形成分进行分析、判断,获得结果。目前已广泛应用到临床工作中,如血细胞形态学自动数字图像分析仪、流动式数字影像技术尿液有形成分分析仪、精液计算机辅助分析仪等。

2. 流式细胞术、电阻抗、光散射等原理综合检测　目前,无论是自动血液分析仪还是血液、体液一体分析仪,基本都是利用流式细胞术、电阻抗、光散射、射频及细胞化学染色等原理对血液、尿液或体液标本中的有形成分进行综合分析,获得这些标本细胞及其他有形成分数量和分类的结果。具有自动化程度高、分析速度快、重复性好、分析参数多等优点,已广泛应用于临床标本测定(筛检)。但分析仪准确性受到许多因素的干扰和限制,要严格审核仪器分析结果,达到显微镜复检条件时一定要进行显微镜复检。

形态学检查除了以上主要检查方法和手段外,根据需要还可以采用暗视野显微镜、荧光显微镜、电子显微镜、"互联网 + 形态学检查(虚拟显微镜检查)"以及细胞化学染色、免疫细胞化学染色、细胞标志物检查、遗传学染色体检查、分子生物学技术等方法和技术进行检查,以弥补形态学的经验性、主观性与仪器的缺陷,使形态学诊断达到更高水平。

随着科学和技术的发展,形态学检查的方法和手段虽然越来越多,但人工显微镜检查依然是形态学检查最直观、基础和最重要的方法和手段。

二、形态学显微镜检查基本内容

形态学检查分为定性检查和定量检查,定性检查主要是通过显微镜或仪器对染色或未染色标本中有形成分的形态和结构进行检查、判断有形成分种类,定量检查是对标本中的有形成分进行计数。检查内容主要有细胞(包括肿瘤细胞)、病原生物及非细胞形态有形成分等,此外,羊水及外周血染色体检查也属于形态学检查,一般在医院遗传实验室检查。

各临床标本显微镜下常见的有形成分见表 1-15。

表 1-15　临床标本显微镜下常见的有形成分

标本	正常存在的有形成分	可能见到的异常或异量有形成分
血液	白细胞、红细胞、血小板	血细胞数量或形态异常(含白血病细胞)、疟原虫、微丝蚴、弓形虫滋养体、锥虫锥鞭毛体及其他病原生物等
骨髓	造血细胞和非造血细胞	肿瘤细胞、微丝蚴、利什曼原虫、弓形虫滋养体及其他病原生物等
尿液	少量以鳞状上皮细胞上皮为主的上皮细胞、白细胞、红细胞、透明管型、生理性结晶等	白细胞、红细胞增多、出现吞噬细胞和小圆上皮细胞;各种管型、病理性结晶、含铁血黄素颗粒、肿瘤细胞、微丝蚴、滴虫及弓形虫滋养体、埃及血吸虫、细粒棘球蚴、粪类圆线虫幼虫、真菌及其他病原生物等
粪便	偶见白细胞、少量食物残渣、正常菌群等	白细胞、红细胞、脂肪、病理性结晶、寄生虫虫卵、原虫、霍乱弧菌、真菌及其他病原生物等
精液	精子、少量白细胞、少量生精细胞等	白细胞数量或形态异常、红细胞增多、生精细胞增多;肿瘤细胞、滴虫及其他病原生物等
前列腺液	少量白细胞、红细胞、前列腺颗粒细胞、磷脂酰胆碱小体、前列腺颗粒细胞、淀粉样小体、精子等	白细胞、红细胞、肿瘤细胞、前列腺颗粒细胞增多;滴虫、大量结晶及其他病原生物等
阴道分泌物	上皮细胞、阴道杆菌等	白细胞、红细胞、线索细胞、肿瘤细胞;滴虫、偶见蛲虫成虫或虫卵、溶组织内阿米巴大滋养体;真菌、大量球菌、加德纳菌、淋球菌、纤毛菌、衣原体及其他病原生物等

续表

标本	正常存在的有形成分	可能见到的异常或异量有形成分
痰液	少量白细胞、上皮细胞、肺泡巨噬细胞等	白细胞、红细胞、多核巨噬细胞、肿瘤细胞；夏科-雷登结晶、卡氏肺孢菌、抗酸杆菌、放线菌；肺吸虫卵、广州管圆线虫、粪类圆线虫幼虫、蛔虫幼虫、钩虫幼虫、阿米巴滋养体、细粒棘球蚴、血吸虫卵、溶组织内阿米巴、结肠小袋纤毛虫、粉螨和螨卵等
脑脊液	少量白细胞	大量红细胞、白细胞、肿瘤细胞；大量肺吸虫卵、日本血吸虫、细粒棘球蚴、粪类圆线虫幼虫、广州管圆线虫幼虫、溶组织内阿米巴滋养体、弓形虫滋养体；大量双球菌、抗酸杆菌、新型隐球菌等
浆膜腔积液	少量淋巴细胞、间皮细胞	大量红细胞、白细胞、结晶、肿瘤细胞；大量微丝蚴、阿米巴滋养体、弓形虫滋养体、细粒棘球蚴；大量抗酸杆菌、真菌等
关节腔积液	极少白细胞	大量白细胞、红细胞、狼疮细胞、类风湿细胞、Reiter 细胞、结晶、抗酸杆菌及其他病原生物等
羊水	脂肪细胞，少量贴壁细胞	弓形虫滋养体、大量贴壁细胞、异常染色体等

三、形态学显微镜检查质量保证

形态学检查对疾病诊疗具有重要价值，是许多疾病诊断的金标准，因此，一定要加强形态学检查质量控制，确保形态学检查结果准确可靠。从取材到最后诊断，任何一个步骤处理不当，均可产生误诊。

1. **标本**　合格的标本是形态学检查结果准确可靠的根本保证。标本采集、处理及运送等不当可导致检查结果出现假阳性和假阴性。要求标本收集容器要专用、洁净、干燥、中性、无吸附、无渗漏等，标本收集容器上的标志要清楚、唯一。按要求采集标本，采集有代表性的标本，选择正确的添加剂并及时混匀，标本采集后立即送检。有些标本如粪便（检查阿米巴滋养体）、精液（检查精子活动情况）、阴道分泌物（检查滴虫）等在寒冷季节要注意保温。每个实验室要制定标本采集、运送、制备、固定、染色、归档的操作规程，并严格执行，做好记录。

2. **器材与试剂**　形态学检查的器材主要是显微镜，要求质量要好，分辨清晰，最好有显微摄像和存储系统，保存特殊重要的标本或检查结果的图像。标本制备、固定、染色过程中使用的试剂应定期配制，质量符合要求

3. **检验人员**　形态学检验技术人员的专业水平和职业素养是确保形态学检查结果准确可靠的关键，检验人员要具有扎实的形态学检查相关基本理论和技能，掌握有形成分的形态特点是形态学诊断的重要基础。检验科要重视和加强形态学检查技术人员培养，保证足够数量的检验人员，劳逸结合，工作强度适当；特殊形态学检查，如骨髓细胞学检查、脱落细胞病理学检查等技术人员要经过专业系统培训及考核，持证上岗；定期进行形态学检查技术人员比对和能力考核，以保证形态学检查结果的一致性和准确性。此外，检验技术人员还需注意如下几点：

（1）具有责任意识、服务意识和质量意识，进行形态学检查时要严谨认真、细心耐心、一丝不苟。

(2) 严格遵守细胞或其他有形成分显微镜检查操作基本程序,如血涂片标本先在低倍镜下观察全片,对细胞的分布、数量和染色情况等作初步了解,注意涂片尾部及两边有无大细胞、染色深和形态异常细胞,选择体尾交界处染色良好区域用高倍镜或油镜按"弓"字形推进仔细检查。

(3) 掌握细胞形态辨别要点:①掌握细胞的发育规律,细胞的阶段划分是人为的、机械的,而细胞的演进则是自然的。因此,把握细胞的种类和阶段需要一个适度的范围。②注意细胞个体形态与群体形态的关系。③遵循"核浆兼顾,以核为主"的细胞识别原则,依胞体、胞质、胞核、染色质、核仁的顺序,"从外向里"一步一步地细心观察和分析。对疑难细胞要多借助细胞化学染色或其他方法来协助鉴定,并密切结合临床资料,做出客观准确的诊断。④细胞形态观察内容包括:细胞大小、形状、边缘是否整齐,有无伪足;核胞质比例、胞质的多少和色泽,颗粒有无、性质、多少、大小、分布及染色,胞质有无其他异常的内容物等;细胞核的大小、数量、形态、位置、核染色质结构及核膜形态;核仁的有无、数量、大小等;同时还要注意单个细胞与细胞群之间联系,细胞群与群之间的关联;涂片背景,细胞退化变性的程度、坏死组织碎屑和特征,脱落细胞病理检查标本还需注意背景中的血细胞种类、数量和分布、是否出现多核巨噬细胞、是否有"阳性背景"存在等情况。

(4) 掌握虫卵的辨别要点:①形状:不同蠕虫的虫卵形状不一样;②大小:每种蠕虫虫卵有一定的大小范围;③颜色:少数为无色透明,大多数有一定的颜色;④卵壳:不同虫卵的壳厚度不同,有些虫卵有卵盖和(或)小的突起;⑤有固定的折光性和光泽;⑥内含物:不同虫卵有不同的特征性结构物,如卵细胞、幼虫、毛蚴等。

(5) 掌握细菌的辨别要点:主要包括细菌的染色、形状、大小、排列方式,在细胞内还是在细胞外等。

(6) 重视临床资料,树立局部与整体观念,综合分析:形态学检查要结合其他的检查结果和待检者临床资料进行综合分析,如进行血涂片红细胞检查时,要结合红细胞平均体积和红细胞分布宽度等检查指标来综合分析。一个良好的形态学检查技术人员应该具有扎实的临床医学知识。

4. 室内质控与室间质评　检验科要按要求并结合实际建立有形成分检查的室内质控制度、方法和程序并严格执行,实施集体阅片、会诊、结果审核制度。积极参加室间质评,提高形态学诊断质量。

5. "互联网＋形态学检验"　"互联网＋形态学检验"技术是形态学检验发展的一次革命,各级医院检验科尤其是基层医院检验科要创造条件,与国内外知名医院检验科合作和联系,充分利用"互联网＋形态学检验"开放式的形态学检验模式,遇到疑难问题及时沟通,联合会诊。

6. 充分应用其他技术辅助诊断　如有需要可利用细胞化学染色技术、免疫化学染色技术、分子生物学技术以及流式细胞分析仪技术等对形态学进行辅助诊断。

四、形态学检查方法学评价

1. 显微镜法　不需要特殊仪器,费用低廉,操作简单,结果准确可靠,是形态学检查最经典、最基础的方法,也是仪器分析结果出现异常或有疑问时复检的方法,故显微镜法是形态学检查的参考方法,任何仪器都不能替代。但该法对从事形态学检查技术人员的要求高,需要经过系统的专业培训。检查结果受检验人员技术水平、责任心及工作量、用眼疲劳等因素影响;同时,该法检查费时,效率低,不适合大批量标本检查。

2. 数字影像显微拍摄分析仪法　能反映有形成分真实形态,可呈现在电脑显示屏上,可拍摄形态图像并存储图像,结果直观,检查结果快速、可靠,效率高,适于大批量标本检查。但需要特殊仪器设备,费用较高,同时检查结果受计算机存储的有形成分信息量的影响。

3. **电阻抗、流式细胞术、光散射等综合原理分析仪法**　可以反映有形成分大小、内部成分结构及化学组成等信息,可以对有形成分分类,检测参数多,检测快速、精密度高、重复性好,效率高,结果能满足临床要求,适于大批量液体标本检查。但该类仪器只是间接反映有形成分形态,对异常形态不能提供客观准确信息,影响因素较多,是形态学检查的过筛方法。

当然,目前一些疾病还不能仅凭临床资料和形态学检查结果即作出全面的诊断,还必须以细胞形态学为基础,将免疫学、细胞遗传学及分子生物学等新知识、新技术应用到形态学诊断中,构成现代形态学与免疫学、遗传学、分子生物学等相结合的诊断技术,弥补显微镜形态学检查方法学的局限性。

五、形态学检查临床应用

形态学检查是临床实验室最基本,最直观、安全实用、经济的检查方法,是疾病诊断、鉴别诊断及疗效观察最有价值的方法手段,是许多血液病、恶性肿瘤等疾病诊断的"金标准"。即使在医学检验自动化、分子化、信息化等技术高速发展和广泛应用的今天,显微镜形态学检查在临床疾病诊断中仍占有重要的、不可替代的地位,具有重要的临床应用价值。

1. **确诊疾病**　形态学检查是许多疾病确诊的依据或"金标准"。如在外周血发现疟原虫滋养体、裂殖体或配子体即可诊断为疟疾;在粪便中发现蠕虫虫卵、原虫滋养体或包囊可确诊为相应的寄生虫感染;在阴道分泌物中检出阴道毛滴虫,可以确诊为阴道滴虫病;在脱落细胞检查中发现恶性细胞即可确诊患有恶性肿瘤;骨髓涂片发现大量异常的原始或幼稚细胞增生即可诊断为白血病等。

2. **协助疾病诊断与鉴别诊断**　如尿液干化学分析蛋白、白细胞和红细胞阳性,尿液显微镜检查发现大量红细胞、白细胞及管型,结合临床表现支持肾脏疾病的诊断;含铁血黄素尿阳性,骨髓细胞学检查为增生性贫血,提示有慢性血管内溶血存在等。

3. **治疗效果观察及预后判断**　形态学检查是许多疾病治疗后观察疗效及判断预后的简单可靠的方法,从形态学检查中得到反馈信息,也为临床确定合理的治疗方案、临床随访提供帮助。如泌尿系统疾病选择尿液显微镜复查、女性生殖系统疾病选择阴道分泌物或宫颈涂片复查、血液病选择骨髓细胞学复查、恶性肿瘤可选择细胞病理学复查等。

(龚道元)

本 章 小 结

临床基础检验基本技术主要包括标本采集、标本制备、标本染色、细胞计数、形态学辨认及显微镜的使用等六大技术。

正确采集和处理标本是获得准确、可靠检验结果的前提,本章主要介绍血液标本的采集技术,血液标本按采集部位分为末梢采血、静脉采血和动脉采血;按采血方式分为普通采血法和负压采血法。临床医生选择试验、待检者准备、标本采集、运送、接收、保存等各个环节都会影响检验质量,严格按操作规程进行血液标本的采集与处理,确保检验质量。

标本经过涂片、固定、染色,在显微镜下观察有形成分的形态。血涂片主要用于红细胞、白细胞和血小板形态学检查及数量的评估。如果血涂片制备不良,染色不佳,常使血细胞的形态学鉴别困难,导致诊断困难甚至误诊。

　　血液及各种体液中存在着数量不等和类别各异的细胞,通过细胞计数了解各类细胞的数量变化,用以判断疾病的发生和发展。细胞计数方法分为显微镜计数法和仪器分析法。用于显微镜下细胞计数的计数板有改良牛鲍计数板、菲斯-罗森塔计数板、定量尿沉渣计数板、精子计数板、虫卵计数板等,其中以改良牛鲍计数板应用最广泛。

　　形态学检查技术是指通过人的肉眼、借助各种显微镜及各类原理的分析仪器对未染色或染色标本的有形成分的形态进行检查,主要用于血液、骨髓、尿液、排泄物与分泌物、体腔积液等标本中有形成分形态的检查。

? 思考题

1. 普通光学显微镜性能参数有哪些? 有什么作用?
2. 末梢采血、吸取 20μl 血时应注意哪些问题?
3. 常见的生理、饮食因素对检验结果会造成哪些影响?
4. 改良牛鲍计数板显微镜计数细胞有哪些误差? 如何控制?
5. 评价血涂片制备标准有哪些? 影响血涂片制备的因素有哪些?
6. 瑞氏染色原理是什么? 质量保证措施有哪些?
7. 血涂片瑞氏染色不佳常见原因有哪些? 如何解决?
8. 临床基础检验形态学检查内容和检查方法有哪些?
9. 为了使形态学显微镜检查结果准确可靠,应该注意哪些问题?

第二章

血液一般检验

血液一般检验是对血液中各种血细胞的数量和形态进行检查,是血液检验中最基础和最常用的检查项目。目前血液一般检验的方法主要有手工法和仪器法两大类,手工法是血液一般检验的经典方法,也是血液一般检验必须掌握的基本方法。本章主要介绍手工法检验。

第一节　白细胞检查

人体外周血中的白细胞(white blood cell,WBC)包括粒细胞(granulocyte,GRAN)、单核细胞(monocyte,M)和淋巴细胞(lymphocyte,L)三大类,其中粒细胞根据胞质中颗粒特点分为中性粒细胞(neutrophil,N)、嗜酸性粒细胞(eosinophil,E)和嗜碱性粒细胞(basophil,B),中性粒细胞因胞核的分叶情况不同又分为中性分叶核粒细胞(neutrophilic segmented granulocyte,Nsg)、中性杆状核粒细胞(neutrophilic stab granulocyte,Nst)。这些形态和功能不同的白细胞,通过不同的方式和机制消除入侵的病原体和过敏原,调节机体免疫功能,在机体应激和抵御病原微生物中起重要作用。

白细胞中粒细胞数量最多。目前,对粒细胞的生成、分化、成熟和释放的动力学过程了解较明确。根据细胞分布和细胞动力学的特点,形象地将其划分为五个池(表 2-1):分裂池(mitotic pool)、成熟池(maturation pool)、贮存池(storage pool)、循环池(circulating pool)和边缘池(marginal pool)。贮存池中的杆状核及分叶核粒细胞仅有约 1/20 释放到外周血中,大部分保存在贮存池内以便不断补充损耗及应激使用。成熟粒细胞进入血液后约半数运行于血循环之中,构成循环池,另一半则附着于血管内壁而形成边缘池,边缘池及循环池的粒细胞之间保持着动态平衡。在骨髓内粒细胞发育约需 10 天左右,进入血液后平均约停留 10 小时即溢出血管壁进入组织或体腔内,在组织中发挥其防御功能,约 1~2 天后消失。

白细胞检查是血液一般检验的重要内容之一,临床应用广泛,主要用于了解机体有无感染及感染类型,了解骨髓中白细胞造血情况以及监测临床用药等。

表 2-1　粒细胞的动力学

分布	细胞池	细胞种类	动力学特点
骨髓	分裂池	原粒～中幼粒	具有分裂能力,1 个原粒细胞可经过 3~5 次分裂,增殖为 16~32 个晚幼粒细胞
	成熟池	晚幼粒及杆状核	不具分裂能力,经历 3~5 天,并逐渐发育成熟
	贮存池	杆状核及分叶核	停留 3~5 天,数量约为外周血的 5~20 倍。中幼粒到分叶核粒细胞成熟时间为 5~7 天,受刺激时,可缩短为 2 天
血液	循环池	少量杆状核、分叶核	为骨髓贮备池释放到血液中粒细胞的 50%,随血液循环,约停留 10~12 小时,半衰期约 6~7 小时,为外周血白细胞计数所计得的白细胞
	边缘池	分叶核	为释放到外周血的另外 50% 的粒细胞,黏附到血管壁上,可与循环池的粒细胞随机交换,并保持动态平衡。与循环池合称为总血液粒细胞池
组织或体腔	组织固有池	分叶核	为溢出血管壁进入组织或体腔的粒细胞,生存 1~4 天,执行防御功能,不再返回血液,在组织中破坏清除或排出

一、白细胞计数

白细胞计数是测定单位体积外周血中各种白细胞的总数。白细胞计数结果仅反映循环池中的粒细胞数量。白细胞计数有显微镜计数法(手工法)和仪器法,本节主要介绍显微镜计数法。

(一)显微镜计数法

1. **原理**　白细胞计数是测定单位体积血液中各种白细胞总数。将全血用白细胞稀释液稀释一定倍数,同时破坏红细胞和固定白细胞,充入改良牛鲍血细胞计数板内,在显微镜下计数一定区域(体积)内的白细胞数,经换算求得每升血液中的白细胞总数。

2. **器材**　改良牛鲍血细胞计数板。

3. **试剂**　白细胞稀释液的主要成分是冰醋酸、亚甲蓝或结晶紫。冰醋酸可溶解红细胞,并且使白细胞核更清晰;亚甲蓝或结晶紫可使白细胞核略微着色,便于识别。

4. **简要操作**　取稀释液 0.38ml →取血 20μl,混匀→充池→显微镜计数→计算。

其中显微镜计数是用低倍镜计数计数室的四角 4 个大方格内的白细胞总数。

计算公式:

$$白细胞数 /L=N \div 4 \times 10 \times 20 \times 10^6$$

式中:N:四角 4 个大方格内的白细胞总数。

　　　　÷4:每个大方格(0.1μl)内白细胞平均数。

　　　　×10:每个大方格容积为 0.1μl,换算成 1μl。

　　　　×20:血液稀释倍数。

　　　　×10^6:将 1μl 换算为 1L。

(二)质量保证

1. **采血时间**　外周血中的白细胞仅有一半随血液循环流动(循环池),另一半黏附于血管壁(边缘池),两者保持着动态平衡。但在许多因素影响下,如剧烈运动、情绪激动、严寒、暴热等,两个池中的白细胞可重新分配。由于白细胞计数检查的仅为循环池中的白细胞,即便正常情况下,同一个人在上、下午的白细胞计数结果可呈较大幅度的波动。因此,为使检测结果便于比较和动态分析,最好固定采血时间,例如每次检查均在上午 8 点左右。

2. 显微镜计数 稀释倍数要准确;充池后要静置 2~3 分钟再计数,且要求尽快计数完毕,池内溶液水分蒸发不能再计数;正确辨认白细胞形态;按细胞计数原则计数,不要重复计数或漏数。白细胞数量 $>15 \times 10^9$/L,可加大稀释倍数;数量 $<3 \times 10^9$/L,可扩大计数区域或减少稀释倍数。

3. 有核红细胞的影响 白细胞稀释液不能破坏有核红细胞,病理情况下(如某些贫血)外周血中可出现有核红细胞,使白细胞计数结果偏高,因此血涂片中发现存在有核红细胞时,应对白细胞计数进行校正,校正公式如下:

$$实际白细胞数/L = x \times \frac{100}{100+y}$$

式中:x:校正前白细胞数;y:分类 100 个白细胞过程中所见有核红细胞数。

例如:校正前白细胞数为 10×10^9/L,在做白细胞分类计数时计数 100 个白细胞的同时数得的有核红细胞数为 30 个,则校正后白细胞数为 7.7×10^9/L。

4. 经验控制 以血涂片中所见白细胞的多少粗略核对白细胞计数结果有无大的误差。也可根据血涂片中白细胞的分布密度来粗略估计白细胞计数结果,两者关系见表 2-2。

表 2-2 白细胞的分布密度与白细胞总数的关系

血涂片中白细胞数/HPF	白细胞总数（$\times 10^9$/L）	血涂片中白细胞数/HPF	白细胞总数（$\times 10^9$/L）
2~4	4~7	6~10	10~12
4~6	7~9	10~12	13~18

5. 其他 同第一章第三节细胞计数技术。

(三) 方法学评价

白细胞计数有显微镜计数法和血液分析仪法。显微镜计数法是经典的白细胞计数法,简便易行,不需昂贵仪器;但较费时,重复性和准确性受微量吸管和计数板的质量、细胞分布状态及操作者技术水平等因素的影响。现适用于血液分析仪校准及仪器法结果复查等,也适用于基层医疗单位。

血液分析仪法是目前临床上使用的主要方法,有操作简单、快速、重复性好,能进行批量检测,检测结果准确,计数误差小等优点,但仪器相对较贵。

(四) 参考区间

仪器法,静脉血:成人 $(3.5~9.5) \times 10^9$/L。

(五) 临床意义

白细胞总数高于参考区间上限称白细胞增多,低于参考区间下限称白细胞减少。白细胞总数增多或减少主要受中性粒细胞数量的影响,其临床意义详见白细胞分类计数。

二、白细胞分类计数

白细胞分类计数(differential count,DC)是指血涂片染色后进行显微镜检查,观察白细胞形态并对各种白细胞分别计数,计算各种白细胞的百分率和绝对值。由于不同的白细胞具有不同的生理功能,不同因素可导致不同类型的白细胞发生变化。因此,各种类型白细胞的形态或数量改变,比白细胞总数更能反映机体的病理或生理状态。

(一) 显微镜计数法

1. **原理**　将血液制成血涂片,经瑞氏(Wright)染色后,在油镜下,根据白细胞形态特点逐个分类计数,求得各种白细胞的比值(百分率),并观察白细胞形态的变化。根据白细胞计数的结果,求得每升血液中各种白细胞的绝对值(某种白细胞的绝对值 = 白细胞计数值 × 该种白细胞分类计数的百分率)。

2. **简要操作**　取血→制备血涂片→瑞氏染色→肉眼观察→低倍镜检查→油镜检查→计算。

(1) 肉眼观察主要内容:血涂片正反面判断、制片及染色情况等。

(2) 低倍镜检查主要内容:细胞的分布和染色情况,选择血涂片体、尾交界处细胞分布均匀、着色良好的区域,换油镜检查。

(3) 油镜检查主要内容:白细胞分类计数及形态观察,同时观察各种红细胞、血小板的形态,观察有无寄生虫(疟原虫、微丝蚴、弓形虫、锥虫等)。

(4) 计算:求出各类白细胞所占的比值或百分率,根据白细胞总数计算各种白细胞的绝对值。

(二) 质量保证

1. **标本**　①使用 EDTA 抗凝血液样本时,应充分混匀后再涂片;②抗凝血液样本应在采集后 4 小时内制备血涂片,时间过长可引起中性粒细胞和单核细胞的形态改变;③制片前,样本不宜冷藏。

2. **镜检部位**　各种白细胞体积大小不等,在血涂片中分布很不均匀,一般体积较小的淋巴细胞在头、体部分布较多,而尾部和两侧以中性粒细胞和单核细胞较多,异常大的细胞常在片尾末端出现。一般认为细胞分布在片头至片尾的 3/4 区域比较均匀(体尾交界处),各种白细胞的分布比例与体内外周血中一致,因此分类时最好选择在体尾交界处。

3. **镜检方式**　按一定方式有规律地移动视野,以免重复、遗漏或主观选择视野,见图 2-1。

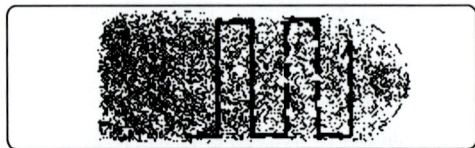

图 2-1　镜检血涂片移动的顺序

4. **镜检白细胞数量**　分类计数的细胞数量应根据白细胞总数而定。白细胞总数为 $(3\sim15)\times10^9/L$ 之间者,分类 100 个白细胞;白细胞数量 $>15\times10^9/L$ 者,应分类 200 个白细胞;白细胞数量 $<3\times10^9/L$ 者,可用 2 张血涂片分类 50~100 个白细胞。

5. **结果报告**　如发现幼稚或异常白细胞,应分类报告,并包括在白细胞分类百分率中。如发现幼(有核)红细胞,应计数并报告分类 100 个白细胞所见到的幼红细胞的数量,幼红细胞的数量不包括在白细胞的分类百分率中,并应注明其所属阶段。发现寄生虫也应报告,红细胞和血小板的形态异常也应报告。

(三) 方法学评价

白细胞分类计数的方法学评价见表 2-3。

表 2-3　白细胞分类计数的方法学评价

方法	优点	缺点
显微镜分类计数法	分类较准确,可及时发现各种细胞形态的病理变化;白细胞分类计数的参考方法	费时,受血涂片质量和检验人员经验等的影响,重复性较差
血细胞分析仪法	检测速度快,分析细胞多,重复性好,易于标准化,报告形式多样,是筛检的首选方法	不能准确识别细胞类别和病理变化,异常标本必须以显微镜法复查
血细胞形态分析仪法	检测速度快,重复性好,可将所有分类过的细胞提取并分类保存于电脑中,供人工复检,提高白细胞分类效率,降低漏诊率	对血涂片要求较高,否则会影响仪器识别,价格昂贵

(四) 参考区间

静脉血仪器法检测的参考区间见表 2-4。

表 2-4　成人白细胞分类计数参考区间

白细胞	百分率(%)	绝对值(×10^9/L)
中性分叶核粒细胞	40~75	1.8~6.3
嗜酸性粒细胞	0.4~8.0	0.02~0.52
嗜碱性粒细胞	0~1	0~0.06
淋巴细胞	20~50	1.1~3.2
单核细胞	3~10	0.1~0.6

(五) 临床意义

1. 白细胞总数与中性粒细胞　由于中性粒细胞在白细胞中所占比率最高,因此它的数量增减是影响白细胞总数变化的常见原因。一般情况下,中性粒细胞增多,白细胞总数增多;中性粒细胞减少,白细胞总数也减少。因此,两者的临床意义基本一致。但是淋巴细胞、嗜酸性粒细胞等的数量改变也会引起白细胞总数的变化。如果白细胞总数与中性粒细胞数量变化不一致,还需要分析原因。

中性粒细胞数量高于参考区间上限称为中性粒细胞增多,分为生理性增多和病理性增多。

(1) 中性粒细胞生理性增多:①一天之内不同时间外周血白细胞和中性粒细胞数量可不同,一般下午较上午高;②剧烈运动、情绪激动、严寒、暴热;③新生儿;④妊娠 5 个月以上及分娩时。这些生理因素引起的白细胞增多常为一过性增多,在去除影响因素后不久则可恢复正常,系边缘池内的白细胞过多地进入循环池所致。

由于白细胞生理波动很大,因此白细胞计数波动在 30%(甚至有人认为 50%)以内临床上可无意义,只有通过定时、连续随访观察和结合临床才有意义。

(2) 中性粒细胞病理性增多(neutrophilia):①急性感染:特别是化脓性球菌如金黄色葡萄球菌、溶血性链球菌、肺炎链球菌等所致的败血症、急性风湿热、扁桃体炎、阑尾炎等,白细胞总数常增高,这是引起白细胞增多最常见的原因;②严重的组织损伤及大量血细胞破坏:如严重的烧伤、较大手术后、心肌梗死、急性溶血等均可见白细胞增高,增多的细胞成分以中性粒细胞为主;③急性大出血:内脏(如肝、脾)破裂或宫外孕破裂所致大出血,白细胞可迅速增高,常达 20×10^9/L,并以中性粒细胞为主,血块收缩及脾脏释放存血,常出现于血红蛋白降低之前;④急性中毒:急性化学药物中毒如安眠药、有机磷等中毒,代谢性中毒如糖尿病酮症酸中毒、尿毒症等,因趋化因子增高导致白细胞(主要是中性粒细胞)增多;⑤恶性肿瘤:非造血系统的恶性肿瘤如肝癌、胃癌等,有时也可出现持续性的白细胞(主要是中性粒细胞)增高,与肿瘤坏死产物刺激骨髓释放、肿瘤细胞产生促粒细胞生成素以及肿瘤骨髓转移有关;⑥白血病:常见于急、慢性粒细胞性白血病,急粒时白细胞一般 $<100 \times 10^9$/L,分类时以原、幼粒细胞为主,而慢粒时白细胞常 $>100 \times 10^9$/L,分类时以中幼、晚幼及以下各阶段粒细胞为主,并伴有较多的嗜酸性、嗜碱性粒细胞,此时需与中性粒细胞型类白血病反应相区别。

类白血病反应(leukemoid reaction)是指机体对某些刺激因素所产生的类似白血病表现的血象反应。外周血中白细胞数大多明显增高,并可有数量不等的幼稚细胞出现,但红细胞和血小板一般无改变,当病因去除后,类白血病反应也逐渐消失。引起类白血病反应的病因很多,以感染和恶性肿瘤最多见,其次还有急性中毒、外伤、休克、急性溶血或出血、大面积烧伤及过敏等。

以上白细胞增多(除白血病属于造血干细胞克隆性疾病外)与机体相对缺氧、细菌内毒素、肿瘤坏死产物等引起边缘池内细胞进入循环池,或刺激骨髓释放白细胞增加有关。

中性粒细胞减少(neutropenia):中性粒细胞数量低于参考区间下限称为中性粒细胞减少。常见于:①某些感染:某些革兰阴性杆菌(伤寒、副伤寒沙门菌)感染及病毒感染(流感)。与病毒、细菌内毒素和异体蛋白使大量粒细胞转至边缘池及抑制骨髓释放粒细胞有关,也与抗感染消耗增多有关;②某些血液病:如再生障碍性贫血及非白血性白血病,造血干细胞功能障碍、粒细胞增殖异常或营养缺乏导致骨髓粒细胞生成、成熟障碍或无效生成,导致白细胞减少,可 $<1 \times 10^9$/L,分类时淋巴细胞相对增多;③慢性理化损伤:长期接触电离辐射(X 射线)或应用、接触某些化学药物(氯霉素),可直接损伤造血干细胞或抑制骨髓细胞的有丝分裂而致白细胞减少,故此类人群需定期做白细胞计数检查;④自身免疫性疾病:如系统性红斑狼疮,由于自身免疫性抗核抗体导致白细胞破坏增多;⑤脾功能亢进:肿大的脾脏中单核 - 巨噬细胞系统吞噬破坏过多的白细胞。

2. 嗜酸性粒细胞 其临床意义见本节"嗜酸性粒细胞计数"。

3. 嗜碱性粒细胞

(1) 嗜碱性粒细胞增多(basophilia):嗜碱性粒细胞数量高于参考区间上限称为嗜碱性粒细胞增多。常见于:①慢性粒细胞白血病:常伴嗜碱性粒细胞增多,可达 10% 或更多;②嗜碱性粒细胞白血病:嗜碱性粒细胞异常增多,可达 20% 以上,多为幼稚型;③过敏性疾病:溃疡性结肠炎、超敏反应等可见嗜碱性粒细胞增多;④骨髓纤维化和某些转移癌时也可见嗜碱性粒细胞增多。

(2) 嗜碱性粒细胞减少(basophilopenia):由于嗜碱性粒细胞所占比率甚低,故其减少一般无临床意义。

4. 淋巴细胞

(1) 淋巴细胞增多(lymphocytosis):指淋巴细胞数量高于参考区间上限。出生一周的新生儿外周血白细胞以中性粒细胞为主,以后淋巴细胞逐渐上升,整个婴幼儿期淋巴细胞较高,可达 70%;4~6 岁后,淋巴细胞开始下降,中性粒细胞逐渐上升。婴幼儿期淋巴细胞比率较成人高,属淋巴细胞生理性增多,见图 2-2。

淋巴细胞病理性增多见于:①绝对增多:某些病毒或细菌所致的传染病如风疹、流行性腮腺炎、传染性单核细胞增多症、传染性淋巴细胞增多症、百日咳等淋巴细胞增多;某些慢性感染如结核病恢复期也可见淋巴细胞增多,但白细胞总数多正常;急、慢性淋巴

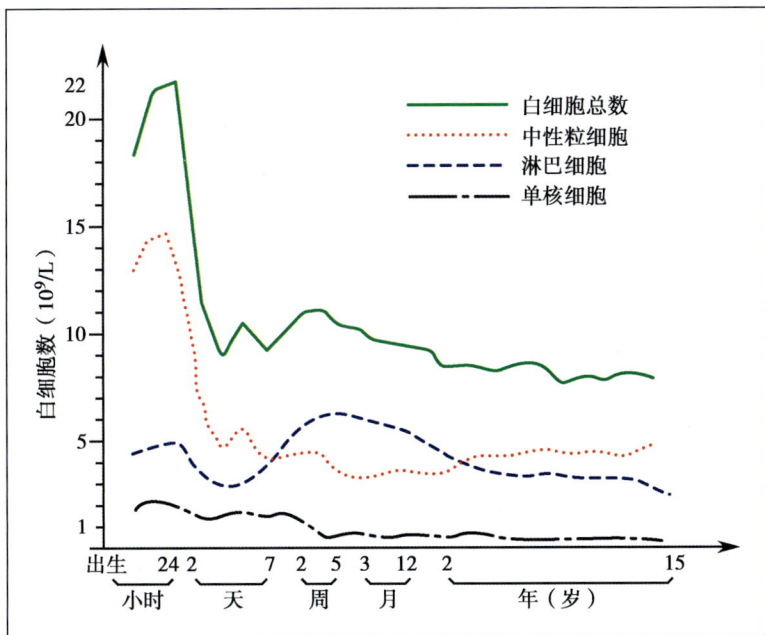

图 2-2　白细胞在不同年龄阶段的变化

细胞性白血病淋巴细胞增多明显,且可导致白细胞总数增高;②相对增多:再生障碍性贫血、粒细胞缺乏症等因中性粒细胞明显减少致淋巴细胞比率相对增高。

(2) 淋巴细胞减少(lymphocytopenia):指淋巴细胞数量低于参考区间下限。凡是造成中性粒细胞显著增高的各种原因均可导致淋巴细胞相对减少。淋巴细胞绝对减少见于:①免疫缺陷病,如 HIV 感染时,HIV 病毒选择性破坏 CD4$^+$T 细胞,导致 CD4$^+$T 细胞数量明显减少;②流行性感冒恢复期;③药物治疗,如环磷酰胺可引起白细胞重度减少,伴淋巴细胞明显减低;④自身免疫性疾病,如系统性红斑狼疮时,机体产生抗淋巴细胞抗体,导致淋巴细胞破坏,淋巴细胞减少。

5. 单核细胞

(1) 单核细胞增多(monocytosis):健康儿童单核细胞可较成人稍高,2 周内的新生儿可达 15% 或更高,属生理性增多。

病理性增多见于:①某些感染:如亚急性感染性心内膜炎、疟疾、黑热病、急性感染的恢复期、活动性肺结核等均可见单核细胞增多;②某些血液病:单核细胞性白血病、粒细胞缺乏症的恢复期、淋巴瘤及骨髓增生异常综合征等可见单核细胞增多。

(2) 单核细胞减少(monocytopenia):意义不大。

三、嗜酸性粒细胞计数

嗜酸性粒细胞在外周血中的数量很少,只占外周血白细胞的 0.4%~8.0%,通过白细胞分类计数结果乘以白细胞总数间接计算得到的嗜酸性粒细胞数,误差较大,因此要准确了解嗜酸性粒细胞的变化,应采用直接计数法。

(一) 显微镜直接计数法

1. 原理　用嗜酸性粒细胞稀释液将血液稀释一定倍数,破坏红细胞和大部分其他白细胞,并使嗜酸性粒细胞着色,充入改良牛鲍计数板内,计数一定范围内嗜酸性粒细胞数,即可计算出每升血液中嗜酸性粒细胞数。

2. 嗜酸性粒细胞计数稀释液　嗜酸性粒细胞计数的稀释液有多种,各有优缺点。

试剂中的主要成分及作用有：①保护嗜酸性粒细胞（如丙酮、丙二醇、乙醇）；②促进红细胞和中性粒细胞破坏（如碳酸钾、草酸铵或低渗状态）；③使嗜酸性粒细胞着色（如伊红、溴甲酚紫、固绿）；④抗凝剂（如肝素、枸橼酸钠）。其他如甘油可防止乙醇挥发。由于所用具体试剂不同，因而有多种配方，各种嗜酸性粒细胞稀释液的评价见表 2-5。

表 2-5　各种嗜酸性粒细胞稀释液的评价

稀释液	优点	缺点
伊红 - 丙酮	试剂简单,简便易行	久置效果差,最好每周配制 1 次
皂素 - 甘油	细胞较为稳定,着色鲜明易于鉴别;含甘油,液体不易挥发,置冰箱可保存半年以上	含甘油,计数前应充分混匀
乙醇 - 伊红	含碳酸钾,溶解红细胞和其他白细胞作用强,视野背景清晰;嗜酸性颗粒鲜明橙色,2 小时内不破坏,含甘油,液体不易挥发,试剂可保存半年以上。	含 10% 甘油,比较黏稠,细胞不易混匀,计数前应充分混匀
溴甲酚紫	为低渗配方,红细胞和其他白细胞被溶解破坏,嗜酸性粒细胞被染而呈蓝色	
固绿	含丙酮、乙醇两种保护剂,使嗜酸性粒细胞膜完整、无破损现象;含碳酸钾、草酸铵,其他细胞破坏完全;固绿使嗜酸性颗粒呈折光较强的蓝绿色颗粒	注意与残存的不着色或着色很浅的中性粒细胞相区别

3. **简要操作**　加稀释液 0.38ml →取血 20μl →混匀→充上、下两个计数池→低倍镜计数→计算。

其中低倍镜计数 2 个计数池共 10 个大方格(中央和四角大方格)内的嗜酸性粒细胞。

(二) 质量保证

1. **标本采集时间**　嗜酸性粒细胞计数最好固定标本的采集时间(如上午 8 时或下午 3 时),以免受日间生理变化的影响。

2. **稀释液**　稀释液中的乙醇、丙酮等为嗜酸性粒细胞的保护剂,若嗜酸性粒细胞被破坏,可适当增加其用量;若中性粒细胞破坏不全,则可适当减少其用量。

3. **混匀**　嗜酸性粒细胞在稀释液中容易发生聚集,要及时混匀。混匀过程中不宜过分振摇,以免嗜酸性粒细胞破碎。若使用含甘油的稀释液,因黏稠度大,要适当延长混匀时间。

4. **嗜酸性粒细胞形态**　注意与残留的中性粒细胞区别,以免误认。中性粒细胞一般不着色或着色较浅,胞质颗粒细小或不清。嗜酸性粒细胞颗粒比较大,染色较深。

5. **计数范围**　由于嗜酸性粒细胞较少,低倍镜下要计数两个计数池,计数四角和中央共 10 个大方格内的嗜酸性粒细胞,以减少固有误差。

6. **完成时间**　血液稀释后应在 0.5~1 小时内计数完毕,否则嗜酸性粒细胞逐渐被破坏或不易辨认,使结果偏低。

(三) 方法学评价

1. **显微镜间接计数法**　该法以白细胞总数乘以白细胞分类计数而得。①设备简单、费用低廉;②费时,准确性和重复性较差。

2. **显微镜直接计数法**　①设备简单、费用低廉;②费时、重复性较差;③该法的准确性和重复性高于显微镜间接计数法。

3. **血液分析仪法**　①操作简便,效率高,重复性好;②仪器较贵;③适合于大批量的标本集中检测;④用于筛查,如仪器提示嗜酸性粒细胞增多,且直方图或散点图异常时,需采用显微镜直接计数法复查。

（四）参考区间

显微镜直接计数法：$(0.02\sim0.52)\times10^9/L$。

（五）临床意义

1. 生理变化 在劳动、寒冷、饥饿和精神刺激等情况下，交感神经兴奋，通过下视丘刺激垂体前叶，产生促肾上腺皮质激素（adrenocorticotropic hormone，ACTH）使肾上腺皮质产生肾上腺皮质激素。肾上腺皮质激素可阻止骨髓释放嗜酸性粒细胞，并促使血中嗜酸性粒细胞向组织浸润，从而导致外周血中嗜酸性粒细胞减少。因此，正常人嗜酸性粒细胞白天较低，夜间较高。上午波动较大，下午比较恒定。

2. 病理变化

（1）增多：指嗜酸性粒细胞数量高于参考区间上限。常见于：①过敏性疾病：如支气管哮喘、食物过敏、荨麻疹等，由于肥大细胞、嗜碱性粒细胞致敏，释放嗜酸性粒细胞趋化因子，致其反应性增多；②寄生虫原虫感染：如钩虫病、绦虫病、包囊虫病等，嗜酸性粒细胞趋化因子增多导致其反应性增多；③皮肤病：如银屑病、湿疹、疱疹样皮炎等，变应性因素导致反应性增多；④血液病：如慢性粒细胞性白血病、造血干细胞克隆异常、嗜酸性粒细胞异常增殖；⑤传染病：如猩红热；⑥恶性肿瘤：如霍奇金病；⑦某些内分泌疾病：如脑垂体功能低下及原发性肾上腺皮质功能不全等。

（2）减少：指嗜酸性粒细胞数量低于参考区间下限。常见于：①伤寒、副伤寒、大手术后；②长期使用肾上腺皮质激素，嗜酸性粒细胞常减少。

3. 嗜酸性粒细胞计数的其他应用

（1）观察急性传染病的预后：肾上腺皮质激素有促进机体抗感染的能力，因此当急性感染（如伤寒）时，肾上腺皮质激素分泌增加，嗜酸性粒细胞随之减少。若嗜酸性粒细胞持续下降，甚至完全消失，说明病情严重；若嗜酸性粒细胞重新回升，则为恢复期的表现；若临床症状严重，而嗜酸性粒细胞不减少，说明肾上腺皮质功能衰竭。

（2）观察大手术和烧伤病人的预后：大手术4小时后嗜酸性粒细胞显著减少，甚至消失，24~48小时后逐渐增多，增多速度与病情变化基本一致。大面积烧伤病人，数小时后嗜酸性粒细胞完全消失，且持续时间较长。若大手术或大面积烧伤后，病人嗜酸性粒细胞不下降或下降很少，均提示预后不良。

（3）肾上腺皮质功能测定：由于ACTH能刺激肾上腺皮质，产生肾上腺皮质激素，使嗜酸性粒细胞减少。因此，可根据ACTH注射前后的嗜酸性粒细胞数量的变化情况，来反映肾上腺皮质功能。

（任伟宏）

四、白细胞形态检查

在某些病理情况下，不但白细胞的数量会发生变化，白细胞的形态有时也会发生改变，因此外周血白细胞形态检查具有重要意义。

目前，血液分析仪虽能进行白细胞分类检测，但不能提供白细胞形态图像，而利用人工神经网络（artificial neural network，ANN）和支持向量机（support vector machine，SVM）技术的自动血液细胞形态分析仪虽然可提供图像并能分析，但对白血病细胞等异常白细胞不能准确识别。白细胞形态显微镜检查法是血涂片经瑞氏或瑞-吉复合染色后，在光学显微镜下直接对各种白细胞的形态进行观察并报告，是白细胞形态检查的参考方法，临床应用极广。

（一）正常白细胞形态

外周血正常白细胞形态特征见表2-6和图2-3。

表 2-6 外周血正常白细胞的形态特征

细胞	形态大小	细胞质	细胞核	染色质
中性杆状核粒细胞	圆形或卵圆形直径 10~15μm	粉红色,颗粒细小、量多、均匀分布、紫红色	弯曲杆状、带状、腊肠样,核径最窄/最宽 >1/3	聚集粗糙,深紫红色
中性分叶核粒细胞	圆形或卵圆形直径 10~15μm	粉红色,颗粒细小、量多、均匀分布、紫红色	分 2~5 叶,以 3 叶核为主,核径最窄/最宽 <1/3	聚集粗糙,深紫红色
嗜酸性粒细胞	圆形或卵圆形直径 13~15μm	着色不清,颗粒橘黄色、粗大、大小均一、球形、充满胞质	多分 2 叶,眼镜形	致密粗糙,块状,深紫红色
嗜碱性粒细胞	圆形或卵圆形直径 10~12μm	着色不清,紫黑色颗粒、粗大、大小不均、量少、排列凌乱、可盖核上	因颗粒遮盖而胞核不清晰	聚集粗糙,深紫红色
淋巴细胞	圆形或椭圆形小淋巴细胞直径 10~12μm大淋巴细胞直径 12~16μm	透明、淡蓝色、可见核周淡染区、多无颗粒,大淋巴细胞可有少量粗大、不均匀紫红色颗粒	圆形、椭圆形、肾形,有时可见核凹陷或轻度切迹	深紫红色,致密,粗糙成块,核外缘光滑
单核细胞	圆形、椭圆形或不规则形直径 12~20μm	半透明、灰蓝色或灰红色,尘土样细小颗粒,浆中可见少量空泡	呈肾形、山字形、马蹄形或扭曲折叠不规则形,立体感强	疏松网状,淡紫红色,有膨胀和立体起伏感

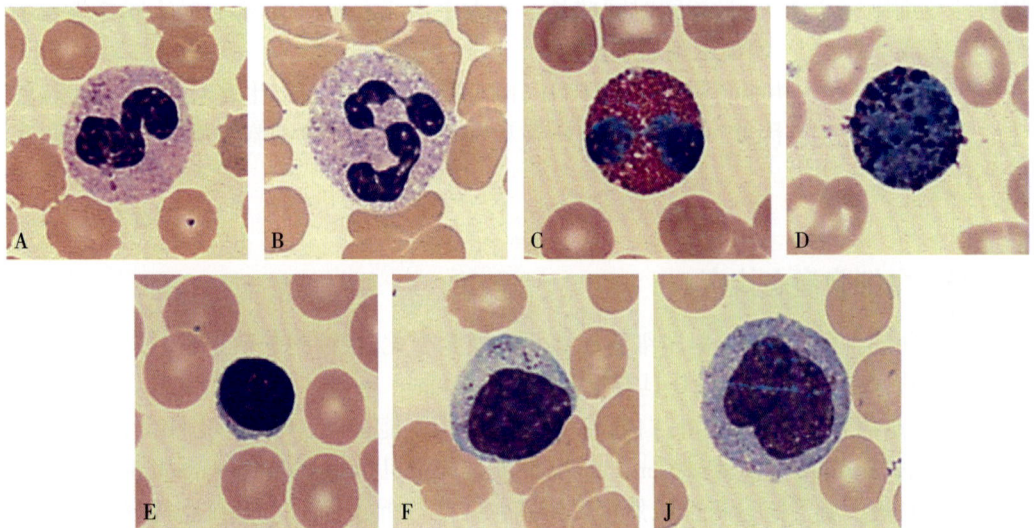

图 2-3 外周血正常白细胞形态
A. 中性杆状粒细胞;B. 中性分叶核粒细胞;C. 嗜酸性粒细胞;D. 嗜碱性粒细胞;E. 小淋巴细胞;F. 大淋巴细胞;J. 单核细胞

（二）中性粒细胞异常形态

1. **中性粒细胞大小不均**（anisocytosis） 中性粒细胞体积大小相差悬殊（图 2-4）。常见于病程较长的化脓性感染，因内毒素等因素作用于骨髓早期中性粒细胞，使其发生顿挫性不规则分裂、增殖所致。

2. **中性粒细胞细胞核的异常**

（1）中性粒细胞的核象变化（nuclear shift）：中性粒细胞的核形标志着它的发育阶段。正常情况下，外周血中的中性粒细胞以分叶核为主，胞核常分为 2~5 叶。病理情况下，中性粒细胞的核象可发生变化，即出现核左移或核右移（图 2-5）。

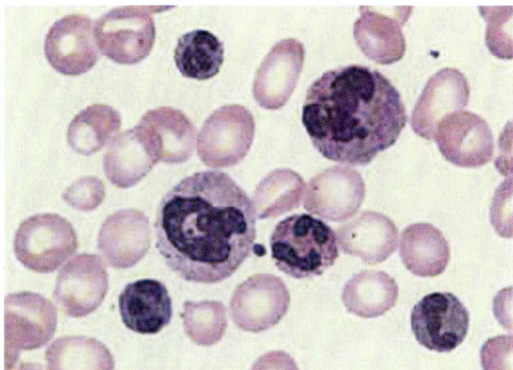

图 2-4 中性粒细胞大小不均

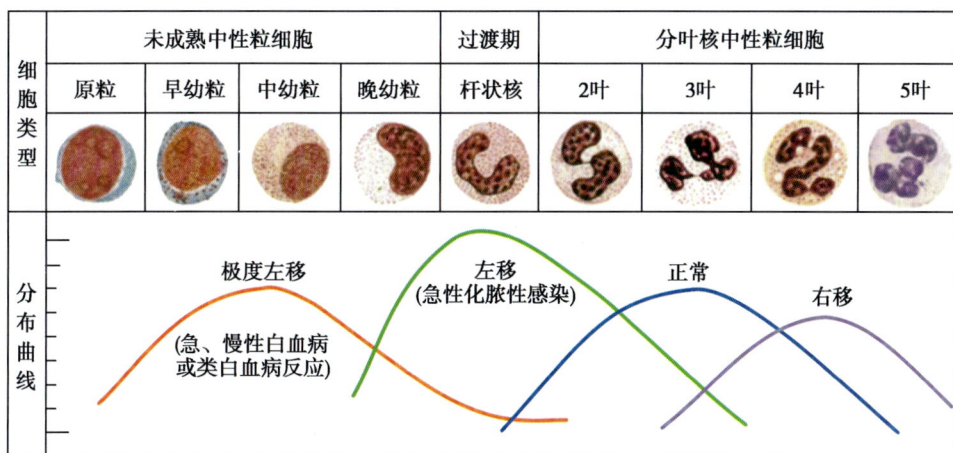

图 2-5 中性粒细胞的核象变化

1）核左移（shift to the left）：外周血中杆状核粒细胞增多并出现晚幼粒、中幼粒甚至早幼粒细胞时称为核左移（图 2-6）。核左移最常见于急性化脓性感染，急性中毒、急性溶血性疾病等也可出现。核左移伴白细胞增高称再生性核左移，表示骨髓造血旺盛，机体抵抗力强；核左移伴白细胞总数不增高或减低称退行性核左移，表示骨髓增生受到抑制，机体抵抗力差。

核左移根据其程度可分为轻、中、重三级。①轻度核左移：仅见杆状核粒细胞 >6%；②中度核左移：杆状核粒细胞 >10% 并有少数晚幼粒、中幼粒细胞；③重度核左移（类白血病反应）：杆状核粒细胞 >25%，出现更幼稚的粒细胞如早幼粒甚至原粒细胞，常伴有明显的中毒颗粒、空泡、核变性等质的改变。

2）核右移（shift to the right）：外周血中 5 叶核以上的中性粒细胞 >3% 时称为核右移（图 2-7）。核右移因缺乏造血物质、DNA 合成减少或骨髓造血功能减退所致。主要见于营养性巨幼细胞性贫血及恶性贫血。在炎症的恢复期，一过性的出现核右移是正常现象。如疾病进展期突然出现核右移则是预后不良的表现。

（2）中性粒细胞细胞核的其他异常：中性粒细胞核的其他异常形态及临床意义见表 2-7 和图 2-8~图 2-16。

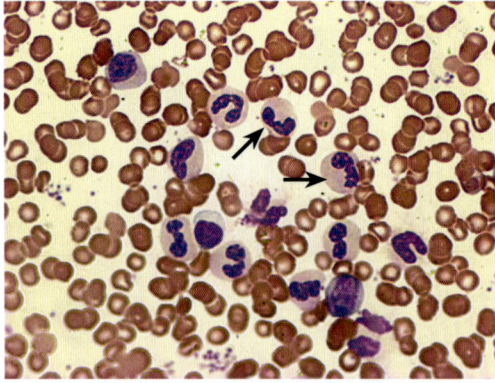

图 2-6　中性粒细胞核左移

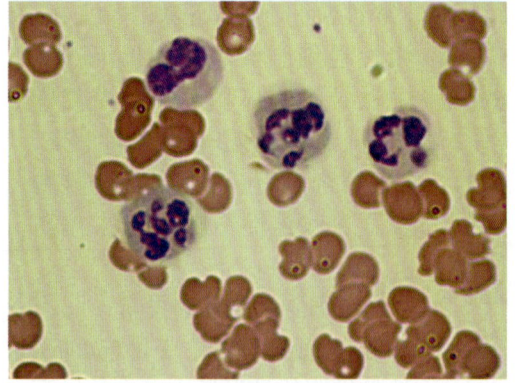

图 2-7　中性粒细胞核右移

表 2-7　中性粒细胞核异常的形态特点及临床意义

核形异常	形态特点	临床意义
巨杆状核	胞体增大，核染色质略细致，着色变浅，胞核呈肥大杆状或特长带状	巨幼细胞性贫血和恶性贫血、MDS、白血病
巨多分叶核	胞核分叶超过 5 叶，甚至 10 叶以上，各叶大小差异很大，核染色质疏松	巨幼细胞性贫血和恶性贫血，也可见于 MDS 和白血病
多分叶核	胞核分叶超过 5 叶	巨幼细胞性贫血和恶性贫血，也可见于 MDS 和白血病
双核	中性粒细胞内出现 2 个细胞核	MDS、粒细胞白血病及巨幼细胞性贫血
环形核	杆状核呈封闭环形	MDS、粒细胞白血病及巨幼细胞性贫血
Pelger-Hüet 畸形	胞核分叶能力减退，常呈杆状、肾形、眼镜形、哑铃形或少分叶（两大叶），但染色质致密、深染，聚集成条索或小块状，其间有空白间隙	为常染色体显性遗传，又称家族性粒细胞异常。在 MDS 患者中可见
核固缩或核碎裂	细胞变小、变圆，核固缩凝聚呈均一的致密物，进而核碎裂为大小不一的小体，但胞质细小均一的粉红色颗粒仍在。注意与晚幼红和浆细胞区分	多见于化疗和放疗后、严重感染、白血病、类白血病等
核肿胀或核溶解	细胞核膨胀、着色浅淡，常伴核膜破碎，致使核的轮廓不清，如果细胞质完全丢失了，则称涂抹细胞（smudge cell or smear cell）	常见于严重感染、化疗和放疗后，血涂片制作不当也易出现涂抹细胞

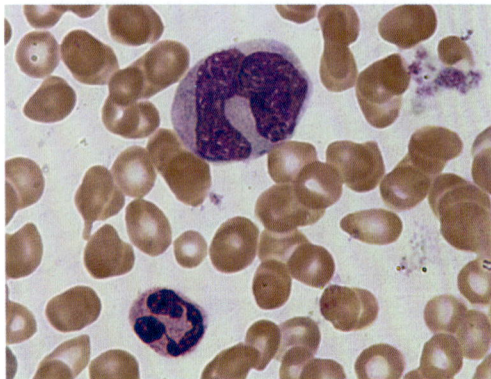

图 2-8　巨杆状核中性粒细胞

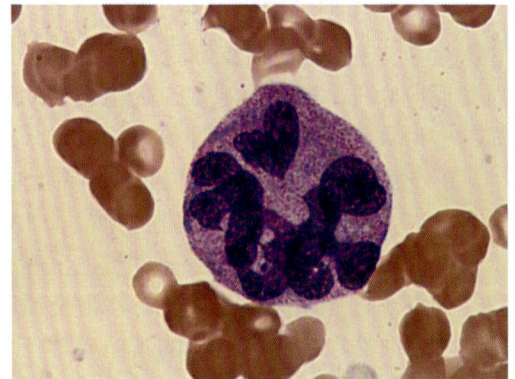

图 2-9　巨多分叶核中性粒细胞

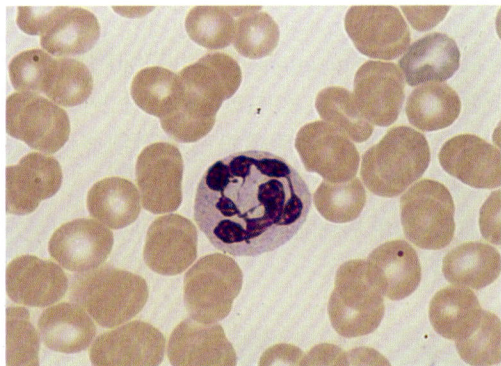

图 2-10 多分叶核中性粒细胞

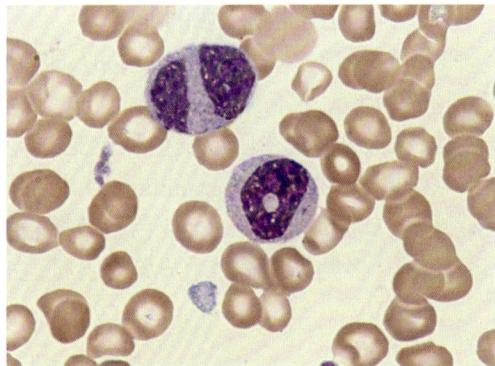

图 2-11 双核和环形核中性粒细胞

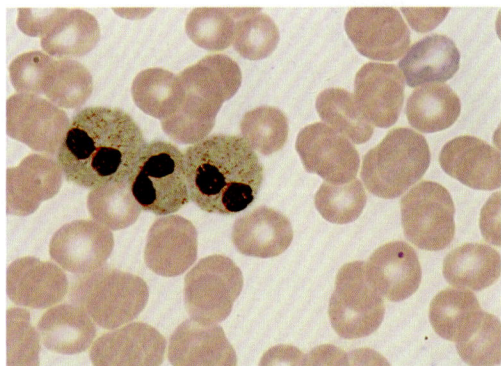

图 2-12 Pelger-Hüet 畸形

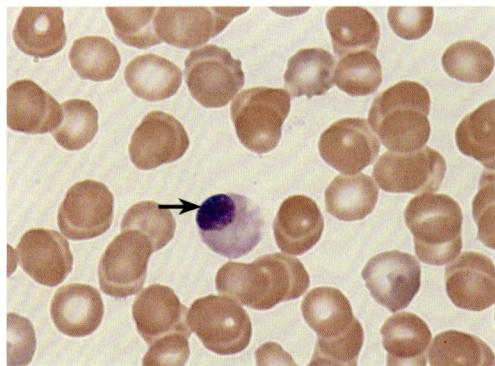

图 2-13 中性粒细胞核固缩

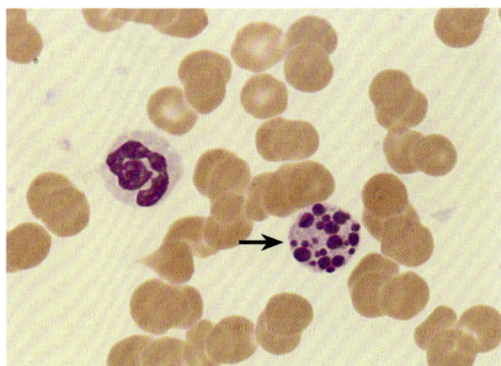

图 2-14 中性粒细胞核碎裂

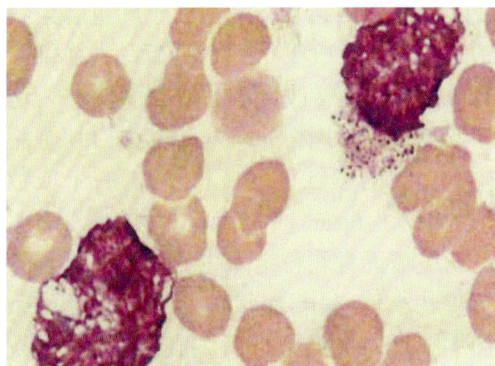

图 2-15 中性粒细胞核肿胀

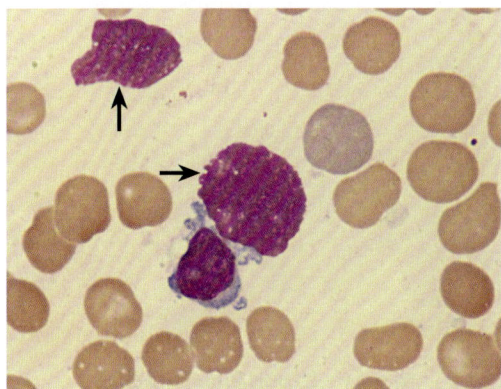

图 2-16 涂抹细胞

3. 中性粒细胞细胞质的异常

（1）颗粒增多（hypergranulation）：即中毒颗粒（toxic granulations），中性粒细胞胞质中出现的粗大、大小不等、分布不均匀的紫黑色或深紫褐色颗粒，称中毒颗粒（图 2-17）。可能因特殊颗粒生成受阻或发生颗粒变性所致。常见于严重化脓性感染及大面积烧伤等。

（2）颗粒减少（hypogranulation）：粒细胞由于颗粒（如中性颗粒、嗜酸性颗粒、A 颗粒等）减少，其胞质经 Wright 染色呈淡蓝色，易被误认为单核细胞、淋巴细胞，应注意区分（图 2-18）。多见于骨髓增生异常综合征、白血病患者。

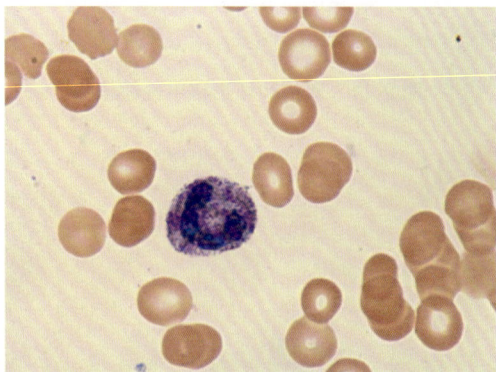

图 2-17 中性粒细胞颗粒增多

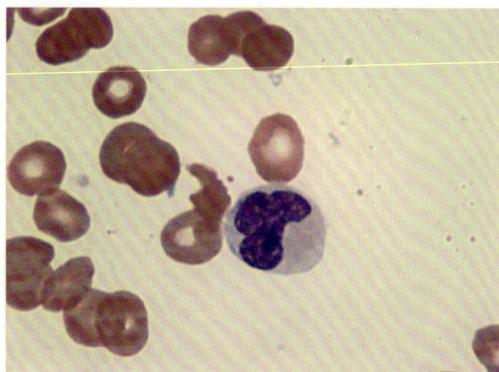

图 2-18 中性粒细胞颗粒减少

（3）空泡（vacuolation）：中性粒细胞胞质内出现一个或数个空泡（图 2-19）。一般认为空泡是细胞受损后胞质发生脂肪变性或颗粒缺失的结果。最常见于严重感染特别是败血症。EDTA 抗凝血储存后，血细胞也可发生空泡样改变。

（4）棒状小体（auer body）：为白细胞胞质中出现的紫红色细杆状物质，一个或数个，长约 1~6μm，称为棒状小体（图 2-20），是初级嗜天青颗粒结晶化的形态。出现数个棒状小体，呈柴捆状排列的白细胞称柴捆细胞（faggot 细胞）（图 2-21），见于急性粒细胞白血病（多见）和急性单核细胞白血病（少见），而急性淋巴细胞白血病则无。

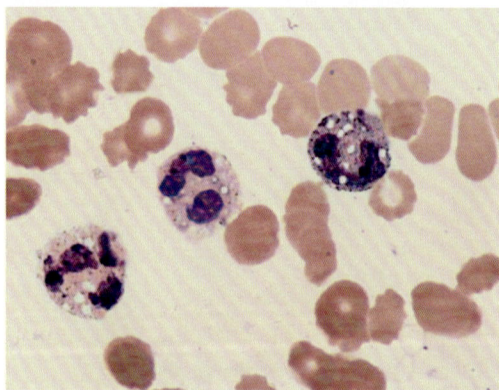

图 2-19 空泡

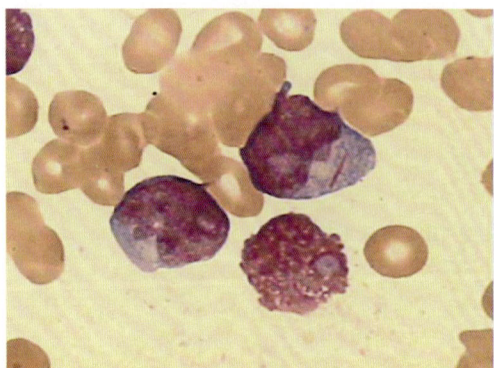

图 2-20 棒状小体

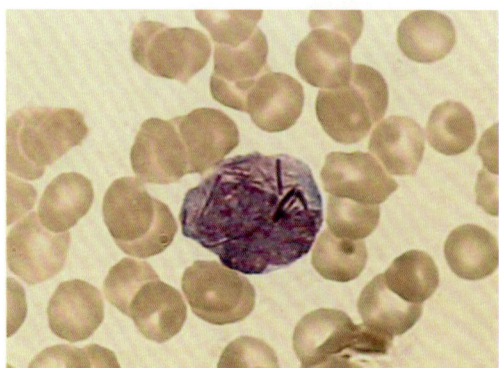

图 2-21 柴捆细胞（faggot 细胞）

知识拓展

棒状小体(auer body):1903年,约翰·奥尔在美国霍普金斯医院接诊一位发烧、贫血和肝脾肿大的患者时,外周血片幼稚淋巴细胞胞质内含有棒状内含物,染色发现该物质嗜天青,1~6μm,针状或梭形棒状,大多1根,多达3~6根,过氧化物酶、糖原染色、酸性或碱性磷酸酶染色阳性,脂肪酶或核酸染色阴性,电镜显示与胞质颗粒结构相似,提示auer来源于嗜苯胺蓝颗粒,认为由溶酶体融合而成。

(5)包涵体:中性粒细胞胞质内可见多种包涵体,其特征及临床意义见表2-8、图2-22~图2-25。

表2-8　中性粒细胞各种包涵体的形态特点和临床意义

名称	形态特点	临床意义
杜勒体(Döhle bodies)	呈圆形、梨形或云雾状,天蓝色或灰蓝色,直径1~2μm,甚至可达5μm,由糖原颗粒和内质网组成,是胞质局部不成熟、核质发育不平衡的表现	中性粒细胞胞质因毒性变化而保留的局部嗜碱性区域,常见于严重感染、烧伤等
Chediak-Higashi畸形	胞质中含几个~数十个直径为2~5μm的包涵体,呈异常巨大的紫蓝色或淡灰色块状。也可见于其他粒细胞、单核细胞、淋巴细胞	常染色体隐性遗传,可影响粒细胞功能,易出现严重感染
Alder-Reilly畸形	胞质中含巨大深染嗜天青颗粒(呈深红或紫色包涵体),但不伴有白细胞增多及核左移、空泡等,有时似Döhle小体;也可见于其他粒细胞、单核细胞、淋巴细胞	常染色体隐性遗传,但不影响粒细胞功能,常伴有骨或软骨畸形疾病
May-Hegglin畸形	粒细胞终生含有无定形的淡蓝色包涵体,与严重感染、中毒时的Döhle小体相似,但大而圆。也可见于其他粒细胞、单核细胞	常染色体显性遗传,良性畸形

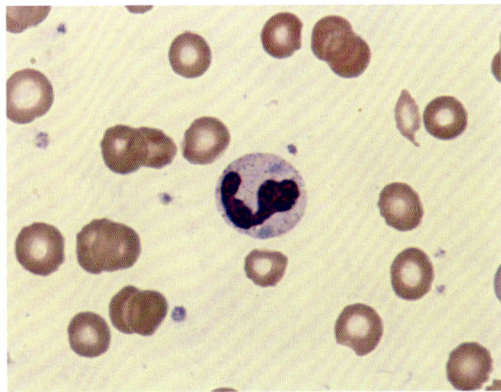

图2-22　杜勒体

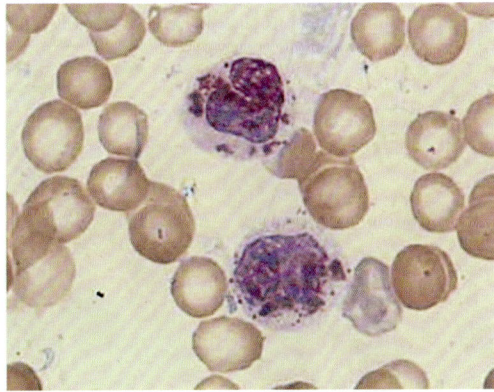

图2-23　Chediak-Higashi畸形

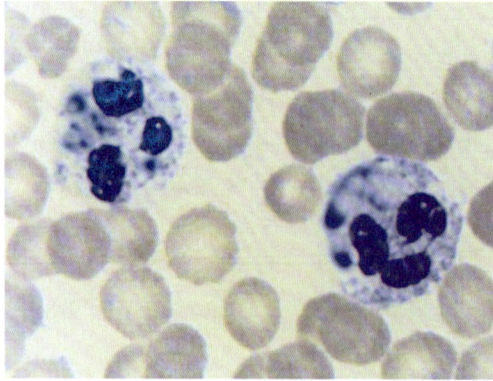

图 2-24　Alder-Reilly 畸形

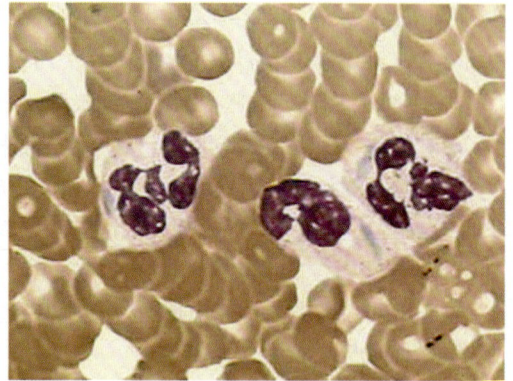

图 2-25　May-Hegglin 畸形

（6）吞噬物：中性粒细胞可吞噬病原体或其他异物，胞质吞噬物特点见表 2-9 和图 2-26~ 图 2-29。

表 2-9　中性粒细胞胞内吞噬物的形态特点及临床意义

胞内吞噬物	结构特点	临床意义
荚膜组织胞浆菌	荚膜组织胞浆菌是一种传染性很强的双相型真菌，Wright 染色特点：菌体一端尖、一端钝，直径 2~5μm，横径与长径比 1：2，圆形或卵圆形，胞核呈深紫红色，占菌体 1/3~1/2，孢子内胞质常呈半月形并集中于孢子一端，孢子边缘有不着色荚膜	是组织胞浆菌感染诊断的直接证据，可分为肺型、皮肤型、播散型，感染后会出现发热、寒战、头疼等症状
马尔尼菲青真菌	马尔尼菲青真菌是一种双相条件致病菌，Wright 染色特点：大小不一(2~3.5)μm×(4~10)μm，，卵圆形、腊肠状，有荚膜，胞壁不着色，胞质呈淡蓝色，有 1~3 个紫红色小核，腊肠状菌体内见一明显透明横隔	可以辅助诊断马尔尼菲青真菌病
球菌	浆内可见球状细菌	见到细菌是细菌感染的直接依据
狼疮因子	中性粒细胞吞噬红斑狼疮因子（LE 因子，一种 IgG 型自身抗核抗体）引起的核染色质游离均匀体，形成红斑狼疮细胞（即 LE 细胞）	见到 LE 细胞是系统性红斑狼疮病诊断的直接证据

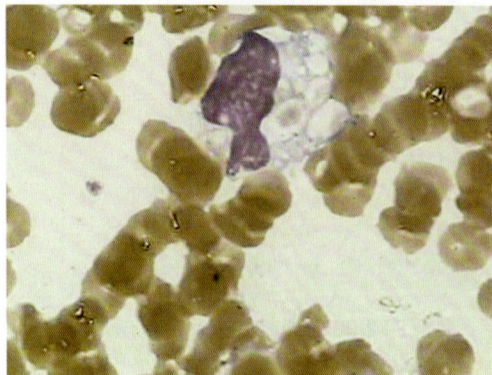

图 2-26　吞噬荚膜组织胞浆菌中性粒细胞

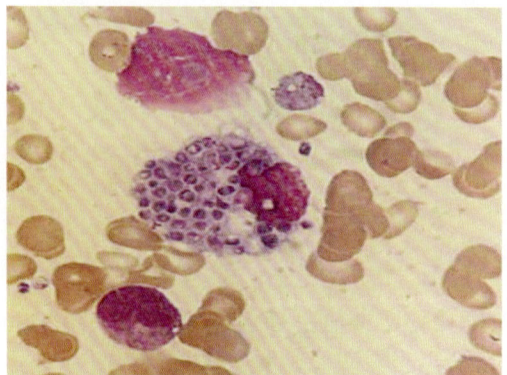

图 2-27　吞噬马尔尼菲青真菌中性粒细胞

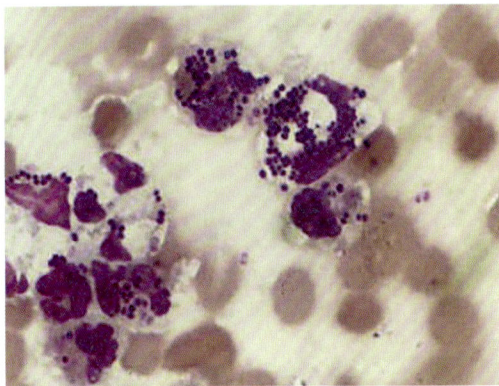

图 2-28　吞噬球状细菌中性粒细胞

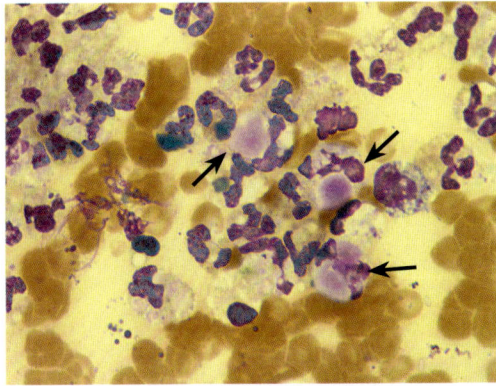

图 2-29　红斑狼疮细胞

病理情况下,中性粒细胞可发生多种形态改变。在严重传染病、各种化脓性感染、败血症、恶性肿瘤、中毒和大面积烧伤等病理情况下,中性粒细胞发生的形态改变称为中性粒细胞的毒性病变,其包括大小不均、颗粒增多(中毒颗粒)、空泡、杜勒体和核退行性变(核肿胀、溶解)等异常形态,这些形态可单独出现,亦可同时出现。含中毒颗粒的细胞在中性粒细胞中所占的比值称为中毒指数。中毒指数愈大,感染、中毒情况愈重。

在上述中性粒细胞的形态改变中,Chediak-Higashi 畸形、Alder-Reilly 畸形、May-Hegglin 畸形和 Pelger-Hüet 畸形等与遗传因素有关。

(三) 外周血淋巴细胞的异常形态

1. 反应性淋巴细胞(reactive lymphocyte)　在病毒或过敏原等因素刺激下,外周血淋巴细胞增生并发生形态上的改变,旧称异型淋巴细胞(atypical lymphocyte),2015 年后按 ICSH 新的命名法则称之为反应性淋巴细胞。其形态的变异是因受到非恶性因素刺激而增生亢进,胞体增大,胞质增多,嗜碱性增强,细胞核母细胞化,此种细胞主要是 T 淋巴细胞(83%~96%)、少数是 B 细胞(4%~7%)。反应性淋巴细胞增多主要见于传染性单个核细胞增多症、病毒性肝炎、流行性出血热、湿疹等病毒性疾病和过敏性疾病。正常人血片中可偶见此种细胞。一般病毒感染反应性淋巴细胞 <5%,而传染性单个核细胞增多症时反应性淋巴细胞常 >10%。反应性淋巴细胞按形态特征可分为以下三型:

(1) Ⅰ型(空泡型):亦称浆细胞型,最为常见。其胞体比正常淋巴细胞稍大,多为圆形;核呈圆形、椭圆形、肾形或不规则形,染色质呈粗网状或不规则聚集呈粗糙的块状;胞质较丰富,深蓝色,一般无颗粒,含空泡或因具有多数小空泡而呈泡沫状(图 2-30)。

(2) Ⅱ型(不规则型):亦称单核细胞型。胞体较Ⅰ型细胞明显增大,外形不规则,似单核细胞;核圆形或不规则,染色质不如Ⅰ型致密;胞质丰富,淡蓝或蓝色,有透明感,边缘处蓝色较深,可有少数嗜天青颗粒,一般无空泡(图 2-31)。

(3) Ⅲ型(幼稚型):亦称未成熟细胞型。胞体较大,核大呈圆形或椭圆形;染色质呈细致网状,可有 1~2 个核仁;胞质量较少呈深蓝色,多无颗粒,偶有小空泡(图 2-32)。

2. 异常淋巴细胞(abnormal lymphocyte)　指因恶性或克隆性因素所致的淋巴细胞形态异常。

(1) 毛细胞:毛细胞(hairy cell)是一种形态独特的 B 淋巴细胞白血病细胞。毛细胞比正常淋巴细胞大,胞质丰富,呈淡蓝灰色伴绒毛状突起。细胞核形状多变,呈圆形、椭圆形、豆形或双叶形状(图 2-33)。ICSH 建议首次外周血发现毛细胞时,将其作为异常淋巴细胞计数并详细描述细胞特征。若免疫分型已明确诊断,可直接分类计数为毛细胞。

(2) 具有卫星核(satellite nucleus)的淋巴细胞　即在淋巴细胞的主核旁边另有一个

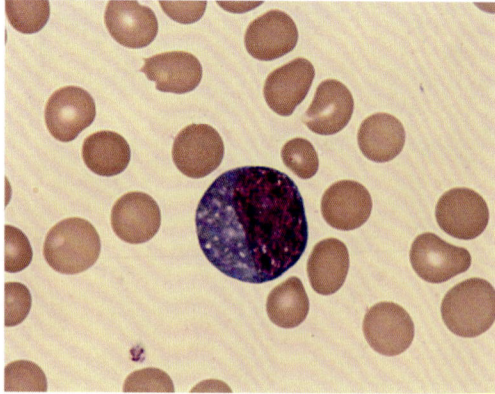

图 2-30　Ⅰ型反应性淋巴细胞图

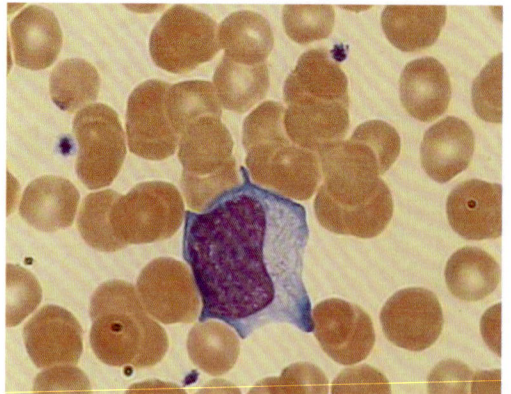

图 2-31　Ⅱ型反应性淋巴细胞图

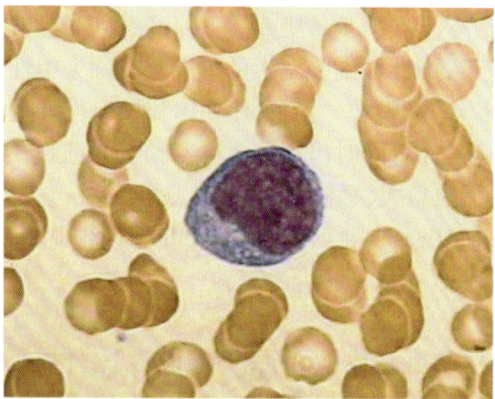

图 2-32　Ⅲ型反应性淋巴细胞图

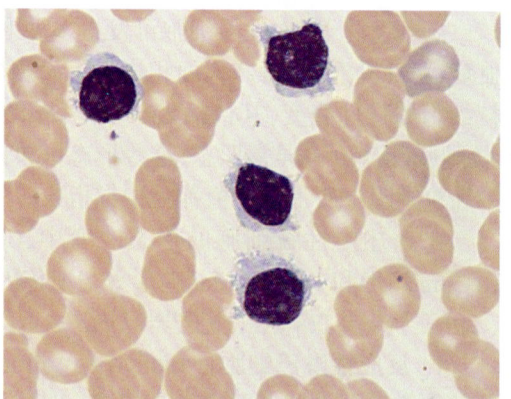

图 2-33　毛细胞

游离的小核(图 2-34)。此小核系当染色体受损后,在细胞有丝分裂末期,丧失着丝点的染色单体或其片段被两个子代细胞所排除而形成。此种细胞常见于接受较大剂量的电离辐射之后或其他理化因子、抗癌药物等对细胞造成损伤时,常作为致畸、致突变的客观指标之一。

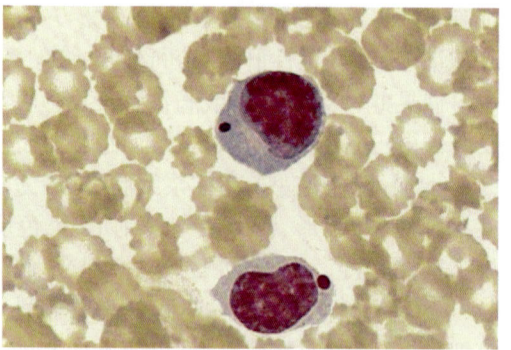

图 2-34　具有卫星核的淋巴细胞

(四) 外周血中浆细胞

外周血液一般无浆细胞(plasma cell),约 20% 多发性骨髓瘤患者外周血液可见 2%~3% 的浆细胞,同时伴有缗钱状红细胞。成熟浆细胞胞体直径 8~15μm,常呈椭圆形,胞核呈圆形,较小偏位,占胞体 1/3 以下,有时可见双核,核染色质呈块状,副染色质较明显,核仁无,胞质丰富,常呈蓝色,不透明,常有较多空泡,核旁边有明显的淡染区,个别有少许紫红色颗粒(图 2-35)。幼稚浆细胞胞体直径 12~16μm,胞核圆形,常偏位,核染色质较粗,核仁模糊或无,胞质丰富,深蓝色,不透明,常有空泡和核旁淡染区(图 2-36)。有的浆细胞胞质呈红色,其成分为免疫球蛋白,称火焰细胞(flame cell)(图 2-37),多见于 IgA 型多发性骨髓瘤。Mott 细胞,即胞质中充满 Russell 小体的浆细胞,Russell 小体是免疫球蛋白积聚而成,呈蓝色,蓝紫色或红色(图 2-38)。

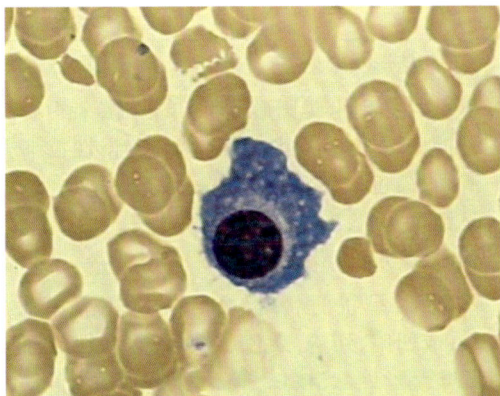

图 2-35　正常浆细胞

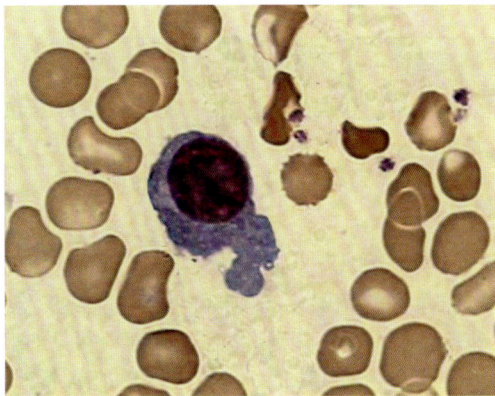

图 2-36　幼稚浆细胞

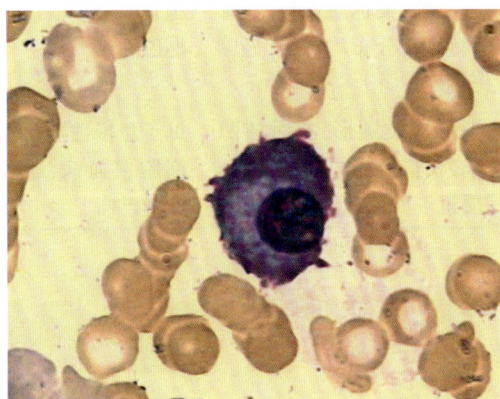

图 2-37　火焰细胞

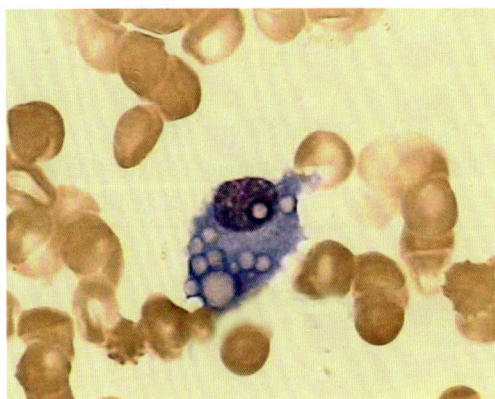

图 2-38　Mott 细胞

(五) 外周血中幼稚白细胞

病理情况下,外周血可见到幼稚的白细胞,其形态特征和临床意义见表 2-10、图 2-39~ 图 2-46。

表 2-10　外周血幼稚细胞的特点及意义

细胞名称	形态大小	细胞质	核形及染色质	临床意义
原始粒细胞	圆形或类圆形直径 10~20μm	胞质量少,蓝色或深蓝色,棒状小体可有较短粗	圆或类圆,核仁 2~5 个,小而清晰,染色质细颗粒状,分布均匀。有轻度厚实感	见于急性白血病
早幼粒细胞	圆形或类圆形,直径 12~25μm	胞质量丰富,蓝色或深蓝色,出现 A 颗粒,常较多,可覆盖核上	圆或椭圆,核仁大多数有且清晰,染色质细颗粒状,分布均匀。	见于白血病,类白血病反应,MDS,升白细胞药物治疗后等
中性中幼粒细胞	类圆或圆形,直径 10~20μm	胞质量较多,蓝色,出现中性颗粒并有较多 A 颗粒(位于细胞边缘)	半圆形、椭圆形,核仁一般无,染色质呈条索状	见于白血病,类白血病反应,MDS,真红,放化疗后等
中性晚幼粒细胞	类圆或类圆形,直径 10~16μm	胞质量多,淡蓝色,中性颗粒丰富,A 颗粒无或少	肾形,有时呈类圆形,核仁无,染色质块状、出现副染色质	见于白血病,类白血病反应,MDS 等

续表

细胞名称	形态大小	细胞质	核形及染色质	临床意义
原始单核细胞	类圆或不规则，可有伪足，直径14~25μm	胞质量较多，蓝色或灰蓝色，棒状小体可有，但较细长	不规则或规则、类圆形，常有折叠，核仁1~3个，大而清晰，染色质纤细、疏松、呈细丝网状，有起伏不平感，无厚实感	单核细胞性白血病、急慢性粒细胞白血病等
幼稚单核细胞	类圆或类圆形或不规则形，直径15~25μm	胞质量多，灰蓝色，不透明，可见细小紫红色的嗜天青颗粒，棒状小体可有可无	不规则，呈扭曲状，折叠状，或凹陷、切迹，染色质聚集呈丝网状，核仁一般无	单核细胞性白血病、急慢性粒细胞白血病等
原始淋巴细胞	类圆或椭圆形，可有伪足，直径10~18μm	胞质量少或很少，蓝色或深蓝色，棒状小体无	圆形、类圆形，核仁1~2个，较清晰，染色质颗粒状、排列紧密，分布均匀，有显厚实感	见于急性淋巴细胞白血病、恶性淋巴瘤
幼稚淋巴细胞	类圆或类圆形，直径10~16μm	胞质量少，蓝色，偶少许紫红色颗粒，无棒状小体	圆形或类圆形，有时核凹陷，核仁模糊或消失，染色质粗	见于急慢性淋巴细胞白血病、恶性淋巴瘤

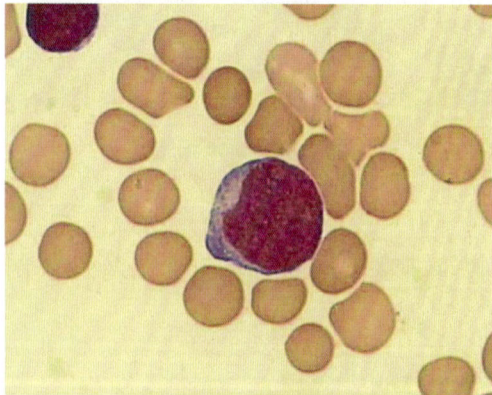

图 2-39　原始粒细胞

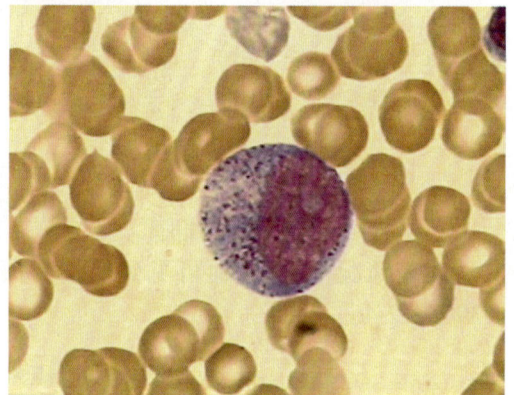

图 2-40　早幼粒细胞

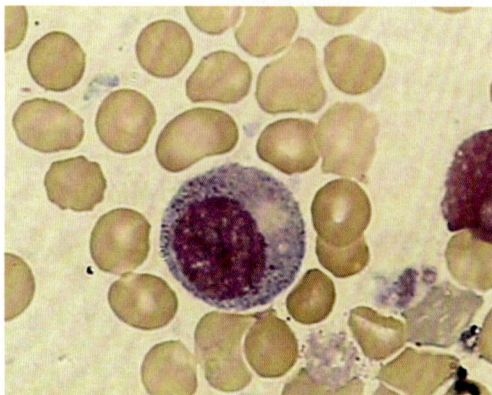

图 2-41　中性中幼粒细胞

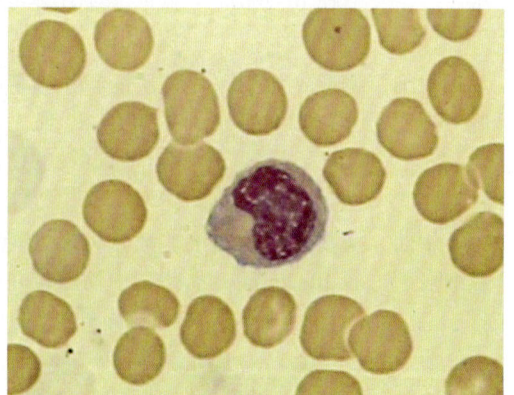

图 2-42　中性晚幼粒细胞

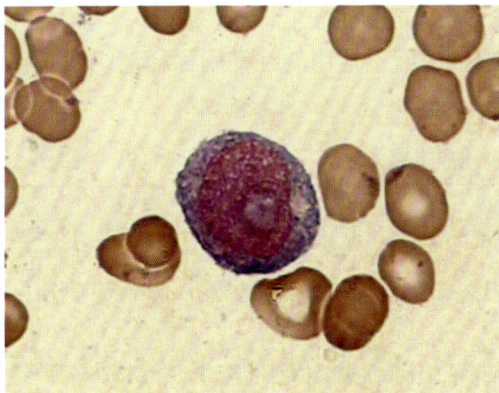

图 2-43　原始单核细胞

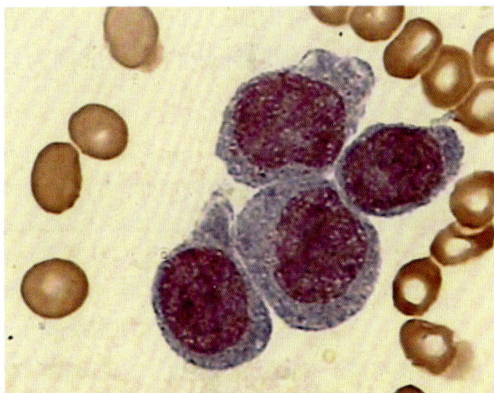

图 2-44　幼稚单核细胞

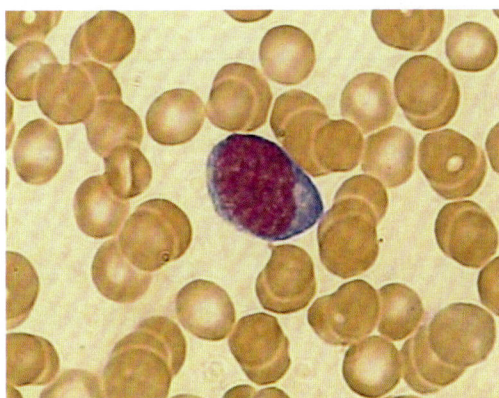

图 2-45　原始淋巴细胞

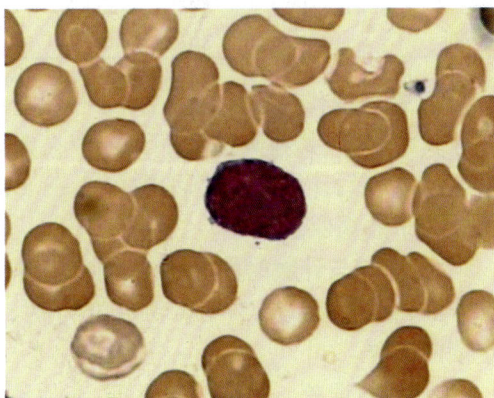

图 2-46　幼稚淋巴细胞

（李小龙）

第二节　红细胞检查

红细胞（red blood cell，RBC；erythrocyte，ERY）是血液中数量最多的有形成分，其主要生理功能是作为呼吸载体携带氧气至全身各组织，并协同维持酸碱平衡。这一功能是通过其内含的血红蛋白来完成的。红细胞起源于骨髓造血干细胞，在促红细胞生成素（erythropoietin，EPO）的作用下分化成原始红细胞，再分裂为早幼、中幼和晚幼红细胞，晚幼红细胞经过脱核而成为成熟的红细胞。红细胞释入血液后，平均寿命约 120 天。衰老红细胞主要在脾破坏，分解为铁、珠蛋白和胆红素。

临床上可通过红细胞计数、血红蛋白测定、红细胞比容测定、红细胞平均指数、网织红细胞计数、嗜碱性点彩红细胞计数、红细胞沉降率测定以及红细胞形态学检查对贫血和某些疾病进行诊断和鉴别诊断。

一、红细胞计数

红细胞计数（red blood cell count，RBC）是检测单位容积外周血液中红细胞的数量，是诊断贫血等疾病常用的检查项目之一。

（一）显微镜计数法

1. 原理　用红细胞稀释液将血液稀释一定倍数后，充入改良牛鲍计数板中，在显微镜下计数一定区域内的红细胞数量,经换算求出每升血液中的红细胞数量。

2. 试剂　红细胞计数的主要试剂为红细胞稀释液。常用的红细胞稀释液组成与作用见表 2-11。

表 2-11　常用红细胞稀释液组成与作用

稀释液	组成	作用
Hayem 液	NaCl、Na_2SO_4 和 $HgCl_2$	NaCl 和 Na_2SO_4 调节渗透压,Na_2SO_4 还可提高比重防止红细胞粘连,$HgCl_2$ 防腐。但在高球蛋白血症时,易造成蛋白质沉淀而使红细胞凝集
枸橼酸钠甲醛盐水溶液	NaCl、枸橼酸钠和甲醛	NaCl 维持等渗,枸橼酸钠抗凝,甲醛固定和防腐。配制简单,稀释数小时后红细胞形状不变
生理盐水	NaCl	等渗,急诊时应用
1% 甲醛生理盐水	NaCl 和甲醛	等渗、固定和防腐,急诊时应用

3. 简要操作　取稀释液 2.0ml →取全血 10μl,混匀→充池→计数→计算。

其中,计数是在高倍镜下计数中央大方格的四角和中央共 5 个中方格内红细胞数量,以 N 表示;计算公式:红细胞数 /L=N÷100×10^{12}。

(二) 质量保证

1. 标本与计数时间　血液凝固、标本放置过久均可影响计数。一般红细胞在室温和 4~8℃可稳定 3 天,37℃可稳定 36 小时,以后逐渐减少。为保证结果的准确性,应在稳定期内计数。

2. 计数误差　稀释倍数不准、充池不当、血液稀释后混合不均、器材(计数板、盖玻片、吸管等)不准确、血细胞在计数池内分布不均匀等均会对计数结果造成影响。因此要求技术人员应规范每一步操作,定期校准使用到的各种器材,必要时扩大细胞计数范围和(或)数量以保证结果的准确性。

3. 白细胞的干扰　当白细胞 >100×10^9/L 时,可对红细胞计数结果产生影响。处理方法是将计数所得的红细胞数减去计数所得的白细胞数;或者在高倍镜下注意识别,计数时勿将白细胞计入。在高倍镜下,白细胞体积通常比红细胞体积略大,中央无凹陷,细胞核隐约可见,无黄绿色折光。

(三) 方法学评价

红细胞计数方法有显微镜计数法及血液分析仪法。显微镜计数法为红细胞计数的传统方法,其优点是设备简单,检测成本低,可用于血细胞分析仪异常时检查结果的复查;缺点是费时费力,结果重复性较差,操作者的技术水平对结果影响较大。血液分析仪法则操作相对简便,计数细胞数量多,精密度高,易于标准化,便于大批量标本筛查;但相对于显微镜法而言血液分析仪法成本较高,对实验室环镜有一定要求。

(四) 参考区间

仪器法,静脉采血:①成年男性:(4.3~5.8)×10^{12}/L;②成年女性:(3.8~5.1)×10^{12}/L。

(五) 临床意义

见血红蛋白测定。

二、血红蛋白测定

血红蛋白(hemoglobin,Hb 或 HGB)是红细胞的主要成分,由珠蛋白和亚铁血红素组成。每个血红蛋白分子含有 4 条珠蛋白肽链,每条折叠的珠蛋白肽链包裹(结合)1 个亚铁血红素,形成具有四级空间结构的四聚体。血红蛋白的主要功能是在肺部与氧结合,并将其运送到身体各组织。每克血红蛋白可携带氧 1.34ml。按不带氧计算,血红蛋白分子量为 64 458D。

珠蛋白具有种属特异性,人类珠蛋白肽链有两大类,即 α 链与非 α 链,非 α 链包括 β、γ、δ、ε、ζ 等。不同肽链构成不同种类的血红蛋白。在人类不同生长时期血红蛋白的种类和比例不同。在胎儿时期到一岁之前,以 HbF($\alpha_2\gamma_2$)为主,占 70% 以上;一岁之后,HbF 则逐渐降至 2% 以下;成人以 HbA($\alpha_2\beta_2$)为主,占 90% 以上,其次是 HbA$_2$($\alpha_2\delta_2$),约占 2%~3%。

亚铁血红素无种属特异性,由 Fe^{2+} 和原卟啉Ⅸ组成(图 2-47)。铁原子位于卟啉环中央,具有 6 条配位键。其中 4 条与原卟啉中心的 4 个吡咯氮原子连接;另 2 条配位键与血红素分子平面垂直,其中 1 条与珠蛋白肽链 F 肽段第 8 个氨基酸——组氨酸的咪唑氮原子连接,另一条为 Hb 呼吸载体,与 O$_2$ 结合时形成氧合血红蛋白(oxyhemoglobin,HbO$_2$),如此配位键未与 O$_2$ 结合,则称还原血红蛋白(reduced hemoglobin,Hbred)。如 Fe^{2+} 被氧化为 Fe^{3+},则称高铁血红蛋白(hemiglobin,Hi)或正铁血红蛋白(methmoglobin,MHb)。如与 O$_2$ 结合的配位键与 CO、S 等结合,则形成各种血红蛋白衍生物,分别为碳氧血红蛋白(HbCO)、硫化血红蛋白(SHb)等。在正常情况下,血液中血红蛋白主要为 HbO$_2$ 和 Hbred,以及少量 HbCO 和 Hi。在病理情况下,HbCO 和 Hi 可以增多,甚至出现 SHb 等血红蛋白衍生物。

血红蛋白测定即测定外周血液中各种血红蛋白的总浓度。测定方法有多种,临床上以比色法常用。比色法根据其所用试剂不同,又可分为氰化高铁血红蛋白(hemoglobincyanide,HiCN)测定法、十二烷基硫酸钠血红蛋白(sodium dodecyl sulfate hemoglobin,SDS-Hb)测定法、碱羟血红蛋白(alkaline haematin detergent,AHD$_{575}$)测定法、叠氮高铁血红蛋白(HiN$_3$)测定法、溴代十六烷基三甲胺(cetyltrimethyl ammonynm bromide,CTAB)血红蛋白测定法等。

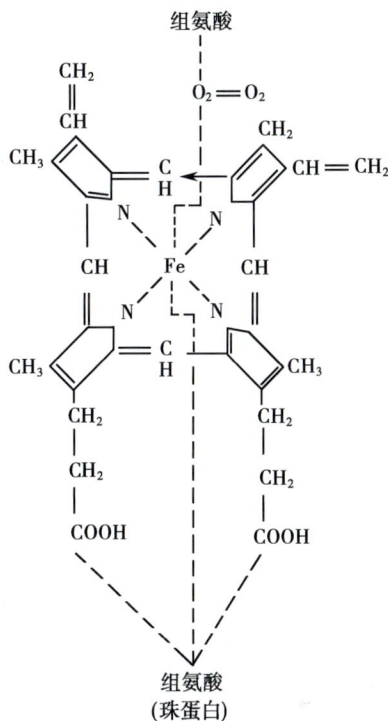

图 2-47　亚铁血红素结构式示意图

(一) HiCN 测定法

1. 原理　血红蛋白(除 SHb 外)中的亚铁离子(Fe^{2+})被高铁氰化钾氧化为高铁离子(Fe^{3+}),血红蛋白转化为高铁血红蛋白。高铁血红蛋白与氰离子(CN$^-$)结合,生成稳定的 HiCN。HiCN 最大吸收波峰为 540nm,波谷为 504nm。在特定条件下,其毫摩尔消光系数为 44L/(mmol·cm)。HiCN 在 540nm 处的吸光度与溶液中的浓度呈正比,故根据标本的吸光度,即可求得血红蛋白浓度。

2. 试剂　HiCN 转化液,有多种配方,见表 2-12。

表 2-12　HiCN 转化液的主要成分、作用及评价

转化液	主要成分	作用	评价
都氏液	K$_3$Fe(CN)$_6$、KCN、NaHCO$_3$	K$_3$Fe(CN)$_6$、KCN 使 Hb 形成稳定的 HiCN;NaHCO$_3$ 防止高球蛋白血液标本的溶血液产生浑浊	反应速度慢,15℃ 时 40 分钟才能使血红蛋白完全转化成 HiCN

续表

转化液	主要成分	作用	评价
文 - 齐液（Van Kampen-Zijlstra）	$K_3Fe(CN)_6$、KCN、非离子型表面活性剂、磷酸二氢钾	$K_3Fe(CN)_6$、KCN 使 Hb 形成稳定的 HiCN；非离子型表面活性剂为助溶剂,可溶解 RBC,使 Hb 游离,并防止浑浊；磷酸二氢钾维持 pH 在 7.2 ± 0.2,防止高球蛋白血液标本混浊	Hb 转化快,5 分钟即可完成,WHO 和我国卫计委推荐使用

3. 简要操作　取 HiCN 转化液 5.0ml →加入全血 20μl →混匀,静置 5 分钟→测定吸光度→计算。

计算公式如下：

$$Hb(g/L) = \frac{A_{HiCN}^{\lambda540}}{4} \times \frac{64\ 458}{1000} \times 251 = A \times 367.7$$

式中:A 为测定管吸光度,44 为毫摩尔消光系数,64 458/1000 为 1mmol/L Hb 溶液中所含 Hb 克数,251 为稀释倍数。

4. 质量保证

(1) 标本:导致标本浊度增大的因素常使血红蛋白浓度假性增高,如高脂血症、高球蛋白、高白细胞（WBC>20×10^9/L）及高血小板（PLT>700×10^9/L）等。HbCO 增多也可使测定值增高。高白细胞引起的混浊,可离心后取上清液比色；球蛋白异常增高引起的混浊,可向比色液中加入少许固体氯化钠(约 0.25g)或碳酸钾(约 0.1g),混匀后可使溶液澄清。

(2) 器材及试剂:由于实验测得摩尔消光系数与使用的仪器有关,因此必须使用符合 WHO 标准的分光光度计,如:波长必须准确,灵敏度高、无杂光,比色杯直径恰为 1.0cm,血液稀释度应严格为 251 倍。普通的分光光度计和光栅光度计难以完全达到上述要求。市售的标准 HiCN 定值参考液,可用来校准仪器或制作标准曲线,进而通过计算 K 值或查阅所制作的标准曲线才能得出血红蛋白浓度。实验所用到的分光光度计应定期校准并选用合格的微量采血管和刻度吸管及比色杯。HiCN 转化液应置于棕色玻璃瓶内,不得使用塑料容器,以防 CN^- 丢失。

(3) 操作:稀释、混匀等要求与红细胞计数相同。此外,在实验过程中,为确保 HbCO 完全转化,可延长转化时间或加大试剂中 $K_3Fe(CN)_6$ 用量。

(4) 废弃物的处理:HiCN 转化液含剧毒药品氰化钾,使用后处理不当可造成严重公害。废液处理:首先以水稀释废液(1：1),再按每升上述稀释废液加次氯酸钠溶液 35ml,充分混匀后敞口放置 15 小时以上,使 CN^- 氧化成 CO_2 和 N_2 挥发,或水解成 CO_3^{2-} 和 NH_4^+,再排入下水道。

(二) 方法学评价

各血红蛋白测定法的方法学评价见表 2-13。

表 2-13　血红蛋白测定的方法学评价

测定方法	评价
HiCN 测定法	ICSH 推荐的参考方法,操作简单,反应速度快(5 分钟),可检测 SHb 之外的所有 Hb,HiCN 参考品可长期保存,便于质控。但 KCN 试剂有剧毒,高白细胞、高球蛋白血症标本可致浑浊,对 HbCO 的反应慢,不能测定 SHb

续表

测定方法	评价
SDS-Hb 测定法	次选方法,操作简单,呈色稳定,试剂无毒,结果准确,重复性好。但 SDS 质量差异大,消光系数未定,SDS 易破坏白细胞,不适于同时进行白细胞计数的血液分析仪
AHD$_{575}$测定法	试剂简易,无毒,呈色稳定,准确性与精密度较高;可用氰化血红素作校准品。需 575nm 波长比色,不便于自动检测,HbF 不能转化
HiN$_3$测定法	反应迅速,呈色稳定,准确度、精密度较高。但试剂有毒性(为 HiCN 的 1/7),HbCO 转化慢(20 分钟)
CTAB 测定法	溶血性强且不破坏白细胞,适于血液分析仪检测。精密度、准确度略低

(三) 参考区间

仪器法,静脉采血:①成年男性:130~175g/L;②成年女性:115~150g/L;③新生儿:180~190g/L;④婴儿:110~120g/L;⑤儿童:120~140g/L。

(四) 临床意义

血红蛋白测定与红细胞计数大致成平行变化,两者临床意义基本相同。但在某些贫血中,红细胞和血红蛋白减少程度可不一致。两者同时测定,对贫血的诊断和鉴别诊断有重要的临床意义。

1. 红细胞和血红蛋白增多　成年男性 RBC>6.0×10^{12}/L,Hb>170g/L;成年女性 RBC>5.5×10^{12}/L,Hb>160g/L,为红细胞和血红蛋白增多。

(1) 生理性增多:多由于机体缺氧而使红细胞代偿性增多,如新生儿、高原居民、剧烈的体力劳动(或剧烈运动)、情绪激动时。成年男性比女性高,是由于男性雄性激素水平较高,睾酮与促进红细胞造血作用有关。

(2) 病理性增多:①相对性增多:由于大量失水、血浆量减少而使血液浓缩所致。见于剧烈呕吐、严重腹泻、大面积烧伤、排汗过多和水摄入量严重不足的患者;②绝对性增多:见于长期组织缺氧、促红细胞生成素(EPO)代偿性增高所致的继发性增多,如严重的慢性心肺疾病,发绀性先天性心脏病等。原发性增多可见于真性红细胞增多症、良性家族性红细胞增多症等,真性红细胞增多症系原因不明的造血系统增殖性疾病,红细胞可达$(7~10) \times 10^{12}$/L。

2. 红细胞和血红蛋白减少　单位容积循环血液中红细胞数、血红蛋白量低于参考区间的下限,为红细胞和血红蛋白减少,通常称贫血。临床习惯于利用血红蛋白浓度作为衡量贫血程度的指标,当 Hb<120g/L(女性 <110g/L)时,为轻度贫血;Hb<90g/L 时,为中度贫血;Hb<60g/L 时,为重度贫血;Hb<30g/L 时,为极重度贫血。

(1) 生理性减少:①6 个月 ~2 岁的婴幼儿:由于生长发育迅速所致造血原料相对不足;②妊娠中、晚期:为适应胎盘循环的需要,血容量明显增加而使血液稀释;③老年人:造血功能逐渐减退所致。以上几种情况引起的贫血统称为生理性贫血。

(2) 病理性减少:①骨髓造血功能低下:如再生障碍性贫血、白血病、恶性肿瘤骨髓转移等;②造血原料缺乏:如缺铁引起的缺铁性贫血、缺乏维生素 B$_{12}$ 或叶酸所致的巨幼细胞性贫血;③红细胞破坏增加:见于各种溶血性贫血如阵发性睡眠性血红蛋白尿、免疫性溶血性贫血、蚕豆病等;④红细胞丢失过多:见于车祸、外伤等各种急、慢性失血。

三、血细胞比容测定

血细胞比容(hemotocrit,HCT),旧称血细胞压积,是指一定体积的全血中红细胞所占容积的相对比例。HCT 的高低主要与红细胞数量、平均体积及血浆量有关,主要用于贫血和红细胞增多的诊断、血液稀释和血液浓缩变化的测定、计算红细胞平均体积和红细胞平均血红蛋白浓度等。HCT 可采用离心法(包括温氏法和微量法)直接测定或血液分析仪间接测定。

(一) 温氏法

1. 原理　温氏(Wintrobe)法是利用血液中不同的有形成分比重的差异,将定量的抗凝全血以一定的速度和时间离心后,自上而下分为血浆层、血小板层、白细胞和有核红细胞层、还原红细胞层及带氧红细胞层五层(图 2-48),读取红细胞在此全血中所占体积的百分比,即为血细胞比容。结果读取应以还原红细胞层为准。

2. 器材　温氏(Wintrobe)管管长 110mm,内径 3mm,管壁一侧自上而下标有 0~100mm 刻度(对侧有自上而下 0~100mm 刻度,用于血沉测定),分度值为 1mm,内面为平底,厚壁,容积约 1ml,见图 2-49。

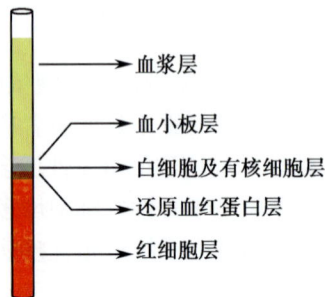

图 2-48　血细胞离心后分层图

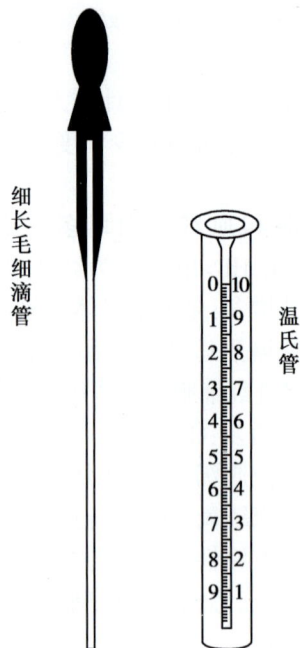

图 2-49　温氏管和细长毛细滴管

3. 简要操作　抗凝血注入温氏管→2000~2300g 离心 30 分钟→读数→再离心 10 分钟→判读结果。

4. 质量保证

(1) 抗凝剂:为不影响红细胞体积,检测标本多选用肝素或 EDTA-K_2 抗凝。

(2) 器材:Wintrobe 管内径不均匀性误差应 <0.05mm,刻度应清晰。离心力的大小直接影响到 HCT 测定的结果,ICSH 建议温氏法相对离心力(RCF)2000~2300g,计算公式:相对离心力(RCF)(g)=$1.118 \times 10^{-5} \times$ 有效离心半径(cm)× 每分钟转速。

(3) 操作:操作应规范化,以避免人为误差,如抗凝剂用量不准、混匀不充分等。

(4) 结果判读:温氏法离心后,其血浆与血细胞的分界面应为平面,读数时读取自还原红细胞层以下的红细胞的高度。

(二) 微量法

微量法为 WHO 推荐的常规方法,其检测原理与温氏法基本相同,区别在于检测管和离心力的不同。

1. **器材** 毛细玻璃管,其规格为管长 75mm,内径 0.8~1.0mm,壁厚 0.20~0.25mm。

2. **简要操作** 抗凝血注入毛细玻璃管→12 500g 离心 5 分钟→判读结果。

3. **质量保证**

(1) 抗凝剂:同温氏法。

(2) 器材:微量法测定时,离心盘应洁净、无残血,放置毛细玻璃管的沟槽要平坦,胶垫要富有弹性,防止离心时血液漏出,一旦漏出,应清洁离心盘后重新测定。

(3) 结果判读:离心后读取结果时,应将微量管底部的红细胞基底层与标准读数板的基线(0 刻度线)重合再读数。

(三) 方法学评价

HCT 测定的各方法学评价见表 2-14。

表 2-14 HCT 测定的方法学评价

方法	评价
温氏法(离心法)	应用广泛,无需特殊仪器。难以完全排除残留血浆(可达 2%~3%),测定值比真实值略高,标本用量多,耗时长。已逐渐为血细胞分析仪、微量法代替
微量法(离心法)	WHO 推荐的常规方法,CLSI(美国临床实验室标准化研究所)推荐的参考标准。标本用量少,相对离心力高,结果准确、快速、重复性好。但仍有残留血浆,且需微量高速离心机
微量离心计算法	ICSH 推荐的替代参考方法,可常规用于 HCT 测定的校准。HCT=(离心 HCT 值 −0.0119)/0.9736。需用参考方法测定全血 Hb 和压积红细胞 Hb,HCT= 全血 Hb/ 压积红细胞 Hb
血液分析仪法	无需单独采血,检查快速,精密度高,无血浆残留引起的误差。准确性不及微量离心法,需定期校正仪器
放射性核素法	ICSH 曾推荐为参考方法,准确性最高。但方法烦琐、特殊,不适用于临床常规检查

(四) 参考区间

仪器法,静脉采血:①成年男性:0.40~0.50;②成年女性:0.35~0.45。

(五) 临床意义

HCT 变化与 RBC 数量变化基本一致,因此,其临床意义同 RBC 计数。此外,HCT 还有以下临床意义。

1. **临床补液量的参考** 各种原因导致脱水时,HCT 都会增高,可根据 HCT 计算补液量;补液时监测 HCT,HCT 恢复正常表示血容量得到纠正。

2. **计算红细胞平均指数** HCT 用于计算红细胞平均体积和红细胞平均血红蛋白浓度,对贫血的形态学分类有帮助。

3. **血液流变学指标** HCT 增高表明红细胞数量增多,全血黏度增加,严重者表现为高黏滞综合征,易引起微循环障碍、组织缺氧。自发性凝血时,HCT 可 >0.6。HCT 与其他血液流变学指标联合应用,可对一些血栓前状态进行监测。

四、红细胞平均指数

红细胞平均指数包括平均红细胞体积(mean corpuscular volume,MCV),平均红细胞血红蛋白含量(mean corpuscular hemoglobin,MCH)和平均红细胞血红蛋白浓度(mean corpuscular hemoglobin concentration,MCHC)。红细胞平均指数有助于深入认识红细胞特征,为贫血的形态学分类提供重要依据。

(一) 手工法

根据 RBC、Hb、HCT 测定结果计算红细胞平均指数(表 2-15)。

表 2-15　红细胞平均指数的计算

指数	含义	计算公式	单位
MCV	红细胞群体中各个细胞体积的平均值	$MCV=\dfrac{HCT}{RBC/L}$	飞升(fl),$1fl=10^{-15}L$
MCH	红细胞群体中各个红细胞血红蛋白含量的平均值	$MCH=\dfrac{Hbg/L}{RBC/L}$	皮克(pg),$1pg=10^{-12}g$
MCHC	平均每升红细胞所含血红蛋白的浓度	$MCHC=\dfrac{Hbg/L}{HCT}$	g/L

(二) 方法学评价

除手工法计算得出外,MCV 也可由血液分析仪直接测定导出。MCH、MCHC 由仪器测定 Hb、RBC 结果后计算得出,MCH=Hb/RBC,MCHC=Hb/(RBC×MCV)。此两种方法的方法学评价见表 2-16。

表 2-16　红细胞平均指数测定的方法学评价

方法	评价
手工法	无需相关仪器,可直接由 RBC、Hb、HCT 测定后计算出来。但必须用同一抗凝血标本,且所检测结果必须准确;比较费时、费力
血液分析仪法	由仪器自动计算,简单快捷、准确度高。受仪器的工作状态影响较大,必需进行定期校正仪器。红细胞有聚集时 MCV 可假性增高。高脂血症或白细胞增多症因血浆浊度增加可使 MCH、MCHC 假性增高

(三) 参考区间

MCV、MCH、MCHC 参考区间见表 2-17。

表 2-17　MCV、MCH、MCHC 参考区间

人群	MCV(fl)	MCH(pg)	MCHC(g/L)
成人	82~100	27~34	316~354

(四) 临床意义

利用红细胞的平均指数,可对贫血进行初步的形态学分类以及病因分析(表 2-18)。

表 2-18　贫血形态学分类及临床意义

贫血形态学分类	MCV	MCH	MCHC	临床意义
正常细胞性贫血	正常	正常	正常	急性失血、急性溶血、再生障碍性贫血、白血病等
大细胞性贫血	增高	增高	正常	巨幼细胞性贫血
单纯小细胞性贫血	降低	降低	正常	慢性炎症、尿毒症
小细胞低色素性贫血	降低	降低	降低	缺铁性贫血、珠蛋白生成障碍性贫血、慢性失血等

(周迎春)

五、网织红细胞计数

网织红细胞(reticulocyte,Ret)是介于晚幼红细胞和成熟红细胞之间的过渡细胞,略大于成熟红细胞(直径 8.0~9.5μm),其胞质中残存的嗜碱性物质(核糖体 RNA)经碱性染料如新亚甲蓝(new menhyl blue)、煌焦油蓝(brilliant cresyl blue)等活体染色后,凝聚成颗粒连缀成线,形成蓝色或紫色的点粒状或丝网状结构(图 2-50),故名为网织红细胞。网织红细胞仍具有合成血红蛋白的能力,自骨髓释放到外周血液约 1~2 天后,其核酸物质消失,成为成熟红细胞。国际血液学标准化委员会(ICSH)将网织红细胞分成 I~IV型(表 2-19)。

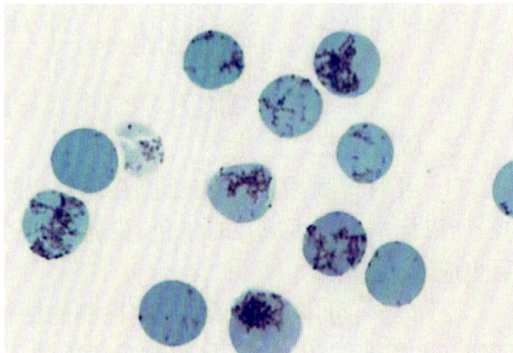

图 2-50 网织红细胞

表 2-19 网织红细胞类型及特征

类型	形态特征	正常存在部位
I 型(丝球型)	RBC 几乎被网织物充满	仅存在于骨髓
II 型(网型)	位于 RBC 中央线团样结构松散	大量存在于骨髓,极少见于外周血中
III 型(破网型)	网状结构稀少,呈不规则枝点状排列	少量存在于外周血中
IV 型(点粒型)	嗜碱性物质少,呈分散的细颗粒、短丝状	主要存在于外周血中

(一)试管法

1. **原理** 网织红细胞内带负电荷的 RNA 磷酸基,与新亚甲蓝、煌焦油蓝等碱性染料带正电荷的有色反应基团结合,使 RNA 胶体间的负电荷减少而发生凝缩,形成蓝色的点状、线状或网状结构,而血红蛋白着色浅或不着色,借此可在光镜下与成熟红细胞相区别。在血涂片上计数至少 1000 个红细胞区域内的 Ret,即可得到 Ret 的相对值。根据红细胞计数结果,可计算 Ret 的绝对值。

由于网织红细胞的 RNA 以弥散胶体状态存在,常规血细胞染色法如 Wright 染色会对细胞进行固定,即使网织红细胞的核酸物质着色,由于量少且分散因而难以在普通显微镜下识别,故网织红细胞检测必须用活体染色法(未固定染色法)。

2. **试剂** 10g/L 新亚甲蓝生理盐水溶液或 10g/L 煌焦油蓝生理盐水溶液。

3. **器材** Miller 窥盘,为一个厚 1mm、直径 19mm 的圆形玻片,玻片上刻有两个正方形格子,小方格 A 的面积为大方格 B 的 1/9。计数时用小方格 A 计数红细胞,用大方格 B 计数网织红细胞(图 2-51)。

4. **简要操作** 加染液于小试管中→加等体积新鲜全血→混匀→静置染色→制备血涂片→低倍镜观察→油镜计数→计算。

其中,油镜下需至少计数 1000 个红细胞

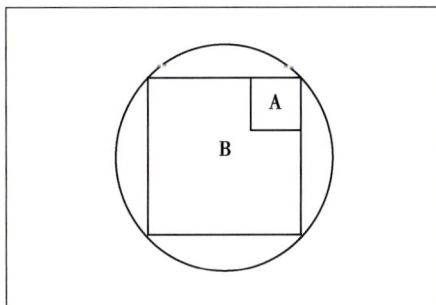

图 2-51 Miller 窥盘结构示意图

A 为红细胞计数区,B 为网织红细胞计数区

区域内的 Ret,方可得到 Ret 的相对值。为减小计数误差,降低劳动强度,ICSH 推荐使用 Miller 窥盘进行网织红细胞计数。将 Miller 窥盘置于目镜内,于 Miller 窥盘的小方格 A 内计数所有 RBC,在大方格 B 内(含小方格 A)计数网织红细胞数,按下式计算。

$$网织红细胞 \% = \frac{大方格\,B\,内的网织红细胞数}{小方格\,A\,内的红细胞数 \times 9}$$

$$网织红细胞绝对数(个/L) = 网织红细胞\% \times 红细胞数/L$$

5. 质量保证

(1) 及时检测:因网织红细胞在体外仍然继续成熟,其数量随着保存时间的延长而递减,所以标本采集后应及时染色;染料吸附可人为增高网织红细胞计数值,因而标本染色后也应及时计数。

(2) 染料:可用于网织红细胞检测的活体染料很多,如新亚甲蓝、煌焦油蓝、中性红、亚甲蓝和甲苯胺蓝等。不同染料染色效果不同,常用染料的评价见表 2-20。

表 2-20　手工法网织红细胞活体染色用染料的评价

染料	评价
新亚甲蓝	WHO 推荐使用,对 RNA 着色强、试剂稳定,Hb 几乎不着色,便于识别
煌焦油蓝	临床曾普遍使用。但溶解度低,染料沉渣易附着 RBC 表面,影响检查;易受变性珠蛋白小体、HbH 包涵体干扰

(3) 染色涂片:染色时间不能过短,室温低时,可放置 37℃孵箱或适当延长染色时间。染液与血液的比例以 1:1 为宜。严重贫血时,可适量增加血液的比例。涂片时血膜应尽量薄而均匀,不宜使红细胞重叠。

(4) 计数区域:选择涂片上红细胞分布均匀、网织红细胞着色好的部位计数。

(5) 计数细胞数量:ICSH 建议,为将变异系数(coefficient of variance,CV)控制在一定水平内,应根据网织红细胞相对值,确定实际需要计数的红细胞数量(表 2-21)。采用 Miller 窥盘计数可显著减轻工作量。

表 2-21　网织红细胞计数 CV 值分别为 2%、5% 和 10% 要求计数的红细胞数量

Ret(%)	直接计数需要计数的红细胞数			Miller 窥盘小方格内需要计数的红细胞数		
	2%	5%	10%	2%	5%	10%
1	247 500	39 600	9900	27 500	4400	1100
2	122 500	19 600	4900	13 611	2178	544
5	47 500	7600	1900	5278	844	211
10	22 500	3600	900	2500	400	100
20	10 000	1600	400	1111	178	44
50	2500	400	100	278	44	11

(6) 网织红细胞形态:凡含有 2 个或 2 个以上颗粒、且颗粒远离细胞边缘的红细胞均应计为网织红细胞,有网状颗粒但有细胞核的红细胞不属于网织红细胞。注意与红细胞中各种颗粒或包涵体的鉴别(表 2-22,图 2-52,图 2-53)。

表 2-22　活体染色后各种红细胞包涵体的鉴别

颗粒或包涵体	成分	特点
网织红细胞颗粒	RNA	网状物或散在细小颗粒
Pappenheimer 小体	铁蛋白颗粒	细胞质内某个区域有 1 个或多个颗粒,较 Ret 染色深
Heiz 小体	变性珠蛋白	较 Pappenheimer 小体大,位于红细胞外缘,突起状,淡蓝色
HbH 包涵体	变性 HbH	呈多个球形、淡蓝绿色颗粒,似高尔夫球样
Howell-Jolly 小体	DNA	较 Pappenheimer 小体大,圆形,浅蓝色

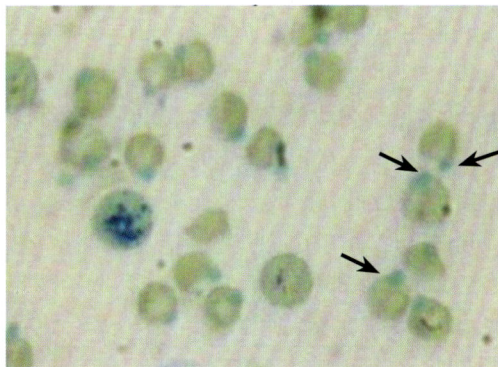

图 2-52　Heiz 小体(煌焦油蓝活体染色)

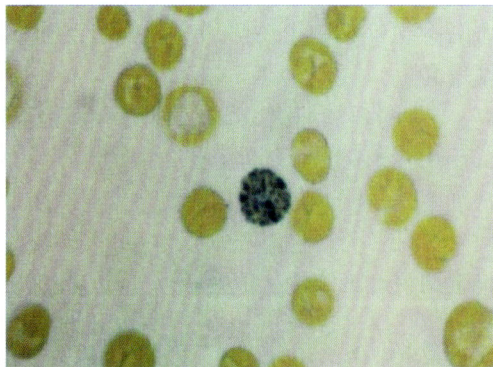

图 2-53　HbH 包涵体(煌焦油蓝活体染色)

(二) 玻片法

1. **原理**　同试管法。
2. **试剂**　10g/L 煌焦油蓝乙醇溶液。
3. **简要操作**　滴加染液于玻片上→待干→加等体积新鲜全血于其上→混匀→用另一张玻片盖于此玻片上以防干燥→静置染色→制备血涂片→低倍镜观察→油镜计数→计算。
4. **质量保证**

(1) 加血液:须等乙醇挥发、染液干透后才能加血液,否则易引起血液凝固,从而影响染色和涂片观察。

(2) 玻片黏合:两张玻片需黏合牢固以延缓水分蒸发,否则被迫减少染色时间会引起结果偏低。

(3) 其他:同试管法。

(三) 方法学评价

网织红细胞计数的方法学评价见表 2-23。

表 2-23　网织红细胞计数的方法学评价

计数方法	评价
普通显微镜法	简便、成本低,可直观细胞形态;但影响因素多,重复性差
玻片法	水分易蒸发,染色时间短,结果偏低
试管法	易掌握,重复性较好,易复查
Miller 窥盘计数法	减轻工作量,降低实验误差(CV 值在 10% 左右),为 ICSH 推荐方法
血液分析仪法	检测细胞多,精密度高,报告参数多(如 HFR、MFR、LFR 及 RMI 等),易标准化;但仪器贵,在出现豪焦小体、有核红细胞、巨大血小板时结果常假性增高

（四）参考区间

1. **相对值**　①成人和儿童:0.5%~1.5%;②新生儿:2.0%~6.0%。
2. **绝对值**　成人和儿童:(24~84)×10^9/L。

（五）临床意义

1. **反映骨髓造血功能**　网织红细胞的增减可反映骨髓的造血功能,对贫血的诊断和鉴别诊断有重要的参考价值。

（1）网织红细胞增多:表示骨髓造血功能旺盛,见于各种增生性贫血,溶血性贫血尤为显著。溶血性贫血时由于大量网织红细胞进入血循环,网织红细胞百分数可增至6%~8%或更多,急性溶血时可高达20%,严重者甚至可达40%~50%以上;急性失血性贫血时网织红细胞可明显增高;缺铁性贫血和巨幼红细胞性贫血时,网织红细胞正常或轻度增高。

（2）网织红细胞减少:表示骨髓造血功能低下,多见于再生障碍性贫血。网织红细胞低于15×10^9/L为诊断急性再生障碍性贫血的标准之一。急性白血病时,由于骨髓中异常细胞大量浸润,使红细胞生成受到抑制,可造成网织红细胞减少。

（3）网织红细胞生成指数(reticulocyte production index,RPI):反映骨髓造血功能指标,代表网织红细胞的生成量相当于正常人的倍数。其计算公式为:

$$RPI= \frac{患者网织红细胞百分数 \times 100}{网织红细胞成熟时间(d)} \times \frac{患者 HCT}{正常人 HCT}$$

网织红细胞成熟时间即网织红细胞转变为成熟红细胞的天数。越幼稚的网织红细胞成熟时间越长。贫血越严重,释放到外周血的网织红细胞越幼稚,因此网织红细胞成熟时间长短与血细胞比容呈负相关(表2-24)。贫血病人的网织红细胞在血中存在的时间比正常人要长,此时直接计数网织红细胞数会高估骨髓释放的网织红细胞量,而RPI则考虑了网织红细胞成熟情况。健康人RPI为1;RPI>3,提示为溶血性贫血或急性失血性贫血;RPI<1,提示为骨髓增生低下或红系成熟障碍所致贫血。

表 2-24　网织红细胞成熟时间与红细胞比容关系

红细胞比容	0.39~0.45	0.34~0.38	0.24~0.33	0.15~0.23	<0.15
Ret 成熟时间(d)	1.0	1.5	2.0	2.5	3.0

2. **观察贫血治疗效果**

（1）缺铁性贫血和巨幼红细胞性贫血:在治疗前,患者外周血网织红细胞仅轻度增高(也可正常或轻度减少),有效治疗后2~3天网织红细胞便开始上升,7~10天达到高峰(可达10%以上)。治疗2周左右网织红细胞逐渐下降,之后红细胞及血红蛋白才逐渐升高。

（2）溶血性贫血和失血性贫血:如治疗后网织红细胞逐渐降低,表示溶血或出血已得到控制;如网织红细胞持续不减低,甚至更高者,表示病情未得到控制,甚至还在加重。

3. **监测骨髓移植成功与否**

骨髓移植后21天,如Ret>15×10^9/L,提示骨髓开始恢复造血;若Ret<15×10^9/L,提示移植可能失败。

六、嗜碱性点彩红细胞计数

嗜碱性点彩红细胞(basophilic stippling cell)形成机制尚未完全明了,可能是发育异常或遭受损害的尚未完全成熟的红细胞,由于其胞质中含有变性聚集的嗜碱性物质(如RNA等),经碱性染料(如亚甲蓝)染色后,细胞内可见深染的颗粒;若经Wright染色,可见红细胞的粉红色胞质中有粗细不等的蓝黑色颗粒(图 2-54),故称嗜碱性点彩红细胞。

(一)显微镜计数法

1. **原理**　红细胞中的嗜碱性物质经碱性亚甲蓝染色,显示出红细胞中的蓝色点彩,按网织红细胞计数方法,计数 1000 个红细胞中所见到的嗜碱性点彩红细胞数,计算百分率。

2. **试剂**　碱性亚甲蓝染色液,主要由亚甲蓝、碳酸氢钠及蒸馏水组成。

3. **简要操作**　采血→制备血涂片→干燥→甲醇固定 3 分钟→加染液,染色 1~2 分钟→水洗→干燥。

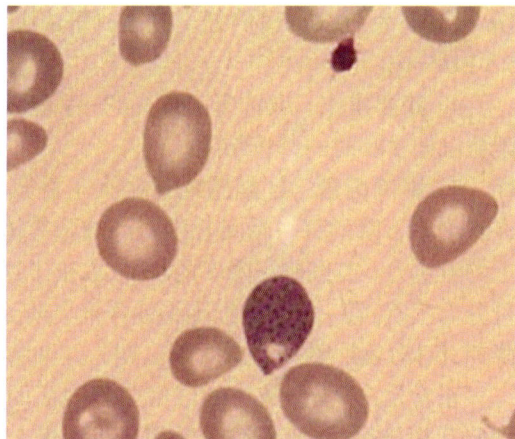

图 2-54　嗜碱性点彩红细胞(Wright 染色)

(二)质量保证

1. **试剂**　应定期配制,以免变质沉淀。配制好的碱性亚甲蓝染液在室温下可保存 2~3 周,如有沉淀则需重新配制。

2. **计数**　计数时需选择涂片上红细胞分布均匀、无重叠的区域。

3. **细胞形态识别**　用碱性亚甲蓝液染色后,红细胞呈浅蓝绿色,嗜碱性点彩呈深蓝色、粗细不等的颗粒,应注意区别。如用瑞氏染色,嗜碱性点彩呈蓝黑色。

(三)参考区间

手工法:<0.03%。

(四)临床意义

嗜碱性点彩红细胞增多常见于铅、汞、铋、硝基苯、苯胺等中毒的患者,在职业病防治中常用于判断铅、汞等重金属中毒情况。此外,在溶血性贫血、恶性贫血、白血病、恶性肿瘤和疟疾等疾病也可见嗜碱性点彩红细胞增多。

七、红细胞沉降率测定

红细胞沉降率(erythrocyte sedimentation rate,ESR)简称血沉,是指红细胞在一定条件下自然沉降的速率。ESR 测定一般是观察红细胞在规定条件下经过 6 分钟沉降后下降的高度。ESR 测定的方法主要有魏氏(Westergren)法和自动血沉仪法。

(一)魏氏法

1. **原理**　将枸橼酸钠抗凝血液置于特制的血沉管内,在室温下垂直立于血沉架 1 小时后,读取上层血浆高度的毫米数值,即为红细胞沉降率,以毫米为单位报告。

2. **试剂**　109mmol/L 枸橼酸钠溶液。

3. **器材**　魏氏血沉管、血沉架(图 2-55)。ICSH 对魏氏血沉管的规定如下:管长 300 ± 1.5mm,两端相通的无色、平头、正圆柱形玻璃或塑料制品,管壁刻度 200mm(误差 ±0.35mm,最小分度值

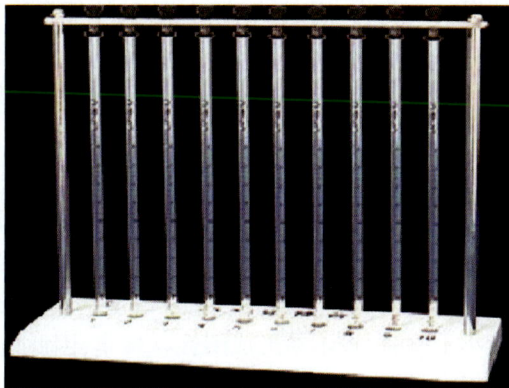

图 2-55　魏氏血沉管、血沉架

1mm,误差为 <0.2mm),内径 2.55mm(管内径均匀误差 <5%,横轴与竖轴差 <0.1mm),外径 5.5 ± 0.5mm。

4. 简要操作　取抗凝剂 0.4ml →采静脉血 1.6ml →抗凝血注入血沉管→血沉管直立于血沉架 1 小时→判读结果。

5. 影响因素　红细胞的比密大于血浆的比密,在重力作用下,产生自然下沉力;但在红细胞下降的每一瞬间必须与红细胞等体积的血浆发生位置交换,这就形成了一个向上的阻逆力。红细胞沉降率的快慢,取决于这两种对立力量的相互作用。红细胞下沉过程可分为三期,第一期为红细胞缗钱样聚集期,沉降较慢,约 10 分钟;第二期为红细胞快速沉降期,沉降较快,约 40 分钟;第三期为红细胞堆积期,红细胞逐渐堆积于管底,约 10 分钟。

正常情况下,血液中的红细胞因表面的唾液酸所具有的负电荷形成 zeta 电位,使红细胞互相排斥,彼此分散悬浮而下沉缓慢。但在病理情况下,由于多种因素可使红细胞发生聚集,聚集的红细胞团块与血液接触的总面积减小,受到血浆的阻逆力减弱而使血沉增快。影响血沉快慢的因素很多(表 2-25),分别叙述如下。

表 2-25　影响血沉测定的常见因素

因素	血沉加快	血沉减慢
血浆因素	纤维蛋白原、球蛋白、胆固醇和甘油三酯	白蛋白、糖蛋白、卵磷脂
	葡萄糖、聚乙烯吡咯烷酮、白明胶、葡聚糖等药物	阿司匹林、可的松、奎宁
	某些病毒、细菌、代谢产物和异常抗体	
红细胞因素	各种原因的贫血,大红细胞	红细胞增多,球形红细胞、镰型红细胞
其他	标本溶血、凝血,血沉管内径过大,血沉管倾斜,温度过高	血沉管内径过小,血沉管不干净或血柱含气泡,温度过低

(1)血浆因素:①血浆蛋白:一般认为,血沉加快主要是血浆中各种蛋白质成分比例改变所致。白蛋白带负电荷,纤维蛋白原、球蛋白带正电荷。正常情况下,血浆蛋白所带的正负电荷呈平衡状态。在病理条件下,血液中纤维蛋白原和球蛋白增加或清蛋白减少,改变了电荷的平衡,致使红细胞表面的负电荷减少,排斥力减弱,再加上长链状结构的纤维蛋白原对红细胞显著的"桥联"作用,促使红细胞聚集成缗钱状结构。相反,如果血浆中纤维蛋白原减少,而白蛋白增加时,血沉减慢。现已公认,血浆中带正电荷的不对称的大分子物质纤维蛋白原是最强有力的促使红细胞形成缗钱状聚集的物质。②血浆脂类:胆固醇、甘油三酯等也可促使红细胞形成缗钱状聚集,使血沉加快。而卵磷脂则使血沉减慢。③药物、病毒、细菌、抗原抗体复合物等:这些物质可改变红细胞的表面结构和组成,使红细胞表面电荷减少,细胞之间排斥力减弱,易形成红细胞聚集体,血沉会明显增快。如使红细胞聚集的分子多聚体药物葡萄糖、葡聚糖、聚乙烯吡咯烷酮和白明胶等可致血沉加快。

(2)红细胞因素:①红细胞的数量:如不考虑血浆因素,红细胞数量越多下降时遇到的阻逆力越大,血沉越慢;反之,血沉越快。因此有人建议贫血患者血沉加快时,要作适当的校正。但红细胞太少时,反而不易形成缗钱状聚集,所以血沉的加快并不完全与红细胞减少的程度成比例。②红细胞的形态:球形、镰形等异常形态红细胞或红细胞严重大小不均时,较不易形成缗钱状聚集,因此血沉不快。红细胞大小及形态变化,只有严重病例时对血沉的影响才有意义。

(3)其他因素:①血沉管的直径:会直接影响血沉检测结果,尤其是对血沉和血细胞比容高的标本影响显著,因为紧密压缩的红细胞形成的不规则聚集会影响血沉管内红细胞下沉的有效长度,导致血沉测定结果的变异,因此血沉管直径应符合标准。②血沉管材料:某些塑料对红细胞具有极强的吸附作用,比红细胞集聚对沉降的影响更大。塑料管生产过程中喷涂的隔离膜、添加剂等均可导致血沉测定结果不稳定、不准确。③血沉管的位置:当血沉管垂直时,红细胞受到的阻逆力最大,血沉较慢;当血沉管倾斜时,红细胞多沿一侧管壁下降,而血浆沿另一侧上升,致使血沉加快。④温度:环境温度增高,血浆黏度降低,血沉加快;反之,血沉减慢。

6. 质量保证

(1) 病人准备:检验前必须控制饮食,避免脂血。输注葡萄糖、聚乙烯吡咯烷酮等,2 日内不宜做血沉测定。

(2) 抗凝剂:109mmol/L 枸橼酸钠(AR 级)浓度应准确,抗凝剂与血液之比应为 1∶4。

(3) 血沉装置:血沉管必须洁净、干燥,符合 ICSH 规定。血沉架必须稳固,放置要垂直,倾斜 3° 即可使血沉增加 30%。

(4) 标本:标本不得有凝血、溶血;标本采集后应在室温 2 小时内或 4℃4 小时内测定(ICSH 规定),测定前要充分混匀;血沉管吸血时避免产生气泡。当标本的 HCT>0.35 时,红细胞过度受压,致使其不规则聚集,可显著影响血沉检测结果,此时需用血浆调整 HCT≤0.35 后再测。

(5) 测定环境:测定温度 18~25℃,避免阳光直接照射。试验台必须稳固,避免振动。测定温度过高时血沉会加快,应对照血沉温度校正表进行温度校正后报告结果。

(6) 测定时间:应严格控制在(60±1)分钟。红细胞沉降率在 1 小时沉降过程中并不是均衡等速度的沉降,因此绝不可以只观察 30 分钟沉降率,将结果乘以 2 作为 1 小时血沉结果。

(二) 自动红细胞沉降率测定法

1. 原理 采用光电比浊法、红外扫描法或连续摄影法,动态分析红细胞沉降的变化过程,只需较短时间(只测定 30 分钟、20 分钟甚至 20 秒等),即可根据相应计算公式,得到与魏氏法高度相关的结果,电脑记录并打印结果。结果报告同魏氏法。

2. 器材 自动血沉仪(包括光源、检测系统和数据处理系统)、配套的血沉真空采血管。

3. 简要操作 按仪器说明书操作。

4. 质量保证 与魏氏法的要求一致。检测标本全过程应密封,避免污染。

(三) 方法学评价

血沉测定方法有多种,但各方法间的可比性较差。为满足 ESR 测定标准化的要求,ICSH 于 2010 年发布了最新的血沉测定参考方法。其主要内容包括以下几个方面:①所有方法均应以魏氏法为基础;②血液标本必须稀释后才能检测.用 109mmol/L 枸橼酸钠 1∶4 抗凝的全血可直接进行检测(已经 1∶4 稀释);如为 EDTA 抗凝全血(稀释度 <1%),需随后用生理盐水或 109mmol/L 枸橼酸钠以 1∶4 稀释后才能用于检测;③血沉管可以是玻璃或塑料材质,但必须符合 ICSH 要求;④结果必须校正到魏氏法 60 分钟时的高度报告,以毫米表示。

因此,ESR 测定可以与血液一般检验共用一份抗凝静脉血标本,但必须稀释。血沉测定的方法评价见表 2-26。

(四) 参考区间

魏氏法:①成年男性:0~15mm/h;②成年女性:0~20mm/h。

表 2-26　血沉测定的方法学评价

方法	评价
魏氏法	经典方法,耗时较长,不能进行温度校正,临床已少用。对操作器材、条件和方法有严格规定,一次性(真空)血沉管使用方便、卫生安全。缺点:一次性血沉管成本较高,质量难以保证
温氏法	通过血沉方程 K 值计算,克服了贫血对结果的影响,多用于血液流变学检查。但结果平均高于魏氏法 9.6mm
自动血沉仪法	快速、微量、自动化,有温度补偿装置或可自动进行温度校正,有的仪器可记录红细胞沉降全过程。测定结果应与参考方法比较,需制订各方法的参考区间

(五) 临床意义

很多生理和病理情况下均可出现血沉加快,因此 ESR 在疾病诊断方面特异性较差。尽管如此,ESR 在临床上仍然具有一定的应用价值,其主要用于缺乏特异性诊断指标的慢性风湿性疾病、结核病等的辅助诊断和动态监测。

1. 生理性变化　①新生儿红细胞数量较高,血沉较慢;②儿童(<12 岁)红细胞数量生理性减少,血沉稍快;③女性由于红细胞数量较低,血沉较男性快;④孕 3 月～产后 3 周妇女由于生理性贫血、胎盘剥离、产伤和纤维蛋白原含量增高等,血沉加快;⑤月经期由于子宫内膜损伤及出血、纤维蛋白原增加,血沉加快;⑥大于 50 岁,由于纤维蛋白原含量逐渐增高,血沉加快。

2. 病理性变化

(1) 血沉加快:血沉病理性加快的临床意义见表 2-27。

表 2-27　血沉病理性加快的临床意义

血沉加快的情况	原因及举例
各种炎症	急性细菌性炎症时,血中急性时相反应蛋白增多,如 α_1 抗胰蛋白酶、α_2 巨球蛋白、C 反应蛋白、转铁蛋白、纤维蛋白原等,使血沉加快。风湿热的抗原抗体复合物可加快红细胞聚集体的形成;慢性炎症如结核病活动期,血中纤维蛋白原及球蛋白增加,血沉明显加快,故临床上常用血沉来观察结核病及风湿热的动态变化
组织损伤及坏死	较大范围的组织损伤或大手术,血中急性时相反应蛋白增多,可导致血沉加快,如急性心肌梗死、肺梗死等;心绞痛时血沉正常
恶性肿瘤	恶性肿瘤血沉多增快,与肿瘤时 α_2- 巨球蛋白、纤维蛋白原增高以及贫血有关;良性肿瘤血沉多正常
自身免疫病	自身抗体类球蛋白增多,如系统性红斑狼疮、类风湿等
高球蛋白血症	如系统性红斑狼疮、多发性骨髓瘤、巨球蛋白血症、类风湿关节炎、肝硬化、慢性肾炎等,因血中球蛋白增多所致
高胆固醇血症	如动脉粥样硬化、糖尿病、黏液性水肿等,血脂代谢异常
贫血	贫血患者血红蛋白低于 90g/L 时,血沉会轻度加快,并随贫血加重而加快,但血沉的加快并不完全与红细胞减少的程度呈比例

(2) 血沉减慢:一般临床意义较小。在真性红细胞增多症、低纤维蛋白原血症、充血性心力衰竭及红细胞形态异常等情况,血沉可减慢。

八、红细胞形态检查

正常情况下,除出生一周以内的新生儿以外,健康人外周血只有成熟红细胞和少量网织红细胞。在贫血等一些病理情况下,不但红细胞数量会发生改变,红细胞的形态也会发生改变。结合红细胞计数、血红蛋白测定及其他参数,红细胞形态检查有助于红细胞系统疾病的诊断和鉴别诊断。

(一) 显微镜法

1. **原理**　血涂片经 Wright 染色后,红细胞着色,可通过显微镜直接观察其形态。
2. **试剂**　瑞氏或吉姆萨染液、缓冲液。
3. **简要操作**　制备血涂片→瑞氏或吉姆萨染色→低倍镜观察→油镜观察。
4. **命名和报告方式**　世界各国对血细胞形态的命名、对异常血细胞形态的报告方式差异显著。2014 年国际血液学标准化委员会(ICSH)发布了关于外周血细胞形态学特征分级与命名规范化的建议,旨在提供各种血细胞异常程度分级与命名指南。本教材的红细胞命名均以此为标准。

ICSH 推荐红细胞异常形态报告方式为:2+(中度)和 3+(显著),1+(少量)仅适用于裂红细胞,因外周血出现少量裂红细胞即具有重要临床意义。通过计数 1000 个红细胞中某种异常红细胞的百分率来进行分级,不同的异常红细胞分级标准不同,大多数异常以 >20% 报告 3+,11%~20% 报告 2+,低于 10% 或 5% 不报告。但咬痕红细胞、水泡状红细胞、镰状红细胞和裂红细胞 >2% 即报告 3+。详见表 2-28。

表 2-28　外周血红细胞异常形态分级表

细胞形态	分级体系		
	少量 /1+	中度 /2+(%)	显著 /3+(%)
红细胞大小不均	无或少量	11~20	>20
大红细胞	无或少量	11~20	>20
小红细胞	无或少量	11~20	>20
低色素性红细胞	无或少量	11~20	>20
多色素性红细胞	无或少量	5~20	>20
棘红细胞	无或少量	5~20	>20
锯齿状红细胞	无或少量	5~20	>20
椭圆形红细胞	无或少量	5~20	>20
卵圆形红细胞	无或少量	5~20	>20
球形红细胞	无或少量	5~20	>20
口形红细胞	无或少量	5~20	>20
靶形红细胞	无或少量	5~20	>20
泪滴形红细胞	无或少量	5~20	>20
嗜碱性点彩红细胞	无或少量	5~20	>20
卵圆形大红细胞	无或少量	2~5	>5
咬痕红细胞	无或少量	1~2	>2
豪焦小体	无或少量	2~3	>3
帕彭海姆小体	无或少量	2~3	>3
水泡状红细胞	无或少量	1~2	>2
不规则收缩红细胞	无或少量	1~2	>2
镰状红细胞	无或少量	1~2	>2
裂红细胞	<1%	1~2	>2

(二) 质量保证

红细胞形态学检查的质量取决于以下因素：①合格的检验人员。②涂片染色良好的血涂片。人为因素可致红细胞形态改变(表 2-29)，应认真观察全片，排除人为因素影响。真正的异形红细胞多均匀分布于全片，而假性异形红细胞常局限于个别区域。③合适的观察区域：选择细胞分布均匀、染色良好、红细胞紧密排列但不重叠的区域。

表 2-29　人为因素造成的红细胞形态异常

人为因素	红细胞形态异常
制备血涂片不当	棘形红细胞、皱缩红细胞、红细胞缗钱状形成等
使用非疏水性玻片	口形红细胞
染色不当	嗜多色红细胞
抗凝剂浓度过高，或血液标本久置	锯齿状红细胞
涂片干燥过慢，或固定液中混有水分	面包圈形红细胞
涂片末端附近	长轴方向一致的假性椭圆形红细胞

(三) 方法学评价

红细胞形态检查方法有显微镜法、计算机图像分析及血液分析仪三种，各种方法的评价见表 2-30。显微镜法是通过显微镜直接观察血涂片上红细胞的大小、形态、染色、结构及排列等方面的特征变化，是经典的红细胞形态检查方法。仪器法能反映红细胞的部分形态特征，ICSH 认为血液分析仪可通过 MCV、MCH 和 RDW 等准确提示红细胞的大小和染色异常，甚至比显微镜法和计算机图像分析更准确、更客观。但是，血液分析仪不能反映红细胞的排列和结构等异常，因此，当仪器提示红细胞形态异常时必须用显微镜法复检。

表 2-30　红细胞形态检查的方法学评价

方法	评价
显微镜法	直接观察红细胞形态，是红细胞形态检查的经典方法，也是仪器法检测的复检方法
计算机图像分析	基于计算机图像处理技术，对红细胞形态进行分析，建立红细胞形态变化分布统计模型，可实现红细胞形态的自动统计分类；能快速自动以正常红细胞形态为参比，按红细胞形态特征作出类型和比例分析；但仪器较贵
血液分析仪法	间接反映红细胞的部分形态特征，不能直接提供所有红细胞形态改变的确切信息；但能提供红细胞数量及其他相关参数，并对异常结果予以报警提示；有报警提示时需要用显微镜法复查

(四) 红细胞形态及临床意义

血涂片中，正常的红细胞呈圆形或轻度卵圆形，大小均一，ICSH 报道其平均直径约 7.5μm(6.7~7.7μm)，瑞氏染色后为淡粉红色，血红蛋白充盈良好，呈正常色素性、向心性浅染，中央有生理性淡染区(大小约为红细胞直径的 1/3)，胞质内无异常结构(图 2-56)。除健康人外，部分再生障碍性贫血、急性失血性贫血和白血病等患者的红细胞亦呈正常形态。

红细胞形态异常有多种，归纳起来有排列异常、大小异常、形态异常、染色异常和结构异常等五个方面。

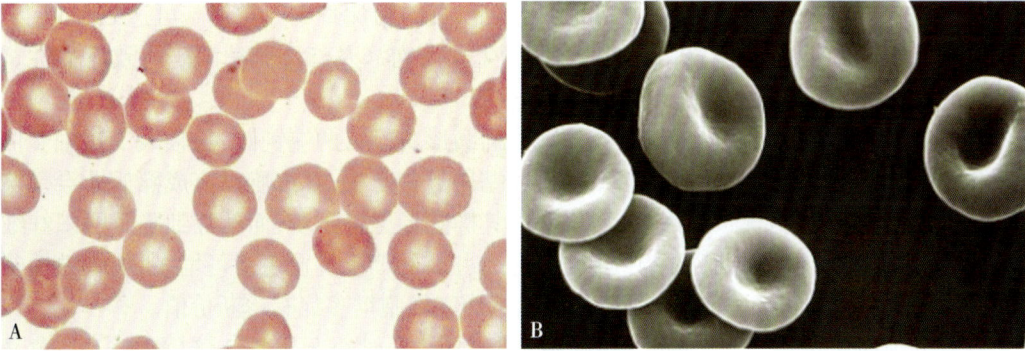

图 2-56 正常红细胞形态

A. 显微镜图;B. 扫描电镜图

1. 红细胞大小异常

(1) 小红细胞(microcyte):直径小于 7μm(图 2-57),血液分析仪测 MCV<80fl。健康人偶见,常见于缺铁性贫血和珠蛋白生成障碍性贫血,常伴中心浅染区扩大,提示血红蛋白合成障碍。由慢性炎症引起的继发性贫血常呈单纯小细胞性,无中心浅染区扩大;而遗传性球形红细胞增多症的小红细胞,血红蛋白充盈度好甚至染色深,生理浅染区消失。

(2) 大红细胞(macrocyte):直径大于 8.5μm(图 2-58),血液分析仪测 MCV>100fl。

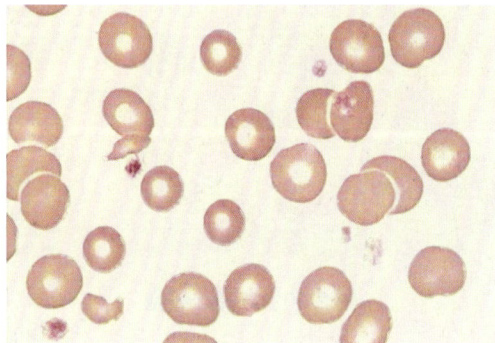

图 2-57 小红细胞

常见于巨幼细胞性贫血、急性溶血性贫血。前者因缺乏叶酸或维生素 B_{12},DNA 合成障碍,细胞不能及时分裂所致;后者可能与不完全成熟的红细胞增多有关。

(3) 红细胞大小不均(anisocytosis):指同一血涂片中红细胞大小悬殊,直径相差 1 倍以上(图 2-59),血液分析仪测 RDW 增高。常见于严重的增生性贫血,在重症巨幼细胞性贫血时尤为显著,系骨髓造血紊乱所致。

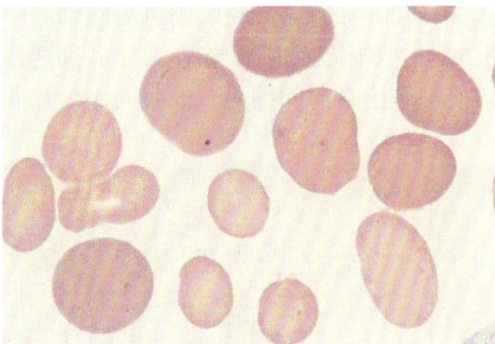

图 2-58 大红细胞

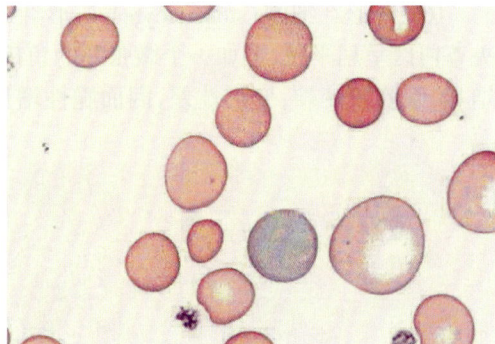

图 2-59 红细胞大小不均

2. 红细胞形态异常

(1) 球形红细胞(spherocyte):直径小于 6.5μm,细胞着色深,无中心浅染区,形似球形(图 2-60)。球形红细胞是红细胞膜与骨架异常、免疫和微血管病性溶血等因素直接损伤红细胞膜所致。常见于遗传性球形红细胞增多症,此时血涂片中此类细胞可达25%以上;镰形细胞性贫血、自身免疫性溶血性贫血、新生儿溶血病及红细胞酶缺陷所致溶血性贫血等可见少量球形红细胞。

(2) 椭圆形红细胞(elliptocyte):红细胞呈椭圆形、杆形,两端钝圆,长轴大于短轴2倍(图2-61a)。椭圆形红细胞的形成与红细胞膜基因异常有关,红细胞只有成熟后才会呈椭圆形,且将此种红细胞置于高渗、低渗溶液内其椭圆形保持不变,而幼红细胞及网织红细胞均不呈椭圆形。健康人血涂片中此类细胞约占1%,严重贫血患者可增多,如缺铁性贫血、巨幼细胞性贫血。超过25%对遗传性椭圆形红细胞增多症有诊断价值。

(3) 卵圆形红细胞(ovalocyte):红细胞呈卵圆形,长轴小于短轴2倍(图2-61)。意义同椭圆形红细胞。

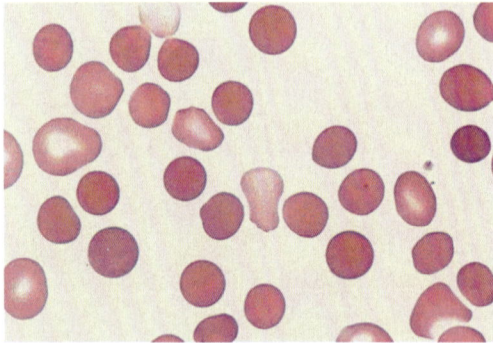

图 2-60　球形红细胞

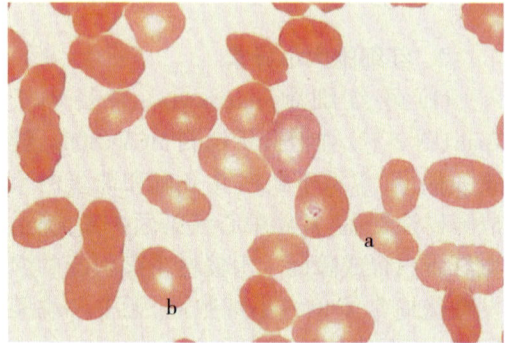

图 2-61　椭圆形红细胞

(4) 靶形红细胞(target cell):红细胞中心区和边缘染色深,其间为不染色的苍白环,形如射击之靶(图2-62)。有时不典型,"靶心"呈半岛形。靶形红细胞直径可稍大于正常红细胞,厚度变薄。可能系Hb含量不足又分布不均衡所致。常见于各种低色素性贫血,多见于珠蛋白生成障碍性贫血、血红蛋白病、肝病,珠蛋白生成障碍性贫血的靶形红细胞常达20%以上;缺铁性贫血及其他溶血性贫血等也可少量出现。

(5) 镰形红细胞(sickle cell):红细胞形如镰刀状、线条状,或呈L、S、V形等(图2-63)。由于红细胞内存在异常血红蛋白(HbS),在缺氧状态下溶解度低,形成长形或尖形的结晶体,使细胞膜发生变形,主要见于镰形细胞性贫血(HbS病)。

(6) 口形红细胞(stomatocyte):口形红细胞呈单面凹陷的水杯形状,染色后红细胞中央苍白区呈扁平状,形如一个微张开的鱼口(图2-64)。多因红细胞膜异常,使Na^+通透性增加,细胞膜变硬,变形性差,因而脆性增加,致使细胞生存时间缩短。健康人血涂片偶

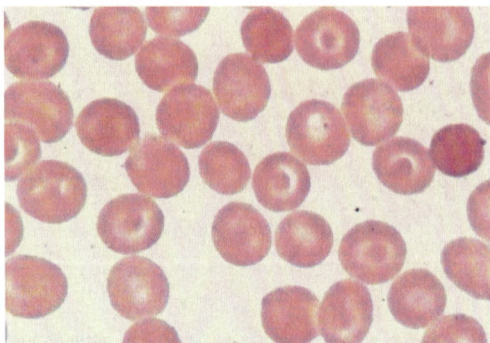

图 2-62　靶形红细胞

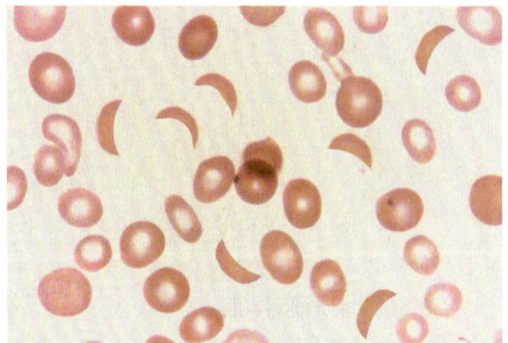

图 2-63　镰形红细胞

见此类细胞,遗传性口形红细胞增多症患者常达 10% 以上,弥散性血管内凝血(DIC)及酒精性肝病可少量出现。

(7) 裂红细胞(schistocyte):即红细胞的碎片,大小不一,形态各异,边缘不规则。裂红细胞体积通常比完整红细胞小,可以呈尖角和直边的碎片、小新月形、盔形、角形或小球性红细胞等形状(图 2-65)。裂红细胞是血液循环中或血管内皮细胞上的纤维蛋白机械损伤红细胞所产生的红细胞碎片,是诊断血栓性微血管病性溶血性贫血(thrombotic microangiopathic anemia,TMA)的形态学特征,血涂片中超过 1% 即有诊断价值。TMA 主要包括血栓性血小板减少性紫癜(thrombotic thrombocytopenic purpura,TTP)和溶血性尿毒症综合征(hemolytic-uremic syndrome)。

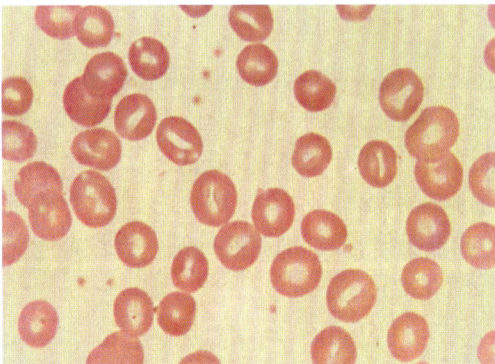

图 2-64　口形红细胞

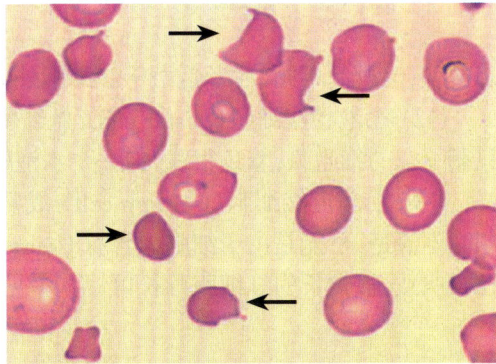

图 2-65　裂红细胞

(8) 棘红细胞(acanthocyte):红细胞呈高色素性,其表面有 2~20 个不规则突起,其间距不等,长度、厚度、形状不同,部分突起的末端钝圆(图 2-66)。其机制是由于磷脂代谢异常,胞膜胆固醇 / 磷脂酰胆碱比值增加所致。主要见于遗传性或获得性 β 脂蛋白缺乏症,也见于脾切除术后、酒精中毒性肝病和维生素 E 缺乏等。

(9) 锯齿形红细胞(echinocyte):或称刺红细胞,红细胞表面有 10~30 个均匀分布的、短而钝的突起(图 2-67)。可能为膜脂质异常。见于肝脏疾病、肾脏疾病及丙酮酸缺乏。

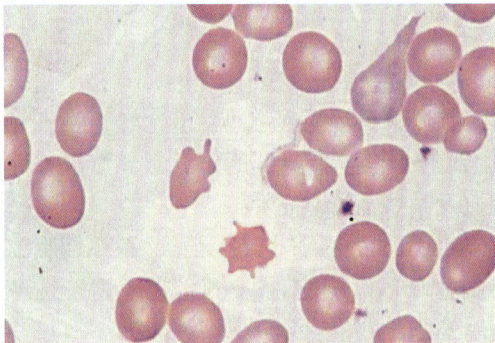

图 2-66　棘红细胞

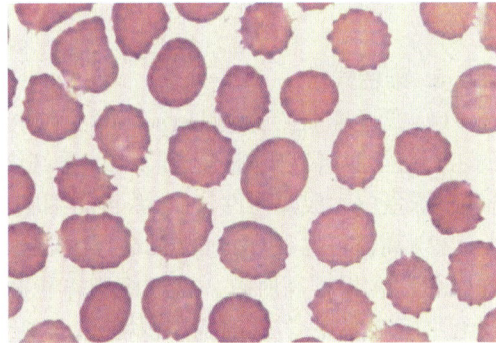

图 2-67　锯齿形红细胞

(10) 不规则收缩红细胞(rregularly contracted cell):小而深染的红细胞,无中央浅染区,但形状没有球形红细胞规则(图 2-68)。见于 G-6-PD 缺乏、血红蛋白病。

(11) 咬痕红细胞(bite cell):红细胞外周出现 1 个或多个弧形缺口(图 2-69),是红细胞内海因茨小体(Heinz bodies)被脾脏巨噬细胞清除所致,它是氧化性溶血的一种形态学特征。见于 G-6-PD 缺乏。微血管病性溶血性贫血和机械损伤也可引起类似的红细胞形

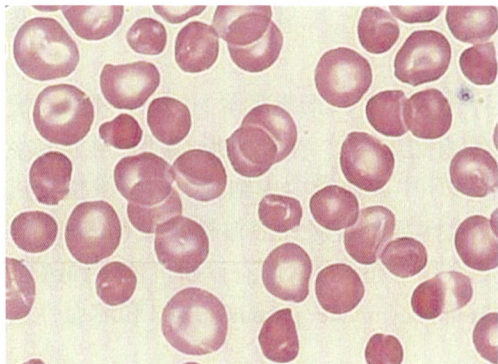

图 2-68　不规则收缩红细胞

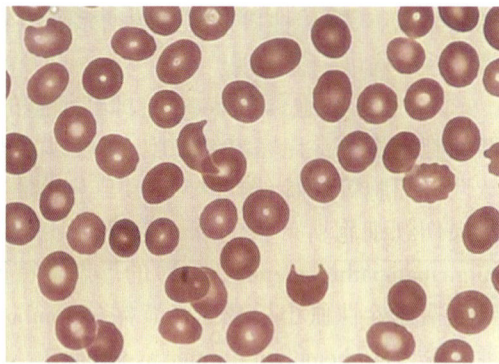

图 2-69　咬痕红细胞

态改变,但机制不同,后者是由于红细胞外周的假性囊泡破裂后红细胞膜融合所致。

(12) 水泡状红细胞(blister cell):血红蛋白聚集在红细胞的一侧,染色很深,而另一侧只剩下空的细胞膜,着色很浅,像一个水泡样(图 2-70)。见于 G-6-PD 缺乏。

(13) 泪滴形红细胞(teardrop cell):成熟红细胞成泪滴样或梨状(图 2-71)。其形成机制尚不清楚,可能是由于细胞内含有 Heinz 小体或包涵体,或红细胞膜的某一点被粘连而拉长所致,被拉长的红细胞可长可短。多见于骨髓纤维化。

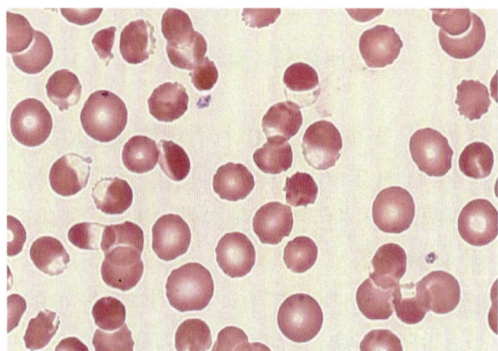

图 2-70　水泡状红细胞

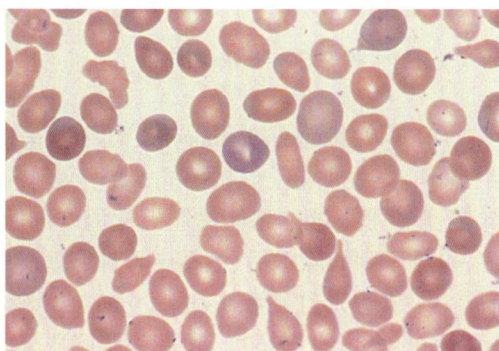

图 2-71　泪滴形红细胞

3. 染色异常

(1) 低色素性红细胞(hypochromatic cell):红细胞中央浅染区扩大,超过红细胞直径的 1/3,甚至呈环状红细胞(图 2-72),系红细胞内血红蛋白含量降低所致。常见于缺铁性贫血、珠蛋白生成障碍性贫血、铁粒幼细胞性贫血及某些血红蛋白病。

(2) 高色素性(hyperchromatic)红细胞:红细胞生理浅染区缩小乃至消失,系红细胞内血红蛋白含量增高所致。若红细胞体积减小,则为球形红细胞(图 2-60),见于遗传性球形红细胞增多症;若红细胞体积增大,常见于巨幼细胞性贫血。

(3) 嗜多色性红细胞(polychromatic cell):红细胞呈粉蓝色或粉灰色,胞体略大(图 2-73)。属尚未完全成熟的红细胞,胞质中除 Hb 外,还残存多少不等的嗜碱性物质(核糖体 RNA),其本质就是网织红细胞。嗜多色性细胞增多,提示骨髓内红细胞生成活跃,见于各种增生性贫血,尤以溶血性贫血最为多见。

(4) 细胞着色不一:ICSH 称其为双形性(dimorphism),指同一血涂片中低色素性和正常色素性两种红细胞并存,常见于铁粒幼细胞性贫血。

4. 结构异常　正常成熟红细胞内无光镜可见的结构,成人外周血中红细胞内凡有

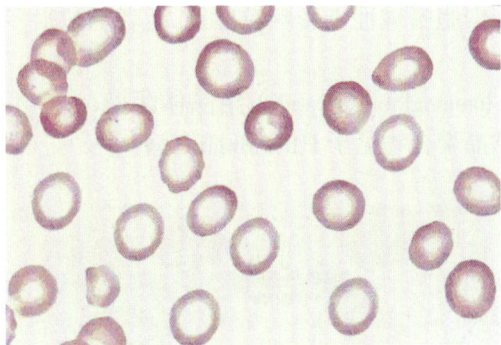

图 2-72 低色素性红细胞

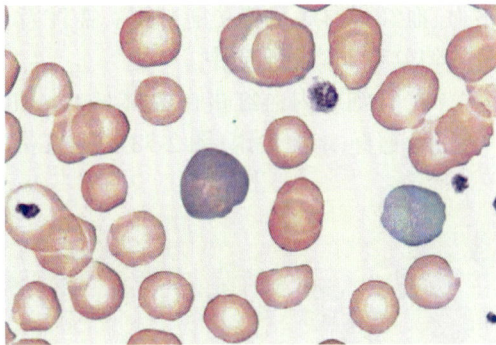

图 2-73 嗜多色性红细胞

结构者,均属异常红细胞。

(1) 有核红细胞(nucleated erythrocyte):即幼稚红细胞(图 2-74),存在于骨髓中,1周内新生儿外周血涂片可见少量,成人外周血中出现有核红细胞属病理现象,常见于各种溶血性贫血和白血病等。

(2) 染色质小体(Howell-Jolly bodies):也称豪焦小体或豪周小体,是位于成熟或幼稚红细胞胞质内深染、圆形的嗜碱性小体,直径 1~2μm,1 至数个不等(图 2-75),为核碎裂或溶解后的残余物。最常见于巨幼细胞性贫血,也可见于溶血性贫血及脾切除术后。

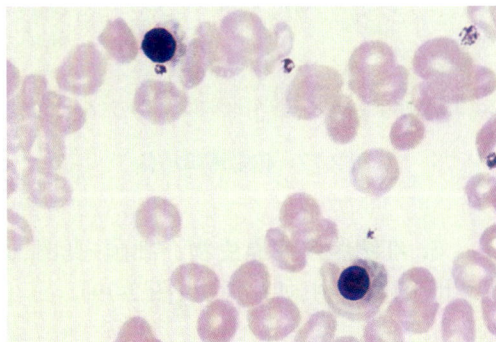

图 2-74 有核红细胞

(3) 卡波环(Cabot ring):存在于成熟或幼稚红细胞胞质内,呈紫红色线圈状或"8"字形结构(图 2-76),可能是纺锤体的残余物或脂蛋白变性所致,常与染色质小体并存,见于溶血性贫血、巨幼细胞性贫血、白血病及铅中毒等。

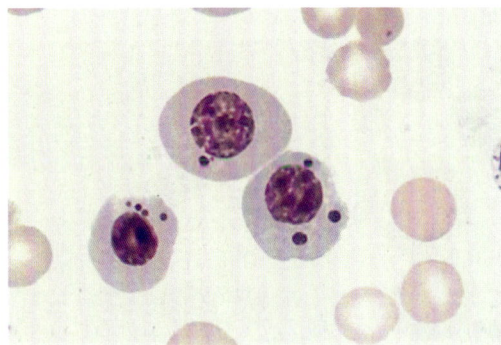

图 2-75 染色质小体

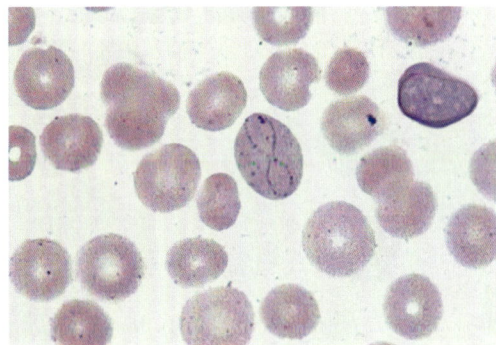

图 2-76 卡波环

(4) 嗜碱性点彩(basophilic stippling):指在瑞氏染色涂片中,均匀分布于整个红细胞中的形态大小不一、数量不等的蓝色点状颗粒(图 2-54),这些颗粒是胞质内核糖体发生变性聚集的产物。在铅、铋、锌、汞等重金属中毒时增多,为铅中毒诊断的筛查指标。重症巨幼细胞性贫血和骨髓纤维化等亦可见增多。

(5) 帕彭海姆小体(Pappenheimer bodies):为红细胞内铁蛋白的聚合物,呈多个大小、形状不一的嗜碱性包涵体,常集中出现于胞质的某个区域(图 2-77)。见于铁粒幼细胞性贫血、血红蛋白病及脾功能减退。需注意与红细胞嗜碱性点彩颗粒区别,后者颗粒很多且均匀分布于整个胞质中。

(6)红细胞内血红蛋白晶体(intracellular haemoglobin crystals):结晶体深染,大小不一,边缘笔直,末端尖锐(图 2-78)。血红蛋白结晶聚合物见于 HBC 和 HBS 病。

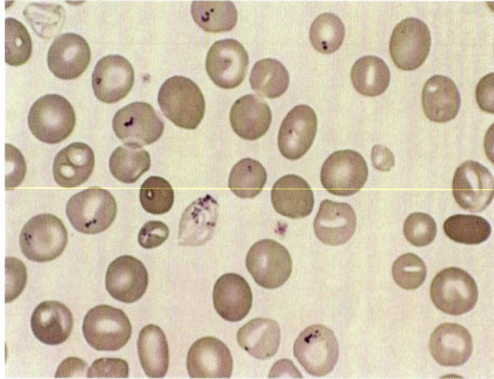

图 2-77　帕彭海姆小体

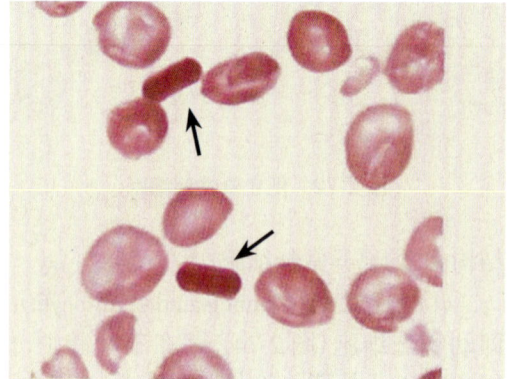

图 2-78　血红蛋白晶体

5. 红细胞内病原生物　细菌、真菌、原虫和寄生虫感染患者外周血后,红细胞内可见相应的微生物,如疟原虫(图 2-79)。

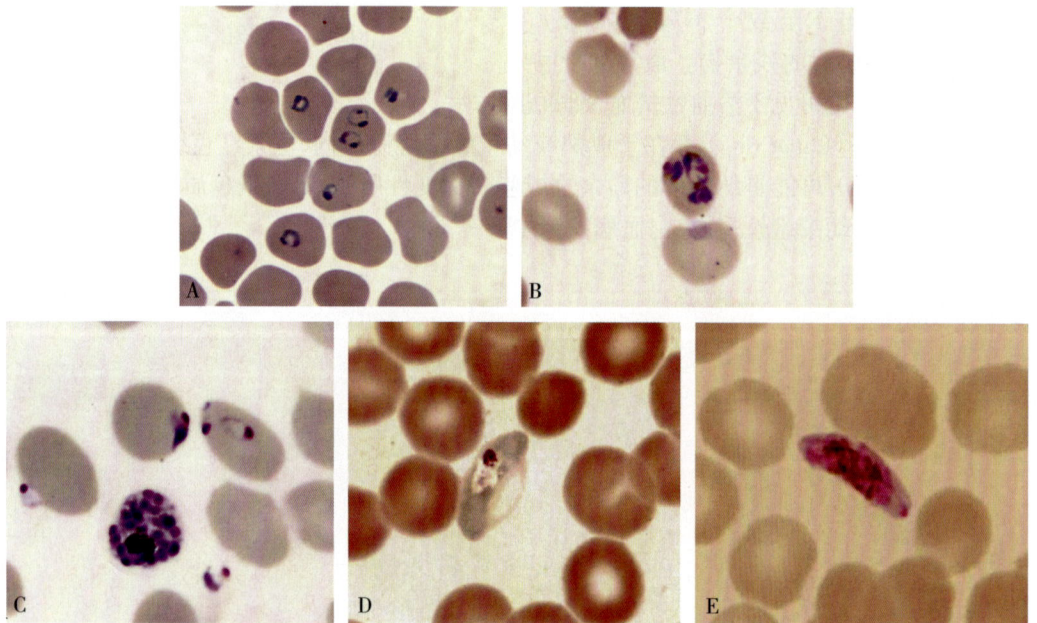

图 2-79　恶性疟

A. 环状体;B. 大滋养体;C. 裂殖体;D. 雌配体;E. 雄配体

6. 红细胞排列异常

(1)缗钱状形成(rouleaux formation):红细胞重叠,如缗钱状(图 2-80)。由于血浆纤维蛋白原和球蛋白含量增高,减弱了红细胞间相互的排斥力。见于多发性骨髓瘤(multiple myeloma,MM)、巨球蛋白血症等。

(2)红细胞凝集(agglutination):红细胞出现不规则凝集,呈葡萄样成簇或成团的现象

（图 2-81）。由冷凝集素或免疫性因素等造成,常见于冷凝集素综合征、自身免疫性溶血性贫血等。

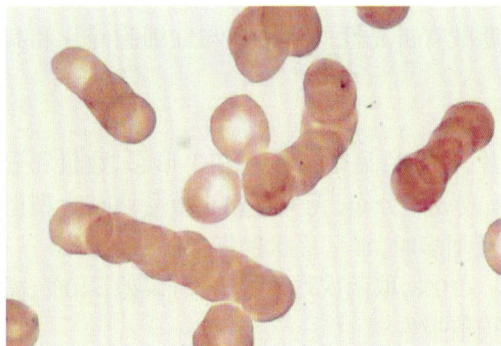

图 2-80　红细胞缗钱状形成

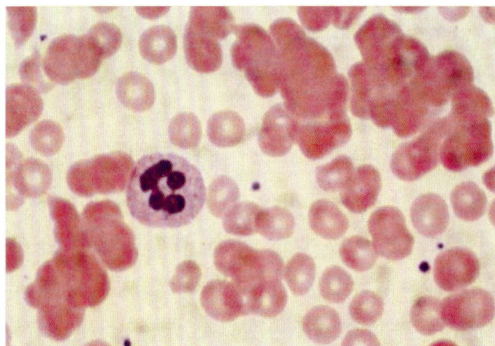

图 2-81　红细胞凝集

（胥文春）

第三节　血小板检查

血小板（platelet,PLT）是人体血液中的有形成分之一,是从骨髓造血组织中成熟的巨核细胞胞质裂解脱落下来的具有生物活性的小块胞质,呈双面微凸的圆盘状,无细胞核,具有维持血管内皮完整性以及黏附、释放、聚集、血块收缩和促凝等功能。血小板平均寿命 7~14 天,衰老后在脾脏被巨噬细胞吞噬。血小板数量和形态检查是血液一般检验的重要内容。

一、血小板计数

血小板计数（platelet count）是测定单位体积血液中血小板的数量,是最常用的血栓与止凝血筛查试验之一。

（一）显微镜计数法

1. 原理　将血液标本按一定比例稀释并破坏红细胞后充入改良牛鲍计数板中,在普通光学显微镜或相差显微镜下计数一定区域内的血小板数量,经换算得出每升血液中的血小板数量。

2. 试剂

（1）草酸铵稀释液:主要成分是草酸铵和 EDTA-Na$_2$,前者作用是破坏红细胞,后者作用是抗凝。

（2）复方尿素稀释液（许汝和液）:主要成分是尿素和甲醛,尿素作用是破坏红细胞,甲醛固定血小板。

3. 简要操作　取稀释液 0.38ml →取血 20μl,混匀→充池→计数→计算。

其中,计数是在高倍镜下计数中央大方格的四角和中央共 5 个中方格内血小板数量,以 N 表示;计算公式:血小板数 /L=N×10^9。

（二）质量保证

避免血小板被激活、破坏,避免杂物污染是血小板计数的关键,主要注意以下环节:

1. 器材及试剂　器材必须干净,无灰尘及细菌污染;试剂配制好后要过滤。

2. 采血　采血必须顺利。血流不畅可导致血小板破坏,血小板假性减低。毛细血管采血深度要够,拭去第一滴血后再取血。

3. 充池 充池前要充分混匀,但不可过度振荡,以免导致血小板破坏、产生气泡。

4. 计数时间 充池后需要静置 10~15 分钟,使血小板完全下沉后再计数,且要求在 1 小时内计数完毕,以免血小板黏附、聚集和破坏。

5. 形态识别 计数时光线稍暗为佳,注意微有折光性的血小板与红细胞碎片和其他杂质的区别。

6. 结果复核

(1) 血涂片复核:用同一份标本制备血涂片,染色后显微镜检查 PLT 形态、数量和分布情况。正常可见 8~15 个 / 油镜视野,多成簇或成团分布,无大量血小板凝块和大型血小板等;数量减少时,常伴单个或散在分布;数量增多时,常呈片状聚集。

(2) 重复计数:同 1 份标本两次计数误差应 <10%,取两次均值报告;若误差 >10%,需做第三次计数,取两次计数误差 <10% 结果的均值报告。

(三) 方法学评价

血小板计数方法有显微镜计数法、血液分析仪法和流式细胞仪法。临床实验室主要使用血液分析仪进行血小板计数,其优点是重复性好、检测速度快,但当仪器检测报告显示血小板数量异常、图形异常或报警提示时,应使用显微镜或流式细胞仪检测法对血小板计数结果进行复核。2001 年国际血液学标准化委员会(ICSH)确定了流式细胞仪法作为血小板计数的参考方法。血小板计数的方法学评价见表 2-31。

表 2-31 血小板计数的方法学评价

方法	评价
血液分析仪法	①测定速度快、重复性好、准确性高、易于标准化,能同时提供多项指标,是目前常规筛检 PLT 的主要方法; ②不能完全排除非血小板有形成分(如红、白细胞碎片或杂物)以及血小板聚集的干扰,故当 PLT 明显异常时,仍需手工法复核 PLT 和(或)复查血涂片
流式细胞仪法	目前 ICSH 推荐的 PLT 计数参考方法
相差显微镜直接计数法	易于识别血小板,还可照相后核对计数结果,作为手工法 PLT 计数的参考方法
普通显微镜直接计数法	①草酸铵稀释液,破坏红细胞能力强,血小板形态清晰易辨,为首选稀释液;②复方尿素稀释液使血小板胀大后易辨认,但尿素易分解,不能完全破坏红细胞

(四) 参考区间

仪器法,静脉采血:$(125\sim350)\times10^9/L$。

(五) 临床意义

血小板计数是人体止血与凝血功能障碍筛查的重要指标之一。正常人的血小板数量相对恒定,有时随时间和生理状态的不同而略有变化,午后略高于早晨;春季较冬季低;平原居民较高原居民低;月经前减低,月经后升高;妊娠中晚期增高,分娩后降低;运动、饱餐后增高,休息后恢复;小儿出生时血小板略低,两周后显著增加,半年内可达到成人水平;静脉血血小板计数比毛细血管血约高 10%。

此外,某些药物也可引起血小板变化。如口服避孕药、雌激素、肾上腺素、头孢菌素等可使血小板增多,对乙酰氨基酚、阿司匹林、化疗药物、氯霉素等可使血小板减少。

血小板减少是引起出血的常见原因。当血小板数在 $(20\sim50)\times10^9/L$ 时,可有轻度出血或手术后出血;低于 $20\times10^9/L$ 时,可有较严重的出血;低于 $5\times10^9/L$ 时,可导致严重出血。

血小板计数超过 $400 \times 10^9/L$ 为血小板增多。病理性血小板减少和增多的原因及临床意义见表 2-32。

表 2-32　病理性血小板减少和增多的原因及临床意义

血小板	原因	临床意义
减少	生成障碍	急性白血病、再生障碍性贫血、骨髓肿瘤、放射性损伤、巨幼细胞性贫血等
	破坏过多	特发性血小板减少性紫癜、脾功能亢进、系统性红斑狼疮、血小板同种抗体等
	消耗过多	DIC、血栓性血小板减少性紫癜等
	分布异常	脾肿大、血液被稀释等
	先天性	新生儿血小板减少症、巨大血小板综合征等
增多	原发性	骨髓异常增生综合征、慢性粒细胞白血病、原发性血小板增多症、真性红细胞增多症等
	反应性	急性化脓性感染、大出血、急性溶血、肿瘤、外科手术后、脾切除后等
	其他	心脏疾病、慢性胰腺炎、烧伤、肾衰竭、先兆子痫、严重冻伤等

二、血小板形态检查

采用显微镜观察血涂片上染色后的血小板形态、聚集性和分布情况,对判断、分析血小板相关疾病具有重要的意义。用于血小板形态检查的涂片宜薄,染色后先用低倍镜观察,选染色及分布良好的部位转油镜观察。观察要点:①血小板的大小是否一致,有无巨大或小型血小板;②血小板的形态有无改变,胞质的染色情况,颗粒的有无、多少、粗细、分布情况,有无空泡等,且应估计血小板的数量;③血小板的分布情况。

(一) 正常血小板形态

正常血小板呈两面微凸的圆盘状,直径约 $1.5\sim3\mu m$,通常新生血小板体积大,成熟者体积小。血小板在血涂片上往往散在或成簇分布,其形态多数为圆形、椭圆形或不规则形;胞质呈淡蓝或淡红色,中心部位有细小、分布均匀而相聚或分散于胞质中的紫红色颗粒(图 2-82)。

(二) 异常血小板形态

1. 大小异常　血小板可出现明显的大小不均变化。生理状况下,大小血小板所占比例有所不同,巨型血小板为 0.7%~2.0%,

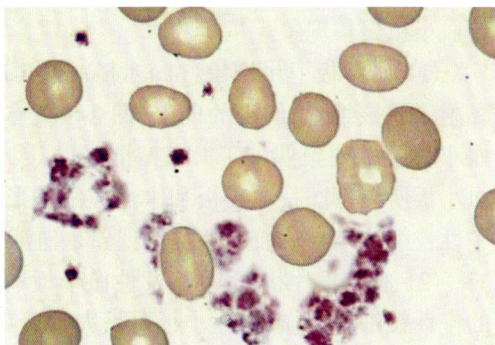

图 2-82　正常血小板形态

大型血小板为 8%~16%,中型血小板为 44%~49%,小型血小板为 33%~47%。年轻血小板由骨髓新近释放,体积较大,内含大量 RNA,在血液分析仪荧光染色检测参数中为网织血小板。

(1) 大血小板(giant platelet):直径 $4\sim7\mu m$,巨型血小板直径大于 $7\mu m$,常为 $7\sim20\mu m$,甚至大于 $20\mu m$,胞质中嗜天青颗粒细小或融合为大颗粒(图 2-83),主要见于特发性血小板减少性紫癜(idiopathic thrombocytopenic purpura,ITP)、粒细胞白血病、血小板无力症(thrombocytasthenia)、巨大血小板综合征、骨髓增生异常综合征(myelodysplastic syndrome,MDS)和脾切除后等。

(2) 小血小板(small platelet):直径小于 $1.5\mu m$(图 2-84),主要见于缺铁性贫血、再生障碍性贫血等。

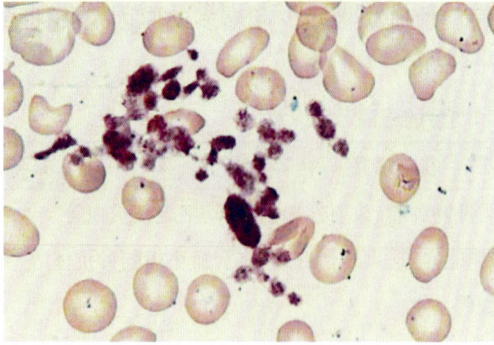

图 2-83　大血小板

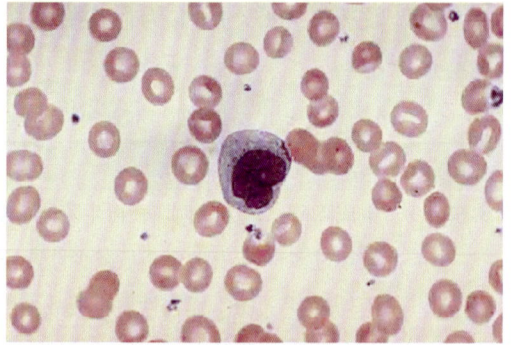

图 2-84　小血小板

2. 形态异常　血小板可出现杆状、逗点状、蝌蚪状、蛇形和丝状突起等异常形态（图 2-85），健康人偶见（<2%）。影响血小板形态改变的因素很多，各种形态异常无明显特异性，因此，异常形态血小板超过 10%时才具有临床意义。多见于再生障碍性贫血、急性白血病、血小板病以及化疗或放疗1 周内的患者。骨髓增生异常综合征常见血小板内嗜天青颗粒减少或无颗粒，胞质灰蓝或淡蓝色。

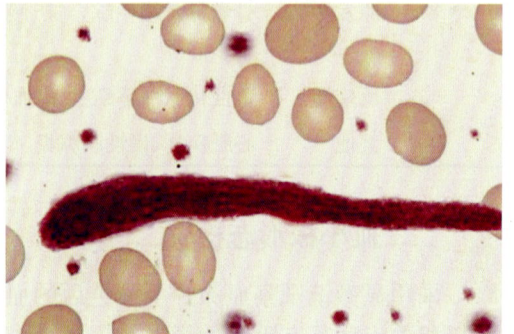

图 2-85　异常形态血小板

3. 聚集性和分布异常　血小板聚集、分布状态可间接反映其功能。聚集功能正常的血小板在非抗凝外周血涂片中常可见 3~5 个聚集成簇或成团，聚集与散在血小板之比约为 20：1。在 EDTA 抗凝血的血涂片中，可见血小板不聚集而呈散在分布或出现诱发的血小板聚集现象。

（1）血小板卫星现象（platelet satellitism）：即血小板黏附、围绕于中性粒细胞（或偶尔黏附于单核细胞）周围的现象（图 2-86），有时可见血小板吞噬现象（platelet phagocytosis）。血小板卫星现象偶见于 EDTA 抗凝血，因 EDTA 和免疫球蛋白相互作用、非特异性结合血小板所致，此时，血小板和中性粒细胞形态和功能均正常，只是被抗体包被的血小板与中性粒细胞结合。血小板卫星现象是血液分析仪血小板计数假性减少的原因之一。

（2）血小板片状聚集：特发性血小板增多症（essential thrombocythemia）和血小板增多的慢性粒细胞白血病，血小板可呈大片聚集，有时可多至油镜满视野（图 2-87）。EDTA 抗凝剂也可导致血小板聚集，其机制是由于在 EDTA 抗凝剂的前提下出现了免疫介导血液

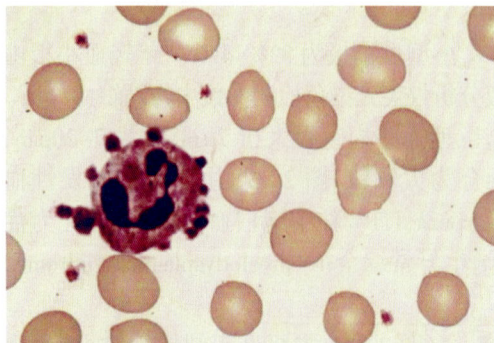

图 2-86　血小板卫星现象

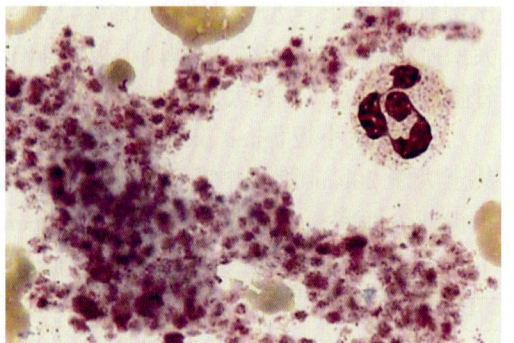

图 2-87　血小板聚集

中冷抗血小板自身抗体,使血小板相互发生凝集,导致血液分析仪血小板计数假性减少,称 EDTA 依赖的假性血小板减少(EDTA-dependent pseudothrombocytopenia)。

(3)血小板减少:再生障碍性贫血和特发性血小板减少性紫癜可见血小板数量减少,血小板聚集成团的情况明显减少。

(4)血小板不聚集:在未使用 EDTA 抗凝剂的血涂片上(血小板应该聚集),血小板因功能异常而散在分布,不出现聚集成团的现象。常见于血小板无力症。

(忽胜和)

本 章 小 结

血液一般检验是血液检验中最基础和最常用的检验项目,包括红细胞计数及形态检查、白细胞计数及形态检查和血小板计数及形态检查,血细胞比容测定、网织红细胞计数、红细胞沉降率测定也是临床常用血液检验项目。

手工法进行白细胞、红细胞以及血小板计数的原理相似,均采用稀释、抗凝、破坏不相关的细胞后,在显微镜下计数牛鲍计数板上一定范围内的细胞,然后换算而得。该法具有设备简单、费用低廉等优点,其缺点是费时费力,结果重复性较差,操作者的技术水平对结果影响较大,临床上已逐渐被血液分析仪所替代。但其作为显微计数的经典方法,常用于血液分析仪异常检查结果的复查。血红蛋白检测有多种方法,其中氰化高铁血红蛋白测定是 ICSH 推荐的参考方法,十二烷基硫酸钠法因其无毒而成为临床常用方法。血细胞的数量变化和血红蛋白测定分别对贫血、感染、血栓与止血等疾病的诊断、鉴别诊断和预后判断有重要临床意义。

红细胞、白细胞和血小板的形态检查有显微镜法和仪器法,显微镜法是血细胞形态检查的经典方法,血液分析仪法只能用于筛查,如有异常必须用显微镜法复查。病理情况下血细胞会发生多种形态改变,这些异常形态常具有重要临床意义。

网织红细胞计数的手工方法是通过活体染色后在显微镜下进行计数,设备要求不高,成本低,但其工作量大,实验误差大,Miller 窥盘计数法可显著减轻工作量,减低误差,为 ICSH 推荐方法。网织红细胞计数可用于判断骨髓红系造血情况,监测贫血治疗效果。红细胞沉降率测定有魏氏法和自动血沉仪法,影响红细胞沉降率的因素很多,因而其特异性不高,但对于风湿性疾病的辅助诊断和动态观察有一定的价值。

思考题

1. 显微镜法计数白细胞、红细胞和血小板的原理分别是什么?计数时分别应注意哪些问题?

2. 显微镜法进行白细胞分类计数时需要注意哪些问题?

3. 血红蛋白测定有哪些方法?各有何优缺点? ICSH 推荐的血红蛋白测定参考方法是什么?

4. 血细胞形态检查有哪些方法?显微镜法检查血细胞形态应注意哪些问题?

5. 红细胞、白细胞和血小板数量变化各有何临床意义?

6. 红细胞、白细胞和血小板各有哪些形态异常?有何临床意义?

7. 何为红细胞沉降率?其影响因素有哪些?

8. 何为网织红细胞?其检查方法有哪些?

第三章
血液分析仪检验

血液分析仪（hematology analyzer）又称为血细胞分析仪（blood cell analyzer），是临床上最常用的分析仪器之一，按白细胞分类结果的不同，可分为二分群、三分群及五分类仪器。按自动化程度可分为半自动、全自动及血液分析流水线。随着血液分析仪检测原理逐渐完善，检测技术不断创新，检测参数越来越多，还可通过散点图、直方图、报警信息等提示标本中是否存在异常形态细胞。将血细胞计数、推片染色、数字化细胞成像等组成血液分析流水线，减少人员操作，优化检验流程，提高检测效率和质量。血液分析仪的应用在疾病的筛查、诊断、治疗监测及预后评估中有重要作用。

第一节　血液分析仪检测原理

血液分析仪检测原理主要分为电学和光（化）学两类。其中电学又包括电阻抗法和射频电导法，光（化）学分为激光散射和分光光度法。

一、血液分析仪基本结构

不同厂家的血液分析仪原理不尽相同，但结构基本类似，主要由以下系统组成。

1. **机械系统**　机械系统包括机械装置（主要有进样针、分血器、稀释器、混匀器、定量装置等）和真空泵，用于样本的定量吸取、稀释、传送、混匀及将样本移入各检测单元。机械系统还具有清洗管道和排除废液的功能。

2. **电学系统**　电学系统包括主电源、电子元器件、控温装置、自动真空泵电子控制系统及仪器的自动监控、故障报警和排除等。

3. **血细胞检测系统**　常用的血细胞检测系统可分为电阻抗检测系统和流式光散射检测系统。一般由检测器、放大器、甄别器、阈值调节器、计数系统和自动补偿系统组成。其中流式光散射检测系统还包括流动室、液流驱动系统以及光路系统。

4. **血红蛋白检测系统**　由光源、透镜、滤光片、流动比色池及光电传感器等组成。

5. **计算机控制系统**　包括微处理器、储存器、输入/输出电路、外部设备（如显示器、键盘、磁盘、打印机等）等。

二、电阻抗法检测原理

(一) 检测系统

由检测器、放大器、甄别器、阈值调节器、计数系统和自动补偿系统组成。这类检测系统主要应用于白细胞"二分群""三分群"仪器中,根据血细胞电阻抗大小进行分群。

1. 检测器　由小孔管和内外部电极等组成。仪器配有两个小孔管,其中一个的微孔直径较小(约为 80μm),用于计数体积较小的红细胞和血小板;另一个的微孔直径略大(约为 100μm),用于计数体积较大的白细胞。

2. 放大器　将血细胞通过微孔产生的微伏级脉冲信号进行放大,以触发下一级电路。

3. 甄别器及阈值调节器　将初步检测的脉冲信号进行幅度甄别和整形,根据阈值调节器提供的参考幅度,经脉冲信号接收到特定的通道中,白细胞、红细胞、血小板先由各自的甄别器进行识别,然后分别计数。

4. 补偿装置　当两个或更多重叠的细胞同时进入孔径感应区内,导致检测的脉冲信号部分丢失,使计数结果较实际偏低,称为复合通道丢失或重叠损失。血液分析仪可对复合通道丢失进行自动校正,也称重叠校正,以保证结果的准确性。

(二) 检测原理

> **知识拓展**
>
> 库尔特电阻抗计数微粒子发明过程:1946 年,在芝加哥的地下室实验室里,华莱士 H. 库尔特和他的弟弟约瑟夫 R. 库尔特在显微镜下,让含有细胞的悬液流过一根毛细管,并用一条光束像统计列队行进的人数一样计数,但效果不理想。1947 年,他们发现血细胞是不良导体,将悬浮在溶液中的血细胞经过小孔,出现一个电压脉冲信号,通过统计脉冲数量来准确地对细胞进行计数。1949 年,他们提出了专利申请;1953 年,美国专利局授予其发明专利;1956 年,华莱士 H. 库尔特在论文中正式宣布了库尔特原理;1958 年,库尔特兄弟创立了库尔特电子公司;1959 年,根据库尔特原理生产出了一种商用的血细胞颗粒计数仪器。

电阻抗原理(principle of electrical impedance)是血液分析仪普遍采用的原理,又称为库尔特原理(Coulter principle):血细胞相对于等渗的电解质溶液(稀释液)而言为不良导体,当血细胞通过检测器微孔的孔径感应区时,使其内外电极之间的电阻瞬间增大,产生脉冲信号,脉冲信号的强弱反映细胞体积的大小,脉冲信号的多少反映细胞的数量,这些脉冲信号经过放大、甄别、阈值调节、整形、计数,完成对血细胞的计数和体积测定(图 3-1)。

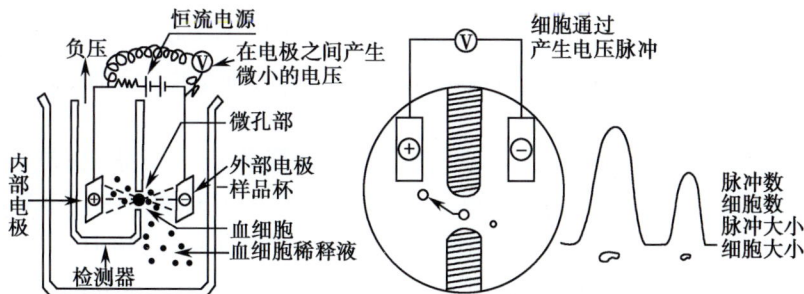

图 3-1　电阻抗原理示意图

1. 白细胞计数及分群原理

(1) 白细胞计数:在白细胞检测通道,仪器将血液稀释一定倍数,加入溶血素使红细胞溶解释放出血红蛋白,白细胞保留,采用电阻抗法计数白细胞。

(2) 白细胞分群:加入溶血素后,白细胞膜受损,细胞液渗出,胞膜紧裹在细胞核或残留的颗粒物质周围,发生体积变化。经溶血素处理后白细胞按体积大小分为3个群(表3-1)。仪器内的计算机自动将白细胞总数乘以各群白细胞的百分比,得到各群白细胞绝对值。

表 3-1　电阻抗法白细胞三分群的界定

细胞群	体积(fl)	主要细胞	溶血剂处理后细胞的特点
小细胞群	35~90	淋巴细胞	单个核细胞,无颗粒或偶有颗粒,细胞小
中间细胞群	90~160	单核细胞、嗜酸性粒细胞、嗜碱性粒细胞、幼稚细胞	单个核细胞或核分叶少,细胞中等大小
大细胞群	>160	中性粒细胞	核分叶多,颗粒多,细胞大

2. 红细胞、血小板计数及相关参数检测原理

(1) 红细胞和血小板计数:将血液经过适当倍数的稀释,红细胞和血小板共用一个检测通道,正常人红细胞和血小板体积有明显差异,计算机系统很容易将红细胞和血小板按体积大小区分计数(图3-2)。在病理情况下,红细胞和血小板体积大小出现交叉时,如大血小板的脉冲信号可能被误认为红细胞而计数;小红细胞的脉冲信号可能进入血小板通道,误认为血小板而计数,造成结果误差,血液分析仪采用浮动界标、鞘流技术、扫流技术、防返流挡板技术等可提高血小板计数的准确性。

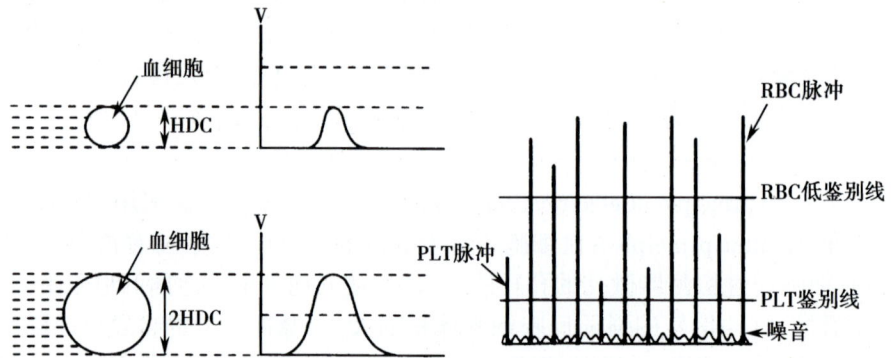

图 3-2　红细胞、血小板脉冲计数原理示意图

另外,由于正常血液中红细胞与白细胞的比例为500:1~750:1,白细胞因素可忽略不计。而病理状态下,如白细胞明显升高,同时又伴有贫血时,可使红细胞计数及其参数产生明显误差,必要时应校正。

(2) 红细胞其他参数:根据电阻抗原理和计算机计算系统,可获得红细胞其他相关参数:①HCT:采用脉冲高度叠加经换算得出,或根据MCV与RBC数相乘可获得;②MCV:用电阻抗法由仪器直接测定,或采用HCT除以RBC数可获得;③MCH及MCHC:由计算可获得,MCH=Hb/RBC,MCHC=Hb/HCT;④红细胞体积分布宽度(red blood cell volume distribution width,RDW):由血液分析仪测量红细胞体积后获得,当红细胞通过小孔的一

瞬间,计数电路得到相应大小的脉冲信号,不同大小的脉冲信号分别储存于不同通道,计算出相应的体积和细胞数,经统计处理得到 RDW 值。RDW 可用 RDW-CV 和 RDW-SD 两种方式表达。

(3) 血小板其他参数:根据电阻抗原理和计算机计算系统,可获得血小板其他相关参数:①平均血小板体积(mean platelet volume,MPV)及血小板体积分布宽度(platelet volume distribution width,PDW):用电阻抗法由仪器直接测定,原理与 MCV、RDW 相同;②血小板比容(plateletcrit,PCT):指单位体积血液中血小板所占容积的比值,测定原理与 HCT 相同,单个血小板通过计数微孔时,产生一个相应大小的脉冲,脉冲的高度代表单个血小板的体积,脉冲高度叠加,经换算即可得到 PCT。

三、射频电导法检测原理

射频(radio frequency,RF)是指每秒变化 >10 000 次的高频交流电磁波(射频电流),电导性即电的传导性能。高频电流能通过细胞膜,由于不同细胞的内部结构不同电导性也不同。射频电导法即用高频电磁探针检测细胞的电导性,提供细胞内部化学成分、胞核和胞质(核质比)、颗粒成分(大小、密度)等特征性信息进行细胞分类(图 3-3)。电导性特别有助于鉴别体积相同,但内部结构不同的细胞(或相似体积的颗粒),如淋巴细胞和嗜碱性粒细胞的直径均为 9~12μm,但在高频电流检测时,因两类细胞核质比例不同而出现不同的检测信号。射频电导法结合其他检测方法可用于血细胞的分类。

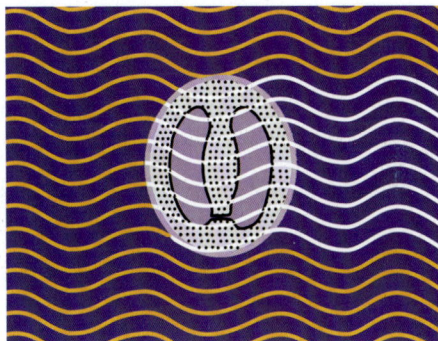

图 3-3 射频电导法检测原理示意图

四、分光光度法检测原理

主要用于血红蛋白测定。被稀释的血液中加入溶血剂后,红细胞溶解释放出血红蛋白,后者与溶血剂有关成分结合形成血红蛋白衍生物,进入血红蛋白检测系统,在特定波长(多为 530~550nm)下比色,吸光度值与所含血红蛋白含量呈正比,经仪器计算显示血红蛋白浓度。

不同厂家的血液分析仪使用的溶血剂配方不同,形成的血红蛋白衍生物不同,吸收光谱也有差异,但最大吸收峰都接近 540nm,常用的溶血剂和测定方法有 2 大类:①改良氰化高铁血红蛋白法:稀释液中含氰化物,与血红蛋白作用后形成氰化高铁血红蛋白,测定波长为 540nm;②非氰化高铁血红蛋白法:即稀释液中不含氰化物,如使用无毒的十二烷基磺酸钠(sodium lauryl salfate,SLS)与血红蛋白形成衍生物(SLS Hb),该衍生物最大吸收峰为 535nm。国际血液学标准化委员会(ICSH)推荐血红蛋白测定的参考方法为氰化高铁血红蛋白(HiCN)法,使用其他溶血剂的仪器校准须以 HiCN 法检测值为准。

五、流式细胞术 - 激光散射检测原理

(一) 检测系统

流式光散射检测系统由液路系统、光路系统和信号检测系统等组成。

1. **液路系统** 流动室是仪器的核心部位,由石英玻璃钢制成,在石英玻璃中央开一个很小的长方形孔,供单个细胞通过。鞘液在压力作用下流经专门的管道进入流动室,

同时,含有血细胞的悬液样品在大于鞘液的压力下经过另一特定管道进入流动室,两种液流在流动室会合。由于两种液流的压力不同而形成层流,样品流在中间,鞘液流在外围。样品流在鞘液的包绕下形成流体力学聚焦,使样品不会脱离液流的轴线方向,并且保证每个细胞通过激光照射区的时间相等,从而得到准确的光信号(图3-4)。

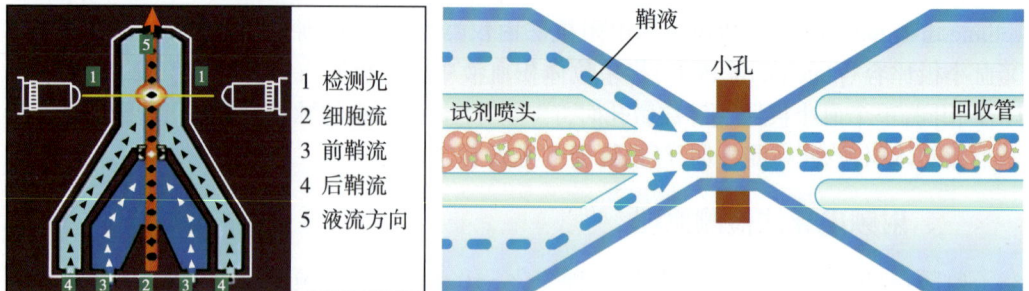

图 3-4　鞘流技术示意图

2. 光路系统　由光学激发系统和光学收集系统组成。

(1) 光学激发系统:由激光器及透镜组成。激光器常采用气体激光器(如氩离子激光器)或半导体激光器,它能产生单波长、高强度和高稳定的激光。透镜使激光器发出的激光束聚焦,形成稍大于细胞直径的光斑,使激光束固定于检测器上。样品流中的单个细胞经激光照射后产生不同角度的散射光,如低角度散射光即前向散射光(forward scatter,FSC)和高角度散射光即侧向散射光(side scatter,SSC),如在样品中加入核酸荧光染料后,经激光照射后还可产生荧光。

(2) 光学收集系统:由收集透镜、一系列光镜及滤光片组成。收集透镜收集激光激发后细胞发出的光信号,包括 FSC、SSC 及荧光信号。收集透镜收集 FSC 后,光信号直接被送至光电二极管转换成电流并记录。SSC 和荧光信号由收集透镜收集后,经过分色镜和滤光片改变光的方向后再进入不同的光电倍增管转换成电流并记录(图3-5)。

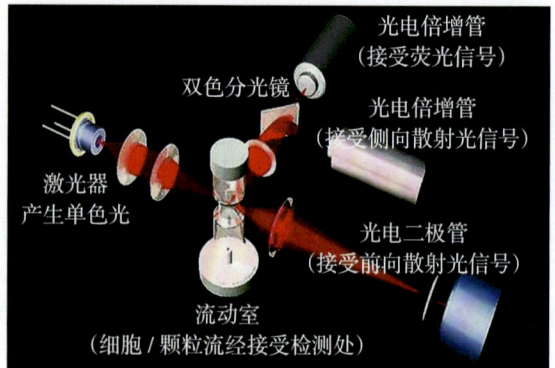

图 3-5　流式细胞术检测通道和光路系统

3. 信号检测系统　光电检测器将光信号转变成电脉冲信号,主要有光电二极管和光电倍增管,其中光电二极管用于检测信号较强的 FSC,光电倍增管用于检测信号较弱的 SSC 和荧光信号。通常情况下,需要将脉冲信号放大,才能被正确检测。脉冲信号是以电子脉冲或电子波的形式被计算机系统接收而进行分析的。计算机系统可根据电子波的高度、宽度或面积三个参数来反映光信号的大小,相对而言,面积更加正确。

(二) 检测原理

将稀释、染色后的细胞(或其他颗粒)悬液注入鞘液流中央,单个细胞沿着悬液和鞘液流两股液流整齐排列,以恒定流速定向通过石英毛细管。当细胞被激光照射后,细胞因体积大小、细胞成分、细胞核形状、染色情况等特性不同,可产生与细胞特征相应的各种角度的散射光(表3-2),通过信号检测器接收不同角度的散射光,来区分各种类型的细胞。

表 3-2　各种角度的散射光及其意义

散射光或荧光	意义
FSC	主要反映细胞的体积大小和数量
SCC	主要反映细胞内部颗粒、细胞核等复杂性
荧光	用于分析细胞内脱氧核糖核酸(DNA)和核糖核酸(RNA)的含量

用于血液分析仪检测的染料分为荧光染料和非荧光染料。荧光染料有:碱性槐黄、噻唑橙、噁嗪、聚亚甲基蓝和碘化丙啶等,主要用于核酸染色,被激光照射后产生荧光和散射光,荧光强度与细胞内的核酸含量呈正比。非荧光染料有:亚甲基蓝(用于核酸染色)、氯唑黑 E(用于单核细胞、嗜酸性粒细胞、中性粒细胞颗粒和白细胞的膜结构染色)和过氧化物酶等,经过染色的细胞随鞘液流经激光检测区时,被染色部分可发生光吸收现象,使光检测器接收到的散射光强度发生改变,从而区分细胞的种类。

流式细胞术 - 激光散射检测原理广泛应用于五分类血液分析仪中,将各种散射光和荧光信号进行综合分析,可准确对细胞计数和区分正常类型的细胞,在区分体积相同而类型不同的细胞特征时,比电阻抗法更准确。

六、联合检测原理

现代血液分析仪往往综合应用了电阻抗、激光散射、化学染色等多种原理,大大提高了细胞计数和分类计数的准确性。

(一) 白细胞五分类原理

1. 电阻抗 - 射频 - 细胞化学联合检测原理　综合应用电阻抗、射频、细胞化学染色技术,通过四个不同检测系统对白细胞、幼稚细胞进行分类和计数。

(1) 淋巴细胞、单核细胞和粒细胞检测通道:白细胞通过溶血剂处理后,形态变化不大,在小孔内外有直流和高频两个发射器,小孔周围有直流和射频两种电流,直流电测定细胞的大小和数量,射频测定核的大小和颗粒的多少,细胞通过小孔产生两个不同的脉冲信号,分别代表细胞的大小(DC)和核内颗粒的密度(RF),以 DC 为横坐标,RF 为纵坐标,将一个细胞定位于二维散射图上(图 3-6),淋巴细胞、单核细胞和粒细胞的大小、细胞质含量、核形及密度有较大差异,分布在细胞散点图的不同区域,通过计算机处理得出各区细胞的比例。

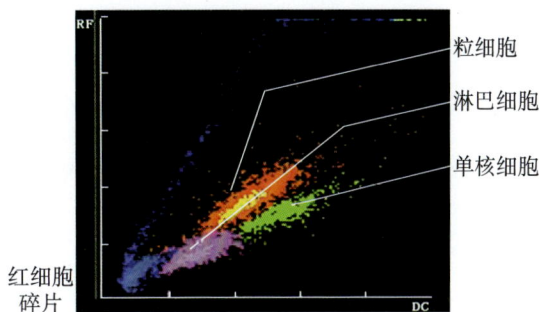

图 3-6　电阻抗与射频法白细胞分类散点图

(2) 嗜酸性粒细胞检测通道:将血液与特殊溶血剂混合,使除嗜酸性粒细胞以外的所有细胞被溶解或萎缩,含有完整嗜酸性粒细胞的悬液则通过检测器微孔时以电阻抗原理进行计数。

(3) 嗜碱性粒细胞检测通道:用特殊溶血剂将嗜碱性粒细胞以外的其他细胞溶解,用电阻抗原理计数完整的嗜碱性粒细胞数量。

(4) 幼稚细胞检测通道:幼稚细胞的细胞膜上脂质比成熟细胞少,在细胞悬液中加入硫化氨基酸,幼稚细胞因能结合较多硫化氨基酸而形态不受破坏,加入溶血剂后,通过电阻抗原理计数幼稚细胞(图 3-7)。

2. 电阻抗 - 多角度激光散射联合检测原理　用电阻抗法计数红细胞、血小板或某一

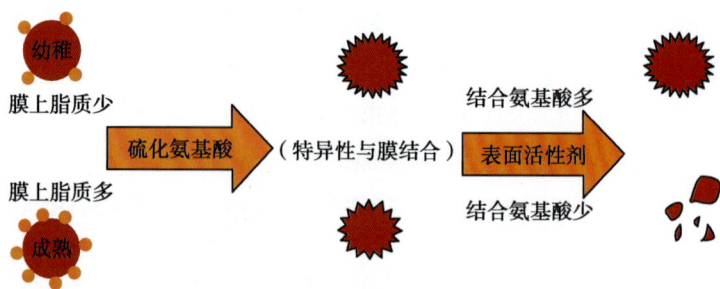

图 3-7　幼稚细胞检测原理示意图

类细胞。激光照射到同一个细胞上产生不同角度的散射光,测定不同角度散射光强度对白细胞进行分类。不同型号的仪器检测激光散射角度有一定差异,但基本原理相同。

(1) 多角度偏振光散射技术(multi angle polarite scatter separation,MAPSS):当单个细胞通过激光束时,从 4 个角度测定散射光信号强度(图 3-8):①前向角(0°)光散射,反映细胞的大小,同时测定细胞数量;②小角度(10°)光散射,反映细胞内部结构及核/质复杂性;③垂直角度(90°)光散射,反映细胞内颗粒和核分叶状况;④垂直角度(90°)消偏振光散射,区分嗜酸性粒细胞与其他粒细胞,因为嗜酸性颗粒可将垂直角度的偏振光消偏振而得以区分。

(2) 多角度散射光结合化学染色技术对白细胞进行分类

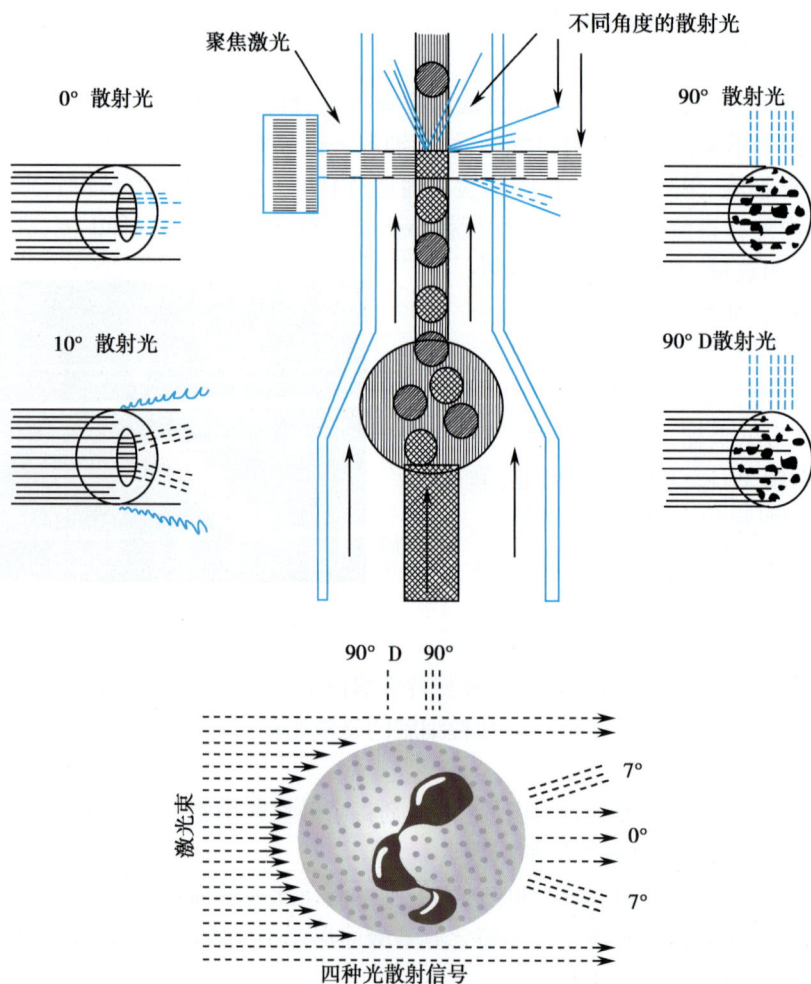

图 3-8　MAPSS 技术示意图

1）白细胞分类通道（differential count channel，DIFF 通道）：细胞悬液中加入表面活性剂和特殊的有机酸，前者溶解或破坏红细胞和血小板，并使白细胞膜上产生小孔，聚次甲基类染料进入白细胞内与核酸及细胞器结合，用特定波长激光激发，产生的荧光强度与细胞内核酸含量呈正相关。有机酸能与嗜酸性颗粒特异性结合，根据侧向散射光信号强度，把嗜酸性粒细胞从中性粒细胞内精确区分出来。依据侧向荧光和侧向散射光信号，从散点图上可获得白细胞四个亚群（淋巴细胞、单核细胞、嗜酸性粒细胞、中性粒细胞 + 嗜碱性粒细胞）（图 3-9）。

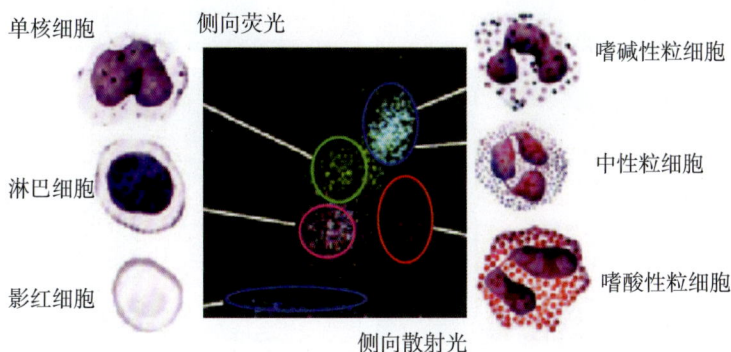

图 3-9　DIFF 通道白细胞分类示意图

2）WBC/BASO 通道：该通道细胞悬液加入表面活性剂作用于细胞后，红细胞和血小板变成影红细胞和影血小板，白细胞除嗜碱性粒细胞外均成为裸核白细胞。加入的酸性试剂可引起影红细胞、影血小板和裸核白细胞进一步溶解或皱缩，留下形态完整的嗜碱性粒细胞，根据前向散射光和侧向散射光信号，散点图上形成独立的嗜碱性粒细胞群体，可把嗜碱性粒细胞从其他白细胞中区分出来（图 3-10）。

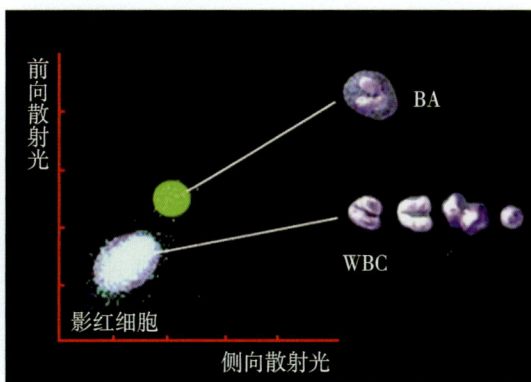

图 3-10　多角度散射光 WBC/BASO 散点图

3. 体积 - 电导 - 激光散射法联合

检测原理　综合应用体积（volume，V）、电导（conductivity，C）及激光散射（scatter，S）原理对白细胞进行分类。体积测量采用库尔特原理，用低频电流准确分析细胞体积，体积是区分白细胞亚群的一个重要的参数，可有效区分体积大小差异显著的淋巴细胞和单核细胞。采用高频电磁探针测量单个细胞，反映不同细胞内核质比例、细胞内化学成分等，从而区分体积相同而性质不同的两个细胞，如淋巴细胞和嗜碱性粒细胞。激光散射可对细胞内颗粒的构型和颗粒质量进行鉴别，细胞内较粗颗粒的光散射强度比细颗粒更强，可以区分出颗粒特性不同的细胞群体，如嗜酸性粒细胞、嗜碱性粒细胞与中性粒细胞。

在血液标本中加入特殊的试剂，溶解红细胞并使白细胞保持"接近原态"状态。在流式通道内运用流体动力聚焦技术，血细胞以最佳的单细胞排列，逐个、同时接受 VCS 三重检测（图 3-11）。每个样本检测 8192 个白细胞颗粒（网织红细胞分析时检测 30 000 个红细胞），接受 3 种独立的能量分析，每个细胞通过检测区域时，根据它的体积（y 轴）、电导性（z 轴）及光散射（x 轴）而被定义到三维散点图中的相应位置，不同类型的细胞在散点图上的位置形成了各自的细胞群落（图 3-12），通过计算机处理，得到 5 种白细胞的百分

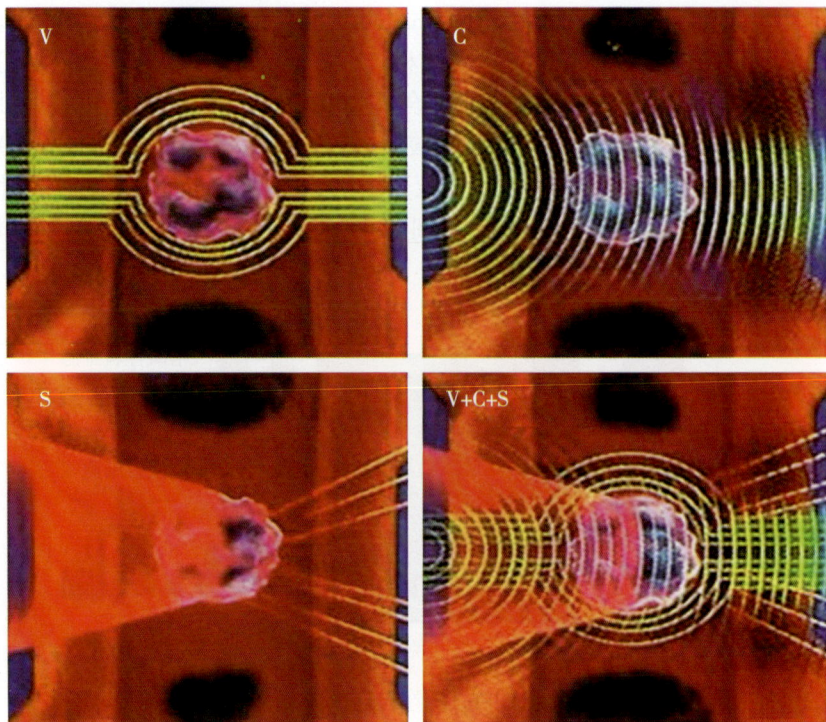

图 3-11　VCS 原理图

比例及绝对值。

4. 流式细胞术 - 细胞化学联合检测原理　不同血细胞内含有的化学物质不同，通过加入特殊的试剂，与细胞内化学物质作用，再结合激光散射与流式细胞术原理可对白细胞进行分类计数。常用的细胞化学染色包括过氧化物酶染色、荧光核酸染色及各种特殊试剂与细胞内物质的相互作用。

（1）激光散射与过氧化物酶检测通道：白细胞内过氧化物酶活性从强到弱依次为：嗜酸性粒细胞、中性粒细胞、单核细胞，淋巴细胞和嗜碱性粒细胞无过氧化物酶。细胞经过氧化物酶染色后，细胞质内

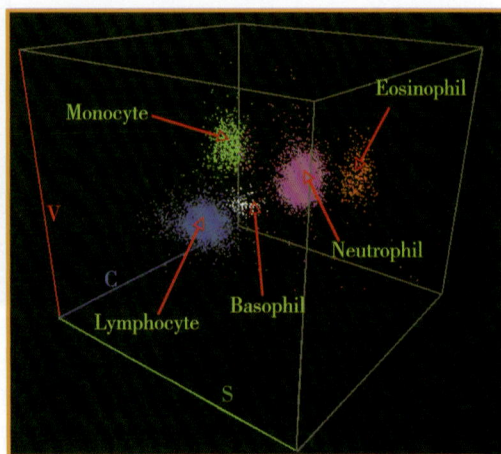

图 3-12　VCS 三维散点示意图

即出现不同程度的细胞化学反应结果。根据过氧化物酶反应强度及细胞体积大小将白细胞进行区分，以 x 轴反映过氧化物酶含量，y 轴反映细胞体积大小，在二维散点图上定位每个细胞（图 3-13），通过计算机统计处理获得白细胞的分类结果。

（2）嗜碱性粒细胞 / 分叶核细胞检测通道：该通道用于嗜碱性粒细胞计数和核分叶程度分析。当血液进入嗜碱性粒细胞检测通道时，血液与酸性表面活性剂反应，红细胞被溶解，嗜碱性粒细胞以外的其他白细胞膜均被破坏，仅剩裸核。激光照射到形态完整的嗜碱性粒细胞后会产生散射光，该散射光与入射光形成的夹角较大。其他细胞均为裸核无此现象，从而可以把嗜碱性粒细胞从其他白细胞区分开来（图 3-14）。

（二）网织红细胞计数原理

采用荧光染料（如吖啶橙、哌若宁 -Y、噻唑橙、碱性槐黄 O 等）或非荧光染料（新亚甲蓝）

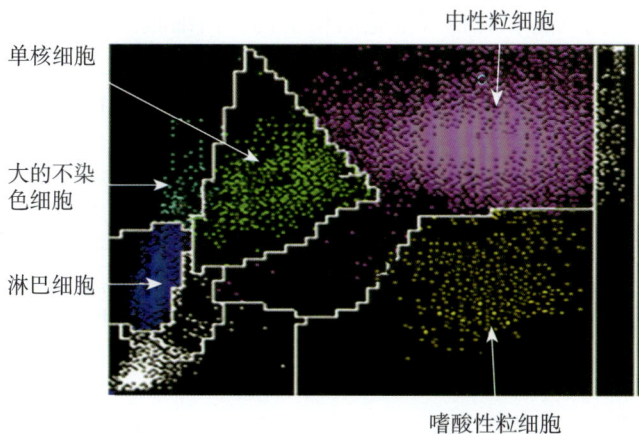

图 3-13 Perox 细胞散点图

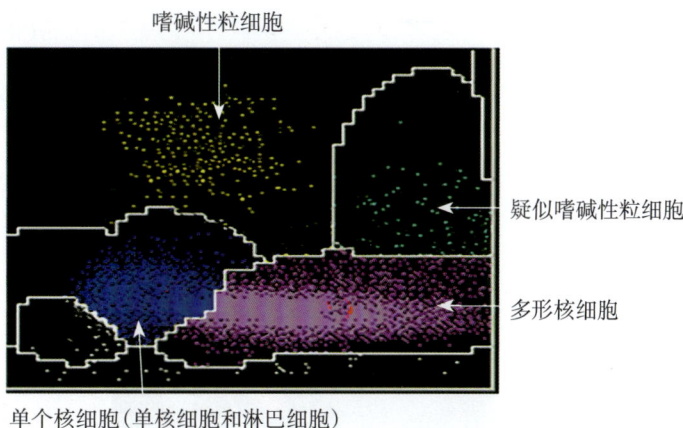

图 3-14 Baso 细胞散点图

结合网织红细胞内的 RNA,经激光照射产生光散射,染色的 RNA 产生散射荧光或产生光吸收,根据光散射信号或吸光度值对网织红细胞计数。

由于网织红细胞成熟度不同,其所含 RNA 含量不同,结合荧光染料的能力有差异,产生荧光强度也不同,可将网织红细胞分为低荧光强度网织红细胞(low fluorescent reticulocyte,LFR)、中等荧光强度网织红细胞(middle fluorescent reticulocyte,MFR)和高荧光强度网织红细胞(high fluorescent reticulocyte,HFR)三类。以此反映网织红细胞的成熟度。越早期的网织红细胞显示荧光越强,完全成熟红细胞没有荧光。

同时测量激发的荧光强度(反映细胞内 RNA 的含量)和前向散射光强度(反映细胞大小),分别作为 X 轴和 Y 轴两个变量描记二维坐标散点图(图 3-15),由此坐标区分出标本中 PLT、RBC 和 RET 的区域。

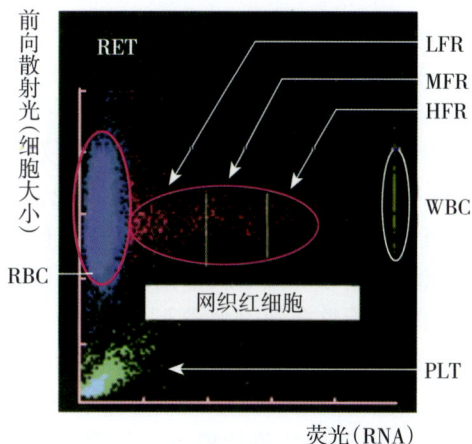

图 3-15 网织红细胞检测散点图

(三) 有核红细胞计数原理

在血液标本中加入专用试剂,使成熟红细胞溶解又可保持有核红细胞的核结构,同时保持白细胞形态,试剂中含有的荧光染料渗透进入白细胞膜内,将白细胞和有核红细胞的核染色。白细胞核较大,荧光强度高;有核红细胞核较小,荧光强度较弱;成熟红细胞无细胞核,被溶解,荧光强度极低(图 3-16)。根据荧光强度的差异及前向散射光信号的强弱(反映细胞体积大小),可将有核红细胞从其他细胞群中区分出来(图 3-17)。

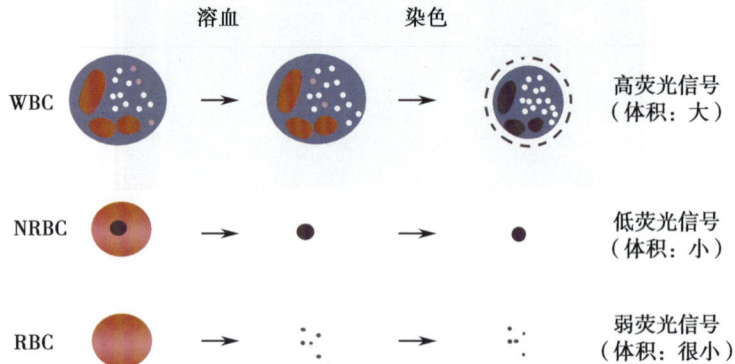

图 3-16   血细胞在特定试剂作用后形态和荧光信号的改变

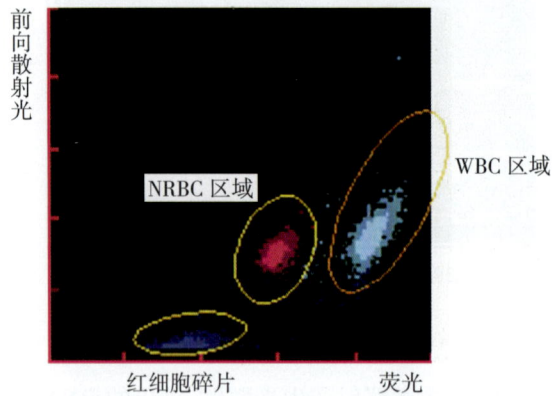

图 3-17   有核红细胞检测散点图

七、血液分析仪检测流程

全自动和半自动血液分析仪的检测流程大致相同,图 3-18 显示某类型的全自动血液分析仪检测大致流程。

八、血液分析流水线

血液分析流水线包括血液分析仪、自动推染片机、数字式细胞图像分析仪及试管管理系统等模块,通过轨道连成流水线,将血液标本的分类归档、血涂片的制备与染色、血细胞计数、血细胞图像分析等操作进行系统性地整合,优化了检验流程,提高了血液分析的质量和效率。流水线根据需要还可以扩展,将快速 C 反应蛋白仪、糖化血红蛋白仪、流式细胞仪等整合到流水线上。

1. **全自动试管管理模块**   在标本检测前对标本进行自动分拣、排序、编号;检测中优化涂片、复检流程;检测后对标本进行分类归档、自动检索。

2. **自动涂片染片模块**   仪器根据血细胞比容的高低自动调节推片的速度和角度,制备成一张舌状、头、体、尾分明、光滑的血涂片。使用内置条码打印机,直接在载玻片上

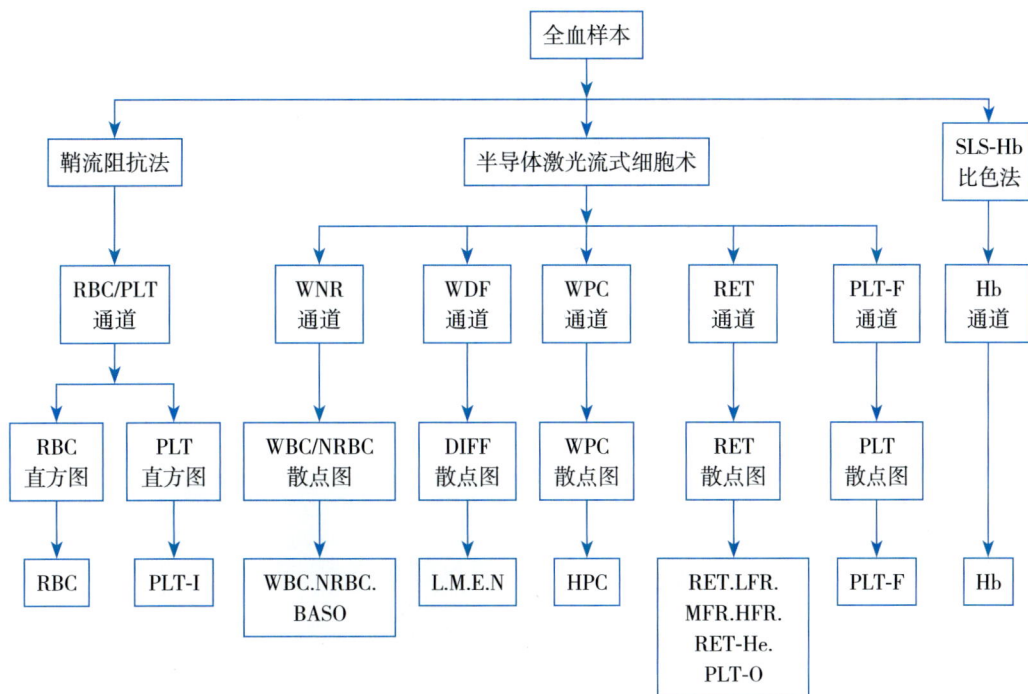

图 3-18　血液分析仪检测流程图

打印待检者姓名、病历号、标本编号等信息。然后将干燥的血涂片进行自动染色。

3. **血液分析仪模块**　根据标本的多少配置合理的血液分析仪数量,使用多台血液分析仪时,标本会自动分配到不同的仪器上检测,在线自动复检,还可以对复检率、人员差异化进行分析,优化检验流程,提高检验质量和效率。

4. **数字式细胞图像分析模块**　主要包括系统电脑和玻片扫描装置,通过自动调焦显微镜、CCD 数码彩色照相机、浸镜用油装置、自动片盒传送单元、图像采集和分析软件控制单元等对外周血液细胞进行预分类,对不能识别的细胞提示人工确认,起到血细胞形态自动化检查和确认细胞计数结果的作用。其简要操作程序为:血细胞涂片制备与染色→定位单细胞层→自动聚焦→细胞切割→通过人工神经网络技术,对细胞信息进行处理分析和判断→预分类血细胞,估算血小板数量,不能识别的细胞系统自动提示→人工复核。

九、血液分析仪应用的一些"特殊"技术

血液分析仪为了保证计数结果的准确性,不同厂家的仪器应用了一些特殊的技术,下面列举一些主要技术。

1. **重叠校正**　受细胞悬液浓度的影响,一个以上的细胞同时进入小孔检测感应区时,仪器可能得到错误的脉冲信号,使细胞数假性降低,进而影响多项参数的结果。采用重叠校正技术可以减低这一影响。重叠细胞的发生频率与细胞悬液的浓度呈正比,与孔径和流速也有关,通过仪器的逻辑电路校正这种重叠情况,保证结果的准确性。

2. **三次计数表决**　血液分析仪在计数细胞时,同时计数三次,微处理器对三次计数结果进行分析和表决,若三次结果都在限定范围内,取均值报告;若一次结果在限定的范围之外,统计其余两次计数结果的均值;若两次结果在限定范围之外,所有三次结果被否决,应重新进行计数。通过这种方式,以排除噪声、气泡、漂移、堵孔等因素的影响。

3. **扫流技术**　由于红细胞和血小板在同一个计数池内计数,红细胞经过小孔若发

生回流,只要稍微触及小孔感应区,电极就可能产生相当于血小板大小的小脉冲信号,导致血小板计数结果假性增多。扫流技术是在红细胞计数小孔的后面有一个稳定的液流通过,使计数后的红细胞立即被冲走,防止回流到感应区影响血小板计数。

4. 浮动界标　使用电阻抗法计数红细胞和血小板时,以细胞体积大小作为区分细胞的依据,在正常情况下,红细胞和血小板体积相差较大,可以得到正确的结果。但在某些病理情况下,如大血小板体积超过一定程度,被计入红细胞内,导致血小板计数结果偏低;若红细胞体积偏小,则可能被计入血小板,使血小板计数结果偏高。为了计数的准确性,血液分析仪自动在5~35fl之间寻找直方图的最低点,作为红细胞和血小板的界限,可使所计数的数值符合实际情况(图3-19)。

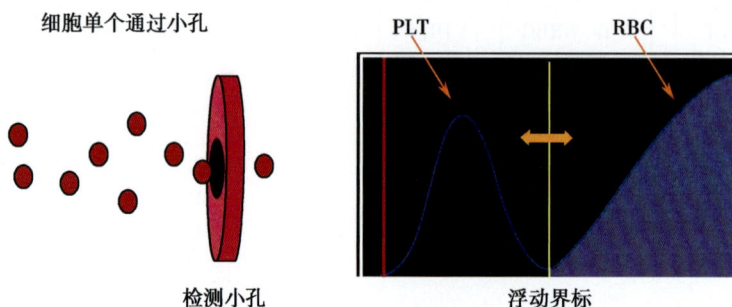

图3-19　红细胞和血小板体积浮动界标示意图

5. 拟合曲线　血小板计数时,为了排除电子噪声、杂质、小红细胞及其他细胞对血小板计数的干扰,在2~20fl范围内计数血小板,再根据正常人血小板体积分布特点,通过0~70fl的电子拟合曲线(图3-20),将没有被直接计数的大血小板被计入,又可减少小红细胞等的干扰。

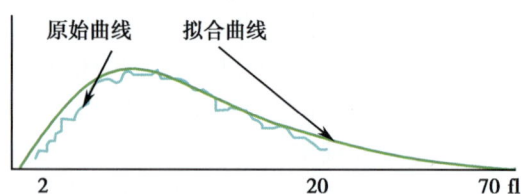

图3-20　血小板计数拟合曲线示意图

6. 燃烧电路及高压反冲技术　小孔堵塞是血液分析仪最常见的故障,堵塞的小孔可影响脉冲信号的大小,导致细胞体积和计数结果不准确。采用燃烧电路技术,对每一个标本计数后使小孔局部电压升高,灼烧计数孔以达到清洁的目的,还可以在小孔内侧增加压力,将小孔用高压水流进行反冲,使小孔周围的蛋白质冲洗干净。

7. 延时计数　当标本中的血小板计数结果明显降低时,仪器自动再进行延时计数,计数更多的细胞,保证相当的统计量,减少统计学误差,可提高血小板计数结果和体积分布直方图的准确性。

8. 鞘流技术　为了避免血细胞从小孔边缘处流过或湍流、涡流的影响,使用鞘流技术,细胞悬液从毛细管喷嘴中喷出,同时与四周流出的鞘液一起流过敏感区,保证细胞悬液在中间形成单个排列的细胞流,周围被鞘液围绕。

9. 脉冲编辑　由于计数孔直径明显大于细胞体积,计数过程中当细胞通过小孔的感应区时,不会所有的细胞都在中心区通过。对于相同体积的细胞来讲,从中心区通过的细胞产生的脉冲信号与偏心通过的细胞引发的脉冲信号是不同的,采用脉冲编辑技术来修正这种影响,以得到正确的细胞计数及体积测定结果。

10. 高精度体积分析　为了达到细胞体积分析的高分辨率和高精确度,应设定一定量的体积分析通道,通道的数量越多,体积分析越准确。一般血液分析仪设立256个通道分析白细胞体积、256 个通道分析红细胞体积、64 个通道分析血小板体积。不同厂家的仪器对每种细胞体积定义的范围不同,每一通道的大小也不同,测定出的正常细胞体积分布直方图不完全相同,但病理条件下的变化趋势是一致的。

11. 热敏电阻　在白细胞计数时需加入季铵盐类作为溶血剂,当温度降低时,季铵盐类可析出微小结晶,降低溶血效果并易产生堵孔现象。在测试系统中,安装热敏元件监控温度,当测试池温度低于 18℃时,可报警提示,防止低温对试剂的影响。

12. 双通道白细胞计数　血液分析仪常采用电阻抗和激光散射两种方法进行白细胞计数,正常血标本两种方法测定结果是一致的,但病理情况下可能出现差异,两种方法相互补充,可提高白细胞计数的准确性。

13. 确保血红蛋白测定准确的技术　血液分析仪采用分光光度法测定血红蛋白浓度,标本通过溶血剂处理后测定血红蛋白的衍生物,当标本中存在大量白细胞时,使溶血液的透明度降低,造成血红蛋白浓度假性升高。通过计算机程序对高白细胞计数的标本血红蛋白结果进行重新校正;有的仪器增加一个检测通道,在血红蛋白测定通道中加入特殊的溶血剂,不仅使红细胞完全溶解,而且在短时间内使白细胞核也溶解,以减少溶血液的浑浊度。

14. 管道和进样针的自动清洗　进样针吸入全血标本后,自动用稀释液冲洗针的外壁,将多余的血液冲洗掉。当检测完一个标本后,自动进行管道和进样针内侧的清洗,减少携带污染,确保结果的准确性。

15. 故障自检功能　血液分析仪开机后进行自检,对仪器的压力系统、液流系统、电子系统及试剂储存量等进行检查,全部合格后方可进行检测。仪器在工作中出现故障,也可通过自检功能发现故障的可能系统、部位及原因,便于查找故障原因,及时采取处理措施。

(王小林)

第二节　血液分析仪检测参数、细胞分布图和报警

血液分析仪检测标本后,结果显示通常有数据、图形和报警等 3 种形式。血液分析仪的检测参数主要包括白细胞、红细胞和血小板系列参数。血液分析仪除了给出量化参数外,还可显示相应细胞分布图形,如直方图和散点图。此外还有符号或文字等报警信息。

一、检测参数

血液分析仪检测参数分为可报告参数和研究参数两类。可报告参数是指经国家认可或美国 FDA 批准可用于临床报告的血液分析仪参数。研究参数是随着检验原理、技术发展和临床应用证据的建立,研究中参数有可能转为临床应用参数,不同厂家或同一厂家在不同国家研究参数和可报告参数不尽相同。不同类型血液分析仪参数不尽相同。

(一)白细胞相关参数及临床意义

1. 白细胞相关参数　见表 3-3。

2. 临床意义　白细胞计数、白细胞分类计数临床意义见第二章第一节白细胞检查。

(1)未成熟粒细胞(IG):未成熟粒细胞主要包括早幼粒细胞、中幼粒细胞、晚幼粒细胞和杆状核粒细胞。IG 检出可有效避免早期白血病的漏检,同时研究表明,感染或细菌血培养阳性患者的 IG 明显高于未感染或血培养阴性的患者,当 IG 计数 >3% 时,被认为是诊断脓血症的特异性指标。

表 3-3 血液分析仪白细胞检测参数

参数	英文全称	缩写	单位
白细胞计数	white blood cell count/concentration	WBC	$\times 10^9/L$
中间细胞群计数	middle cell count	MID#	$\times 10^9/L$
中间细胞群百分率	middle cell percent	MID%	%
淋巴细胞群计数	lymphocyte count	LYM#	$\times 10^9/L$
淋巴细胞群百分率	lymphocyte percent	LYM%	%
粒细胞群计数	granulocyte count	GRAN#	$\times 10^9/L$
粒细胞群百分率	granulocyte percent	GRAN%	%
单核细胞计数	monocyte count/absolute concentration	MONO#	$\times 10^9/L$
单核细胞百分率	monocyte percentage of WBC's	MONO%	%
淋巴细胞计数	lymphocyte count/absolute concentration	LYMPH#	$\times 10^9/L$
淋巴细胞百分率	lymphocyte percentage of WBC's	LYMPH%	%
中性粒细胞计数	neutrophil count/absolute concentration	NEUT#	$\times 10^9/L$
中性粒细胞百分率	neutrophil percentage of WBC's	NEUT%	%
嗜酸性粒细胞计数	eosinophil count/absolute concentration	EO#	$\times 10^9/L$
嗜酸性粒细胞百分率	eosinophil percentage of WBC's	EO%	%
嗜碱性粒细胞计数	basophil count/absolute concentration	BASO#	$\times 10^9/L$
嗜碱性粒细胞百分率	basophil percentage of WBC's	BASO%	%
未成熟粒细胞计数 *	immature granulocyte absolute count	IG#	$\times 10^9/L$
未成熟粒细胞百分率 *	immature granulocyte percent	IG%	%
未染色大细胞计数	large unstained cell count	LUC#	$\times 10^9/L$
未染色大细胞百分率	large unstained cell percent	LUC%	%
造血祖细胞计数 *	hematopoietic progenitor cell absolute count	HPC#	$\times 10^9/L$
造血祖细胞百分率 *	hematopoietic progenitor cell percent	HPC%	%

* 为研究参数

(2) 未染色大细胞(LUC):LUC 主要是一类体积大于正常淋巴细胞,并且不含有过氧化物酶活性的异常细胞,包括异型淋巴细胞、浆细胞和原始细胞等。LUC 增多主要见于感染、免疫性疾病、白血病等。

(3) 造血祖细胞(HPC):该参数与 CD34$^+$ 细胞间有很好的相关性。外周血造血祖细胞的快速检测为外周血造血祖细胞最佳采集时机提供信息。

(二) 红细胞相关参数及临床意义

1. **有关红细胞检测参数** 主要见表 3-4。

2. **临床意义** 红细胞检测参数的临床意义见第二章第二节红细胞检查。

(1) 红细胞分布宽度(RDW):RDW 是反映红细胞体积大小变异性的参数,通常采用 RDW-CV 和 RDW-SD 表示。

1) 用于贫血的形态学分类:Bassmen 于 1983 年提出将 MCV 和 RDW 两个参数相结合作为贫血的分类依据,将贫血分为以下 6 类(表 3-5),此法比 Wintrobe 分类法更加细化,结合了红细胞大小均一性的特征,更利于贫血的诊断和鉴别诊断。

表 3-4 血液分析仪红细胞检测参数

参数	英文全称	缩写	单位
红细胞计数	red blood cell count	RBC	$\times 10^{12}/L$
血红蛋白浓度	hemoglobin concentration	Hb	g/L
血细胞比容	hematocrit	HCT	%
平均红细胞体积	mean cell/corpuscular volume	MCV	fl
平均红细胞血红蛋白含量	mean cell/corpuscular hemoglobin	MCH	pg
平均红细胞血红蛋白浓度	mean cell/corpuscular hemoglobin concentration	MCHC	g/L
红细胞体积分布宽度 -SD 值	red cell volume distribution width-SD	RDW-SD	fl
红细胞体积分布宽度 -CV 值	red cell volume distribution width-CV	RDW-CV	%
有核红细胞计数	nucleated red blood cell count	NRBC#	$\times 10^9/L$
有核红细胞百分率	nucleated red blood cell percent	NRBC%	%
红细胞血红蛋白分布宽度 *	hemoglobin concentration distribution width	HDW	g/L
平均球形红细胞体积 *	mean sphered cell volume	MSCV	fl
小红细胞贫血因子 *	microcytic anemia factor	MAF	%
红细胞体积因子 *	red cell size factor	RSF	fl
低血红蛋白密度 *	low hemoglobin density	LHD	%

* 为研究参数

表 3-5 贫血的 RDW 和 MCV 分类

贫血类型	MCV	RDW	常见疾病
小细胞均一性贫血	减低	正常	轻型 β 珠蛋白生成障碍性贫血、慢性病贫血
小细胞非均一性贫血	减低	升高	缺铁性贫血、HbS 病
正细胞均一性贫血	正常	正常	急性失血、某些慢性病、骨髓浸润、部分再生障碍性贫血、溶血
正细胞非均一性贫血	正常	升高	早期缺铁性贫血、部分铁粒幼细胞性贫血
大细胞均一性贫血	升高	正常	骨髓增生异常综合征、部分再生障碍性贫血
大细胞非均一性贫血	升高	升高	溶血性贫血、巨幼细胞性贫血

2）有助于缺铁性贫血的早期诊断：临床上缺铁可分为储存铁缺乏期、缺铁性红细胞生成期及缺铁性贫血期三个阶段。在储存铁缺乏期 RDW 就可以升高，从贮存铁缺乏开始到 MCV、RDW 明显变化，红细胞形态发生了质的变化，小细胞低色素性红细胞逐渐增多。由于红细胞生存期较长，Hb 下降有滞后效应，因此 RDW 可作为缺铁性贫血的初筛指标。

3）用于缺铁性贫血和轻型 β 珠蛋白生成障碍性贫血的鉴别 缺铁性贫血和珠蛋白生成障碍性贫血都属于小细胞低色素性贫血。缺铁性贫血病人的 RDW 一般会增高，而轻型 β 珠蛋白生成障碍性贫血病人的 RDW 值一般正常，因此，RDW 值可作为两者鉴别诊断的参考指标。

（2）有核红细胞（NRBC）：除了新生儿、胎儿外健康人有核红细胞不出现在外周血中。增多主要可见于增生性贫血、红白血病、恶性贫血等。

（3）红细胞血红蛋白分布宽度（HDW）：是反映红细胞内血红蛋白含量异质性的参数，

用单个红细胞内血红蛋白含量的标准差来表示,对贫血的诊断和鉴别诊断具有一定意义 (表3-6)。

表3-6 HDW的临床意义

HDW	RDW	MCV	临床意义
增高	增高	减低	缺铁性贫血
增高	正常	减低	轻型β-珠蛋白生成障碍性贫血
增高	增高	增高	溶血性贫血
明显增高	明显增高	减低	遗传性球形红细胞增多症

(4) 平均球形红细胞体积(MSCV):可用于筛查小球形红细胞,结合有关试验可鉴别遗传性球形红细胞增多症或自身免疫性溶血性贫血。

(5) 小红细胞贫血因子(MAF):由红细胞大小和血红蛋白含量得出的参数,对小红细胞贫血分类有一定价值。MAF可作为血液透析患者促红细胞生成素治疗反应良好的预测指标。

(6) 红细胞体积因子(RSF):RSF能实时提供红系有效铁供给的数据,可用于鉴别慢性炎症性贫血和缺铁性贫血以及监测促红细胞生成素的治疗反应。

(7) 低血红蛋白密度(LHD):当患者铁供给不足时,新的红细胞生成不够,导致血红蛋白着色不足,而短期表现血红蛋白并没有受影响,LHD%可帮助区分患者隐藏的缺铁症状。

(三) 网织红细胞相关参数及临床意义

1. 网织红细胞相关参数 见表3-7。

表3-7 血液分析仪网织红细胞检测参数

参数	英文全称	缩写	单位
网织红细胞计数	reticulocyte count/concentration	RET#	$\times 10^9$/L
网织红细胞百分比	reticulocyte count percentage	RET%	%
低荧光强度网织红细胞比值 *	low fluorescence ratio	LFR	%
中荧光强度网织红细胞比值 *	middle fluorescence ratio	MFR	%
高荧光强度网织红细胞比值 *	high fluorescence ratio	HFR	%
网织红细胞成熟指数	reticulocyte maturation index	RMI	%
未成熟网织红细胞比值	immature reticulocyte fraction	IRF	%,
网织红细胞血红蛋白含量 *	reticulocyte hemoglobin equivalent	RET-He	pg
网织红细胞平均血红蛋白量 *	cellular hemoglobin in reticulocytes	CHr	pg
平均网织红细胞体积 *	Mean reticulocyte volume	MRV	fl

＊为研究参数

2. 临床意义 网织红细胞计数及网织红细胞百分比临床意义见网织红细胞计数。

(1) 网织红细胞成熟指数(RMI):RMI=(MFR+HFR)/LFR×100%,RMI是骨髓红细胞造血功能的标志,对评价骨髓移植后造血功能恢复情况和促红细胞生成素疗效,以及监测放化疗对骨髓的抑制作用具有较高灵敏度。RMI升高早于Ret计数,在较严重的急性失血,未成熟网织红细胞在5~8小时后增高,而Ret计数在2天内不会明显增高。

1) RMI增高:RMI增高常与骨髓移植、慢性溶血、近期出血或化学治疗反应相关,可见于溶血性贫血、ITP、慢性淋巴细胞白血病和某些急性白血病等。

2）RMI 减低：RMI 减低提示骨髓衰竭和造血无效；RMI 太低与 Ret 计数有关，见于 Ret 成熟延迟，如珠蛋白生成障碍性贫血、慢性肾衰竭、恶性贫血和骨髓增生异常综合征。

（2）未成熟网织红细胞比值（IRF）：IRF 为（MFR+HFR）与总网织红细胞的比值，临床意义与 RMI 接近，是评价红系增生活性有价值的指标。IRF 可以辅助贫血疾病的分类和监测骨髓恢复及贫血治疗的情况。

（3）网织红细胞血红蛋白含量（RET-He）和网织红细胞平均血红蛋白量（CHr）：RET-He 是与网织红细胞质量有关的参数，CHr 是网织红细胞内血红蛋白含量，直接反映新生红细胞中血红蛋白合成水平。两者都是诊断铁缺乏的新指标，通常功能性缺铁患者 RET-HE 和 CHr 可减低。

（4）平均网织红细胞体积（MRV）：用于测量网织红细胞的平均大小，MRV 是观察促红细胞生成素疗效的一个稳定且较灵敏的指标。

（四）血小板相关参数及临床意义

1. 血小板相关参数　见表 3-8。

表 3-8　血液分析仪血小板检测参数

参数	英文全称	缩写	单位
血小板计数	platelet concenteation	PLT	×10^9/L
血小板计数（网织红通道）	platelet concentration-optical method	PLT-O	×10^9/L
血小板计数（PLT-F 通道）	platelet concentration-fluorescent method	PLT-F	×10^9/L
血小板平均体积	mean platelet volume	MPV	fl
血小板比容	plateletcrit	PCT	%
血小板体积分布宽度	platelet volume distribution width	PDW	%
大血小板比率	platelet larger cell ratio	P-LCR	%
幼稚血小板比率 *	immature platelet fraction	IPF	%
平均血小板内容物浓度 *	Mean platelet component	MPC	

＊为研究参数

2. 临床意义　血小板计数临床意义见第二章第三节血小板检查。

（1）血小板平均体积（MPV）：是指外周血中血小板体积的平均值。可用于鉴别血小板减低的病因（表 3-9）及评估骨髓造血功能恢复情况。骨髓功能恢复时，首先 MPV 增高，然后血小板数量逐渐增多。MPV 越小，骨髓受抑制越严重，如 MPV 和血小板持续减低，为骨髓造血衰竭征兆。

表 3-9　不同病因血小板减低中 MPV 的变化

MPV	血小板减低
正常或增高	骨髓增生功能良好而外周血小板破坏过多导致的血小板减低性疾病，如原发性免疫性血小板减少症、脾功能亢进、系统性红斑狼疮等
正常或减低	再生障碍性贫血
减低	骨髓病变引起的血小板减低如急性白血病、艾滋病等

（2）血小板比容（PCT）：PCT 增高见于反应性及原发性血小板增多症、慢性粒细胞白血病早期等。PCT 减低见于再生障碍性贫血、化疗后及血小板减少症时。

（3）血小板分布宽度（PDW）：是反映血小板体积大小变异性的参数。PDW 增高主要见于原发性血小板增多症、ITP、慢性粒细胞白血病、反应性血小板增多症、巨幼细胞性贫血、脾切除术后等；PDW 减低主要见于再生障碍性贫血。MPV 与 PDW 联合检测的临床意义见表 3-10。

表 3-10　MPV 与 PDW 检测的临床意义

PDW	MPV	临床意义
增高	正常	原发性血小板增多症、反应性血小板增多症
减低	减低	巨幼细胞性贫血
增高	增高	粒细胞白血病、特发性血小板减少性紫癜
减低	增高	再生障碍性贫血

（4）大血小板比率（P-LCR）：P-LCR 与 MPV 和 PDW 具有相关性，初生的血小板体积较大，黏附能力强，易于聚集和发生释放反应，有很强的止血和凝血功能。P-LCR 增高见于免疫性血小板减少、慢性出血、血小板增多症、感染等。

（5）幼稚血小板比率（IPF）：是反映血小板群体中尚未成熟的部分，与骨髓血小板生成活性相关。和网织红细胞计数相似，在循环中定量的未成熟血小板比例可作为骨髓造血活跃程度的一个指数。IPF 在血小板减少性疾病的鉴别诊断中具有临床意义，如因骨髓血小板生成减少，IPF 则减低；如因周围血小板破坏或消耗增加，IPF 则增加。

（6）平均血小板密度（MPC）：是检测血小板内容物浓度的指标，可准确地反映血小板因激活而出现的脱颗粒现象。MPC 是简便、快捷又经济的血小板激活指标。

（五）体液标本相关参数及临床意义

某些血液分析具有体液标本细胞计数功能，常见的参数见表 3-11，临床意义见体液标本检查。

表 3-11　血液分析仪体液标本检测参数

参数	英文全称	缩写	单位
红细胞数	red blood cell count-body fluid	RBC-BF	/L
白细胞数	white blood cell count-body fluid	WBC-BF	/L
单个核细胞百分比	mononuclear cell percent	MN%	%
单个核细胞计数	mononuclear cell count	MN#	/L
多形核细胞百分比	polymorphonuclear cell percent	PMN%	%
多形核细胞绝计数	polymorphonucl cell count	PMN#	/L

二、细胞分布图

血液分析仪在检测血细胞时，除了给出量化指标外，还可显示相应细胞分布直方图和（或）散点图。细胞分布图不仅能直观的反映各类细胞比例的变化或出现异常血细胞等，而且可以提示是否存在冷球蛋白、血小板聚集及血细胞碎片等的干扰。图形的一些提示信息还有利于检验人员做好质量控制和仪器性能维护。

（一）直方图及临床应用

血细胞直方图（histogram）是用于表示细胞群体分布情况的曲线图形，横坐标为血细胞体积，纵坐标为不同体积细胞的相对频率。不同类型仪器设置的参数和应用的试剂不同,即使是同一份标本,其血细胞直方图也有差异。细胞直方图不仅可提供直观的细胞大小分布情况,也有利于监控仪器工作状态、检测结果的可靠性和筛选需复查标本。

1. 白细胞直方图 电阻抗血液分析仪分析白细胞时,在35~450fl范围内,将白细胞主要分为3群。从白细胞直方图的变化可分析血液中白细胞群体的变化,但需注意不同类型白细胞的增多或减少可使直方图产生相似的变化,异常的直方图只是粗略判断细胞比例变化或有无异常细胞,应在显微镜检查中注意这些变化。

(1) 正常白细胞直方图:正常白细胞直方图(图3-21)。左侧峰高陡,跨越35~90fl,为小细胞群(主要是淋巴细胞);最右侧峰低宽,跨越160~450fl,为大细胞群(主要是中性粒细胞,包含中性分叶核粒细胞、中性杆状核粒细胞和晚幼粒细胞);左右两峰之间有一个较平坦峰,为中间细胞群(主要为单个核细胞,以单核细胞为主,也含有嗜酸、嗜碱性粒细胞及白血病细胞等)。

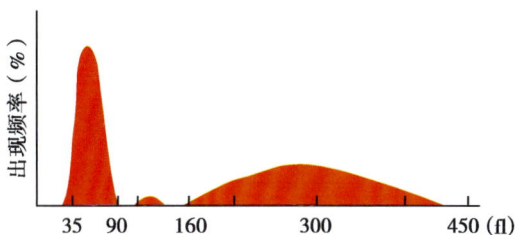

图3-21 正常白细胞直方图

(2) 异常白细胞直方图:当白细胞分类出现较大异常或出现一定量异常细胞时,白细胞直方图峰的高低、数量和低谷区的特征将会出现一些变化,并常伴随相应部位的报警信号,详见表3-12,要参考各自仪器的说明书了解提示内容,同时需进一步进行血涂片的白细胞形态观察。

表3-12 白细胞直方图报警信号及其可能原因

报警信号	直方图异常区域	可能原因
R_0 或 R_1	淋巴细胞峰左侧	血小板聚集、巨大血小板、有核红细胞、未溶解红细胞、蛋白质或脂类颗粒
R_2	淋巴细胞峰与单个核细胞区之间	异型淋巴细胞、浆细胞、非典型细胞、原始细胞、嗜酸性粒细胞增多、嗜碱性粒细胞增多
R_3	单个核细胞区与中性粒细胞峰之间	未成熟中性粒细胞、异常细胞亚群、嗜酸性粒细胞增多
R_4	中性粒细胞峰右侧	中性粒细胞绝对值增多
RM	出现多部位报警	2种或2种以上的异常

1) 淋巴细胞增多和中性粒细胞减少:大细胞峰面积明显缩小,小细胞峰明显增大(图3-22)。

2) 淋巴细胞减少和中性粒细胞增多:大细胞峰面积明显增大,小细胞峰明显缩小。在严重的细菌感染时,如果中性粒细胞发生中毒性改变,粒细胞峰可向左移动或向右延伸(图3-23)。

3) 中间细胞群比值增高:在中等大小细胞区出现一个明显的峰,其面积大小与单核细胞比值增高的

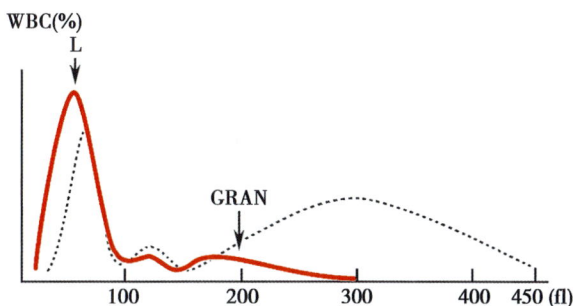

图3-22 淋巴细胞增多和中性粒细胞减少直方图

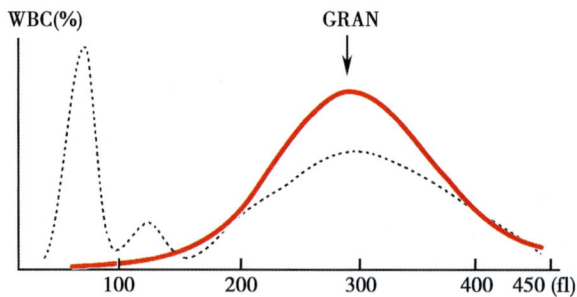

图 3-23   淋巴细胞减少和中性粒细胞增多直方图

程度有关,也可能是嗜酸性粒细胞或幼稚细胞等,同时出现报警,必须涂片染色后经镜检确认(图 3-24)。

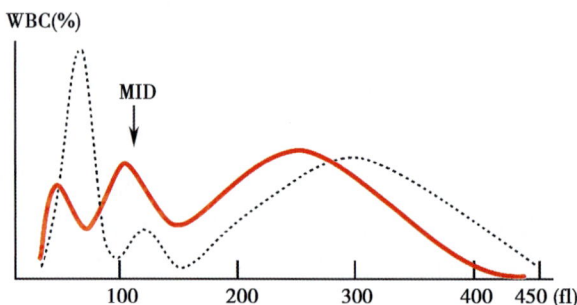

图 3-24   中间细胞群增多直方图

4) 原始、幼稚白细胞增高:在某细胞区出现一个明显高大的峰,不同类型白血病会出现相似的峰,同时会有报警,必须涂片染色后经镜检确认(图 3-25)。

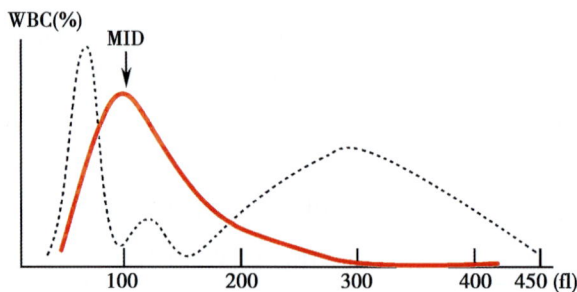

图 3-25   原始、幼稚白细胞增高直方图

2. 红细胞直方图   不同型号血液分析仪红细胞分析范围不完全相同,红细胞直方图的形状也有一定的差异。但反映红细胞病理变化的基本特征是相同的。在实际工作中,不同实验室应根据自身仪器的特点进行对比分析。

(1) 正常红细胞直方图:通常分布在 36~360fl 范围内,主要集中在 50~200fl 内,可见两个细胞群体,从 50~125fl 区域有一个几乎两侧对称、较狭窄的正态分布曲线,大红细胞和网织红细胞则分布在主峰右侧 125~200fl 区域(图 3-26)。

(2) 异常红细胞直方图:当红细胞数量及体积大小发生变化时,常伴随着曲线的宽窄,曲线峰的增高或者降低、左移或右移甚至出现双峰等变化。分析红细胞直方图有助于贫血的诊断及疗效观察。不同贫血直方图变化见表 3-13 和图 3-27~ 图 3-30。

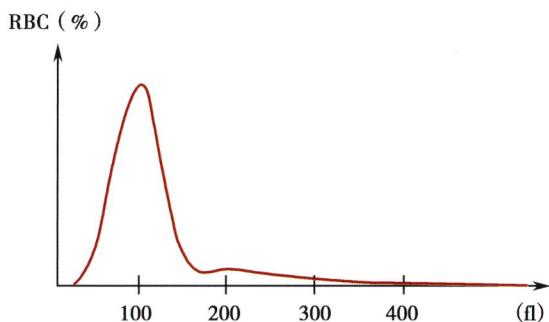

图 3-26 正常红细胞直方图

表 3-13 不同类型贫血红细胞直方图的变化和常见原因

贫血类型	红细胞直方图改变
缺铁性贫血	曲线主峰变低,左移,峰底变宽,显示有小细胞不均一性红细胞存在。经铁剂治疗有效后,同时存在正常形态红细胞和病理性红细胞,可出现"双峰",峰底更宽
巨幼细胞性贫血	曲线主峰变低,平坦右移,峰底明显变宽,显示有大细胞不均一性红细胞存在,经叶酸或维生素 B_{12} 治疗有效后,同时存在正常形态红细胞和病理性红细胞,可呈"双峰"形
轻型珠蛋白生成障碍性贫血	曲线主峰变低,左移,但峰底较窄,显示有小细胞均一性红细胞存在。
急性失血性贫血	曲线主峰变低,其他特点与正常红细胞直方图基本一致
溶血性贫血	曲线主峰变低,右移,峰底基本不变,显示有大细胞均一性细胞存在。
铁粒幼细胞性贫血	曲线主峰变低,左移,峰底变宽,可有"双峰"

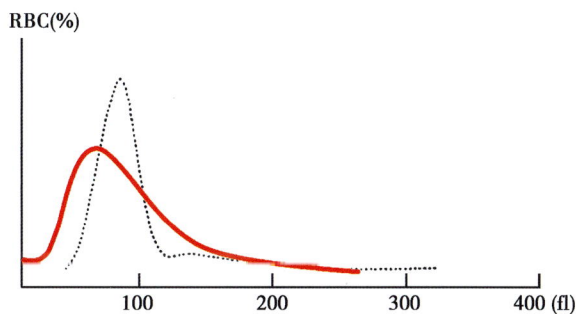

图 3-27 缺铁性贫血红细胞直方图改变

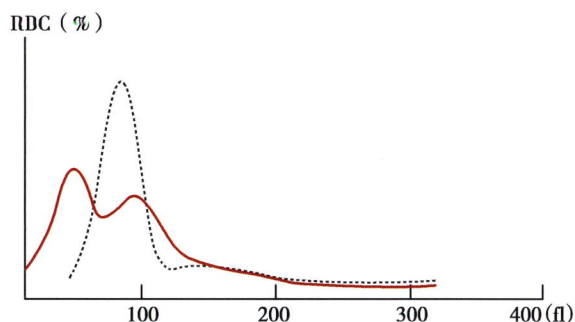

图 3-28 缺铁性贫血红细胞治疗后直方图改变

RBC(%)

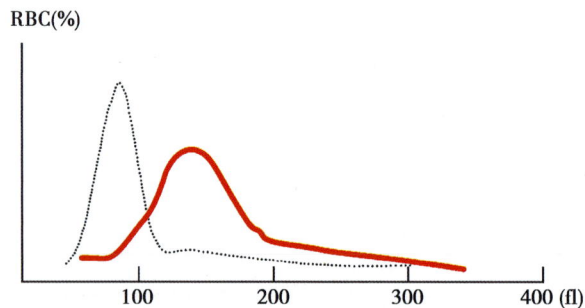

图 3-29　巨幼细胞性贫血红细胞直方图改变

RBC(%)

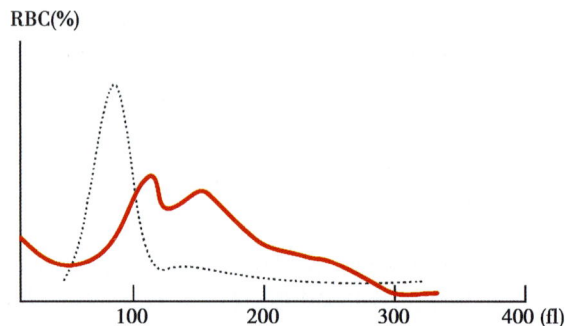

图 3-30　巨幼细胞性贫血红细胞治疗后直方图改变

3. 血小板直方图

（1）正常血小板直方图：呈单峰左偏态分布，曲线光滑通常在 2~30fl 范围内，主要集中在 2~15fl，若标本中有大血小板或小红细胞、聚集的血小板等干扰时，则直方图可异常，不同品牌血液分析仪异常血小板直方图可能并不一致（图 3-31）。

（2）异常血小板直方图

1）小红细胞干扰的血小板直方图：曲线峰的右侧抬起并以较大斜率上扬，不与 X 轴重合（图 3-32）。主要可见于缺铁性贫血，此时显示的血小板值会假性升高。

2）大血小板直方图：曲线峰顶点右移，曲线右侧底部抬高，在大于 30fl 的某一点才与横坐标重合甚至不重合，MPV 值明显增高（图 3-33）。

3）聚集的血小板直方图：曲线峰顶点右移、变得低而平，曲线光滑度下降。如果数量较少血小板（<20 个）聚集，曲线右侧抬高呈拖尾状，不与横坐标重合（图 3-34）。如果数量较多血小板（>20 个）聚集，在白细胞直方图的 35fl 处可会出现一个小峰。

PLT（%）

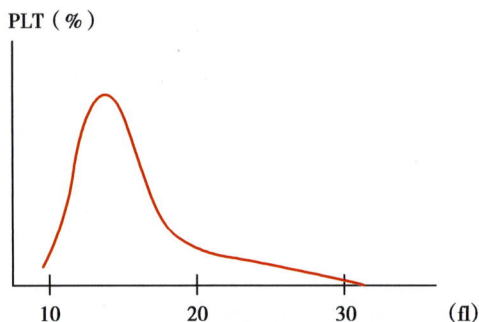

图 3-31　正常血小板直方图

PLT（%）

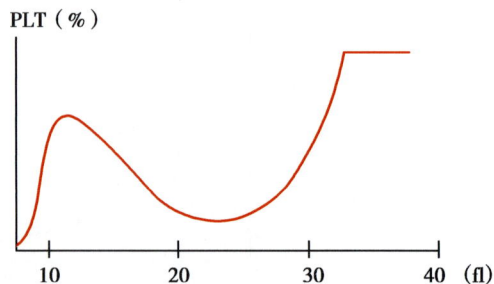

图 3-32　小红细胞干扰的血小板直方图

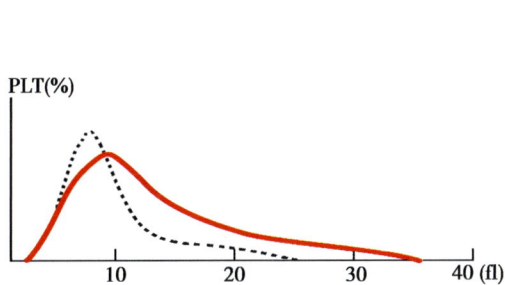

图 3-33　大血小板直方图

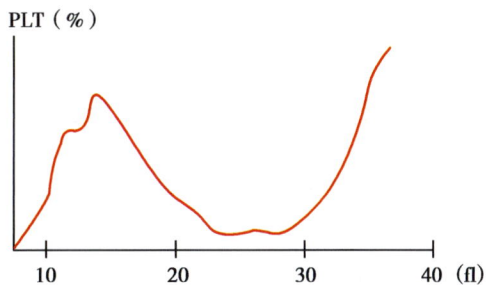

图 3-34　血小板聚集直方图

(二) 散点图及临床应用

散点图（scatterplot）上的每个点代表被测定的一个细胞或某种颗粒，点数越多代表该类细胞或颗粒越多，各种细胞的理化性质不同，具有特征性的细胞或某种颗粒在坐标上点的位置（与横坐标、纵坐标的上、下、左、右距离）也不同，如用不同颜色的点代表各类细胞或某种颗粒，则可见不同区域彩色散点图，从而加以区分。

不同型号的五分类血液分析仪因检测原理不同，即使是正常白细胞、红细胞或者血小板散点图表达形式也有明显区别。通常，平面散点图只显示二维（x、y 轴）图像，而三维（x、y、z 轴）图像则显示立体图像。在二维坐标系中，横坐标（x 轴）和纵坐标（y 轴）分别表示一种检测原理或检测角度的细胞信息，位于坐标象限中的任何一个散点反映的就是 x 轴和 y 轴的综合信息。

观察和分析散点图时需要注意：不同的检测原理，坐标上的散点所在象限平面图上的位置，如上下（高低）、左右、前后（可重叠）或散点群的疏密，均与相应类别的细胞形态、体积、内部结构、胞核、胞质及胞质颗粒数量等特性密切相关。异常散点图形成的原因包括病理性和非病理性干扰物质的影响，因此，需要显微镜复查，并结合临床资料，才能对散点图作出合理的解释。

1. 白细胞散点图　包括白细胞分类计数散点图（WBC/DIFF）（图 3-35）、嗜碱性粒细胞散点图（WBC/BASO）（图 3-36）等。不同白细胞体积大小及内部结构（如胞核的大小、胞质及胞质颗粒的数量等）不同，综合分析后的检验数据也不同。如用不同颜色的点代表各类细胞或某种颗粒，则在散点图上可见不同区域彩色散点图，从而加以区分。

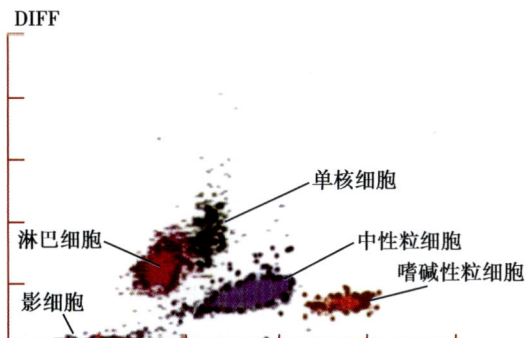

图 3-35　白细胞分类计数散点图

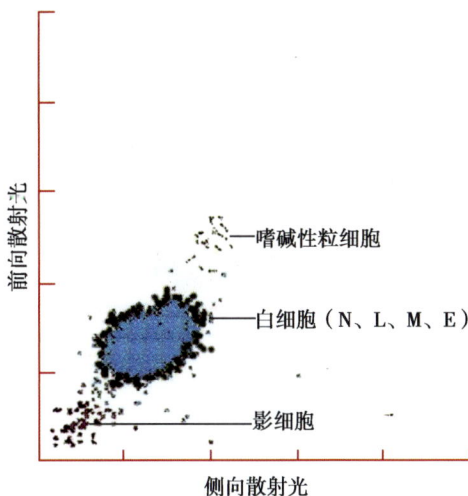

图 3-36　嗜碱性粒细胞散点图

白细胞散点图的意义与直方图基本相同。尽管散点图的图形变化比直方图更能反映某类细胞的变化,但特异性仍不强。异常散点图与异常直方图相比,只是较为明确地提示检查者判断某类细胞的比例变化或有无异常细胞,结合相关的报警信息,确定是否需要显微镜复查。

2. **红细胞散点图** 红细胞体积/血红蛋白浓度(V/HC)九分区散点图(图3-37)以红细胞内血红蛋白浓度为 x 轴,红细胞体积为 y 轴,把散点图坐标划分为9个不同的区域,也称红细胞九分图。正常血液标本中大部分红细胞出现在散点图的中央偏右,能显示红细胞九分图的血液分析仪型号不是太多。

此外还有网织红细胞(RET)散点图(图3-38)、有核红细胞(NRBC)散点图(图3-39)等。

3. **血小板散点图** 包括血小板光学法散点图 PLT-O(网织红通道)(图3-40)等。

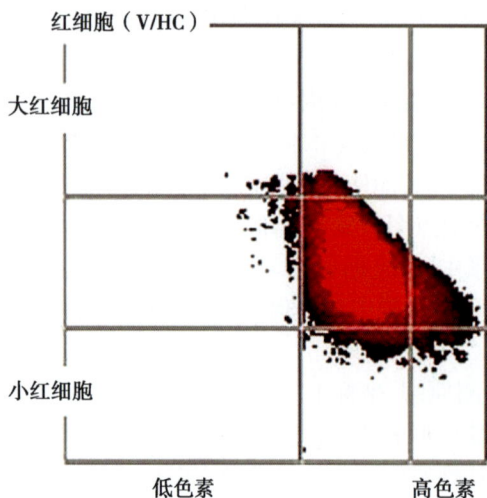

图3-37 红细胞体积/血红蛋白浓度(V/HC)九分区散点图

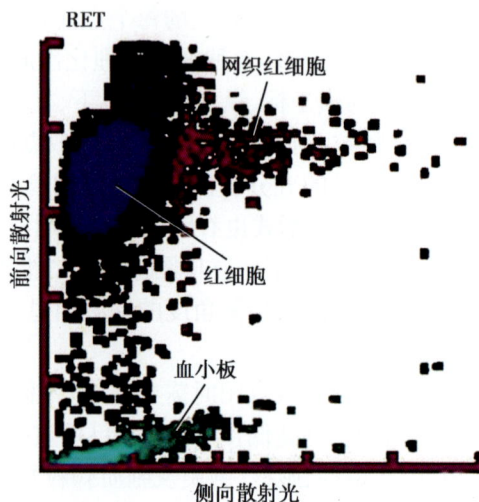

图3-38 网织红细胞散点图

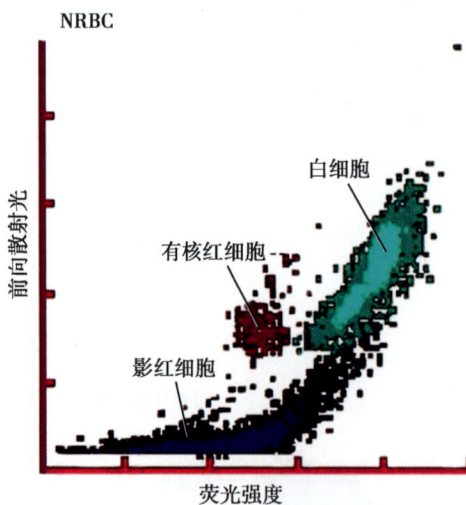

图3-39 有核红细胞散点图

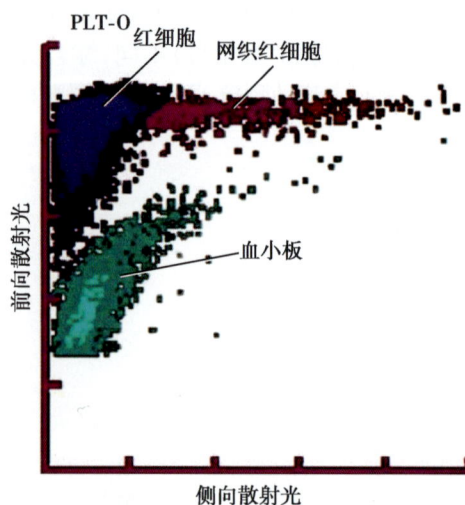

图3-40 血小板光学法散点图 PLT-O

总之,通过对血细胞直方图和散点图的观察,能直观的发现各类细胞包括异常细胞的数量和分布的变化,能对冷球蛋白、血小板聚集、细胞碎片和寄生虫等做出提示,提醒工作人员进行涂片染色镜检确认。在贫血的分类、鉴别诊断和疗效观察、血液病及寄生虫感染的辅助诊断中具有一定价值。

三、报警

血液分析仪在检测过程中,当所检测的标本超出仪器或用户所设定的参数阈值,仪器通过报警提示可能存在异常数据或结果、仪器故障和样本异常等。报警的意义在于:①告知检验人员:仪器已经无法确定检测结果是否正确;②提醒检验人员:必须对检测结果作进一步复核后才能报告。

常见的报警方式主要有图形、符号和文字三种形式。如 Flags、各种符号或不同颜色等以提醒对异常检测结果的复核。仪器的报警内容由生产厂商和用户共同定义,不同品牌仪器表达形式并不统一,故要阅读仪器自身的操作手册,仔细理解定义。

(一) 常见报警符号及含义

常见的报警符号见表 3-14,不同仪器的具体信息应参见其相关的操作手册。

表 3-14　血液分析仪常见的报警符号

符号	含义
+,−;H,L	提示结果数据超出了标记界限
@	提示数据超出了线性界限 e
−−−−−−	提示因为分析错误没有数据显示
++++	提示数据超过了显示界限
&	在显示结果后出现 & 提示数据经过了校正
*	提示数据不可靠
：：：：：	流动池堵塞

(二) 常见文字提示及含义

血液分析仪解释性程序(interpretive program,IP)是仪器依据检测数据、直方图或散点图的图形等进行全面分析做出判断的报警信息,用于对所检测的异常结果进行提示和信息的补充,提醒检验人员浏览屏幕上的报警信息。各类血液分析仪常见报警的 IP 信息见表 3-15。不同仪器的具体信息应参见其相关的操作手册。

表 3-15　常见报警 IP 信息表

参数	中文	英文
WBC	白细胞散点图异常	WBC Abn Scattergram
	白细胞减少	Leukocytopenia
	白细胞增加	Leukocytosis
	原始细胞?	Blasts?
	不成熟粒细胞?	Immature Gran?（IMM）
	核左移	Left Shift
	异型淋巴细胞?	Atypical lympho?/ Variant LY
	异常淋巴细胞?	Abn Lymph?
	有核红细胞?	NRBC?（Nucleated RBCS）
	中性粒细胞减少	Neutropenia
	中性粒细胞增多	Neutrophilia

续表

参数	中文	英文
RBC	淋巴细胞减少	Lymphopenia
	淋巴细胞增多	Lymphocytosis
	单核细胞增多	Monocytosis
	嗜酸性粒细胞增多	Eosinophilia
	嗜碱性粒细胞增多	Basophilia
	红细胞溶血不良	RBC Lyse resistance
	细胞干扰	Cellular Interference
	红细胞分布异常	RBC Abn Distribution
	双峰红细胞	Dimorphic Population
	红细胞大小不均	Anisocytosis
	小红细胞增多	Microcytosis
	大红细胞增多	Macrocytosis
	低色素性	Hypochromia
	贫血	Anemia
	红细胞形态不整	Poikilocytosis
	全血细胞减少	Pancytopenia
	红细胞增多症	Erythrocytosis
	红细胞凝集?	RBC Agglutination?
	浑浊/HGB干扰?	Turbidity/HGB interference?
	缺铁?	Iron Deficiency?
	血红蛋白异常?	HGB Defect?
	碎片?	Fragments?
PLT	血小板分布异常	PLT Abn Distribution
	血小板散点图异常	PLT Abn Scattergram
	血小板减少	Thrombocytopenia
	血小板增多	Thrombocytosis
	小血小板	Small Platelets
	大血小板	Large Platelets
	巨大血小板	Giant Platelets
	血小板聚集?	PLT clumps?

（张丽霞）

第三节　血液分析仪检测结果显微镜复检规则

一、血液分析仪复检规则制定

（一）血液分析仪复检规则内容及意义

血液分析仪在临床的广泛应用,大大提高了血液检验的质量和效率。但是,它对于鉴别血细胞的形态和结构等方面的检测仍有局限,因此,血液分析仪检测后,仍有部分标本需人工染色镜检。

血液分析仪复检规则,是指在一定假阴性率的条件下,所设置的条件能从大量的经血液分析仪检测的临床送检标本中筛出异常结果,再通过镜检阅片确认血液分析仪检测标本异常的性质。规则既能充分发挥血液分析仪的自动化与智能化的作用,又能减少漏检误诊,保证检验结果的准确可靠。

(二)血液分析仪复检规则制定的原则

复检规则制定的原则主要考虑以下几点:

1. 复检关键指标　假阴性率是复检规则制定的关键指标,特别是具有诊断意义的重要参数不能出现假阴性,其他参数的假阴性率也应 <5%;白血病患者和临床医生提出阅片需求的必须复检。

2. 复检率　复检率没有固定的要求,取决于实验室对筛选的需求、待检者病种及临床要求,在保证筛选质量的前提下,适当降低复检率。

3. 复检参数内容　血液分析仪对细胞形态识别能力的差异决定了复检规则的控制范围和程度,仪器的参数决定了复检规则的内容,复检规则所涉及的参数需要所用仪器提供,复检规则的范围要涵盖仪器的所有参数及形态学特征。

仪器对细胞形态学分辨识别能力,决定了筛选标准的宽严程度。不同型号仪器或同一型号的仪器因医院规模、病种和质量管理的差异以及实验室要求不同,筛选标准及复检参数也不相同。

4. 复检的标本要求　建立复检规则的标本数量一般不少于 1000 份,从日常检测标本中随机抽取,其中,应包括 800 份首次检测标本,200 份再次检测标本(用于验证 Delta Check 规则)。要求标本中还应含有一定数量的幼稚细胞。验证复检规则时,标本数量一般不少于 300 份。

5. 复检显微镜检查要求　每份标本制备 2 张血涂片,由血细胞形态学经验丰富的检验人员(至少 2 人)按照标准操作规程进行镜检。根据 WS/T246-2005(白细胞分类计数参考方法)进行白细胞分类计数,每人分类计数 200 个白细胞,共计 400 个,并进行形态学观察,评估白细胞和血小板数量,红细胞和血小板的大小、染色及形态,有无巨大血小板及血小板聚集,有无其他异常,如有核红细胞、红细胞冷凝集及寄生虫等。

6. 其他　制定的筛选标准必须经过验证方可使用,当任何原因导致检测系统改变时,要重新经过验证后方可继续使用。

(三)复检规则制定步骤

复检规则制定的基本步骤有:①人员培训与仪器准备;②确定标本的数量及类型;③制定初检规则与拟定预期标准;④制定"血涂片镜检阳性标准";⑤进行标本检测(血涂片制备、染色与镜检);⑥评估初检规则与制订复检规则;⑦验证试验及确定最终复检规则。

二、关于自动化全血细胞计数和白细胞分群分析后行为的建议规则

2005 年,国际实验室血液学学会(International Society for Laboratory Hematology, ISLH)提出了"关于自动化全血细胞计数和白细胞分群分析后行为的建议规则",简称"41 条国际规则"(表 3-16~ 表 3-18)。国内血液学专家针对不同类型的血液分析仪也制定了各自的复检规则,可供各实验室在建立或验证自己的规则时进行参考。各实验室也可根据 ISLH 建议的 41 条复检规则,结合各自实验室所使用的仪器、服务的对象、检测的工作量等具体情况,并征求临床医生意见和建议制定自己切实可行的复查规则,但一定要经过验证。

表 3-16 血液分析仪检测结果的显微镜复检规则（全血细胞计数）

编号	参数	复检条件	措施1	措施2	措施3
1	新生儿	首次标本	血涂片复检		
2	WBC、RBC、HGB、PLT、RET	超出仪器线性范围	稀释标本后再上机检测		
3	WBC、PLT	低于实验室确认的仪器线性范围	按标准操作程序复查		
4	WBC、RBC、HGB、PLT	仪器无检测结果	检查标本有无凝块	重测标本	替代方法计数
5	WBC（×10⁹/L）	首次检测 <4.0 或 >30.0	血涂片复检		
6	WBC（×10⁹/L）	3天内 Delta 值超限并且 <4.0 或 >30.0	血涂片复检		
7	PLT（×10⁹/L）	首次检测 <100 或 >1000	血涂片复检		
8	PLT（×10⁹/L）	Delta 值超限的任何值	血涂片复检		
9	HGB（g/L）	首次检测 <70 或 >（年龄和性别）参考区间上限 20	血涂片复检	确认标本完整性	
10	MCV（fl）	24 小时内的标本首次检测 <75 或 >105	血涂片复检		
11	MCV（fl）	超过 24 小时的成人标本 >105	血涂片复检大红细胞变化	重抽血复查	如无新鲜标本，报告中注明
12	MCV（fl）	24 小时内的标本 Delta 值超限的任何结果	验证标本完整性/标本身份		
13	MCHC（g/L）	≥参考区间上限 20	检查有无脂血、溶血、红细胞凝集、球形红细胞		
14	MCHC（g/L）	<300 并 MCV 正常或增高	检查可能静脉输液污染或其他特殊原因		
15	RDW-CV（%）	首次检测 >22	血涂片复检		

表 3-17 血液分析仪检测结果的显微镜复检规则（白细胞分类和网织红细胞）

编号	参数	复查条件	措施
16	无分类结果或分类不完全	无条件复检	血涂片镜检、人工分类
17	中性粒细胞计数（×10⁹/L）	首次检测 <1.0 或 >20.0	血涂片复检
18	淋巴细胞计数（×10⁹/L）	首次检测 >5.0（成人）;>7.0（<12 岁）	血涂片复检
19	单核细胞计数（×10⁹/L）	首次检测 >1.5（成人）;>3.0（<12 岁）	血涂片复检

续表

编号	参数	复查条件	措施
20	嗜酸性粒细胞计数（$\times 10^9$/L）	首次检测 >2.0	血涂片复检
21	嗜碱性粒细胞计数（$\times 10^9$/L）	首次检测 >0.5	血涂片复检
22	有核红细胞计数（$\times 10^9$/L）	首次检测任何值	血涂片复检
23	网织红细胞绝对值（$\times 10^9$/L）	首次检测 >0.100	血涂片复检

表 3-18　血液分析仪检测结果的显微镜复查规则（可疑报警）

编号	参数	复查条件	措施 1	措施 2	措施 3
24	可疑报警(除未成熟粒细胞/杆状核细胞外)	首次成人标本阳性报警	血涂片复检		
25	可疑报警	首次儿童标本阳性报警	血涂片复检		
26	WBC 不可信报警	阳性报警	验证标本完整性,再上机重测;	如仍出现同样报警,检查仪器	如需要,进行人工分类
27	RBC 碎片	阳性报警	血涂片复检		
28	双形型 RBC	首次阳性报警	血涂片复检		
29	难溶性 RBC	阳性报警	检查 WBC 直方图和散点图	按标准操作程序验证 RET 计数是否正确	血涂片复检有无异常 RBC 形态
30	PLT 聚集报警	任何计数值	检查标本有无凝块	血涂片镜检估计血小板数	如见 PLT 聚集,则按标准操作程序复检
31	PLT 报警	PLT 和 MPV 报警(除 PLT 聚集外)	血涂片复检		
32	未成熟粒细胞报警	首次阳性报警	血涂片复检		
33	未成熟粒细胞报警	WBC 的 Delta 值超限,且有既往确认的阳性报警	血涂片复检		
34	左移报警	阳性报警	按标准操作程序复检		
35	非典型/变异淋巴细胞	首次阳性报警	血涂片复检		
36	非典型/异型淋巴细胞	WBC 的 Delta 值超上限,且有既往确认的阳性报警	血涂片复检		
37	原始细胞报警	首次阳性报警	血涂片复检		
38	原始细胞报警	3~7 天内 WBC 的 Delta 值通过,且有既往确认的阳性报警	按标准操作程序复检		

续表

编号	参数	复查条件	措施1	措施2	措施3
39	原始细胞报警	WBC 的 Delta 值超上限,且有既往确认的阳性报警	血涂片复检		
40	NRBC 报警	阳性报警	血涂片复检	如有 NRBC,需计数 NRBC,校准 WBC	
41	RET%	散点/直方图异常	检查仪器状态是否正常	如为吸样问题,则重测标本	如结果仍异常,则血涂片复检

Delta 值:同一待检者连续两次检测结果之间的差异

三、血液分析仪复检规则验证

复检规则建立后,应对规则进行验证,判断复检规则的合理性和有效性(使检测过程中的假阴性率降至 5% 以下,在保证筛选质量的基础上适当降低复检率),因此,复检规则的验证是对上次复检规则的预期指标和应用效果进行评价,实验室可根据验证指标对复检规则进行有目的的调整和修改,并在此基础上建立新的、更加适宜的复检规则。

(一) 验证指标及计算公式

1. 验证指标　包括复检率、假阳性率、假阴性率、真阳性率、真阴性率。

2. 真阳性和真阴性标准　以血涂片显微镜复检为金标准。镜检阳性的血涂片为真阳性,阴性为真阴性。国际、国内显微镜检查血涂片阳性标准见表 3-19、表 3-20。

表 3-19　显微镜检查血涂片阳性标准(2005 国际 ISLH)

发现异常形态细胞	发现异常类型细胞
异常红细胞形态≥2+ 或中等量或更多;或发现疟原虫	原始细胞≥1%
大血小板≥2+ 或中等量或更多	晚幼粒细胞 >2%
血小板偶见聚集	中幼粒/早幼粒细胞≥1%
Döhle 小体≥2+ 或中等量或更多	非典型淋巴细胞 >5%
中毒颗粒≥2+ 或中等量或更多	有核红细胞≥1%
空泡≥2+ 或中等量或更多	浆细胞≥1%

表 3-20　显微镜检查血涂片阳性标准(2008 中国血液分析复审协作组)

细胞形态学改变	细胞数量/比例改变
红细胞大小不等,染色异常 >30%	原始细胞≥1%
巨大血小板 >15%	晚幼粒细胞 >2%
见到血小板聚集	早幼粒/中幼细胞≥1%
存在 Döhle 小体	异淋巴细胞 >5%
中毒颗粒中性粒细胞 >10%	有核红细胞≥1%
空泡变性细胞 >10%	浆细胞≥1%

3. 验证指标计算公式　将仪器检测结果与显微镜复检结果比较,通过表 3-21 的参数及表下面的公式来计算复检率、假阴性率、假阳性率、真阳性率及真阴性率。

表 3-21　血液分析仪显微镜复检规则验证指标计算参数

仪器检测	显微镜检查(金标准)	
	阳性(+)	阴性(−)
阳性(+)	a(真阳性)	b(假阳性)
阴性(−)	c(假阴性)	d(真阴性)

$$复检率:\frac{a+b}{a+b+c+d} \times 100\%;$$

$$真阳性率:\frac{a}{a+c} \times 100\%$$

$$假阴性率:\frac{c}{a+c} \times 100\%$$

$$假阳性率:\frac{b}{b+d} \times 100\%;$$

$$真阴性率:\frac{d}{b+d} \times 100\%;$$

真阳性率 + 假阳性率 =1;假阳性率 + 真阴性率 =1;标本总数:$a+b+c+d$

(二) 验证方法及步骤

血液分析仪显微镜复检规则验证方法的具体步骤如下:

1. 复检规则输入　将实验室建立的复检规则设置在血液分析仪的筛选软件中,仪器检测结果只要触及任何 1 条或者同时触及多条复检规则的标本即为仪器检测阳性,对仪器检测结果未触及复检规则中任何 1 条的为仪器检测阴性。

2. 仪器分析　随机选取一定数量的血标本(≥300 份)进行血细胞分析。

3. 血涂片制备及显微镜检查　对上述各血标本制片、染色及显微镜检查,并记录镜检结果。

4. 结果判断　以显微镜检查结果为"金标准",若仪器检验时触及规则则仪器结果为阳性,血涂片镜检也阳性为真阳性,镜检未发现异常则仪器结果为假阳性;若仪器检验时没有触及规则则仪器结果为阴性,镜检也阴性为真阴性,镜检发现异常则仪器结果为假阴性。

5. 计算　根据上述公式计算复检率、假阳性率、假阴性率、真阳性率、真阴性率。

6. 调整复检规则　分析复检规则的验证结果,调整复检规则:当假阴性偏高时,应调整规则使其更为严格。当某一条规则假阳性率较高时,可适当放宽范围,降低复检率。

7. 确定复检规则　对调整后的复检规则重新进行统计分析,保证其满足各项质量指标,最终确定本实验室的复检规则。

(伍　勇)

第四节　血液分析仪安装、使用与保养维护

血液分析仪是医院临床检验最常用的仪器之一,正确的安装、使用、保养和维护,不但可以保障仪器的精密度,提高检测结果的准确性,还可延长仪器的使用寿命。

一、血液分析仪安装

血液分析仪是精密电子仪器,涉及多项先进技术,结构复杂,易受各种因素干扰。为确保仪器的正常工作,安装使用之前,应认真详细地阅读仪器安装、使用说明书。血液分析仪的安装一般由生产厂家或经营公司的专业工程师完成,安装时应注意以下问题:

1. **工作环境**　工作环境要清洁,室内温度保持在15~25℃之间,相对湿度应在30%~85%。操作间最好单独隔开,注意通风、防潮,保持排水系统的通畅,保证排污符合生物安全及环境保护的要求,避免阳光直射。

2. **工作电压**　仪器的工作电压必须保持在(220±22)V之间(中国区域),若电压超出此范围,必须使用电子交流稳压器,不能使用磁饱和稳压器,以免电磁波干扰,仪器应有良好的接地装置。

3. **仪器安装**　在搬动仪器过程中应避免剧烈振荡和机械碰撞,更不能颠倒;安装场所应远离电磁干扰源、热源,电源插座单独使用,远离电冰箱、空调、离心机等易产生干扰的设备。为避免腐蚀,仪器上不得放任何液体和腐蚀性物品。

4. **仪器摆放**　放置仪器的实验台要稳固,仪器前后、左右都应该空出一定的空间,以有利于仪器的散热,也方便对仪器的保养、维护和检修。试剂废液桶要低于检测器,以免废液返流到真空管中,损坏仪器。

二、血液分析仪使用

1. **标本准备**　EDTA-K$_2$或EDTA-K$_3$抗凝静脉血或外周血,复检时需准备血涂片。

2. **准备仪器**　抗凝静脉血适合各类血液分析仪,抗凝外周血适合自动血液分析仪专用通道和有预稀释的半自动血液分析仪。①开机前准备:按仪器说明检查稀释液、溶血剂和废液瓶(或排污口)等装置的连接和通讯接口;②开启电源:仪器开始自检过程;③检测空白本底:自检通过后仪器充液进行空白本底测试,空白测试符合仪器说明书的要求后,进行下一步操作。

3. **检测质控物**　使用至少2个浓度水平(正常和异常)的质控物进行室内质控,确定各项目检测结果在允许范围内,才能检测临床标本。

4. **检测血液标本**　将标本排列于仪器待检区,仪器自动混匀标本并进样。标本量未达到自动进样需求量时可手动进样,如采集末梢血标本。仪器吸样后自动完成各项测试,屏幕显示出各项参数、直方图、散点图和报警信息。

5. **结果审核与报告**　审核检测的参数、图形、报警信息等,确定是否复查,签发报告。

三、血液分析仪保养和维护

1. **保养**　仪器型号不同,保养方式可不同。常见的方式分为日保养、周保养、月保养。

(1) 日保养:每天测试工作结束后,在准备菜单下按保养程序,让仪器吸入专用清洗液至检测器和稀释用管路系统,然后关机过夜,以清洗检测器和稀释用管路系统。

(2) 周保养:在准备状态下进入保养程序菜单,对进入检测器的阀门和检测器进行彻底清洗。

(3) 月保养:在准备状态下进入保养程序菜单,对检测器进行彻底清洗。

2. **维护**

(1) 检测器维护:检测器的微孔为仪器故障的常发部位,除了做好日常保养工作外,按厂家要求,可定期卸下检测器,用专用毛刷,蘸取3%~5%次氯酸钠溶液旋转清洗,必要时浸泡清洗,再用放大镜观察微孔的清洁度。

(2) 液路维护:保持液路内部的清洁,防止细微杂质引起的计数误差。清洗时在样本杯中加 20ml 仪器专用加酶清洗液,按动计数键数次,使比色池、定量装置和管路内充满清洗液,然后停机浸泡一夜,再换用稀释液反复冲洗后使用。当仪器长期不用时,应将各管道用去离子水或纯水反复冲洗,去除管道内的稀释液,待其充满去离子水后关机。

(3) 机械传动部分维护:先清理机械传动装置周围的灰尘和污物,再按要求加润滑油,以防机械磨损。

3. 常见故障排除　开机时的常见故障见表 3-22,测试过程中的常见故障见表 3-23。

表 3-22　开机常见故障

故障	解决措施
开机指示灯及显示屏不亮	查电源插座、电源引线、保险丝
RBC 或 WBC 吸液错误	提供稀释液、正确连接进液管
RBC 或 WBC 电路错误	参照使用说明书检查内部电路,必要时更换电路板
测试条件需设置	更换电池,重新设置定标系数或其他条件,然后计数样本

表 3-23　测试过程中常见故障

故障	解决措施
堵孔	检测器的微孔堵塞是影响检验结果准确性最常见的原因,分为完全堵孔和不完全堵孔两种。血细胞不能通过微孔,仪器在屏幕上显示"CLOG",为完全堵孔;通过观察计数时间、计数指示灯闪动,听仪器发出的不规则间断声音等判断是否为不完全堵孔
气泡	多为压力计中出现气泡,按 CLEAN 键清洗,再测定
噪声	多为测定环境中有噪声干扰、接地线不良或泵管小孔管较脏所致
流动比色池	多为 Hb 流动池脏所致。按 CLEAN 键清洗 HGB 比色池,或卸下比色杯用 3%~5% 次氯酸钠溶液清洗
Hb 测定重现性差	多为 Hb 比色池脏所致
溶血剂错误	多为溶血剂与样本未充分混合
细胞计数重复性差	多为小孔管脏或环境噪音干扰

(伍　勇)

第五节　血液分析仪校准、性能评价及验证

一、血液分析仪的校准

校准是指在规定的条件下,为确定测量仪器或测量系统所指示的量值,或实物量具或参考物质所代表的量值,与对应的由标准所复现的量值之间关系的一组操作。通俗而言,就是使用技术手段保证仪器检测参数的准确性。为保证血液分析仪检测结果的准确性,实验室应根据我国卫生行业标准 WS/T347-2011 血细胞分析的校准指南要求,定期对血液分析仪进行校准。

(一) 血液分析仪校准的条件

对于开展血常规检测的实验室,要求每半年至少对血液分析仪进行一次校准。在下

述情况也应进行校准：①血液分析仪投入使用前（新安装或旧仪器重新启用）；②仪器更换部件进行维修后，可能对检测结果的准确性有影响时；③仪器搬动后，需要确认检测结果的可靠性时；④室内质量控制显示系统的检测结果有漂移时（排除仪器故障和试剂的影响因素后）；⑤比对结果超出允许范围；⑥实验室认为需进行校准的其他情况。

（二）血液分析仪校准的总体要求

血液分析仪校准的总体要求包括：①实验室应定期对每一台血液分析仪进行校准。②实验室应制定校准程序，内容包括校准物的来源、名称、溯源性及其保存方法，校准方法和步骤，校准周期等。③应对仪器的不同吸样模式（自动、手动和预稀释模式）分别进行校准。④使用配套检测系统的实验室，可使用制造商推荐的配套校准物，也可使用新鲜血作为校准物。使用非配套检测系统的实验室，只能使用新鲜血进行仪器校准。使用新鲜血作为校准物，其定值要求直接或间接地溯源至国际标准。⑤校准后，为了监测仪器的检测结果是否发生漂移，应开展室内质量控制。

（三）血液分析仪校准的方法

1. 仪器准备　使用清洗液对仪器内部各通道及测试室进行处理，确认仪器的空白计数及精密度在说明书标示的范围内时，才可进行校准。

2. 校准品的准备

1）配套校准品：用配套检测系统的实验室，建议使用仪器制造商推荐的配套校准品（提供靶值），取2瓶校准品合在一起，混匀后再分装于2个管内，其中一管用于校准品的检测，另一管用于校准结果的验证。

2）新鲜血作为校准品：①采集新鲜血3管，取其中1管，采用能直接或间接地溯源至国际标准的参考方法为新鲜血定值；②其他2管新鲜血作为定值的校准品，用于仪器的校准及校准结果的验证。

3. 检测校准品、计算　①检测校准品：连续测定11次；②计算各参数均值：第1次测定结果弃去，以防止携带污染，仪器自动或人工计算第2~11次结果的均值；③计算各参数相对偏差：相对偏差＝│均值－靶值│÷靶值×100%。

4. 判断仪器是否需要调整校准系数　校准品各参数相对偏差与表3-24中的标准进行判断：①校准品各参数相对偏差不超过第一列数值，仪器无须调整校准系数；②校准品各参数相对偏差超过第二列数值，应寻找原因或请维修人员维修仪器后再校准；③校准品各参数相对偏差结果在第一列与第二列数值之间时，仪器需要调整校准系数。调整方法按说明书的要求进行。若仪器无自动校准功能，需自行求出新校准系数。计算公式为：新校准系数＝原校准系数×（校准品靶值÷均值）。将新校准系数输入仪器更换原来的系数。

5. 再次检测校准品，判断校准效果　将第2瓶未用的校准品充分混匀，在已校准的仪器上重复检测11次，计算各参数第2~11次检测结果的相对偏差，再次与表3-24中的数值对照。如各参数的差异全部不超过表3-24中第1列数值，证明校准合格。如达不到要求，需请维修人员进行检修后再重新校准。

表3-24　血液分析仪校准的判断标准

参数	相对偏差（%）		参数	相对偏差（%）	
	第一列	第二列		第一列	第二列
WBC	1.5	10	Hct	2.0	10
RBC	1.0	10	MCV	1.0	10
Hb	1.0	10	PLT	3.0	15

二、血液分析仪性能评价

血液分析仪性能评价的目的是从医学角度评估血液分析仪的安全性和临床效力,确定技术性能信息,验证系统操作性能特征的适用度,获得监管机构的审批等。目前,血液分析仪性能评价的方法主要是依据国际血液学标准化委员会(ICSH)发布的关于血液分析仪的性能评价指南,以及临床和实验室标准研究所(CLSI)推荐的 H26-A2 方案。

血液分析仪制造商必须按照实验室用户所在国家/地区的要求对其仪器进行全面评价,以证明设备达到当地临床实验室法规要求。应注意的是,制造商发布的有关仪器的检测指标评价结果可能比较理想,主要原因是制造商的仪器评价一般是在非临床环境中、使用相对正常的标本和最佳的条件所做的检测。在某些国家,由官方组织按 ICSH 提供的血液分析仪性能评价方案及其更新的指南在所批准的中心内进行国家层次的评价。当无国家层次的评价可利用时,可选独立权威机构或同行评议杂志上发表的评价文献。

临床实验室引进新的血液分析仪时,应参考仪器制造商提供的评价信息以及政府部门或同行评审的评价报告,在使用血液分析仪检测患者标本前,应评价参考区间和其他重要的技术性能指标,如空白检测限、携带污染、不精密度、分析测量范围、可比性等。

(一) ICSH 评价方案

2014 年版 ICSH 血液分析仪评价指南建议,在血液分析仪用于检测临床患者标本前,须由独立于制造商的机构或认可的临床实验室实施评价,并与制造商确认的性能进行比较。每个临床实验室必须在仪器投入使用前,对仪器或方法的部分性能进行评价。该指南对血液分析仪全面评价的主要内容如下:

1. 制定技术评价计划 参考仪器制造商提供的指导手册及国家/地区的强制性要求来制定技术评价计划,包括仪器安装方法、仪器评价人员的培训、适用的血液标本类型、血涂片的制备、各种记录保存方式及时间等内容。

2. 初步评价 评估仪器数据贮存、安全性、有效性和易操作性、所涉法律和保险等问题,如存在缺陷应暂停仪器评价。

3. 标本识别和处理 评价条形码或手工录入标本的识别方式。监测条形码阅读仪的可靠性,包括数据和图形的清晰度、过程的确认、质控程序、数据的贮存和检索等。

4. 性能评价 包括进样模式、精密度、携带污染、线性、标本稳定性、参考区间、准确度、可比性、白细胞分类参考方法、数字成像血液系统的性能、流式细胞术免疫表型计数法的性能、异常细胞报警的有效性、质量保证、血液分析仪本地化确认/转移、检测效率、POCT 分析仪评价的特殊注意事项等指标。

(二) CLSI 评价方案

CLSI 推荐的 H26-A2 方案,对血液分析仪的性能评价包括厂商确认和用户验证两部分。用户验证的性能指标有 10 项,其中评价目的和方法与 ICSH 文件相同或相近的指标有携带污染、精密度、可比性、不同检测模式的比较、参考区间等 5 项。与 ICSH 文件不同的性能评价指标有空白检测限(又称本底)、检测下限和定量检测下限、分析测量区间、干扰、临床可报告区间等 5 个指标。

1992 年,CLSI 发布 CLSI-H20 文件"白细胞分类计数(百分率)参考方法和仪器方法评价",对白细胞分类计数性能评价作了具体描述,用已知精密度和偏倚的白细胞分类计数参考方法,评价血液分析仪的白细胞分类计数性能(灵敏度和特异性)。分类计数的评价内容见表 3-25。CLSI-H20 文件也是我国标准文件 WS/T246-2005 白细胞分类计数参考方法的主要依据。

表 3-25　白细胞分类计数评价内容

项目	内容
计数方法	每张血涂片应计数 200 个白细胞,如白细胞减少,应同时增加血片数量
血片检查量	检验人员每天按每张涂片分类计数 200 个细胞计,不超过 15~25 张
考核用血片标本	①标本 1:含分叶核中性粒细胞、杆状核中性粒细胞、正常淋巴细胞、异型淋巴细胞、单核细胞、嗜酸性粒细胞、嗜碱性粒细胞 ②标本 2:含少量有核红细胞 ③标本 3:含少量未成熟白细胞
评价方案	标本制备、比较分类计数不准确度和不精密度、临床灵敏度、统计学方法

三、血液分析仪性能验证

验证的定义为提供客观证据以认定规定要求得到满足。实验室对仪器进行性能验证是通过一系列实验,得到一系列数据(客观证据)以证明仪器达到说明书标明的各种技术指标要求(也就是认定规定要求得到满足)。

实验室应从制造商获得仪器性能指标的相关信息,在新的血液分析仪使用之前、仪器关键检测部件维修后,独立对仪器性能进行验证。实验室应将验证程序文件化,并记录验证结果。验证结果应由适当的授权人员审核并记录审核过程。验证方案可参照 WS/T406-2012 临床血液学检验常规项目分析质量要求的规定,内容主要包括以下 9 个指标:

(一)本底计数

1. 要求　本底即空白检测限。血液分析仪本底各参数的结果应符合表 3-26 的要求。

2. 验证方法　用稀释液作为样本在分析仪上连续检测 3 次,3 次检测结果的最大值应在允许范围内。

表 3-26　血液分析仪本底计数的检测要求

检测项目	WBC	RBC	Hb	PLT
检测要求	$\leqslant 0.5 \times 10^9/L$	$\leqslant 0.05 \times 10^{12}/L$	$\leqslant 2.0g/L$	$\leqslant 10 \times 10^9/L$

(二)携带污染

1. 要求　血液分析仪的携带污染率应符合表 3-27 的要求。

表 3-27　血液分析仪携带污染率检测要求

检测项目	WBC	RBC	Hb	PLT
携带污染率	$\leqslant 3.0\%$	$\leqslant 2.0\%$	$\leqslant 2.0\%$	$\leqslant 4.0\%$

2. 验证方法　检测高值标本(标本 A)3 次,得到 A1、A2 和 A3,随后检测低值标本(标本 B)3 次,得到 B1、B2 和 B3,再按下述公式计算携带污染率。

$$携带污染率 = \frac{B_1 - B_3}{A_3 - B_3} \times 100\%$$

不同检测项目所选高、低浓度样本的浓度水平应符合表 3-28 的要求。

表 3-28　携带污染率验证样本的浓度要求

检测项目	WBC	RBC	Hb	PLT
高浓度值	$>90 \times 10^9/L$	$>6.20 \times 10^{12}/L$	$>220g/L$	$>900 \times 10^9/L$
低浓度值	$0\sim3 \times 10^9/L$	$0\sim1.50 \times 10^{12}/L$	$0\sim50g/L$	$0\sim30 \times 10^9/L$

（三）批内精密度

1. 要求　批内精密度以连续检测结果的变异系数为评价指标。检测正常浓度水平新鲜血的批内精密度至少应符合表 3-29 的要求。

表 3-29　批内精密度检测要求

检测项目	检测范围	变异系数
WBC	$4.0 \times 10^9/L \sim 10.0 \times 10^9/L$	≤4.0%
RBC	$3.5 \times 10^{12}/L \sim 5.5 \times 10^{12}/L$	≤2.0%
Hb	110~160g/L	≤1.5%
HCT	35%~55%	≤3.0%
PLT	$100 \times 10^9/L \sim 300 \times 10^9/L$	≤5.0%
MCV	80~100fl	≤2.0%
MCH	27~34pg	≤2.0%
MCHC	320~360g/L	≤2.5%

2. 验证方法　取一份浓度水平在上述检测范围内的临床样本,按常规方法重复检测 11 次,计算后 10 次检测结果的算术平均值、标准差和变异系数。

（四）日间精密度

1. 要求　日间精密度以室内质控在控结果的变异系数为评价指标。日间精密度应符合表 3-30 的要求。

表 3-30　日间精密度检测要求

检测项目	WBC	RBC	Hb	HCT	PLT	MCV	MCH	MCHC
变异系数	≤6.0%	≤2.5%	≤2.0%	≤4.0%	≤8.0%	≤2.5%	≤2.5%	≤3.0%

2. 验证方法　至少使用两个浓度水平(包含正常和异常水平)的质控品,在检测当天至少进行一次室内质控,剔除失控数据(失控结果已得到纠正)后按批号或者月份计算在控数据的变异系数。

（五）线性

1. 要求　线性验证要求线性回归方程的斜率在 1 ± 0.05 范围内,相关系数 $r \geq 0.975$ 或 $r^2 \geq 0.95$,WBC、RBC、Hb 和 PLT 满足要求的线性范围在厂家说明书规定的范围内。

2. 验证方法　按照 WS/T408-2012 临床化学设备线性评价指南的要求进行。

（六）正确度

1. 要求　正确度是一系列检测结果的均值与靶值之间的一致程度,以偏倚作为评价指标。偏倚应符合表 3-31 的要求。

表 3-31　正确度验证的允许偏倚

检测项目	WBC	RBC	Hb	HCT	PLT	MCV	MCH	MCHC
偏倚	≤5.0%	≤2.0%	≤2.5%	≤2.5%	≤6.0%	≤3.0%	≤3.0%	≤3.0%

2. 验证方法　至少使用 10 份检测结果在参考区间内的新鲜血样本。每份样本检测两次,计算检测结果的均值,以校准实验室的定值或临床实验室内部规范操作检测系统的测定均值为标准,计算偏倚。偏倚有方向性,即可能是正偏倚或负偏倚。

（七）不同吸样模式的结果可比性

1. 要求 同一台血液分析仪使用不同吸样模式检测样本并报告结果时,应对不同吸样模式的结果进行比较。同一台血液分析仪不同吸样模式的结果可比性应符合表 3-32 的要求。

表 3-32 血液分析仪不同吸样模式的结果可比性要求

检测项目	WBC	RBC	Hb	HCT	PLT	MCV
相对差异	≤5.0%	≤2.0%	≤2.0%	≤3.0%	≤7.0%	≤3.0%

2. 验证方法 每次校准后,取 5 份临床样本分别使用不同模式进行检测,每份样本各检测两次,分别计算两种模式下检测结果均值间的相对差异,结果应符合上表要求。

（八）实验室内的结果可比性

1. 要求 实验室内的结果可比性以相对偏差作为评价指标,同一项目不同浓度时相对偏差的要求可能不一致,应符合表 3-33 的要求。

表 3-33 可比性验证的允许偏差及比对样本的浓度要求

检测项目	浓度范围	样本数量所占比例	相对偏差
WBC $\times 10^9$/L	<2.0	10%	≤10.0%
	2.0~5.0	10%	≤7.5%
	5.1~11.0	45%	
	11.1~50.0	25%	
	>50.1	10%	
RBC $\times 10^{12}$/L	<3.00	5%	≤3.0%
	3.00~4.00	15%	
	4.01~5.00	55%	
	5.01~6.00	20%	
	>6.01	5%	
Hb g/L	<100	10%	≤3.5%
	100~120	15%	
	121~160	60%	
	161~180	10%	
	>181	5%	
PLT $\times 10^9$/L	<40	10%	≤15.0%
	40~125	20%	≤12.5%
	126~300	40%	
	301~500	20%	
	500~600	5%	
	>601	5%	
HCT	–	–	≤3.5%
MCV	–	–	≤3.5%
MCH	–	–	≤3.5%
MCHC	–	–	≤3.5%

注:"–"表示对该项目无要求

2. 验证方法　新仪器使用前,如明确为配套系统,至少使用20份临床样本(浓度要求见表3-33),每份样本分别使用临床实验室内部规范操作检测系统和比对仪器进行检测,以前者结果为标准,计算相对偏差,每个检测项目的相对偏差符合表3-33要求的比例应≥80%;如明确为非配套系统,应按CLSI颁布的EP9-A3文件与配套系统进行比较。

实验室常规仪器使用过程中应定期(至少半年)进行一次结果比对。至少使用20份临床样本(浓度要求见表3-33),每个检测项目的相对偏差符合表3-33要求的比例应≥80%。以下情况,可按WS/T407-2012医疗机构内定量检验结果的可比性验证指南的方法和要求进行比对:①更换重要部件或重大维修后;②软件程序变更后;③更换试剂批号(必要时);④室内质控结果有漂移趋势时;⑤室间质评结果不合格,采取纠正措施后;⑥临床医生对结果的可比性有疑问时;⑦患者投诉对结果可比性有疑问(需要确认时);⑧需要提高周期性比对频率时(如每季度或每月一次)。

(九) 准确度

1. 要求　准确度以总误差作为评价指标,用相对偏差表示,相对偏差应符合表3-34要求。

表3-34　准确度验证的允许偏差

检测项目	WBC	RBC	Hb	HCT	PLT	MCV	MCH	MCHC
相对偏差	≤15.0%	≤6.0%	≤6.0%	≤9.0%	≤20.0%	≤7.0%	≤7.0%	≤8.0%

2. 验证方法　至少使用5份质评物或定值临床样本分别进行单次检测,计算每份样本检测结果与靶值(公议值或参考值)的相对偏差,每个检测项目的相对偏差符合表3-34要求的比例应≥80%。

(石青峰)

第六节　血液分析仪分析质量保证

血液分析仪质量保证是指从临床医生开医嘱开始至实验室发出报告单、与临床沟通全过程中一系列实验室质量管理的方法和措施。为保证血液分析仪检验结果的准确性,检验人员必须重视血液分析仪检验全程质量管理,包括分析前、分析中和分析后的各环节。

一、血液分析仪分析前质量保证

(一) 合格的检验人员

合格的检验人员至少应具备以下条件:①上岗前接受规范的操作培训和考核:培训内容至少包括阅读仪器操作手册、熟悉仪器原理、操作程序、质量控制、使用注意事项;熟悉检测结果的数据、图形、报警等显示的含义,检测干扰因素、仪器基本调试、保养和维护等知识。培训后考核,考核合格后才能上岗。②参加能力测试。③掌握用参考方法校正仪器检测参数的原则等。

(二) 合适的检测环境

血液分析仪的安装环境有特殊要求,应按照仪器手册的要求,满足仪器对空间、温度、湿度、电源、抗电磁、抗热源、光线、通风等基本条件。为保证血液分析仪使用安全和抗干扰,建议血液分析仪连接符合标准的不间断电源和(或)双路电源及专用地线。实验室应依据所用血液分析仪和实验过程的要求,制定环境温湿度控制要求并记录,并有温湿度失控时的处理措施和记录等。

（三）合格的血液分析仪

仪器新安装或每次维修后，必须按照有关文件要求对血液分析仪进行校准、技术性能的测试和验证，并做好相应记录和管理工作。按照 2014 年国家发布的《医疗器械监督管理条例》要求，实验室应对使用的血液分析仪逐台建立使用档案，记录其使用、维护保养、转让、实际使用时间等事项。记录保存期限不得少于血液分析仪规定使用期限终止后 5 年。

（四）合格的试剂

原则上必须在有效期内使用与仪器配套的稀释液、溶血剂、染液、质控品、校准品等，避免使用未经科学鉴定和批准认可的替代试剂。如使用与仪器不配套的替代试剂，必须经与配套试剂比对合格方可使用。

（五）合格的检测标本

检测标本的质量是影响检验结果的重要因素，检测标本的要求见表 3-35。

表 3-35　合格检测标本的要求

项目	要求
标本	推荐采用新鲜静脉血标本，保证血液质量和充足用量（包括复查用量），明确列出不合格样本的类型（如有凝块、采集量不足、肉眼观察有溶血等）和处理措施
采血容器	尽可能采用真空采血系统，减少干扰因素，保证生物安全，提高采血质量
抗凝剂	使用 ICSH 推荐的 EDTA-K$_2$（1.5~2.2mg/ml 血）
血液储存	WBC、RBC、PLT 可稳定 24 小时，白细胞分类可稳定 6~8 小时，血红蛋白可稳定数天。18~22℃，2 小时后粒细胞形态即有变化，故需作镜检分类者，应及早制备血涂片；4℃可延长血液贮存期，WBC、RBC、PLT 可稳定 48 小时，白细胞分类可稳定 8~10 小时。当血标本不能及时转运和检验时，应在较低温度下保存，但不利于血小板的保存

二、血液分析仪分析中质量保证

使用血液分析仪对血液标本进行检测时，应严格按照仪器的标准操作程序进行操作，以保证检验结果的可靠性。

（一）仪器启动

检查电源连接完好的基础上开启仪器。开机后检查仪器的电压、气压等各种指标，检查试剂量是否充足，仪器自检后本底测试结果是否在规定范围内等。

（二）室内质控

在检测临床标本前，必须先做室内质控，确定当日质控结果在控，才可检测患者标本。血常规室内质控做法分为以下三类：

1. 商品质控物室内质控法　购买商品质控物做血液分析仪室内质控在临床检验中应用最普遍。推荐选择仪器厂家生产的配套质控物。使用非配套质控物时应评价其质量和适用性。质控物使用前，需充分颠倒混合，保证有形成分分布均匀。至少使用 2 个浓度水平（正常和异常水平）的质控物。质控频度根据实验室样本量而定，检测当天至少1 次。增加质控检测次数，可进一步保证检测结果的可靠性。通常采用 Levey-Jennings 质控图记录质控数据。每个新批号的质控物在日常使用前，应通过检测确定质控物均值。厂商说明书标明的"靶值"只能作为参考，实验室通过检测确定的质控物均值应在配套定值质控物的允许范围内。由于血常规质控物稳定性较差，有效期较短（一般小于 3 个月），使用新批号质控物前，建议至少连续 5 天，每天在不同的时间段检测，至少使用 20 个检测结果的均值作为新批号质控物质控图的中心线（均值），使用前面几个月质控图的累积标准差（累积月份多更有代表性）做为新批号质控图的标准差。失控判断规则的选择依实验室检测能力而定,全血细胞计数项目至少应使用 1_{3s} 和 2_{2s} 规则。出现失控时应及时查找失控原因,失控纠正后才能继续临床标本的检测,并填写失控报告。质控数据每月统计 1 次,实验室应指定人员每月对室内质控记录进行检查,质控记录至少保存 2 年。

2. 患者标本室内质控方法

(1) 使用患者标本对不同血液分析仪进行质控:实验室有多台血液分析仪时,以一台规范操作检测系统作为参比仪器,其余作为实验仪器,每天选择已在参比仪器上检测的高值、中值、低值患者标本各 1 份在实验仪器上测定,计算各参数的相对偏差,以相对偏差不超出 CLIA'88 允许误差的 1/3(有的实验室用 1/2 或 1/4)作为判断符合室内质量控制的标准。

(2) 使用"3 规则"评价:即:$3 \times RBC = Hb$;$3 \times Hb = HCT$。临床允许误差 3%。如果没有红细胞形态异常(如正常的细胞大小、正常的平均红细胞血红蛋白量和没有异形红细胞),这些细胞参数比例的不一致性可提示一个或多个测量的分析误差。

(3) 监测患者标本的 MCV、MCH 和 MCHC 的变化:同一患者短期内 MCV、MCH 和 MCHC 的变异范围很小,均值的控制限一般定为 ±3%。指数波动超出范围提示可能存在仪器故障或标本错误。

(4) 患者标本的双份测定法:按照随机选取的原则,对少数患者标本进行双份平行测定,根据双份测定的差值来检出批内随机误差。该方法简单易行,是监测实验室数据一致性的有效方法。在稳定质控品不可得到的情况下,可作为室内质控的一种补充。

(5) 监测参考区间法:通过定期监测参考区间是否变化,可以发现仪器是否发生漂移,以便及时对仪器进行校准。

(6) 监测白细胞分类计数法:手工法白细胞分类计数可作为血液分析仪白细胞分类计数结果质量的质控方法。

3. 室内质量控制的室间评价法 是指多个临床实验室之间对同一型号血液分析仪共用同一批号的质控品,将报告结果组织一个实验室间比对计划,以反映不同实验室检测结果的一致性和准确性。

知识拓展

室内质量控制(IQC)与室间评价(EQA):IQC 是各实验室为了监测和评价本室工作质量,以决定常规检验报告能否发出所采取的一系列检查、控制手段。一般质控品随机插入标本中和标本同时检测,判断质控品检测结果是否在控或失控,以决定本批检测结果报告是否可以发出。做好 IQC 能检测和控制实验室常规工作的精密度,并检测其准确度的改变,以提高常规工作中批内和批间标本检测结果的一致性。

EQA 是由外部独立机构组织、发放同一样本,多家实验室参加检测,独立机构收集和反馈实验室测定结果,并以此评价实验室对某类或某些检验项目的检测能力。EQA 是对实验室检测结果准确性的综合评估。EQA 是借助外部力量进行回顾性检查,不能控制实验室每天所发出报告的质量,故不能替代 IQC。做好 IQC,保证检验结果达到一定的精密度,才能取得较好的 EQA 成绩。EQA 成绩不理想时,可从 IQC 中寻找原因,持续改进。

(三) 标本检测

严格执行实验室血常规标本检测的操作规程,应检查确保血标本无肉眼可见的血凝块、溶血。仪器吸样前,充分混匀标本,按仪器操作程序检测标本。

(四) 仪器清洁

检测中,应随时清洁被血液标本污染的部位。检测结束后,除了仪器自动洗涤外,必须按仪器操作后的清洗要求进行保养,特别注意在关闭仪器后,清洁检测部件(如吸样针孔)和仪器外部,确保其通畅、洁净。

三、血液分析仪分析后质量保证

(一) 保留标本备查

血样标本测定完毕,在室温下保留至少 1 天,以备临床医师对检验结果有异议时的复查、核对,有利于寻找检验结果异常的原因。

(二) 实验结果的分析审核

发出检验报告之前,应由高年资医(技)师根据本实验室设定的规则,对实验结果进行分析,以确定实验结果可否签发、是否需要进一步复检或重新采集标本。一般对仪器设定以外的异常检测结果,无论是数据、图形异常还是出现报警信息,都不能直接签发报告,必须进行仪器复检和(或)人工复检。

1. 分析有密切关联的各参数之间的关系　如 RBC、HCT 与 Hb 之间的"3 规则";RDW 与血涂片红细胞形态变化的相关关系;白细胞与白细胞分类计数之间的关系等,以判断仪器运转是否正常。

2. 确定是否需要显微镜复检　根据实验室制定的复检规则,仔细观察仪器直方图、散点图的异常变化,对确定是否需要显微镜复检有重要的提示作用。血涂片复检的重点,一是检查血细胞形态,并注意可能存在的异常细胞和血液寄生虫,二是分类计数白细胞,并估算油镜下细胞分布良好区域的白细胞和血小板数量,以验证血细胞计数的准确性。

3. 危急值结果及时通报临床　临床检验危急值是指实验室的某些测定结果出现过高或过低,此时患者可能处于生命危急边缘状态,如能给予及时、有效的治疗,患者生命可能得以挽救,否则可能产生严重后果,这种提示生命危险状态的结果称为危急值,也称警告值。危急值项目及界限值没有统一标准,需要实验室人员和医院各科临床专家共同讨论制定。血常规检验有危急值意义的参数通常包括白细胞数值、血红蛋白数值和血小板数值。实验室人员在工作中如果发现检验结果达到危急值界限值时,首先确认室内质控是否在控、仪器运行状态是否良好,试剂质量是否保证,样本状态是否正常,所有这些因素没问题时,尽快将样本复查。当结果仍然是危急值时,按医院的危急值报告制度及时、规范地通报临床,并做好相应记录。

(三) 结合临床情况做相关分析

检测结果出现异常时,如已排除检测中影响因素的可能性,则应结合患者的临床资料进行综合分析。记录和比较治疗前后的检测结果,及时与临床医师联系,了解患者临床情况,有利于对检验结果做出合理的解释。如 Hb 值短期内波动过大,是否可用输血或大量输液来解释;一些检测结果的前后波动,是否由于不同的生理状态造成的偏差或某些药物的干扰引起等。

(四) 定期征求临床对检验结果的评价

遵循循证医学原则,定期征求临床医生意见,不断地用临床最终的诊断结果来验证检验结果,及时发现并纠正血液分析仪检测中系列性偏倚,以确保检验质量。

(五) 记录和报告难以解释的检验结果

对难以解释的血液分析仪异常检验结果,记录并报告临床,有助于积累实践经验,发现新的临床意义。

(六) 积极参加室间质量评价

室间质量评价是实验室质量保证的外部监督工具。通过参加室间质量评价,可客观评价本实验室的检测能力,识别问题并采取相应的改进措施,有利于持续改进检验质量。

（石青峰）

第七节　血细胞分析方法学评价及临床应用

一、血细胞分析方法评价

血细胞分析即血常规,包括红细胞、白细胞和血小板的数量及形态检查,所采用的方法有手工法和仪器法,两类方法各有优缺点,临床工作中需根据具体情况灵活使用。

(一) 血细胞计数

1. 显微镜计数法　设备简单,费用低廉,费时,重复性较差,目前在临床上应用较少。主要用于某些特殊情况下的复检,如 EDTA 依赖性假性血小板减少症等情况下血小板计数的复检。

2. 血液分析仪法　操作简便,快速,重复性好,准确性取决于仪器的性能及工作状态,目前已广泛应用于临床。对符合显微镜复检规则的标本需采用显微镜复检。

(二) 血细胞形态检查

1. 显微镜检查法　①血细胞形态学检查的经典检查方法;②白细胞分类计数的参考方法,分类结果较准确;③设备简单,费用低廉;④费时,且结果的准确性取决于操作者个人的技术水平。

2. 血液分析仪法　①快速,重复性好;②对于某些细胞不能识别,特别是白血病细胞、异型淋巴细胞和正常单核细胞;③只能用于筛查,异常结果的标本必须根据显微镜复检规则进行显微镜复检。

3. 血细胞形态分析仪　一般采用自动化数字式细胞图像分析仪检查,具有以下特点:①快速,重复性好;②尽管目前对于某些细胞不能识别,特别是白血病细胞不能准确分类,但仪器可以将所有分类过的细胞提取并分类保存于电脑中,可供人工随时复检,大大提高了白细胞分类效率,降低了漏诊率;③对血涂片染色要求较高,染色不好会降低仪器识别的准确性;④价格昂贵。

二、血细胞分析临床应用

由于所采用的仪器不同,目前血细胞分析的项目从 10 多项到 50 多项不等,但并不是所有的项目每个病人都需要检查,而是需根据病人实际情况选择合适的项目。临床上血细胞分析应用广泛,几乎涉及临床各科室疾病。除了常规的体格检查、住院检查以外,常用于以下几方面。

(一) 造血系统疾病

1. 贫血　主要涉及红细胞相关参数。红细胞相关参数常用于判断有无贫血、初步判断贫血的类型以及监测治疗效果。RBC、Hb、Hct 用于判断有无贫血,降低常提示有贫血;MCV、MCH、MCHC、RDW、RET 常用于初步判断贫血的类型,MCV、MCH、MCHC、RDW初步用于贫血的形态学分类,RET 可用于判断患者是增生性贫血还是增生减低性贫血;RET 还可以用于早期判断贫血的治疗效果。

2. 白血病　主要涉及白细胞相关参数,也会影响到红细胞和血小板相关参数。白血病时常有 WBC 增高,幼稚细胞出现,红细胞和血小板常会降低。

(二) 感染性疾病

主要涉及白细胞相关参数,包括 WBC 以及白细胞分类计数,常用于初步判断有无炎症、炎症程度以及指导治疗。临床上常与 C 反应蛋白（CRP）、降钙素原（PCT）联用。

(三) 出血和血栓性疾病

主要涉及血小板相关参数。PLT 降低常见于血小板数量减少所致的出血性疾病,如原发性血小板减少性紫癜、脾功能亢进、DIC 等;PLT 增多常见于急性化脓性感染、大出血等。

(四) 药物治疗监测

主要涉及白细胞和血小板相关参数。放疗、化疗药物或者抗排异药物常会抑制骨髓造血,因此通过血细胞分析可了解骨髓抑制的情况,以便及时调整药物用量或种类。

（胥文春）

本 章 小 结

血液分析仪作为临床上最常用的分析仪器之一,主要应用了电学和光学两大原理,电学原理有电阻抗法和射频法;光学原理包括光散射法和分光光度法。

随着现代科技的进步,血液分析仪检测原理逐渐完善,检测参数越来越多,还可显示散点图、直方图及报警信息等,通过有效的复检规则,来弥补血液分析仪对血细胞形态和结构等方面检测的局限性。将血细胞计数、推片染色、数字化细胞成像等组成血液分析流水线,减少人员操作,优化检验流程,提高检测效率和质量。

血液分析仪的校准与性能评价有一系列的国际和国内规范化文件,每个实验室应按要求定期对血液分析仪进行校准与性能评价,保证血液分析仪检测结果的准确性。

血液分析仪检验的质量必须从分析前、分析中及分析后各个环节把好关,主要包括人员的培训;血液分析仪的安装、使用、维护和保养;规范的室内质控和室间质评;结果的审核与临床的沟通等,严格按标准操作规程进行检验,报告准确可靠的检验结果,为疾病的诊断、治疗监测及预后评估提供帮助。

? 思考题

1. 血液分析仪电阻抗法计数细胞的原理是什么?

2. 血液分析仪联合电阻抗、激光散射及化学染色等原理如何提高血细胞计数的准确性?

3. 血液分析仪的常用参数有哪些?

4. 如何观察分析血液分析仪的直方图和散点图?

5. 血液分析仪复检规则制定的意义和原则是什么? 如何制定与验证复检规则?

6. 血液分析仪校准的目的是什么? 如何校准?

7. 如何对血液分析仪进行性能评价与验证?

8. 如何从分析前、分析中、分析后各个环节保证血液分析仪检验的质量?

第四章
血栓与止血一般检验

血液的凝固（凝血）是由于一系列凝血因子激活而生成凝血酶，最终使纤维蛋白原变成纤维蛋白而致血液凝固的过程。

在生理情况下，血液在血管内流动，既不会溢出血管外引起出血也不会在血管内凝固形成血栓。这是由于人体内的凝血、抗凝血以及纤维蛋白溶解（纤溶）系统相互作用、相互制约，维持凝血和抗凝血的动态平衡。但某些病理情况可引起凝血和抗凝血平衡的失调，如凝血功能亢进、抗凝血或纤溶功能降低可引起血栓前状态或血栓形成；反之，则可导致低凝状态或出血。

血栓与止血试验是临床诊断出血性及血栓性疾病的重要试验，也为溶栓治疗及抗凝治疗的监测提供依据。

第一节　标本采集与处理

一、标本采集

血栓与止血检验的标本采集以及前处理可直接影响实验结果的准确性。因此，要求所有步骤均应规范操作（相关检测项目可参照卫生行业标准 WS/T359-2011 血浆凝固实验血液标本的采集及处理指南的要求）。

（一）待检者准备

1. **药物影响**　抗凝药、抗血小板药和溶栓药等会影响此类项目的检测结果，如阿司匹林和双嘧达莫等会抑制血小板聚集，口服避孕药和雌激素会增加血小板黏附聚集功能，口服香豆素类抗凝药可抑制凝血因子 II、VII、IX、X 的活性，因此，检查前待检者需停用有关药物 2 周，因故不能停药者，必须注明用药状态。

2. **食物影响**　因脂血会使 VII 因子活化，导致 PT 缩短，故采血时待检者应处于空腹状态。而且应避免在输入脂肪乳过程中或其后 8 小时内采血。

3. **运动影响**　剧烈活动可使 VIII 因子活化，导致 APTT 缩短，故采血时待检者应保持静息状态 30 分钟以上。

(二) 血液抗凝

1. 抗凝剂

(1) 抗凝剂种类:在凝血筛查试验和凝血因子检测时必须使用枸橼酸钠作为抗凝剂,因为它能有效地阻止不稳定的V因子和Ⅷ因子降解。而 EDTA 盐能抑制或干扰纤维蛋白形成时纤维蛋白单体的聚合,对V因子保护性差;草酸盐与钙离子形成不溶性沉淀物,可影响血凝仪凝固终点的检测;肝素可与抗凝血酶作用并抑制许多凝血因子反应。因此,这几种抗凝剂均不宜用于血栓与止血试验的标本抗凝。

(2) 抗凝剂用量:ICSH 推荐采用浓度为 109mmol/L 的枸橼酸钠,且枸橼酸钠与血液的比例为 1:9(V:V)。如果采血量过多,则抗凝不充分凝血因子被活化;采血量不足,则过剩的枸橼酸钠会存在于待检血浆中,这两种情况均会显著影响后续与血浆凝固有关的检测项目,如 APTT 和 PT 等,因此,采血时抗凝剂与血液的比例必须准确。

若待检者血细胞比容明显异常(如心肺疾患、大面积烧伤等患者),HCT 低于 0.20 或高于 0.55 时,在采血管内抗凝剂量固定的情况下,需采用下式调整采血量:$V_{血液}=V_{抗凝剂} \times 9 \times (1.0-0.45)/(1.0-HCT)$。

2. 抗凝管　为防止凝血因子的激活,不宜采用普通的玻璃试管,而应选用硅化玻璃试管或塑料试管。

(三) 血液采集

1. 压脉带使用　压脉带捆扎时间不得超过 1 分钟。压脉带束缚时间过长可造成局部血液浓缩、内皮细胞释放组织型纤溶酶原激活物(t-PA),引起血小板、凝血因子和纤溶成分活化。

2. 采血　采血人员应技术熟练,一针见血,以防组织损伤,使外源性凝血因子进入血液。采血速度要缓慢且均匀,防止气泡产生,因泡沫的产生可使纤维蛋白原、V因子和Ⅶ因子变性。采血量视检测项目需要而定,须保证血量与抗凝剂量比例合适,然后迅速将血液与抗凝剂轻轻颠倒混匀 5~8 次,但过度的混匀可能造成溶血和(或)血小板激活,导致错误的结果。标本应避免出现凝块及溶血。

二、标本的处理和保存

(一) 标本运送

标本采集后应及时送检,一般在室温下运送,严防剧烈震荡、日光直射和污染等。

(二) 标本处理

实验室在接收标本后应根据检测项目的要求及时离心分离血浆。将血液标本在室温下、3000r/min 离心 15 分钟,可获得乏血小板血浆(platelet poor plasma,PPP),即血小板计数 $<10 \times 10^9$/L 的血浆,此血浆适用于大多数的凝血试验。如需获得富含血小板血浆(platelet rich plasma,PRP),可将离心条件调整为 800r/min 离心 10 分钟,此血浆适用于血小板功能相关试验检测。

(三) 标本保存

出凝血检验的临床标本宜在采集后立即检测。若样品不能在采集后 4 小时内检测,应分离血浆并转移至洁净干燥符合要求的试管中,将试管加盖并保存于 −70~−20℃环境中,在两周内完成检测。试验前将血浆置于 37℃下快速融化。

三、标本检测后处理

检验后标本按照规定保存,以备复查。超出保存期后,需按照规定用消毒液浸泡消毒或者高压灭菌,再按照医疗废弃物处理方式统一处理。

第二节　血栓与止血常用筛检试验

根据国际血栓与止血学会(International Society of Thrombosis and Hemostasis,ISTH)和美国国家临床病理学会(American Society of Clinical Pathology,CAP)相关试验目录,目前正在应用的血栓与止血试验大约有 130 项,其中,在国内外临床实验室广泛使用的有 100 项左右,本章主要介绍最常用的血栓与止血筛查项目。

一、活化部分凝血活酶时间测定

活化部分凝血活酶时间(activated partial thromboplastin time,APTT)是在体外模拟体内内源性凝血途径的全部条件,检测血浆凝固所需要的时间,以此反映内源性凝血因子是否异常的筛检试验。该试验也可以作为评估凝血共同途径是否异常和血液中是否存在抗凝物质的筛检试验。

(一) 检测方法

1. 手工法

(1) 原理:37℃条件下,在待检的乏血小板血浆中加入足量的接触因子激活剂(如白陶土)和部分凝血活酶(代替血小板磷脂),再加入适量的钙离子即可满足内源性凝血所需的全部条件。从加入钙离子到血浆开始凝固所需要的时间即为活化部分凝血活酶时间。

(2) 试剂:APTT 试剂(白陶土 - 部分凝血活酶混悬液)、氯化钙。

(3) 简要操作:采血、分离血浆→加血浆于小试管中→加等血浆体积的 APTT 试剂→混匀,温育 3 分钟→加氯化钙,混匀→立即计时→倾斜试管,观察结果。

2. 仪器法

(1) 原理:血液凝固仪法。试剂反应原理同手工法,只是终点判断方法和原理不同。仪器法检测血浆凝固有三种方法,其原理见表 4-1。

表 4-1　血液凝固仪血浆凝固终点检测原理

方法	检测原理
光学法	在血浆凝固过程中,纤维蛋白原逐渐转变成纤维蛋白,血浆浊度发生变化,其透射光(透射比浊法)或散射光(散射比浊法)的强度也会随之发生改变,可根据光强度的变化来判断血浆凝固终点。
电流法	又称钩方法。纤维蛋白具有导电性,将电极插入标本中,利用两电极之间电流的通断来判断纤维蛋白是否形成,以此确定血浆凝固终点。
磁珠法	又称黏度法。血浆凝固时血浆黏度增高,使正在磁场中运动的小磁珠运动强度减弱,由此判断血浆凝固终点。

(2) 试剂:同手工法

(3) 简要操作:按仪器说明书进行。

(二) 质量保证

1. 标本　严格按凝血试验标本采集要求进行标本采集。根据规定离心力与离心时间要求,及时分离标本,获得乏血小板血浆。

2. 干扰因素　冷冻血浆可减低 APTT 对狼疮抗凝物质、XI因子、XII因子、高分子量激肽酶(high molecular weight kininase,HMWK)及激肽释放酶原(kallikrein,PK)检测的灵敏度,因此检测前需要将血浆预温。

3. 试剂　APTT 试剂是促凝的部分凝血活酶(磷脂)和接触激活物的混合物,激活剂不同、部分凝血活酶的来源及制备方法不同均可影响 APTT 的测定结果。

(1) 激活剂:有对凝血因子相对灵敏的白陶土(kaolin)、对肝素相对灵敏的硅藻土(diatomaceous earth)和对狼疮抗凝物相对灵敏的鞣花酸(elagic acid)等。即使是同一种激活剂,不同批次之间其质量也有较大的差异。高质量的激活剂可以使激活作用更迅速,结果更准确。

(2) 磷脂:磷脂多来源于动物、植物组织或人工合成,临床常用的磷脂多来源于兔脑提取(脑磷脂)。

4. 操作　试剂、标本温育时间应控制在 3~10 分钟内,测定温度应控制在(37±1) ℃,准确判断血浆凝固终点(纤维蛋白形成)是 APTT 测定结果准确性的关键。应设立正常对照。

(三) 方法学评价

目前,APTT 检测方法有手工法和仪器法两种,但大多数实验室都采用仪器法(半自动、全自动血液凝固仪),其方法学评价见表 4-2。

表 4-2　APTT 测定的方法学评价

方法	评价
手工法	重复性差,耗时;但操作简单,不需特殊仪器,准确性好,为仪器校准的参考方法
仪器法	操作简便、快速,结果重复性好。目前常采用光学法和磁珠法。磁珠法的检测结果不受黄疸、乳糜及溶血标本的干扰,但反应杯中需要加入磁珠,成本较高

(四) 参考区间

32~43 秒,超过正常对照值 10 秒为异常。不同品牌仪器和试剂结果差异较大,需要各实验室自行制定相应的参考区间。

(五) 临床意义

1. APTT 延长见于:

(1) 凝血因子Ⅷ、Ⅸ、Ⅺ和Ⅻ血浆水平减低,如血友病 A、B 以及凝血因子Ⅺ、Ⅻ缺乏症。

(2) 严重的凝血酶原、V 因子、X 因子和纤维蛋白原减少或缺乏。

(3) 纤溶活性增强,如 DIC(后期)及循环血液中有纤维蛋白原降解产物(FDP/D- 二聚体)。

(4) 血液循环中抗凝物质如凝血因子抑制物、狼疮抗凝物质、华法林或肝素水平增高。

2. APTT 缩短见于:

(1) 高凝状态,如弥散性血管内凝血的高凝期、促凝物质进入血液以及血液中凝血因子的活性增强等。

(2) 血栓性疾病,如心肌梗死、脑血管病变及深静脉血栓形成等。

3. 监测肝素治疗　APTT 对血浆肝素浓度的敏感度很高,临床广泛应用于肝素治疗的监测。一般治疗期间 APTT 维持在正常对照的 1.5~3.0 倍为宜。

二、凝血酶原时间测定

凝血酶原时间(prothrombin time,PT)是外源性凝血途径和共同凝血途径的筛检指标,PT 是在体外模拟体内外源性凝血途径的全部条件,测定血浆凝固所需要的时间。

(一) 检测方法

检测方法包括手工法和仪器法,仪器法终点判断同 APTT 测定,此处只涉及手工法。

1. 原理 在 37℃条件下,在待检血浆中加入足够量的组织凝血活酶(含组织因子、磷脂)和适当的钙离子,通过激活因子Ⅶ而启动外源性凝血途径,使乏血小板血浆凝固。从加入试剂到血浆凝固的时间即血浆凝血酶原时间。

2. 试剂 PT 试剂(组织凝血活酶)、氯化钙。

3. 简要操作 采血、分离血浆→加血浆→加等体积的 PT 试剂→混匀,温育 3 分钟→加氯化钙,混匀→立即计时→倾斜试管,观察结果。

(二) 质量保证

1. 试剂

(1) 组织凝血活酶试剂质量:PT 的灵敏度依赖于凝血活酶的质量。组织凝血活酶的来源有两种:一种是组织提取物(含丰富凝血活酶、组织因子和磷脂);另一种是纯化的重组组织因子(recombinant-tissue factor,r-TF)加磷脂,而且 r-TF 比动物性凝血活酶对 FⅡ、FⅦ、及 FX 灵敏度高。由于组织凝血活酶试剂来源不同,不同方法制备的试剂测定结果差异较大,影响口服抗凝剂患者治疗效果的观察。因此,必须使用已标明国际敏感指数(international sensitivity index,ISI)的 PT 试剂。

(2) ISI 和国际标准比值(international normalized ratio,INR):1967 年 WHO 将人脑凝血活酶标准品(批号 67/40)作为标定不同来源组织凝血活酶 ISI 的参考品,其 ISI 值为 1.0。ISI 值越接近 1.0,表示试剂越灵敏。目前用的凝血活酶国际参考品有组织提取物生理盐水制剂 BCT/253(人脑和胎盘制剂)和 RBT/79(兔和兔 - 猴组织混合制剂),也有用组织提取物生理盐水制剂加入 FV、氯化钙和纤维蛋白等,如 OBT/79(牛脑制剂)。其他各种组织凝血活酶制剂的 ISI 必须按照新的标准品 ISI 进行标定。其标定方法按照 ICSH 公布的参考方法进行。ISI 为凝血活酶参考品与每批凝血活酶 PT 校正曲线的斜率,即在双对数的坐标纸上,纵坐标为用参考品测定的 PT 对数值,横坐标为用待标定的凝血活酶测定的相同标本 PT 对数值。

为了尽量减少不同组织凝血活酶灵敏度差异对凝血酶原检测的影响,1985 年 ICSH 推荐,对口服抗凝药物的监测,应使用 INR 报告 PT 结果。INR 计算公式为:

$$INR = (患者 PT 值 / 正常对照血浆 PT 值)^{ISI}$$

(3) 参比血浆:WHO 等机构要求,每次(每批)PT 测定的正常对照值必须采用至少来自 20 名以上男女各半的健康人混合血浆所测得的结果。目前,商品化参比血浆常用不低于 100 名男女各半的健康人混合血浆作为正常对照用的标准血浆。

2. 其他 标本采集和操作的质量保证同 APTT 测定。

(三) 报告方式

PT(秒)、国际标准化比值(INR)、凝血酶原比率(prothrombin rate,PTR)、凝血酶原活动度(prothrombin activity,PTA),其评价见表 4-3。

表 4-3 PT 报告方式与评价

报告方式	评价
PT(s)	必须使用的方式,因为试剂不同,其结果差异大,需要同时报告正常对照值
PTR	PTR= 被检血浆 PT/ 正常对照血浆 PT,现已少用
INR	当口服抗凝剂病人治疗监测时,必须使用的报告方式
PTA	为被检血浆相当于正常对照血浆凝固活性的百分率,可用于评估肝细胞受损程度

（四）方法学评价

同 APTT 测定。

（五）参考区间

①PT：11~13 秒，超过正常对照 3 秒为异常；②PTR：0.85~1.15；③INR：口服抗凝剂治疗不同疾病需达到不同的 INR 值；④PTA：70%~130%。各实验室必须自行制定相应的参考区间。

（六）临床意义

1. PT 延长　见于先天性因子 Ⅱ、Ⅴ、Ⅶ、Ⅹ 的缺乏症或低（无）纤维蛋白原血症；获得性凝血因子缺乏，如 DIC、原发性纤溶症、维生素 K 缺乏症；血液循环中有抗凝物质如口服抗凝剂、肝素和 FDP 存在。

2. PT 缩短　见于先天性因子 Ⅴ 增多症、口服避孕药、高凝状态和血栓病等。

3. 监测口服抗凝剂　中国人群 INR 以 1.8~2.5 为宜，一般不超过 3.0。

三、凝血酶时间测定

血浆凝血酶时间（thrombin time，TT）是反映血浆中纤维蛋白原转变为纤维蛋白的筛查指标。TT 延长主要与纤维蛋白原（fibrinogen，Fg）浓度减少或功能异常以及血液中存在相关的抗凝物质（肝素、类肝素等）有关。

（一）检测方法

检测方法包括手工法和仪器法，仪器法凝固终点判断同 APTT 测定，此处只涉及手工法。

1. 原理　检测在待检血浆中加入"标准化"凝血酶后，直接将血浆纤维蛋白原转变为纤维蛋白所需要的时间。

2. 试剂　凝血酶试剂。

3. 简要操作　采血、分离血浆→加血浆→加等血浆体积的凝血酶试剂→混匀，立即计时→倾斜试管，观察结果。

（二）质量保证

标本采集和操作的质量保证同 APTT 测定。

（三）方法学评价

同 APTT 测定。

（四）参考区间

16~18 秒，超过正常对照值 3 秒为异常。每个实验室需要建立自己的参考区间。

（五）临床意义

1. TT 延长　见于低（无）纤维蛋白原血症和异常纤维蛋白原血症；肝素或类肝素抗凝物质增多，如肝素治疗、肿瘤和系统性红斑狼疮等。原发性或继发性纤溶亢进时（如DIC），由于 FDP 增多对凝血酶原有抑制作用，可导致 TT 延长。

2. TT 缩短　一般无临床意义。

四、纤维蛋白原测定

纤维蛋白原由肝脏合成，是血浆中浓度最高的凝血因子。纤维蛋白原浓度或功能异常均可导致凝血障碍。因此，纤维蛋白原是出血性疾病与血栓性疾病诊疗中常用的筛检指标之一。纤维蛋白原检测的方法有多种，目前，常用方法主要是 Clauss 法和 PT 衍生法。

（一）检测方法

1. 原理　纤维蛋白原测定有 Clauss 法和 PT 衍生法等，各方法的检测原理见表 4-4。

表 4-4 纤维蛋白原检测方法及检测原理

方法	检测原理
Clauss 法	即凝血酶法。在被检血浆中加入足量的凝血酶,血浆立即凝固,其凝固时间与 Fg 浓度呈负相关,从国际标准品 Fg 参比血浆测定的标准曲线中可获得 Fg 浓度
PT 衍生法	基于 PT 反应曲线差值来确定 Fg 浓度的方法。仪器法完成 PT 时,Fg 全部变成纤维蛋白,其浊度与 Fg 浓度呈正比(无需加凝血酶),可采用终点法或速率法换算出 Fg 浓度
酶联免疫法	用辣根过氧化物酶标记的抗 Fg 单克隆抗体,应用双抗体夹心法 ELISA 检测 Fg 浓度
热沉淀比浊法	血浆经磷酸二氢钾 - 氢氧化钾缓冲液稀释后,加热至 56℃,使 Fg 凝集,比浊法测定其浓度
双缩脲法	用 12.5% 亚硫酸钠溶液将血浆 Fg 沉淀分离,以双缩脲法检测

2. 试剂 商品试剂盒,主要含未标记或标记(酶标、金标或胶乳)的 Fg 抗体。

3. 简要操作 采血、分离血浆→按相应的免疫学方法操作步骤进行操作。

(二) 质量保证

1. 标本 ①Clauss 法参比血浆需与待检血浆同时测定,以保证结果的可靠性。②当 Clauss 法测定超出线性范围时,必须稀释血浆并重新测定。

2. 复检 如标本存在肝素类物质、纤维蛋白降解产物(FDP)或罕见异常纤维蛋白原,用 Clauss 法测定的纤维蛋白原含量会假性降低,可用 PT 衍生法复检。反之,PT 衍生法检测结果可疑时(如结果过高或过低),则采用 Clauss 法复查。

(三) 方法学评价

纤维蛋白原测定的方法学评价见表 4-5。

表 4-5 Fg 检测的方法学评价

方法	评价
Clauss 法	为检测纤维蛋白原功能的方法,操作简单,结果可靠,WHO 推荐的参考方法
PT 衍生法	操作简单,成本低,但其灵敏度高,在纤维蛋白原浓度异常时,测定结果往往偏高,主要适用于健康人群或纤维蛋白原浓度正常的人群
其他方法	如热沉淀比浊法、化学法,操作烦琐,特异性差,测定结果与纤维蛋白原不一定呈平行关系

(四) 参考区间

成人:2.00~4.00g/L;新生儿:1.25~3.00g/L

(五) 临床意义

1. 纤维蛋白原增高 纤维蛋白原是一种急性时相反应蛋白,其增高往往是机体一种非特异性反应。Fg 增高见于:①感染:脓毒血症、肺炎及亚急性细菌性心内膜炎等;②无菌性炎症:肾病综合征、风湿热及风湿性关节炎等;③血栓前状态与血栓性疾病:糖尿病及急性心肌梗死等;④恶性肿瘤;⑤外伤、烧伤、外科手术后及放射治疗后;⑥其他:妊娠晚期及妊娠高血压综合征等。

2. 纤维蛋白原减低 ①原发性纤维蛋白原减少或结构异常:低或无纤维蛋白原血症及异常纤维蛋白原血症;②继发性纤维蛋白原减少:DIC 晚期、纤溶亢进、重症肝炎和肝硬化等。

3. 溶栓药物的监测　在血栓形成过程中 Fg 浓度增高,随着溶栓药物的使用,血液中 Fg 浓度会逐渐降低。因此,Fg 测定可用于溶栓治疗(如用尿激酶、组织型纤溶酶原激活物)及蛇毒治疗(如用溶栓酶、去纤酶)的监测。

五、纤维蛋白(原)降解产物测定

纤维蛋白(原)降解产物(fibrin degradation products,FDP)是来自于纤溶酶降解纤维蛋白原和纤维蛋白的一组片段。纤溶酶作用的底物不同,产生的 FDP 也略有不同,它是检测纤溶酶活性异常的一种筛检试验。

(一) 检测方法

1. 原理　FDP 中 X、Y、D 和 E 等片段具有纤维蛋白原的抗原决定簇,采用相应抗体,通过免疫学方法可检测血浆 FDP 浓度。常用的免疫学方法有免疫比浊法、酶联免疫法及胶乳凝集法,其原理见表 4-6。

表 4-6　纤维蛋白(原)降解产物检测方法及检测原理

方法	原理
胶乳凝集试验	FDP 与包在胶乳颗粒上的抗 FDP 抗体发生抗原 - 抗体反应,若 FDP≥5mg/L 时,出现肉眼可见的凝集反应
ELISA 法	FDP 与包被在固相载体上(聚苯乙烯反应板)的抗 FDP 抗体发生抗原 - 抗体反应,再加入酶标记的抗 FDP 抗体,即形成抗体 - 抗原 - 抗体复合物,加入底物液使底物显色,颜色深浅与血浆 FDP 浓度呈正比
仪器法(免疫比浊法)	FDP 与抗 FDP 抗体胶乳颗粒发生抗原 - 抗体反应,产生凝集以致浊度增加,仪器通过测定浊度变化,并与标准曲线比较,求出 FDP 浓度

2. 试剂　商品试剂盒,主要含未标记或标记(酶标、金标或胶乳)的 FDP 抗体。

3. 简要操作　采血、分离血浆→按相应的免疫学方法操作步骤进行操作。

(二) 质量保证

1. 对照　胶乳凝集法每次测定需要做阴、阳性对照,血浆中高浓度类风湿因子存在时可导致假阳性结果。

2. 浓度　免疫比浊法超过线性范围的标本应进行稀释后重新测定。

(三) 方法学评价

FDP 测定的方法学评价见表 4-7。

表 4-7　FDP 测定的方法学评价

方法	评价
胶乳凝集试验	操作简单、快速,但只能定性或半定量测定
ELISA 法	可作定量测定,但操作较复杂,影响因素较多
仪器法(免疫比浊法)	定量测定,操作较简单、快速,结果准确,易于质控,但成本较高

(四) 参考区间

①免疫比浊法:<5mg/L;②胶乳凝集法:阴性。

(五) 临床意义

FDP 阳性或增高见于原发性纤溶症(primary fibrinolysis)以及继发性纤溶症(secondary fobrinolysis)。如 DIC、恶性肿瘤、急性早幼粒细胞白血病、肺梗死、深静脉血栓形成、肾脏疾病、肝脏疾病、器官移植的排斥反应和溶栓治疗等。

六、D- 二聚体测定

D- 二聚体（D-Dimer）是交联纤维蛋白在纤溶酶作用下产生的降解产物，是目前 DIC 检验诊断中一个特异性较强的指标，并在排除血栓形成中有重要价值。

（一）检测方法

1. 原理　用 D- 二聚体抗体，通过免疫学方法检测血浆 D- 二聚体浓度。常用的方法学有免疫比浊法、酶联免疫法及胶乳凝集法，其检测原理见表 4-8。

表 4-8　D- 二聚体检测方法及检测原理

方法	原理
胶乳凝集试验	D- 二聚体与包在胶乳颗粒上的抗 D- 二聚体抗体发生抗原 - 抗体反应，若 FDP≥250μg/L 时，出现肉眼可见的凝集反应
ELISA 法	D- 二聚体与包被在固相载体上的抗 D- 二聚体抗体发生抗原 - 抗体反应，再加入酶标记的抗 D- 二聚体抗体，即形成抗体 - 抗原 - 抗体复合物，加入底物液使底物显色，颜色深浅与血浆 D- 二聚体浓度呈正比
仪器法（免疫比浊法）	D- 二聚体与抗 D- 二聚体抗体胶乳颗粒发生抗原抗 - 抗体反应，产生凝集以致浊度增加，仪器通过测定浊度变化，并与标准曲线比较，求出 D- 二聚体浓度

2. 试剂　商品试剂盒，主要含未标记或已标记（酶标、金标或胶乳）的 D- 二聚体抗体。

3. 简要操作　采血、分离血浆→按相应的免疫学方法操作步骤进行操作。

（二）质量保证

同 FDP 测定。

（三）方法学评价

同 FDP 测定。

（四）参考区间

①定性分析：阴性；②定量分析：<250μg/L。

（五）临床意义

1. 血栓前状态与血栓性疾病　血浆 D- 二聚体水平对于静脉血栓形成的排除诊断至关重要，具有较高阴性预测价值。当怀疑有深静脉血栓形成和肺栓塞时，若 D- 二聚体 <0.5mg/L 或阴性，则可排除诊断。活动性深静脉血栓形成与肺栓塞时，血浆 D- 二聚体显著升高。手术后、肿瘤、妊娠、产后和高龄人群也可以出现血浆 D- 二聚体的水平增高，这些情况下对深静脉血栓形成的阴性排除值应单独设定。

2. 继发性纤溶亢进　是指由原发病引起局部凝血或 DIC 而继发纤溶亢进。DIC 时，血浆 D- 二聚体显著升高，FDP 和 D- 二聚体联合检测更有利于提高 DIC 实验室诊断的灵敏度和特异性（>95% 以上），尤其是对 DIC 早期诊断更有意义。

3. 溶栓治疗监测　深静脉血栓的溶栓治疗有效后，血浆 D- 二聚体在溶栓后的 2 天内增高达到溶栓前 2~3 倍。急性脑梗死溶栓治疗有效后，在溶栓治疗监测过程中血浆 D- 二聚体的敏感性高于 FDP。

第三节　血栓与止血常用筛检试验临床应用

一、止血缺陷原因筛检

（一）一期止血缺陷筛检

一期止血缺陷是指血管壁和血小板异常所引起的止血功能缺陷。常用的筛检试验有出血时间和血小板检测。出血时间（bleeding time, BT）是指在特定条件下，皮肤小血管被刺破后，血液自行流出到自然停止的时间，正常人为 6.9±2.1 分钟。

1. BT 和 PLT 均正常　除正常人外，多数是由于单纯血管壁通透性和（或）脆性增加所致的止血功能缺陷，如过敏性紫癜、遗传性出血性毛细血管扩张症和单纯性紫癜等。

2. BT 延长，PLT 减少　多数是由于血小板数量减少所引起的血小板减少性紫癜，如原发性和继发性血小板减少症。

3. BT 延长，PLT 正常　多数是由于血小板功能异常或某些凝血因子缺乏所引起的出血性疾病，如遗传性血小板功能异常、获得性血小板功能异常、储藏池病（致密颗粒缺乏症、α- 颗粒缺乏症）、血小板 3 因子缺乏症、血管性血友病（vWD）及低（无）纤维蛋白原血症等。

4. BT 延长，PLT 增多　常见于原发性和继发性（反应性）血小板增多症。

（二）二期止血缺陷的筛检

二期止血缺陷是指血液凝固和抗凝功能异常所引起的止血功能缺陷，可用 APTT 和 PT 作为筛检试验。二期止血缺陷的筛检试验及临床应用见表 4-9。

表 4-9　二期止血缺陷的筛检试验及临床应用

试验结果	临床应用
APTT 和 PT 均正常	见于遗传性和获得性 FXII 缺乏症
APTT 延长，PT 正常	内源性凝血途径缺陷，如血友病甲、乙、FXI 缺乏症；血液循环中有狼疮抗凝物质、抗 FVIII 或抗 FIX 抗体存在；DIC 时 FVIII、FIX 和 FXI 降低；肝脏疾病时 FIX 和 FXI 减低，口服抗凝剂时，FIX 降低
APTT 正常，PT 延长	多数是由于外源凝血途径缺乏所致出血，如遗传性或获得性 FVII 因子缺乏
APTT 和 PT 均延长	多数是共同凝血途径缺陷所致的出血性疾病，如遗传性或获得性 FX、V、凝血酶原缺乏和纤维蛋白原缺乏症等

（三）纤溶活性亢进的筛检

纤溶亢进是指纤维蛋白（原）和某些凝血因子被纤溶酶降解所引起的出血，可选用纤维蛋白降解产物（FDP）和 D- 二聚体作为筛检试验，也可选用 TT 作为筛检试验，但要排除存在肝素或类肝素抗凝物质的干扰，见表 4-10。

表 4-10　纤溶亢进性出血筛检试验及临床应用

试验结果	临床应用
FDP 和 D- 二聚体均正常	表示纤溶活性的正常，临床出血症状与纤溶无关
FDP 阳性，D- 二聚体正常	原发性纤溶症，或多为 FDP 假阳性
FDP 正常，D- 二聚体阳性	继发性纤溶，或多为 FDP 假阴性
FDP 和 D- 二聚体均阳性	表示纤维蛋白原和纤维蛋白同时被溶解，见于继发性纤溶，如 DIC 和溶栓治疗后

二、手术前止凝血功能筛检

术前患者止凝血功能评估主要根据患者的病史(出血史和家族史)、体格检查和实验室资料三方面判断。其中,实验室检查应联合检测 APTT、PT 和 PLT。如临床有出血史,需加做 BT 检测。

三、DIC 实验室诊断

DIC 是在许多疾病基础上,凝血及纤溶系统被激活导致全身微血栓形成,凝血因子大量被消耗并继发纤溶亢进,引起全身性出血及循环衰竭的临床综合征。实验室检查是DIC 诊断的重要组成部分,也是临床治疗及动态观察的主要依据。

DIC 筛检项目包括 PLT、Fg、FDP 和 PT,根据各项目的检测结果进行评分,按积分多少诊断 DIC。DIC 诊断中必须用筛检试验作动态观察。当 PLT 和 Fg 进行性减低,而FDP 和 D- 二聚体进行性增多时更有诊断意义。

四、抗凝与溶栓治疗监测

1. 抗凝药物的监测　常用监测指标为 INR 和 APTT。APTT 是监测普通肝素治疗较敏感指标,通常以 APTT 维持在基础值的 1.5~2.5 倍为宜,不宜超过 2.5 倍。INR 是监测口服抗凝剂(华法林)的首选指标,INR 用于抗凝药物监测的临床意义,见表 4-11。

表 4-11　口服抗凝剂抗凝治疗的 INR 监测结果及其治疗评价

INR	评价
>4.5	如果 Fg 和 PLT 仍正常,则提示抗凝过度,应减少或停止用药
<4.5	同时伴有 Fg 和(或)PLT 减低时,见于 DIC 或肝脏疾病等,应减少或停止口服抗凝剂
1.5~2.5	预防深静脉血栓形成,口服抗凝剂达到有效剂量的结果
2.0~3.0	治疗静脉血栓形成、肺栓塞及心脏瓣膜病,口服抗凝剂达到有效剂量的结果
3.0~4.5	治疗动脉血栓栓塞、心脏机械瓣膜置换及复发性系统性栓塞症,口服抗凝剂达到有效剂量的结果

2. 溶栓治疗监测　常用的监测指标有 Fg、TT 及 FDP。使用尿激酶、链激酶等溶栓治疗,持续用药会导致机体处于高纤溶状态。见表 4-12。

表 4-12　溶栓治疗实验室检测项目

纤溶指标	诊断标准
纤溶活性不足	Fg>1.5g/L,TT< 正常对照 1.5 倍,FDP<300μg/L
纤溶活性亢进	Fg<1.2g/L,TT> 正常对照 3 倍,FDP>400μg/L
适宜溶栓指标	Fg 持续在 1.2~1.5g/L,TT 为正常对照 1.5~2.5 倍,FDP 在 300~400μg/L

在溶栓治疗过程中定期监测上述指标,根据其变化调整用药剂量,以达到溶栓治疗安全有效的目的。

(闫海润)

本 章 小 结

出血与血栓性疾病的实验室检查,对出血和血栓性疾病具有重要的诊断价值。最常用的实验室检查项目中,PT、APTT、Fg 和 TT 等对于出血性疾病的筛查具有十分重要的意义;D- 二聚体和 FDP 等试验主要用于纤溶活性检查;PT、APTT 和 Fg 等试验还用于抗凝与溶栓治疗的监测。临床上,通常是在临床初步诊断的基础上,以血栓与止血筛检试验项目优化组合应用为原则。

除了本章提及的常用检查指标以外,越来越多的血栓与止血分子标志物被应用于临床。如组织型纤溶酶原激活剂 - 纤溶酶原激活物抑制剂 -1 复合物(t-PAI-C)、血栓调节蛋白(TM)可作为血管内皮损伤的分子标志;凝血酶 - 抗凝血酶复合物(TAT)、凝血酶片段 1+2(F1+2)和可溶性纤维蛋白(SF)和纤溶蛋白单体复合物(FMC)可作为凝血激活指标的分子标志物;纤溶酶 -α_2 抗纤溶酶复合物(PIC)可作为纤溶激活指标的分子标志物。在抗栓药物的应用监测中,个体的基因多态性起重要作用,如 CYP2C9 和 VKORC1 基因多态性对华法林的药物代谢速度起决定性作用,CYP2C19 基因多态性是控制氯吡格雷代谢的主要因素等,因此,基因靶点的检测,对临床用药具有指导意义。

? **思考题**

1. APTT 检测原理是什么? APTT 检测应注意哪些问题? 有何临床意义?

2. PT 检测原理是什么? PT 检测应注意哪些问题? 有哪些报告方式? PT 检测有何临床意义?

3. 纤维蛋白原检测的方法有哪些? 如何评价这些方法?

4. 纤维蛋白(原)降解产物有何临床意义?

5. D- 二聚体检查有何临床意义?

第五章

血型与输血一般检验

血型（blood groups）是指人体红细胞膜表面带有或缺乏一些特异性的可遗传的抗原物质，如 A 抗原或 B 抗原，是血液的主要遗传性状。人类血液中红细胞、白细胞、血小板、各种血浆蛋白上以及人体体液和分泌液中的抗原型别存在差异，表现出不同的血型抗原。根据血液各种抗原成分的不同可分为不同的血型系统，包括红细胞血型系统、白细胞血型系统、血小板血型系统和血清型等。输血（blood transfusion）是将供血者的血液或血液成分输给受血者，以维持受血者机体各种组织器官血液和氧气供应，达到缓解症状的一种治疗方法。

知识拓展

ABO 血型的发现：1900 年，奥地利维也纳大学病理研究所的 Karl Landsteiner 博士，在一次研究中发现不同人之间的血液混合时，有时候血细胞会发生凝聚现象。他设计了现在被称为经典的"四格表"统计分析图进行实验。抽取自己和 6 位助手们的血液，静置分离血浆和红细胞，然后分别将血浆和其他所有人的红细胞混合，观察结果。Karl Landsteiner 发现实验结果分三种情况：A 组的血浆可以引起 B 组的红细胞凝聚；B 组血浆可引起 A 组的红细胞凝聚；但 Karl Landsteiner 的红细胞与 A 组或 B 组的血浆混合后都不凝聚，他的血浆却可以与 A 组或 B 组的红细胞都凝聚，起初称第三种类型为"C"，后改称为"O"。两年后，Karl Landsteiner 的同事在大样本的交叉配型实验中发现了 AB 型，人类 ABO 血型系统由此"磅礴出世"。Karl Landsteiner 博士因为发现 ABO 血型而获得 1930 年的诺贝尔生理学或医学奖。此贡献被评价为二十世纪改变人类生活的重大发现之一。

第一节　ABO 和 Rh 血型基本理论

自 1900 年 Karl Landsteiner 发现红细胞 ABO 血型系统后，人类对红细胞血型系统的研究不断深入，2012 年国际输血协会（The International Society of Blood Transfusion, ISBT）根据红细胞血型抗原的生化和遗传学特性、血清学表现等特点，发现并证实了红细胞血型抗原分别归为 33 个血型系统、7 个血型集合及 2 个血型系列。然而，与临床密切相关的是 ABO 和 Rh 血型系统。

一、ABO 血型

(一) ABO 血型抗原

ABO 血型抗原 (antigen, Ag) 是指能够刺激机体产生相应血型抗体的物质。包括红细胞血型抗原、白细胞血型抗原、血小板血型抗原等。

1. ABO 血型抗原的化学结构　ABO 血型抗原的化学成分是糖蛋白,其血清学特异性取决于糖链末端 3 个糖基的结构 (图 5-1)。A 型个体带有 N- 乙酰半乳糖胺糖基转移酶,能够将 N- 乙酰半乳糖胺连接到 H 物质末端的半乳糖上,产生 A 抗原特异性。B 型个体带有半乳糖糖基转移酶,能将 D- 半乳糖连接到 H 物质末端的半乳糖上,产生 B 抗原特异性。AB 型个体带有 A 和 B 两种糖基转移酶,因此,红细胞上同时有 A 和 B 抗原。O 型个体不具有 A 酶和 B 酶,所以,不能生成 A 或 B 抗原,细胞上只有 H 抗原,H 抗原(物质)是 A 抗原和 B 抗原的前身。

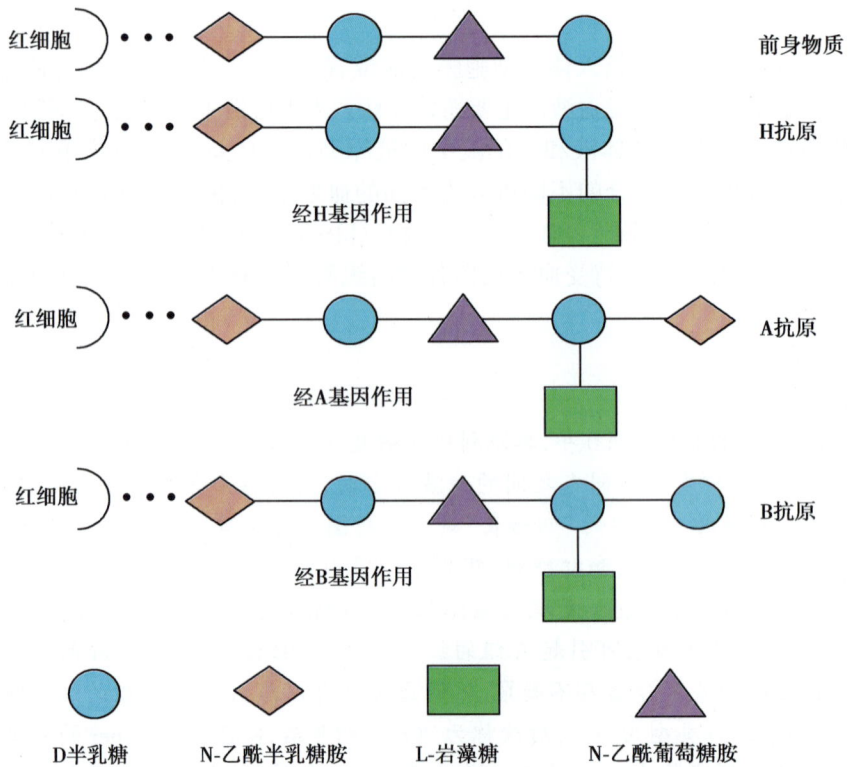

图 5-1　ABO 血型抗原糖基结构

2. ABO 血型抗原的基因与遗传　ABO 血型基因位于人类 9 号染色体上,ABO 血型系统受 *A*、*B*、*O* 三个等位基因控制。其中,*A* 基因和 *B* 基因是常染色体显性基因,*O* 基因是无效等位基因。*A* 基因编码产生 N- 乙酰半乳糖胺糖基转移酶,*B* 基因编码产生 D- 半乳糖糖基转移酶,*O* 基因编码的糖基转移酶无活性。

H 抗原的生成受 *H* 基因控制 (图 5-1),*H* 基因的遗传与 *ABO* 基因无关,*H* 基因位于人类 19 号染色体上,编码产生 L- 岩藻糖糖基转移酶,在该酶作用下,将 L- 岩藻糖转移连接在红细胞膜表面的 Ⅱ 型载体糖链末端半乳糖上,形成 H 抗原,*H* 基因频率 >99.99%。

ABO 血型基因是常染色体显性遗传,每个子代均可从亲代各自得到一个单倍体,根据父母的血型可以推测子代的血型,如:父母都是 A 型,子代只可能是 A 型或 O 型。

3. ABO 血型抗原的表达与血型物质

(1) ABO 血型抗原的表达:37 天的胎儿就可以产生 A、B 抗原,5~6 周胎儿的红细胞表面可检出抗原,出生时的红细胞表面所带的抗原数量大约为成人的 25%~50%。以后,随年龄增长而增加,到 20 岁左右到达高峰。A、B 抗原的表达在人的一生中相对稳定,但老年人的抗原性可能减弱。由于 A 基因产生的糖基转移酶多于 B 基因,所以 A 型红细胞表面抗原数量多于 B 型红细胞表面抗原数量。

(2) ABO 血型物质:A、B、H 抗原以可溶状态存在于血液、体液和分泌液中,称为血型物质。其中,以唾液中含量最丰富,其次为血清、胃液、精液、羊水、汗液、尿液、泪液、胆汁及乳汁等,但脑脊液中不存在 ABH 物质。血型物质产生取决于分泌 Se 基因,其位于 19 号染色体长臂上, Se 是显性基因, se 是隐性基因。带有 SeSe 或 Sese 基因型的血型物质是分泌型基因。凡是在血液、体液和分泌液中可检出 ABH 血型物质的个体称为分泌型个体,汉族人 80% 为分泌型个体。一般情况下,血液、体液和分泌液中分泌的血型物质与机体血型抗原是一致的,如分泌型 A 型个体的体液和分泌液中均含有 A 血型物质。纯合子 $sese$ 基因型不能形成 H 物质,血液、体液及分泌液中无 ABH 物质,称为非分泌型个体。

(二) ABO 血型抗体

ABO 血型抗体(antibody,Ab)是机体受到血型抗原刺激后,B 淋巴细胞被活化、增殖并分化为浆细胞,其产生能与相应抗原特异性结合,并引起免疫反应的免疫球蛋白,广泛存在于血液及体液中。

1. 天然抗体与免疫抗体　凡是机体未发现明显特定抗原刺激,而其血清中却存在缺乏相应抗原的抗体,称为天然抗体(natural antibody)。如 ABO 血型抗体,并没有输血、妊娠或注射抗原等免疫途径,血液中就存在抗 A 抗体和(或)抗 B 抗体。然而,天然抗体也是机体对某种抗原的刺激产生免疫应答的产物,其产生机制可能与环境中广泛存在的多种微生物、花粉、粉尘等有关,这些物质与某些血型抗原相似,通过隐性刺激使机体产生了红细胞血型抗体。天然抗体多以 IgM 类抗体为主。

凡机体经特定抗原免疫刺激后产生的抗体,称为免疫抗体(immune antibody),一般通过输血、妊娠、注射抗原等途径产生。受血者接受了与自己血型抗原不一致的血液,就有可能产生相应的抗体。免疫抗体多数是 IgG 类抗体。天然抗体与免疫抗体的主要特点见表 5-1。

表 5-1　天然抗体和免疫抗体的特点

特点	天然抗体	免疫抗体
存在的主要血型系统	主要存在于 ABO、MNS、P 等	主要存在于 Rh、MNS、Kell、Kidd 等
可察觉的抗原刺激	无	有(妊娠、输血等)
相对分子质量(kD)	1000	160
通过胎盘	不能	能
耐热性(70℃)	不耐热	耐热
被血型物质中和	能	不能
被 2- 巯基乙醇或二硫苏糖醇破坏	能	不能
与红细胞反应最佳温度	4~25℃	37℃
在盐水介质中与红细胞反应情况	出现可见的红细胞凝集	不出现可见的红细胞凝集

2. 规则抗体与不规则抗体　人体内红细胞表面存在某种抗原,在血液中规律地出现不是该抗原免疫所产生的抗体,称为规则抗体(regular antibody)。如:A 型血液中只有抗 B 抗体,B 型血液中只有抗 A 抗体,这些抗体为规则抗体。

除 ABO 血型系统外,其他血型系统抗体的产生均不符合 Landsteiner 规则,即抗体的产生没有规律性,称为不规则抗体(anomaly antibody)。ABO 血型系统的亚型,变异型抗 -A_1 等抗体也称为不规则抗体。这种抗体的产生通常是通过输血、妊娠等同种异体红细胞免疫刺激产生,因此,反复输血和多次妊娠的患者输血前要进行不规则抗体筛查和鉴定。

3. ABO 血型抗体的产生　婴儿出生时,通常没有抗 A 和抗 B 抗体,出生后,由于自然界中花粉、尘埃以及一些生物如细菌表面具有类似于 A、B 抗原结构的抗原,婴儿会在不知觉中被这些外来抗原不断地刺激机体发生免疫反应,逐渐产生相应的抗 A 或抗 B 抗体。出生 3~6 个月后即可查出抗体,5~10 岁时抗体水平达到高峰,成年人抗体水平随着年龄的增长逐步减少,65 岁以上者抗体水平较低,80 岁老年人抗体水平与 6 个月婴儿近似。

正常情况下,ABO 血型抗体为天然抗体,以 IgM 为主,为完全抗体,但血液中也有少量的 IgG 和 IgA 类抗体。O 型人血液中含抗 A、抗 B 和(或)抗 AB 抗体,其中抗 AB 不是抗 A 和抗 B 的混合物,抗 AB 识别的是 A 和 B 抗原上共同的结构部位。抗 AB 以 IgG 为主,效价较高,可以通过胎盘,因此,O 型母亲与其胎儿血型不合,易发生新生儿溶血病,而且在第一胎就可发生。利用 O 型血抗 AB 抗体可检出较弱的 A、B 抗原,因此,在 ABO 亚型鉴定中常用 O 型血清。

(三) ABO 血型亚型

亚型是指虽属同一血型抗原,但抗原结构和性能或抗原位点数有一定差异的血型。A 亚型主要有 A_1、A_2、A_3、A_x、A_m、A_{end}、A_{el} 和 A_y 等。B 亚型种类要少于 A 亚型,主要包括 B_3、B_x、B_m 和 B_{el} 等。AB 亚型主要有 A_1B、A_2B、A_3B、A_xB、AB_2、AB_3 和 cisAB 等。

A 亚型最主要的血清学特征是红细胞抗原数量减少,红细胞与血清试剂表现为弱凝集或者不凝集,与抗 -H 血清反应较强,某些人血清中有抗 A_1。A_1 和 A_2 亚型占全部 A 型血的 99.9%,白种人中 A_2 亚型约占 20%,亚洲人 A_2 亚型少见(或罕见)。A_1 亚型人红细胞表面含有 A、A_1、H 抗原,血清中含有抗 B 抗体,A_2 亚型人红细胞表面含有 A、H 抗原,血清中含有抗 B、抗 A_1 抗体(1%~8%)。

A_1 红细胞与标准血清抗 A 及抗 A_1 均发生凝集反应,而 A_2 红细胞只与抗 A 发生凝集反应,与抗 A_1 不发生凝集反应。B 亚型和 AB 亚型的鉴定及判断标准与 A 亚型类似。

(四) 特殊 ABO 血型

1. B(A)及 A(B)表型　B(A)表型是常染色体显性遗传,特点是 B 型红细胞表面有弱 A 抗原,能与抗 B 和抗 A 抗体反应出现弱凝集现象;血清中有抗 A 抗体,能够凝集 A_1 及 A_2 红细胞。B(A)血清中有高活性 B 糖基转移酶,这种酶在 Pro234Ala、Ser235Gly 氨基酸处出现多态性,能在转移半乳糖产生 B 抗原的同时,还能转移 N- 乙酰基半乳糖胺,产生微量的 A 抗原。

A(B)与 B(A)类似,其原因是血液中 H 糖基转移酶增多,导致 H 抗原增多,红细胞表面过多的 H 抗原(前身物质),使得 A 糖基转移酶合成了微量 B 抗原。

2. 获得性 B 抗原　指 A 型个体检测出 B 型抗原活性的现象。即 A 型人红细胞有微弱 B 抗原,血清中存在抗 B 抗体,在体内该抗体不与自身细胞反应,分泌液中有 A 物质和 H 物质。获得性 B 红细胞最主要的血清学特征是:在正常 pH 血清介质中,获得性

B 红细胞与抗 -B 血清发生凝集,在 pH≤6.0 时凝集消散。

3. cisAB 顺式 AB,一般很少见。是指 *A* 与 *B* 基因同在一条染色体上以基因复合物的方式遗传的一种稀有 ABO 血型,其基因型是 AB/O,以家族成员的特殊方式遗传。该基因能够产生一种嵌合酶,同时催化 A 抗原和 B 抗原的产生。大多数 cisAB 型红细胞上 A 抗原强于 A_2B,而弱于 A_1B,但有强的 H 抗原。分泌型人唾液中有正常 A 血型物质、少量 B 血型物质和大量 H 血型物质。

二、Rh 血型

1940 年,Landsteiner 和 Wiener 发现了红细胞 Rh 血型,目前,已经发现 50 个 Rh 抗原。

(一) Rh 血型抗原

1. Rh 血型抗原概况 Rh 血型抗原系统非常复杂,Rh 血型抗原在人出生时已发育成熟,在已经发现的 50 个 Rh 抗原中,D、C、c、E、e 是 Rh 系统最常见且与临床应用关系最密切的抗原。免疫原性最强的是 D 抗原,其后依次以 E、C、c、e 的次序递减。临床上,以是否有 D 抗原将 Rh 血型分为两种,即 Rh 阳性和 Rh 阴性。

2. Rh 血型抗原基因 *Rh* 基因位于 1 号染色体上,由 2 个紧密连锁的双结构基因构成,即 *RHD* 及 *RHCE* 基因,*RHD* 基因编码 D 抗原,*RHCE* 基因编码 C 和(或)c 及 E 和(或)e 抗原。

3. RhD 血型抗原分类 D 抗原为多肽类抗原,只存在于人类的红细胞膜上,体液和分泌液中无游离的 D 抗原。D 抗原的表达包括量和质的变化,抗原数量越多,抗原性越强。D 抗原质的变化主要指 D 抗原的表位数目减少(完整的 D 抗原有 30 多个抗原决定簇)。根据 D 抗原的量和质的不同,将 D 抗原分为以下几种,见表 5-2。

表 5-2　D 抗原的分类及特点

类别	特点
正常 D 抗原	红细胞表面 D 抗原数量正常(1 万 ~3 万),抗原表位数正常(30 多个抗原决定簇)
弱 D 抗原(Weak)	红细胞表面 D 抗原数量减少(200~1 万),抗原表位数及空间结构正常,部分抗体能检出,部分抗体不能检出,用两种以上不同细胞株产生的 IgM 抗 D 鉴定,同时用 IgG 抗 D 通过抗人球蛋白试验鉴定
部分 D 抗原(Partial)	红细胞表面 D 抗原数量基本正常,抗原表位数部分缺失,空间结构改变。血清学反应特点同上
放散 D 抗原(Del)	红细胞表面 D 抗原数量极少,抗原表位数正常。红细胞上 D 抗原要通过吸收放散实验才能检出
增强型 D 抗原	红细胞表面 D 抗原数量增加(7.5 万 ~20 万)。与 IgG 抗 D 抗体在盐水介质中发生直接凝集反应
D 抗原阴性	红细胞表面 D 抗原阴性

(二) Rh 血型抗体

1. 抗体性质 Rh 抗体一般没有天然抗体,主要是后天通过输血、妊娠等免疫而产生。绝大多数抗体是 IgG 类,IgM 抗体极少见。

2. 抗体种类 Rh 血型比较常见的抗体有抗 D、抗 E、抗 C、抗 c 和抗 e 等 5 种。复合抗原的存在可刺激机体产生相应的抗体。大多数的抗 c 血清和抗 e 血清中,也含有抗 f(ce)抗体。抗 C 抗体常常和抗 Ce 抗体一起产生。抗 CE 有时与抗 D 同时形成。

第二节　ABO 和 Rh 血型鉴定

一、ABO 血型鉴定

ABO 血型鉴定主要是利用抗原抗体之间的反应来完成,包括正定型(direct typing)与反定型(indirect typing)。前者是用已知特异性抗体血清检查未知红细胞膜表面的抗原,后者是利用已知血型的红细胞检查未知血浆中的抗体。ABO 血型鉴定根据介质不同分为盐水介质、凝胶介质等方法。

(一) 盐水介质试管法

1. 原理　ABO 血型抗体以 IgM 为主,它能在生理盐水中与相应抗原特异性结合出现肉眼可见的凝集现象。在室温条件下,用已知的抗体试剂与待检者红细胞反应,根据红细胞是否出现凝集来鉴定被检红细胞膜表面有无与血型抗体相对应的抗原(正定型);同时,用已知血型抗原的红细胞鉴定待检者血浆中血型抗体(反定型),正反定型一致可确定待检者血型。

2. 试剂　抗 A、抗 B 标准血清及标准红细胞悬液等。

3. 简要操作

(1) 正定型:标记 3 支小试管→滴加相应的抗 A、抗 B 和抗 AB 血清各 1 滴→滴加待检者 2.0%~5.0% 红细胞悬液 1 滴→混匀、离心→观察结果→判断结果。

(2) 反定型:标记 3 支小试管→滴加待检者血浆各 1 滴→分别滴加 2.0%~5.0% 的 A、B、O 型标准红细胞悬液 1 滴→混匀、离心→观察结果→判断结果。

(3) ABO 血型正、反定型结果判断标准见表 5-3。

表 5-3　ABO 血型正、反定型结果判断标准

标准血清 + 待检者红细胞			待检者血型	标准红细胞 + 待检者血浆		
抗 A	抗 B	抗 AB		A 型红细胞	B 型红细胞	O 型红细胞
+	−	+	A 型	−	+	−
−	+	+	B 型	+	−	−
−	−	−	O 型	+	+	−
+	+	+	AB 型	−	−	−

"+"为阳性反应,凝集或溶血;"−"为阴性反应,不凝集

4. 质量保证

(1) 器材:试管、滴管的口径大小应基本一致,各种器材必须清洁干燥,防止溶血。

(2) 抗体试剂:抗体试剂即标准血清,其来源有两种途径,一是从健康人血清中获取,是多价抗体的混合物,其血型抗体特征为:①高度特异性:抗 A 抗体只凝集含 A 抗原红细胞,抗 B 抗体只凝集含 B 抗原红细胞;②高效价:抗 A 效价不低于 1∶128,抗 B 效价不低于 1∶64;③亲和力强:15 秒内即出现凝集,3 分钟时凝块 >1mm;④无补体:分离血清后 56℃,30 分钟灭活补体;⑤无菌;⑥无冷凝集素。二是应用杂交瘤技术制备的单克隆抗体,其血型单克隆抗体特征为:①特异性:抗 A 抗体只凝集含 A 抗原的红细胞,包括 A_1、A_2、A_1B、A_2B;抗 B 抗体只凝集含 B 抗原的红细胞,包括 B 和 AB。②亲和性:我国的标准是抗 A 血清对 A_1、A_2 及 A_2B 型红细胞开始出现凝集时间分别是 15 秒、30 秒和 45 秒;抗 B 血清对 B 型红细胞开始出现凝集时间为 15 秒。③效价:我国标准抗 A、抗 B 血清效

价均≥1：128。④稳定性：单克隆抗体一般没有人血清抗体稳定，应认真筛选单克隆抗体和选择合适的稳定剂。⑤无菌：应加入适当防腐剂和杀菌剂。⑥灭活补体：血型抗体试剂和相应红细胞抗原反应，可因标本中存在补体而发生溶血，影响血型判定，故需灭活补体。

抗体试剂从 2~8℃冰箱取出后应平衡至室温后再使用，用完后应立即放回冰箱。防止污染，并在有效期内使用，如抗体出现混浊则不能继续使用。

（3）红细胞试剂：红细胞试剂从 2~8℃冰箱取出后应充分混合均匀。可用 3 个健康者同型新鲜红细胞混合制备红细胞试剂，并用生理盐水洗涤 2~3 次，以除去存在于血浆中的抗体、补体及可溶性抗原。红细胞试剂的浓度不能过高或过低。

（4）标本：①标本新鲜，防止污染，不能稀释和（或）溶血；②血浆和血清都可以用于血型鉴定和交叉配血，前者要注意纤维蛋白原的干扰，后者要排除补体的干扰，但目前临床基本上均用血浆；③由于初生婴儿体内可存在母亲输送的血型抗体，且自身血型抗体效价又低，因而出生 6 个月内的婴儿不宜做反定型。

（5）加标本和试剂：标本和试剂比例要适当，一般应先加抗体血浆，后加抗原红细胞，以便核实是否漏加血浆。

（6）必须正、反定型同时检查：正定型中增加抗 AB 血清检测红细胞，有利于检出较弱的 A、B 抗原，了解红细胞是否被致敏或是否为亚型；反定型中增加 O 型红细胞，有利于了解血浆中是否存在 ABO 血型以外的 IgM 抗体，如孟买型等。

（7）反应温度：IgM 类抗 A 和抗 B 与相应红细胞反应的最适温度为 4℃，但为了防止冷凝集的干扰，一般在室温（20~25℃）下进行试验，37℃可使反应减弱。

（8）离心：离心能促进抗原和抗体的接触和结合，提高反应敏感性和缩短反应时间，但离心时间和速度应严格遵从操作规程，以防假阳性或假阴性结果。

（9）结果观察：离心后至观察结果前不要摇动或振动试管。观察时要以白色为背景，先观察上层液体有无溶血（溶血与凝集意义相同），再边观察边轻敲或轻弹试管，仔细观察有无凝集。如反应为弱凝集，要用显微镜判断凝集强弱程度，这样有助于发现 A、B 亚型，类 B 抗原。显微镜下红细胞凝集反应凝集强度结果判断见图5-2。

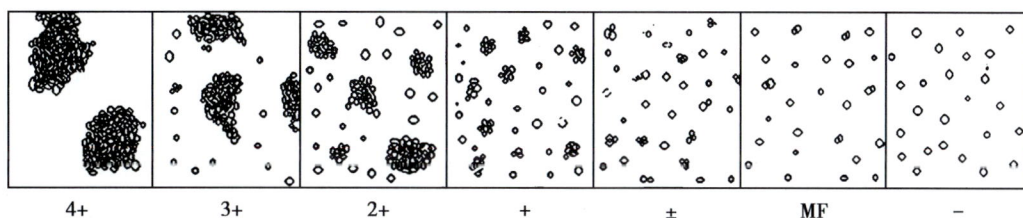

| 4+ | 3+ | 2+ | + | ± | MF | - |

图 5-2 显微镜下凝集强度结果判断标准

（10）结果判断与报告：正定型、反定型结果一致时，才能报告结果，否则查找原因，重复检查。

（11）标本保存：标本置 2~8℃保存 7 天，以备复查。

（二）盐水介质玻片法

1. 器材 玻片或凹孔白瓷板等。

2. 简要操作 标记玻片或凹孔白瓷板→滴加相应的抗 A、抗 B 标准血清各 1 滴→滴加待检者 10%~15% 红细胞悬液 1 滴→混匀→观察结果→判断结果。

3. 质量保证

（1）方法：因待检者血浆中抗体效价及亲和力的差异，且玻片法敏感性比试管法低，因此,反定型一般不用玻片法检测。

(2) 操作及反应环境:混匀要充分,首先可用玻璃棒轻轻搅拌,再轻轻摇动;反应时间要足够(1~5 分钟),室温太高时注意防止干涸。

(3) 结果观察:凝集结果不明显时用显微镜检查或用试管法鉴定。

(三) 微柱凝胶法

微柱凝胶法是运用微柱凝胶血型定型卡进行血型鉴定的方法。该方法是 1986 年由 Lappierre 发明的,是红细胞抗原与相应抗体,在检测管凝胶介质内发生凝集反应的免疫学方法。可根据不同需要,在检测管中分别添加中性凝胶、特异性凝胶和抗球蛋白凝胶作为抗原抗体反应的介质。中性凝胶检测管中不含抗体,可用于检测 IgM 类抗体和红细胞抗原的反应;特异性凝胶检测管中含有特异性血型抗体,可用于血型抗原的检测;抗球蛋白凝胶检测管中含有抗球蛋白抗体,可用于检测 IgG 类抗体和红细胞抗原的反应。

目前微柱凝胶血型定型检测卡可应用于 ABO 血型正反定型、RhD 抗原鉴定、红细胞不规则抗体筛查及鉴定和交叉配血等方面。

1. **原理** 利用凝胶颗粒之间的间隙形成的分子筛作用,在微柱凝胶介质中红细胞与相应抗体结合,经低速离心,凝集成块的红细胞因体积大被凝胶阻滞不能通过凝胶层,留于凝胶介质的上层或中间,即阳性反应。未凝集游离红细胞因体积小而通过凝胶之间的间隙沉积于微柱凝胶反应管底部,形成细胞沉淀,即阴性反应。微柱凝胶卡反应原理见图 5-3。

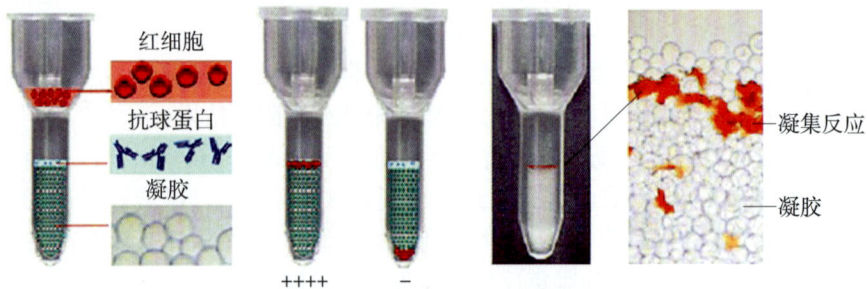

图 5-3 微柱凝胶卡反应原理

2. **主要器材** ①微柱凝胶血型定型检测卡:血型定型检测卡一般为 6 管,在聚丙烯透明塑料卡的微柱凝胶检测管中,充满凝胶介质,添加 IgM 类抗 A、抗 B、抗 D 单克隆抗体试剂为抗 A、抗 B、抗 D 管;无添加试剂的中性凝胶为质控对照管及反定型的 A 红细胞(Ac)、B 红细胞(Bc)管(图 5-4)。目前,也有增加中性凝胶的自身对照管和 O 红细胞(Oc)管。可同时进行 ABO 正反定型和 RhD 血型鉴定。②水平离心机:专门用于血型定型检测卡或其他试剂卡的特殊离心机,配备有特制的卡架。

3. **简要操作**

(1) 正定型:取微柱凝胶血型定型检测卡→滴加待检者红细胞悬液 50μl→微柱凝胶专用水平离心机离心→取出观察结果。

(2) 反定型:取微柱凝胶血型定型检测卡→滴加标准红细胞悬液 50μl→滴加待检者血浆 25μl→微柱凝胶专用水平离心机离心→取出

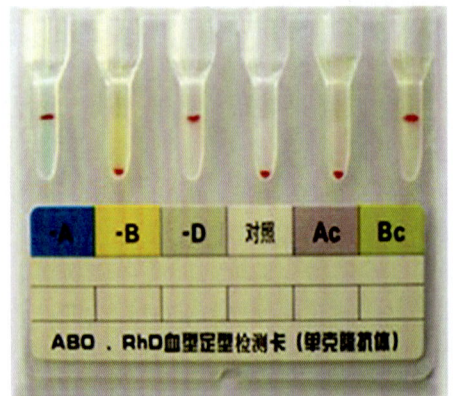

图 5-4 ABO、RhD 血型检测卡

观察结果。

结果及凝集强度判断见表 5-4 和图 5-5。

表 5-4　微柱凝胶检测结果判断

结果	沉淀、凝集情况
4+	离心后,红细胞成线条状停留在凝胶管表面
3+	离心后,大部分红细胞停留在凝胶管表面,少部分降至凝胶管中上部
2+	离心后,少部分红细胞位于凝胶管中上部,大部分位于凝胶管中部
1+	离心后,红细胞位于凝胶管下部,接近管底部
±	与同卡内阴性对照做比对,如与阴性对照有差别,可判为 ±,为弱反应;如与阴性结果一致,可判为阴性
M	混合(mix)反应,离心后,部分红细胞居于凝胶管表面,部分红细胞则沉于管底
H	溶血(hemolysis)反应,反应管内呈清澈透明红色
—	阴性反应,离心后,红细胞完全沉积于凝胶管底部

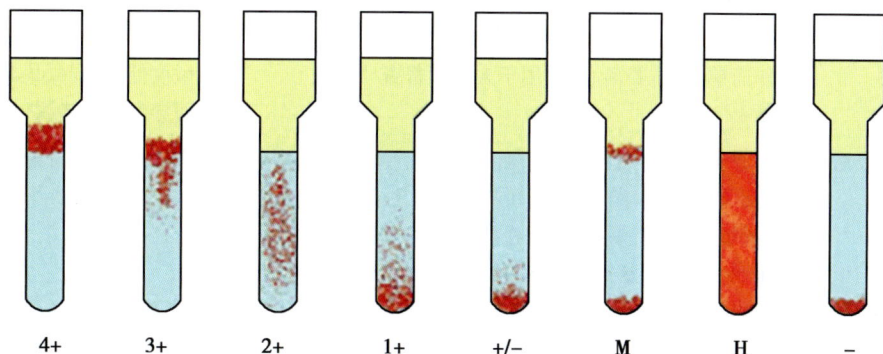

图 5-5　微柱凝胶检测结果判断

4. 质量保证

(1) 方法:中性凝胶检测卡可用于正、反定型,特异性凝胶检测卡只能用于正定型。一张检测卡上可制备中性凝胶和特异性凝胶,同时用于 ABO 正反定型及 RhD 血型鉴定。

(2) 器材:离心机要准确校准离心参数,加样后 30 分钟内离心。

(3) 检测卡:要垂直平稳放于 18~25℃条件下,避免重物挤压,避免阳光直射,远离热源,并保持一定的湿度。防止温度过高、湿度过低导致凝胶脱水、干涸。也要防止温度过低,导致凝胶颗粒浓缩变形,柔滑度变低,凝胶颗粒间隙变小,使单个红细胞的通过受阻,影响试验结果。试验前应将微柱凝胶卡置专用水平离心机上离心数分钟,使因搬运、震动而移动的凝胶面恢复至水平位置。

(4) 标本:标本应新鲜(血液采集后 2~8℃可保存 7 天),避免细菌污染或红细胞破碎引起假阳性。红细胞浓度一般约为 1.0%。

(5) 加样:加样时一定要加至微柱凝胶卡反应管内,避免抗体与抗原不能充分结合,也为了防止气泡形成,影响试验结果。中性凝胶检测卡鉴定 ABO 血型时,先向反应管内加入红细胞,后加血浆或抗体试剂。加样时动作要轻,不要破坏凝胶面,抗体试剂或血浆要加在红细胞液面上。

(6) 注意假阳性:假阳性主要见于:①镰形红细胞变形能力降低,巨幼红细胞直径较大,二者均不易透过凝胶间隙,可致假阳性;②严重感染的病人血中白细胞过多,堵塞了凝胶间隙,从而影响了红细胞的沉降,造成假阳性;③纤维蛋白未完全除去的血清标本;④被污染的标本也可使红细胞浮于凝胶中或凝胶表面;⑤红细胞陈旧、破碎所致红细胞膜沉于凝胶中或凝胶表面,可造成弱阳性。质控反应管红细胞在凝胶上或凝胶中,应重新试验。

(7) 注意假阴性:假阴性主要见于抗体过少、抗原抗体比例不合适、离心力过大、漏加抗体等。

(8) 鉴别溶血反应:溶血反应主要见于:①低渗透压反应液;②温度过冷或过热;③被细菌等污染标本;④理化因素破坏红细胞;⑤红细胞抗原抗体溶血反应:红细胞抗原抗体结合后可激活补体,使红细胞破坏。

(四) 方法学评价

ABO 血型鉴定的方法学评价见表 5-5。

表 5-5　ABO 血型鉴定的方法学评价

方法	优点	缺点
试管法	所需时间短,适用于急诊血型鉴定。离心有利抗原抗体结合,增强凝集,敏感、结果可靠,有助于发现亚型或较弱抗原抗体反应,为临床常用	与玻片法相比较,鉴定时间相对较长,操作相对复杂
玻片法	操作简单,不需要离心,可用于大规模普查	灵敏度低,较弱凝集容易忽略而导致定型错误
微柱凝胶法	项目齐全、应用广泛,可用于血型正反定型、稀有血型鉴定、交叉配血等;操作简单、可以自动化标准化、重复性好、灵敏度高、结果可靠,能检测到弱的抗原抗体反应;结果易于判定,鉴定完后放 4℃密封可保存 1~2 月,扫描后也可长期保存	成本较高,需要特殊仪器

(五) 临床应用

1. **输血**　输血时,若 ABO 血型不合会使输入的红细胞发生凝集,引起血管阻塞和血管内溶血,造成严重的输血反应。所以在输血前必须作 ABO 血型鉴定,输血原则是供、受者的 ABO 血型必须相同,同时交叉配血相合后才能输血。

2. **器官移植**　受血者与供血者一般来说 ABO 血型相同才能进行器官移植,血型不符极易引起排斥反应等。如进行 ABO 血型基因不合的造血干细胞移植术后,部分患者红系造血功能重建时间明显延长。但近十年来发现,ABO 血型的变异型 A_2 亚型的器官(心、肝、肾脏等)供者捐给非 A 型(包括 B 型、O 型)的受者与 A 型供者比较存活率显著延长。

3. **新生儿溶血病**　母婴血型不合时可能引起同种免疫性溶血,即新生儿溶血病(hemolytic disease of the newborn,HDN)。以 ABO 血型不合最常见,其中最多见的是母亲为 O 型,胎儿为 A 型或 B 型。由于免疫性抗 A、抗 B 也可由注射疫苗、细菌感染等其他原因刺激产生,所以,第一胎胎儿就可因免疫性抗体与自身相应红细胞抗原反应而发生HDN,也可造成不孕或习惯性流产。

4. **其他**　ABO 血型鉴定还可用于法医鉴定、亲子鉴定及某些疾病的相关调查等。

二、RhD 抗原鉴定

RhD 抗原鉴定采用的试剂主要有单克隆 IgM 抗 D 和 IgG 抗 D 血清试剂。用 IgM 抗 D 血清可采用盐水介质等方法鉴定,用 IgG 抗 D 血清可采用微柱凝胶抗球蛋白检测卡等方法鉴定。目前,微柱凝胶法多用混合型(IgG+C3d)抗血清试剂。

(一) 盐水介质试管法

1. 原理 单克隆 IgM 抗 D 血清试剂与红细胞表面 RhD 抗原结合,在盐水介质中出现肉眼可见的凝集反应。

2. 简要操作 标记试管→加抗 D 血清试剂 1 滴→加红细胞悬液 1 滴→混匀、离心→观察结果→报告结果。

3. 质量保证

(1) 方法:①Rh 血型系统的抗体多由后天免疫刺激(输血或妊娠)产生,不能通过反定型验证 Rh 血型;②可以采用玻片法鉴定,红细胞浓度一般为 30%~50%,反应 2 分钟后观察结果。

(2) 对照:鉴定时必须有严格的阴性对照和阳性对照。

(3) 阴性结果处理:待检红细胞与 IgM 抗 D 血清试剂在盐水介质中不凝集,应进行 Rh 阴性确证试验,一般使用 3 种或 3 种以上 IgG 抗 D 血清试剂进行间接抗球蛋白试验。如 3 种 IgG 抗 D 血清试剂抗球蛋白试验的结果均为阴性,即可判定为 Rh 阴性,如果抗球蛋白试验有一种或一种以上的 IgG 抗 D 血清试剂的结果为阳性,即可判定为 Rh 阳性(弱 D 表型)。

(4) 假阳性原因:①待检红细胞已被免疫球蛋白致敏,或血浆标本中含有引起红细胞凝集的因子;②待检红细胞与抗体孵育时间过长,含高蛋白的定型试剂会引起缗钱状凝集;③标本抗凝不当,待检过程中出现凝血或小的纤维蛋白凝块,误判为阳性;④定型血清中含有事先未被检测出来的其他特异性抗体,造成假阳性定型结果;⑤多凝集细胞造成的假阳性;⑥检测用器材或抗体被污染,造成假阳性。

(5) 假阴性原因:①待检红细胞悬液浓度太高,与抗体比例失调;②漏加、错加定型血清或定型血清的使用方法错误,没有按说明书进行;③离心后重悬细胞沉淀时,振摇力度过大,摇散了微弱的凝集;④定型血清保存不当或已经失效。

(6) 其他:同 ABO 血型鉴定。

(二) 微柱凝胶法

1. 原理 同 ABO 血型微柱凝胶法。

2. 简要操作 标记微柱凝胶卡→在含有特异性抗 D(IgG+C3d)的微柱凝胶检测卡中加入待检者红细胞悬液 1 滴→微柱凝胶专用水平离心机离心→观察结果。

(三) 方法学评价

1. 盐水介质法 操作简单,快速,不需特殊仪器,适合 IgM 型抗体试剂,目前临床广泛应用。

2. 微柱凝胶法 使用安全,操作简单,可标准化和自动化,灵敏度高,重复性好,结果准确,但需要特殊仪器,目前临床应用较多。

(四) 临床应用

1. 输血 输血前必须做 Rh 血型鉴定,以避免由于 Rh 抗体引起的溶血性输血反应。健康人血浆中一般不存在 Rh 抗体,在第一次输血时往往不会发生 Rh 血型不合的输血反应。Rh 阴性受血者如果输入了 Rh 阳性血液,有可能产生免疫性抗体,当第 2 次接受 Rh 阳性血液时,即可出现溶血性输血反应。如果将含有 Rh 抗体的血液输给 Rh 阳性的人,也可致敏受血者的红细胞而发生溶血。

2. 新生儿溶血病 母婴 Rh 血型不合时,胎儿红细胞刺激母体产生记忆,当再次怀孕时受胎儿红细胞的刺激母体内产生大量的 IgG 类抗体,可通过胎盘,从而破坏含相应抗原的胎儿红细胞,引起新生儿溶血病。因此 Rh 血型不合所致的新生儿溶血病常发生于第二次妊娠或多次妊娠的孕妇,且随着妊娠次数的增加,发生新生儿溶血病的机会增大。可见，检查母体是否存在 Rh 抗体，可以尽早发现和预防新生儿溶血病的发生。

第三节　交叉配血试验及不规则抗体筛查与鉴定

为了保证输血安全，临床输血前必须保证受血者和供血者的血液在血液免疫学方面"相容"，即需要进行输血前血液相容性试验检查。其主要检查内容和检查程序为：红细胞 ABO 血型和 RhD 血型鉴定、不规则抗体筛查及鉴定和交叉配血试验等。

一、交叉配血试验

交叉配血试验（cross matching test）是检查受血者和供血者血液中是否含有不相容的抗原和抗体成分的试验，分为主侧和次侧交叉配血试验。主侧指用受血者血浆与供血者红细胞进行反应，检查受血者血浆中是否存在针对供者红细胞的抗体。次侧指用受血者红细胞与供血者血浆进行反应，检查供血者血浆中是否存在针对受血者红细胞的抗体。

（一）盐水介质法

根据试验载体不同，盐水介质法可分为平板法、试管法、微孔板法等。由于试管法是血型血清学试验中常用的敏感性较好的方法，本试验主要介绍试管法。

1. 原理　在室温下的盐水介质中，天然 IgM 类血型抗体与对应红细胞抗原出现凝集反应或溶血现象。通过离心，观察受血者血浆与供血者红细胞（主侧）以及受血者红细胞与供血者血浆（次侧）之间有无凝集和（或）溶血现象，判断受血者与供血者之间有无 ABO 血型不合的情况。

2. 简要操作　血浆、红细胞悬液标本制备→取两只试管，标记→主侧管加受血者血浆和供血者红细胞悬液各 1 滴→次侧管加供血者血浆和受血者红细胞各 1 滴→混匀，离心→观察结果→判断结果。

ABO 同型配血，主侧和次侧均无凝集及溶血，表示无输血禁忌，可以输血；ABO 异型配血（指 O 型血输给 A、B 或 AB 型，或 A、B 型血输给 AB 型），主侧无凝集无溶血，次侧应有凝集，如无溶血，且经抗体效价滴定，抗体效价如果低于 1∶128，在紧急情况下，可以输给少量血。

3. 质量保证

（1）方法：本试验只能检出配血不相容的血液中的 IgM 类完全抗体，不能检出 IgG 类不完全抗体。对有输血史（特别是有过输血反应的患者）、妊娠、免疫性疾病史和器官移植史等患者，必须增加低离子聚凝胺介质法或抗球蛋白介质法交叉配血，以防止漏检 IgG 类不完全抗体，确保输血安全。

（2）标本：受血者标本必须是 3 天内采集的。如果受血者需要再次输注红细胞，尤其是受血者最后一次输注红细胞已间隔了 24 小时，应重新采集标本进行交叉配血试验，避免回忆性反应而产生抗体漏检。

（3）结果观察：①若不凝集或弱凝集，需要借助显微镜来观察判断；②如怀疑是冷凝集素导致的红细胞凝集，需要在 37℃水浴箱放置 2~5 分钟后再观察结果。

（4）结果分析：应用盐水介质进行交叉配血试验时，如出现交叉配血不相容（主侧管和次侧管或单独一侧试管内出现红细胞凝集或溶血），首先应重新鉴定供血者和受血者的 ABO 血型，以排除因 ABO 血型鉴定错误导致的交叉配血不相容，再用其他方法进行交叉配血。

（5）其他：①患者在 48 小时内输入 2000ml 以上血液时需多个供血者，此时供血者之间也应进行交叉配血试验，以防止供血者之间血型不合和不完全抗体的存在，保证输血安全。②主、次侧管加入红细胞抗原和血浆抗体后，应立即离心，不宜在室温下放置太久，以免影响实验结果。

(二) 低离子聚凝胺法

1980 年 Lalezari 和 Jiang 首先将聚凝胺技术应用在交叉配血试验中，使试验技术较盐水介质法和酶介质法在灵敏度上有很大的提高，同时，可快速、简便检测血浆中 IgM 类完全抗体和 IgG 类不完全抗体。低离子聚凝胺试验目前已用于血型鉴定、抗体测定和交叉配血试验。

1. 原理 首先利用低离子强度溶液降低红细胞的 Zeta 电位，增加抗原抗体间的引力，使血型抗体与红细胞膜表面的相应抗原结合。再加入聚凝胺溶液，带有高价阳离子的多聚季铵盐$[(C_{13}H_{30}Br_2N_2)_x]$的聚凝胺，溶解后能产生大量正电荷，可以中和大量红细胞表面的负电荷，减弱红细胞间的静电斥力，缩短红细胞间的距离，使正常红细胞出现可逆性的非特异性凝集。然后加入带负电荷的枸橼酸盐解聚液以消除聚凝胺的正电荷。由聚凝胺引起的非特异性凝集因电荷中和而散开，为阴性反应；由 IgM 或 IgG 类血型抗体与红细胞产生的特异性凝集不会散开，为阳性反应。

2. 试剂 低离子强度溶液 (low ionic-strength solution, LISS)，聚凝胺液 (polybrene solution)，解聚液。

3. 简要操作 制备标本→标记→主侧管加受血者血浆和供血者红细胞悬液各 2 滴→次侧管加供血者血浆和受血者红细胞悬液各 2 滴，混匀→各管加低离子溶液 0.65ml，混匀，置室温 1 分钟→各管加聚凝胺液 2 滴，混匀→离心，弃去上清液→观察红细胞是否凝集→各管加解聚液 2 滴，轻轻混匀→观察、判断结果。同时应做阳性对照、阴性对照试验。

加入解聚液后如果 60 秒内凝集散开，则为聚凝胺引起的非特异性凝集；如果凝集不散开，则为抗原抗体特异性凝集。主、次侧管凝集都散开，表示配血相容，可以输血。

4. 质量保证

(1) 方法：该试验对 Kell 血型系统的抗体检测效果差，虽然汉族人群中的 *K* 基因出现的频率几乎为零，但对我国少数民族或外籍人员标本进行本试验检查为阴性时，应继续做抗球蛋白试验。

(2) 标本：不能使用含枸橼酸钠和肝素抗凝样本，可选择 $EDTA-K_2$ 抗凝。

(3) 试剂：聚凝胺只能使正常红细胞发生凝集，对缺乏唾液酸的细胞(如 T 及 Tn 细胞)无作用。聚凝胺溶液放置在玻璃瓶中过久可能引起红细胞凝集过弱，因此，该溶液应保存在深色或黑色塑料瓶中。

(4) 加聚凝胺溶液：①枸橼酸钠、肝素能够中和聚凝胺，使红细胞之间非特异性凝集反应减弱，如标本中含枸橼酸钠、肝素时，可多加聚凝胺溶液，或在试验中逐步加入聚凝胺溶液到红细胞出现凝集为止。②血液透析的患者建议改用抗球蛋白交叉配血试验，从而保证试验的准确可靠性。

(5) 结果观察：①加聚凝胺溶液后，肉眼观察结果时，摇动试管时动作要轻，否则，可使凝集红细胞散开；②加入解聚液后，轻轻摇动试管，应在 1 分钟内立即观察结果，以免反应减弱或消失；③凝集结果不明显时，可用显微镜观察。

(6) 其他：同盐水介质法。

(三) 微柱凝胶抗球蛋白法

微柱凝胶抗球蛋白法 (microcolumn agglutination antiglobulin test) 是微柱凝胶卡式法的一种，是在微柱凝胶中添加特异性抗球蛋白作为抗原抗体反应的介质，主要用于交叉配血试验等。

1. 原理　将供血者、受血者红细胞及血浆分别加入到含有抗球蛋白试剂的微柱凝胶主侧和次侧管中,如果血浆中存在针对红细胞抗原的血型抗体(IgM 或 IgG)时,生成抗原抗体复合物,凝胶中的抗球蛋白与抗原抗体复合物结合,形成红细胞凝集团块,凝胶柱中的凝胶具有分子筛作用,阻止凝集的红细胞下沉,离心后红细胞留在微柱的表面或中间,为阳性反应。如果血浆中不含有针对红细胞膜表面血型抗原的抗体,红细胞下沉到微柱管的底部,为阴性反应。

2. 简要操作　标本制备→标记检测卡→主侧反应孔加供血者 1.0% 红细胞悬液 50μl 和受血者血浆 25μl →次侧反应孔加受血者 1.0% 红细胞悬液 50μl 和供血者血浆 25μl →37℃孵育→离心→观察结果→报告结果。结果及凝集强度判断,见表 5-4 和图 5-5。

主侧管和次侧管内红细胞完全沉降于凝胶管底部,表明受血者与供血者血液相容,若主侧管和次侧管或单独一侧管内红细胞凝集块位于凝胶表面或凝胶中,和(或)出现溶血,提示受血者与供血者血液不相容。

3. 质量保证

(1) 方法:用于交叉配血的特异性抗球蛋白凝胶检测卡提高了试验的特异性和敏感性,可同时检出 IgG 和 IgM 红细胞血型抗体。6 管凝胶检测卡可同时做 3 人次交叉配血,如做 1 人次,可只去除 2 管的铝箔,保留其他管下次配血用。

(2) 红细胞悬液:由于抗球蛋白试剂在装配试剂过程中已加入到微柱凝胶内,进行离心时血浆蛋白成分和红细胞因其各自的重力速度不同而以不同的速度通过凝胶柱,从而消除了血浆中未结合的球蛋白与抗球蛋白结合的可能性,因此,本试验红细胞可不洗涤,且对于阴性的结果也不再需要加入 IgG 血型抗体致敏的阳性细胞来验证阴性结果的有效性。

(3) 其他:同 ABO 血型鉴定微柱凝胶法。

(四) 方法学评价

交叉配血试验的方法学评价见表 5-6。

表 5-6　交叉配血试验的方法学评价

方法	优点	缺点
盐水介质法	简单、快速,不需要特殊条件。ABO 血型交叉配血最常用的方法,适用于无输血史或妊娠史病人	仅用于检查 IgM 血型抗体是否相配,不能检出不相配的 IgG 血型抗体
低离子聚凝胺介质法	快速、灵敏,结果可靠,能检测 IgM、IgG 等引起溶血性输血反应的规则和不规则抗体,适合各类患者交叉配血,也可应用于血型鉴定、抗体测定	需要特殊试剂,操作复杂且要求较高,对 Kell 血型系统的抗体不能检出
微柱凝胶抗球蛋白介质法	操作简单,结果准确,敏感度高,特异性强,重复性好,结果直观,可较长时期保存,适合手工操作、半自动和全自动,灵活方便。可同时检出 IgG 型和 IgM 型红细胞血型抗体	成本较高,需要特殊试剂和器材

(五) 临床应用

交叉配血试验可以进一步验证受血者与供血者血型鉴定是否正确,发现 ABO 血型的不规则抗体以及 ABO 血型以外的配血不合,保证输血安全。

1. 可以发现 ABO 血型鉴定的错误　如 A_2 亚型抗原性较弱,定型时易被误定为 O 型,在交叉配血时即可出现凝集。

2. 发现亚型配血不合的情况　如 A_2 亚型一部分人含有抗 A_1 抗体,与 A_1 型红细胞配血时,可出现凝集。

3. 发现其他的血型抗体或不规则抗体　受血者和供血者如果 ABO 血型相同,但其他血型如 Rh、MN、P 等不同,在交叉配血时也可出现凝集,为避免异型血输入后的溶血反应,在当前许多实验室都不能进行这些稀有血型鉴定的情况下,交叉配血试验可以发现这些血型的不同及免疫性抗体的存在。

二、不规则抗体筛查与鉴定

不规则抗体筛查与鉴定主要是指在输血前检测患者血液中是否存在不规则抗体,以便发现有临床意义的抗体,从而选择合适的血液制剂输给患者,避免输血不良反应的发生,提高输血安全性。所谓有临床意义的不规则抗体一般指能够引起溶血性输血反应、新生儿溶血病或者使输入的红细胞存活时间缩短且在 37℃ 下有反应的同种异型不规则抗体。

(一) 不规则抗体筛查

1. 筛查原理　用已知血型的试剂红细胞(1、2、3 号)即筛选红细胞与待检者血浆在盐水、抗球蛋白、聚凝胺或微柱凝胶等介质中反应,根据反应结果判断待检血浆中是否有试剂红细胞上抗原对应的不规则抗体。

2. 筛选细胞　用于红细胞血型不规则抗体筛查的红细胞称为筛选红细胞,通常采用 2~3 单人份非混合 O 型红细胞作为一套筛选红细胞,避免红细胞混合后对弱抗原表达红细胞的稀释。每套筛选红细胞应尽可能多地表达有临床意义抗体对应的抗原,而且,纯合子基因所表达的抗原更有利于相应抗体的检出,通常要包括以下抗原:D、C、E、c、e、M、N、S、s、P、Lea、Leb、K、k、Fya、Fyb、Jka、Jkb、Dia、Dib 等。筛选细胞的组成原则:一是筛选细胞之间的抗原尽量互补;二是针对不同群体抗体出现的频率高低的不同,进行筛选细胞对应抗原的定型。商品化的筛选红细胞试剂每个批号不一致,不能包括红细胞所有血型抗原。

3. 筛查方法　不规则抗体可以是 IgM 型,也可以是 IgG 型,根据抗体性质的不同,筛查方法可分为盐水介质法、低离子聚凝胺介质法、抗球蛋白介质法和微柱凝胶卡式法等。将待检者血浆分别与 3 个筛选红细胞和自身红细胞反应,观察反应结果,如果血浆与自身红细胞和 3 个筛选红细胞均无凝集者,为不规则抗体筛查阴性,表明未检出红细胞不规则抗体;血浆与自身红细胞和 3 个筛选红细胞均凝集者,为不规则抗体筛查阳性,表明待检者血浆中存在自身冷抗体或同种免疫性红细胞不规则抗体;如果血浆与自身红细胞无凝集,与 3 个筛选红细胞至少有 1 个出现凝集,为不规则抗体筛查阳性,表明待检者血浆中含有同种免疫性红细胞不规则抗体。

4. 临床应用　血液中含有不规则抗体的患者一旦输入具有相应抗原的红细胞的血液,抗原抗体发生免疫性结合,发生溶血性输血反应。在特殊群体(贫血患者、孕妇、新生儿溶血病等)中,不规则抗体检出率高于正常群体 10 倍以上,该类患者一旦输注血型不合的血液,会出现发热、贫血、黄疸和血红蛋白尿等症状,严重时甚至危及生命。

5. 质量保证　不规则抗体筛查阳性,除要进行不规则抗体鉴定外,还应分析是否为单一同种抗体、自身抗体、自身抗体合并同种抗体等有临床意义的抗体。不规则抗体筛查阴性,并不一定就说明待检者血浆没有不规则抗体,因为一些抗低频抗原的抗体等可能被漏检。受血者的血浆必须用单一供体的 O 型筛选试剂红细胞进行检测,排除 ABO 规则抗体的干扰,以查明是否存在不规则抗体。不规则抗体筛查除要求在室温中作检测外,还应在 37℃ 中孵育后作抗球蛋白试验。

(二) 不规则抗体鉴定

不规则抗体筛查试验为阳性时,应进一步做不规则抗体特异性鉴定。用于红细胞不规则抗体鉴定的红细胞称为谱红细胞(panel red cells),谱红细胞一般为商品化试剂,由 8~16 个已知血型抗原组成的单个供体的 O 型红细胞组成。谱红细胞表型应包括 Rh、Kidd、MNSs、Duffy、Diego、Xg、Kell、Lewis、P 及 Lutheran 等血型系统的主要抗原。所采用的方法同不规则抗体鉴定方法。

本 章 小 结

　　ABO 和 Rh 血型系统与临床关系密切。ABO 血型分为 A、B、O 和 AB 共 4 种血型。亚型是指虽属同一血型抗原,但抗原结构和性能或抗原位点数有一定差异的血型。A 亚型主要有 A_1 与 A_2 亚型等。Rh 血型目前已经发现 50 多个 Rh 抗原,其中 D、C、c、E、e 是 Rh 系统最常见且与临床最密切的抗原,免疫原性最强的是 D 抗原,临床上以是否有 D 抗原将 Rh 血型分为两种,即 Rh 阳性和 Rh 阴性。

　　为了保证输血安全,输血前受血者和供血者的血液要做多项血型血清学试验。输血相容性检查的主要内容包括:ABO 血型正反定型、RhD 血型定型、不规则抗体筛查和鉴定、交叉配血试验等。为了准确完成受血者输血前的检测,需要采用多种检验技术进行实验,主要包括盐水介质试验技术、抗球蛋白试验技术、聚凝胺介质试验技术、微柱凝胶试验技术等。

? **思考题**

　　1. 血型和输血的定义是什么?

　　2. ABO 血型有几种血型,相应的抗原抗体是什么?

　　3. ABO 血型反定型有何临床意义?

　　4. RhD 抗原有哪些,其临床意义是什么?

　　5. 什么是规则抗体和不规则抗体,二者有什么区别?

　　6. 为什么筛查不规则抗体的红细胞通常由 3 个单人份的 O 型红细胞组成?

　　7. ABO 血型和 RhD 抗原鉴定有哪些方法,其原理是什么?

　　8. 交叉配血试验有哪些方法,如何选择和评价?

(夏　琳)

第六章

尿液一般检验

尿液（urine）是血液经肾小球滤过、肾小管和集合管的重吸收及排泌所形成的终末代谢产物，其由肾脏生成，通过输尿管、膀胱及尿道排出体外。尿液成分的变化可以反映泌尿系统及其他组织器官的病变情况。尿液检验包括理学检查、化学检查、有形成分检查及尿液特殊检查等内容，主要用于泌尿系统、内分泌系统、肝胆等器官疾病的辅助诊断和疗效判断，以及安全用药监测。

第一节　尿液标本采集与处理

尿液检验结果的准确性关系到疾病的诊断与治疗。尿液标本正确、合理、规范化的采集和处理，是尿液分析（urinalysis）质量保证的重要内容。

一、尿液标本采集

（一）待检者准备

尿液标本采集前，首先应告知待检者尿液标本采集的方法及注意事项。

1. **待检者要求**　待检者处于安静状态，按常规生活、饮食。

2. **生理状态**　运动、性生活、月经、过度空腹或饮食、饮酒、吸烟及姿势和体位等可影响某些检查结果。

3. **避免污染**　为避免标本污染应特别注意：①留取标本前，待检者应洗手、清洁外生殖器、尿道口及周围皮肤；②留取清洁中段尿；③女性特别要避免阴道分泌物或月经血污染尿液，男性要避免精液混入；④要避免化学物质（如表面活性剂、消毒剂）、粪便等其他污染物混入。

4. **采集时机**　用于细菌培养的尿液标本，必须在使用抗生素治疗前使用无菌容器采集，避免影响细菌生长。

（二）标本采集容器

1. **容器要求**　尿液标本采集容器的指标与要求见表6-1。

2. **离心管**　用于尿液沉渣检验的离心管应清洁、透明、有足够的强度，并带有刻度，刻度上应至少标明10ml、1ml、0.2ml，容积应大于12ml，试管底部呈锥形或缩窄，试管口径尽可能具有密闭装置。最好使用不易破碎的一次性塑料试管。

表 6-1　尿液标本采集容器的指标与要求

指标	要求
材料	①透明、不渗漏、不与尿液发生反应的惰性环保材料,推荐使用一次性可降解材料
	②儿科病人使用专门的洁净柔软的聚乙烯塑料袋
规格	①容积一般应≥50ml,收集 24 小时尿应为 3L 左右;圆形开口且直径≥4cm
	②底座宽而能直立、安全且易于启闭的密闭装置
	③采集计时尿时,容器的容积应大于计时期内尿液总量的体积,且能避光
清洁度	容器和盖应洁净、干燥、无污染物、无清洁剂等干扰物附着
其他	①用于细菌培养的尿液标本容器采用特制的无菌容器
	②对于必须保存 2 小时以上的尿液标本,建议使用无菌容器

3. 信息标记　尿标本容器、离心管(试管)、载玻片必须便于标记和识别,且应保持洁净。信息标记必须粘贴于容器外壁上,不能粘贴于容器盖,且牢固、防潮,即使在冰箱内保存后仍保持信息清晰完整。

(三) 标本采集方法

尿液标本类型的选择和采集方式取决于尿液检验目的及待检者状况。临床常用的尿液标本,包括晨尿、随机尿和计时尿等。除计时尿以外,均要求采集清洁中段尿送检。

1. 晨尿　晨尿(fist moring urine)指清晨起床、未进早餐和做运动之前第一次排出的尿液。晨尿一般在膀胱中的存留时间达 6~8 小时,其各种成分浓缩,已达到检验或培养所需浓度。可用于肾脏浓缩功能的评价、人绒毛膜促性腺激素(hCG)的测定以及血细胞、上皮细胞、管型、结晶及肿瘤细胞等有形成分检查。

由于晨尿在膀胱中停留时间过长,硝酸盐及葡萄糖易被分解,有形成分也易破坏,因而推荐采集第二次晨尿代替首次晨尿。第二次晨尿是指收集首次晨尿后 2~4 小时内的尿液标本,要求待检者从前一天晚上起到收集此尿液标本时,只饮水 200ml,以提高细菌培养和有形成分计数的灵敏度。

2. 随机尿　随机尿(random urine)指待检者无需任何准备、不受时间限制、随时排出的尿液标本。但随机尿易受饮食、运动、药物的影响,可能导致低浓度或病理性临界值浓度的物质和有形成分的漏检。随机尿不能准确反映待检者的状况,但随机尿标本新鲜、易得,适合于门诊、急诊待检者尿液一般检查。

3. 计时尿　计时尿(timed collection urine)指采集规定时段内的尿液标本,常用于化学成分和有形成分的定量测定。

(1) 餐后尿:通常收集午餐后 2~4 小时内的尿液。餐后尿有利于病理性尿胆原(为最大分泌时间)、糖尿和蛋白尿的检出。

(2) 3 小时尿:一般收集上午 6~9 时的尿液称为 3 小时尿,用于尿液有形成分检查,如 1 小时尿排泄率检查等。

(3) 12 小时尿:即从晚上 8 时开始到次晨 8 时终止的 12 小时内全部尿液。检验当天,待检者除正常饮食外不再饮水,以利于尿液浓缩(因低渗透使部分红细胞和管型溶解)。12 小时尿用于尿液有形成分计数、微量白蛋白和球蛋白排泄率测定。

(4) 24 小时尿:上午 8 时排尿弃去,收集此后各次排出的尿液,直至次日上午 8 时排出的全部尿液。尿液中的很多成分呈现昼夜规律性变化,24 小时尿主要用于化学物质定量或结核分枝杆菌检查等。

4. 特殊尿标本

（1）尿三杯试验：待检者一次连续排尿，分别收集前段、中段、末段的尿液分装于3个尿杯中。第1、3杯各收集尿液10ml，第2杯收集其余大部分尿液。此试验多用于泌尿系统出血部位的定位和尿道炎诊断。

（2）导管尿（catheterized urine）、耻骨穿刺尿（suprapubic aspiration urine）：主要用于尿潴留或排尿困难时的尿液标本采集（2岁以下小儿慎用），由医护人员行无菌术采集，但采集前要征得待检者或家属同意并告知有关注意事项。

（3）卧位尿：对于有些无症状的尿蛋白阳性者，采取卧位8小时后采集尿液标本，用于检测尿蛋白，以证实是否有直立性蛋白尿。

（四）标本标志

尿液标本调错是尿液检验最常见的错误。因此，尿液标本都需要采用唯一标志，这个标志除编号之外，还包括待检者姓名等最基本的信息。管理标志最好的方式是应用条形码系统，它不仅是防止标本错误最有效的方式，而且条形码快速扫描能有效解决标本传送过程中的监控和签收责任的落实。

二、尿液标本处理

（一）尿液标本运送

尿液标本采集后应及时送检，运送过程中应避免主客观因素对检验结果的影响，同时要注意生物安全，防止溢出。尿液是有潜在生物危害的标本，尿标本溢出后应立即对污染环境进行消毒处理。

（二）尿液标本签收

关于尿标本的可接受性，每个实验室必须有明确的操作指南，对可接受或不可接受标本的具体指标做出严格规定。实验室接收合格尿液标本的标准包括：①申请单应清楚、填写内容必须齐全，尿液标本容器标志应与申请单的内容一致；②尿液标本种类、尿量，符合所申请项目的要求；③尿液采集后及时送检，不能及时送检的标本应放在4℃冰箱环境中或室温条件下保存，一般可保存6小时，但要避光加盖。合格的常规尿液标本接收时，应对其进行登记，包括待检者的姓名、科室、标本类型、项目及接收标本的日期和时间等。对未做明确标记、缺少以上信息者，临床实验室有权拒收。

（三）尿液标本保存

尿液标本久置会引起尿液的理化性状改变（表6-2）。因此，尿标本留取后应在2小时内检测完毕。若不能及时检查应妥善保存。

表 6-2　尿液标本无防腐措施下的潜在变化

性质	变化及机制
颜色变化	因物质氧化或还原、尿色素原或其他成分分解或改变所致，如胆红素转化为胆绿素、血红蛋白转化为高铁血红蛋白、尿胆原转化为尿胆素
透明度	假性减低：细菌繁殖，溶质析出所致，如结晶和无定形物质
气味	假性增加：细菌繁殖或尿素分解形成氨
pH	假性升高：细菌分解尿素形成氨、CO_2挥发
	假性降低：细菌或酵母菌分解葡萄糖为代谢性酸类物质
葡萄糖	假性减低：细胞或细菌分解糖
酮体	假性增加：细菌将乙酰乙酸盐代谢成丙酮
	假性减低：丙酮挥发

续表

性质	变化及机制
胆红素	假性减低:光氧化作用转变为胆绿素、水解为游离胆红素
尿胆原	假性减低:氧化为尿胆素
亚硝酸盐	假性增加:尿液标本采集后细菌繁殖
	假性减低:转变为氨
红/白细胞、管型	假性减低:细胞和有形成分分解,特别是稀释的碱性尿液
细菌	假性增加:尿液标本采集后细菌繁殖

1. **冷藏** 4℃冷藏是保存尿液标本最简便的方法,一般可保存6小时,但要避光加盖。冷藏保存在24小时内可以抑制细菌生长,冷藏产生的尿酸盐和磷酸盐沉淀可影响显微镜检查结果。因此,不推荐在2小时内可完成检测的尿液标本进行冷藏保存。

2. **防腐** 尿液常规筛查尽量不要使用防腐剂(preservative),然而对计时尿标本、标本收集后2小时内无法进行尿液分析或要分析的尿液成分不稳定时,根据检测项目特点,尿标本可加入相应的防腐剂,同时,尿液仍需冷藏保存。有多种防腐剂适用于该分析项目时,应选用危害性最小的防腐剂。常用尿液防腐剂及用途见表6-3。

表6-3 常用尿液防腐剂及用途

类型	用量	用途
甲醛	每0.1L尿加入400g/L甲醛0.5ml	用于管型、细胞检查,因甲醛具有还原性,不适于尿糖等化学成分检查
甲苯	每0.1L尿加入0.5ml甲苯	用于尿糖、尿蛋白等化学成分检查
麝香草酚	每0.1L尿加入0.1g麝香草酚	用于有形成分及化学成分检查
浓盐酸	每升尿加入10ml浓盐酸	用于钙、磷酸盐、草酸盐、17-羟皮质类固醇、17-酮类固醇、儿茶酚胺、肾上腺素等检查;因可破坏有形成分,沉淀溶质及杀菌,故不能用于常规筛查
硼酸	每升尿加入约10g硼酸	在24小时内可抑制细菌生长繁殖,可有尿酸盐沉淀。用于保存蛋白、尿酸、5-羟吲哚乙酸、羟脯胺酸、皮质醇、雌激素、类固醇等检查;不适于pH检查
碳酸钠	24小时尿中加入约4g碳酸钠	适用于尿卟啉、尿胆原检查;不用于常规筛检

(四)尿液标本检验后处理

尿液标本不管是用哪种方法采集,也不管是否含有细菌、病毒或其他有害物质,都应视为感染物。检验后的尿标本、盛标本的容器都必须经过严格的消毒处理。

1. **检验后尿液** 应按照规定保存,超出保存期后,需按照规定用消毒液浸泡消毒或者高压灭菌,再按照医疗废弃物处理方式统一处理(见《医疗机构消毒规范2015版》)。

2. **标本容器** 如果所用的盛尿容器及试管等不是一次性的,使用后可通过消毒液浸泡消毒或高压灭菌方式进行处理。

3. **一次性尿杯** 使用后置入医疗废弃物袋中,统一处理。

三、尿液标本采集与处理质量保证

为保证尿液检验结果的准确性,一定要充分考虑并排除标本采集时的影响因素,例如待检者状态、饮食、用药,尿液放置和保存的温度、时间等,采用相应的标准操作规程规范尿液标本采集和处理,以达到质量保证的目的。

(一)尿液标本采集标准操作程序

临床实验室应制定尿液标本采集的标准操作程序(SOP)文件,内容包括待检者准备、标本容器、采集尿液方式和要求、尿量、运送时间与地点等。相关标准操作程序文件、标本采集手册等应装订成册,并下发到各病区、门诊护士站。

(二)待检者状态

待检者的生理状态和饮食习惯会直接影响检测结果(表 6-4,表 6-5)。为了使检验结果有效的服务于临床,医务人员应了解标本采集前待检者的状态和影响结果的非疾病性因素,要求待检者给予配合来控制其饮食、用药、活动、情绪等,尽可能减少非疾病因素对标本的影响,保证标本客观真实地反映当前状态。

表 6-4　生理状态对尿液检测的影响

因素	影响
情绪	精神紧张和情绪激动可以影响神经 - 内分泌系统,使儿茶酚胺增高,严重时可出现生理性蛋白尿
年龄	不同年龄新陈代谢状态不同,其尿液成分存在明显的差异。因此,应调查和设定不同年龄段参考区间,以消除年龄因素对结果的影响,如 50 岁以上的人,内生肌酐清除率会随肌肉量的减少而减低
性别	男性与女性尿液有形成分参考区间不同,如女性尿液白细胞参考区间往往比男性大
月经	月经周期影响尿液红细胞检查
妊娠	妊娠期间 hCG 含量不断变化,7 天内难以检出,之后逐渐增高;在妊娠后期,由于产道内微生物代谢物的污染,使尿液白细胞定性检查出现假阳性

表 6-5　生活习惯对尿液检验的影响

因素	影响
饮食	高蛋白膳食可使尿素、尿酸增高以及尿液 pH 降低,高核酸食物(如内脏)可导致尿酸明显增高;进食大量香蕉、菠萝、番茄可增加尿液 5- 羟吲哚乙酸,使餐后尿糖和尿液 pH 增高
饥饿	长期饥饿可以使尿酸、酮体增高
运动	运动使人体各种生理功能处于一种与静止时完全不同的状态,可导致尿液成分发生改变,如长途跋涉后尿肌红蛋白可增高
饮酒	长期饮啤酒者尿液中尿酸增高

(三)器材

尿液标本采集器材应严格按标准采购,离心管、离心机符合要求并定期严格校准,器材和仪器本身及工作环境随时保持整洁。

(四)尿液标本处理

1. 标本运送和保存

(1)缩短转运时间:尽量减少运送环节和缩短储存时间,标本运送要做到专人、专业且有制度保障,以避免标本运送过程中的主观因素对检验结果的影响。

(2)防止气泡产生:轨道运送或气压管道运送时务必防止尿液产生过多泡沫,以避免因此而引起的细胞溶解。

(3)注意生物安全:运送过程中同时要注意生物安全,应该意识到尿液是有潜在生物危害的标本,并应采取全面的预防措施,如防止标本漏出或侧翻,污染环境、器材和衣服等。

(4) 标本保存时间和温度对检验结果的影响:随着保存时间的延长,尿液有形成分将会有不同程度的破坏,细胞、管型逐渐减少,而结晶、细菌逐渐增多。

2. 标本签收　加强制度建设,严格执行标本验收制度,对标本标志内容与检验申请单内容不一致、申请单的项目不全、标本类型错误、尿量不足、有粪便或杂物污染、防腐剂使用不当、容器破损、标本流失等不合格的标本可以拒收。对不合格标本要及时与送检部门联系,再次采集确有困难时,则可与临床协商后继续检验,但必须在检验报告单上注明标本不合格的原因及"检验结果仅作参考"的说明。

第二节　尿液理学检查

尿液理学检查包括尿液的量、颜色、透明度、比重、渗量及气味等项目。

一、尿量

尿量(urine volume)指24小时内排出体外的尿液总量。尿量的多少主要取决于肾脏生成尿液的能力和肾脏的稀释与浓缩功能。尿量的变化还受机体的内分泌功能、精神因素、年龄、环境(湿度和温度等)、活动量、饮食、药物等多种因素的影响,故即使是健康人,24小时尿量的变化也较大。尿量一般使用量筒等刻度容器直接测定。

(一) 检查方法

收集待检者24小时尿量,用量筒量取。

(二) 参考区间

成人:1.0~1.5L/24h,即1ml/(h·kg);儿童按体重(kg)计算尿量,较成人多3~4倍。

(三) 临床意义

1. 多尿(polyuria)　24小时尿量超过2500ml,儿童24小时尿量超过3000ml。

(1) 生理性多尿:即肾脏功能正常,外源性或生理性因素所致的多尿。可见于食用水果等含水分高的食物、饮水过多、静脉输注液体、精神紧张、癔症等,也可见于服用利尿剂、咖啡因、脱水剂等药物。

(2) 病理性多尿:常因肾小管重吸收功能和浓缩功能减退所致,病理性多尿的原因与发生机制见表6-6。

表6-6　病理性多尿的原因与发生机制

分类	原因	机制
肾脏疾病	慢性肾炎、慢性肾盂肾炎、肾小管酸中毒I型、失钾性肾病、急性肾衰竭多尿期、慢性肾衰竭早期等	肾小管受损致使肾浓缩功能减退。肾性多尿患者夜尿量增多,昼夜尿量之比<2∶1
内分泌疾病	尿崩症、原发性醛固酮增多症、甲状腺功能亢进等	抗利尿激素(ADH)严重分泌不足或缺乏,或肾脏对ADH不灵敏或灵敏度减低,肾小管及集合管重吸收水分的能力明显减弱
代谢性疾病	糖尿病	尿糖增多引起的溶质性利尿,尿比重和尿渗透压均增高

2. 少尿(oliguria)或无尿(anuria)　少尿指每小时尿量持续小于17ml(儿童<0.8ml/kg)或24小时尿量少于400ml;12小时无尿或24小时小于100ml为无尿。无尿发展至排不出尿称尿闭。生理性少尿多见于出汗过多或饮水少,病理性少尿的原因有:①肾前性疾病:因肾缺血、血容量减低、血液浓缩或应激状态等造成肾血流量不足,肾小球滤过率减

低所致,如休克、高热、剧烈呕吐、腹泻、大面积烧伤、心功能不全等;②肾性疾病:因肾实质病变导致肾小球滤过率减低所致,如急、慢性肾小球肾炎,急、慢性肾衰竭,肾移植后的排斥反应等,肾小球滤过功能下降严重者可导致无尿;③肾后性疾病:见于各种原因导致的尿路梗阻,如尿路结石、损伤、肿瘤、膀胱麻痹、前列腺肥大等所致的排尿障碍。

二、尿颜色与透明度

尿液颜色主要来源于尿色素、尿胆原、尿胆素及尿卟啉,并且随尿量的多少、饮食、药物及病变而变化,正常尿液的颜色由淡黄色到深黄色。尿液颜色的深浅一般与尿比重平行,与单位时间的尿量呈反比。尿量少,颜色深,比重高。

尿液透明度一般以浑浊度(turbidity)表示,可分清晰透明、微浑(雾状)、浑浊(云雾状)、明显浑浊4个等级。清晰透明指没有肉眼可见的颗粒物质;微浑指出现少数可见的颗粒物质,但透过尿液能看清纸张上的字迹;浑浊指出现可见的颗粒物质,透过尿液所见纸张上的字迹模糊不清;明显浑浊指透过尿液看不见纸张上的字迹。引起尿液混浊的原因主要有结晶、细胞、细菌及蛋白质等。

(一) 检查方法
肉眼观察待检者尿液标本颜色和透明度。

(二) 参考区间
淡黄色、清晰透明。

(三) 临床意义

1. 生理性变化　尿液颜色受摄入水量、食物、药物及尿色素等影响。例如,摄入水量多、寒冷时,尿量多则颜色淡;饮水少、运动、出汗时,尿量少则颜色深。食用大量胡萝卜、木瓜等可使尿液呈深黄色,食用芦荟可使尿液呈红色。此外,尿液颜色也受药物以及女性月经血污染的影响。

2. 病理性变化

(1) 红色:红色是最常见的尿液颜色变化。不同原因所致红色尿液的鉴别见表6-7。

1) 血尿(hematuria):尿液内含有一定量的红细胞称为血尿。1000ml 尿液内含有血液达到或超过 1ml,且尿液外观呈红色,称为肉眼血尿(macroscopic hematuria)。由于含血量不同,尿液可呈淡红色云雾状、洗肉水样或混有血凝块。若尿液外观变化不明显,每高倍视野平均≥3 个红细胞,称为镜下血尿(microscopic hematuria)。在排除女性月经血污染之外,常见于泌尿生殖系统疾病如炎症、损伤、结石、出血或肿瘤等;出血性疾病如血小板减少性紫癜、血友病等;其他如感染性疾病、结缔组织疾病、心血管疾病、内分泌代谢疾病、某些健康人剧烈运动后的一过性血尿等。

2) 血红蛋白尿(hemoglobinuria):指尿液中含有游离血红蛋白,尿液呈暗红色、棕红色或酱油色,尿液中无红细胞,但隐血试验呈阳性。正常血浆中的血红蛋白低于 50mg/L,而且与结合珠蛋白结合形成复合物,因后者相对分子量较大,不能从肾脏排出,被肝细胞摄取后,经转化变成结合胆红素从胆管排出。当发生血管内溶血时,血红蛋白增加超过结合珠蛋白结合能力,并超过肾阈值(约为 1.3g/L)时,这种游离的血红蛋白因分子量较小,可通过肾小球滤出形成血红蛋白尿。血红蛋白尿主要见于蚕豆病、血型不合的输血反应、阵发性睡眠性血红蛋白尿、阵发性寒冷性血红蛋白尿、免疫性溶血性贫血等。

3) 肌红蛋白尿(myoglobinuria):正常人血浆中肌红蛋白含量很低,尿中含量甚微,故不能从尿中检出。当机体心肌或骨骼肌组织发生严重损伤时,血浆肌红蛋白增高,通过肾小球滤过膜,形成肌红蛋白尿。尿液呈粉红色或暗红色,常见于肌肉组织广泛损伤、变性,如挤压综合征、缺血性肌坏死、大面积烧伤、创伤等。健康人剧烈运动后,也可偶见肌红蛋白尿。

4）卟啉尿（porphyrinuria）：尿液呈红葡萄酒色，常见于先天性卟啉代谢异常等。

表 6-7　红色尿液的鉴别

项目	血尿	血红蛋白尿	肌红蛋白尿	假性血尿
原因	泌尿生殖道出血	血管内溶血	肌肉组织损伤	卟啉、药物、食物
颜色	淡红色云雾状、洗肉水样或混有血凝块	暗红色、棕红色、酱油色	粉红色或暗红色	红葡萄酒色、红色
显微镜检查	大量红细胞	无红细胞	无红细胞	无红细胞
离心上清液颜色	清或微红色	红色	红色	红色
上清液隐血试验	弱阳性或阴性	阳性	阳性	阴性
尿蛋白定性试验	弱阳性或阴性	阳性	阳性	阴性

（2）深黄色：最常见于胆红素尿（bilirubinuria），外观呈深黄色，振荡后泡沫亦呈黄色。见于阻塞性黄疸和肝细胞性黄疸。服用一些药物如呋喃唑酮、维生素 B_2 等尿液可呈黄色或棕黄色外观，但振荡后泡沫呈乳白色。

（3）白色

1）乳糜尿（chyluria）和脂肪尿（lipiduria）：由于泌尿系统淋巴管破裂或深部淋巴管阻塞致使乳糜液或淋巴液进入尿液，尿液呈乳白色混浊，称乳糜尿。乳糜尿中有时含有多少不等的血液，称血性乳糜尿或乳糜血尿（hematochyluria）。乳糜尿主要见于丝虫病，也可见于结核、肿瘤、腹部创伤或由手术等引起肾周围淋巴循环受阻。妊娠或分娩可诱发间歇性乳糜尿。糖尿病脂血症、类脂性肾病综合征、长骨骨折骨髓脂肪栓塞也可引起乳糜尿。脂肪尿是指尿中出现脂肪小滴，见于脂肪挤压损伤、骨折和肾病综合征等。

2）脓尿（pyuria）：尿液中含有大量白细胞，外观可呈不同程度的白色或黄色混浊，放置后可有白色云雾状沉淀。显微镜检查可见大量的白细胞，蛋白定性常为阳性。见于泌尿生殖系统化脓性感染，如肾盂肾炎、膀胱炎、前列腺炎、精囊炎、尿道炎等。

3）结晶尿（crystalluria）：外观呈黄白色、灰白色或淡粉红色，由于尿液中含有较高浓度的盐类结晶所致。尿液刚排出体外时透明，当外界温度下降后，盐类溶解度降低，盐类结晶很快析出使尿液混浊。可通过加热、加乙酸来判断是否为结晶尿。若为尿酸盐结晶，加热后混浊消失；若为磷酸盐结晶和碳酸盐结晶，加热后混浊增加，加乙酸后均变清，有气泡者为碳酸盐结晶，无气泡者为磷酸盐结晶。大量细胞、细菌和蛋白质也可使尿液混浊度增加，但加热、加酸、加乙醚均不能变清。

（4）黑褐色：见于重症血尿、变性血红蛋白尿，也可见于酪氨酸尿、酚中毒、黑尿酸症或黑色素瘤等。

（5）绿色：见于尿液中胆绿素增多、铜绿假单胞菌感染。

（6）蓝色：见于尿布蓝染综合征（blue-diaper syndrome），由于尿液内含有过多的尿蓝母衍生物靛蓝所致，也可见于尿蓝母、靛青生成过多的某些胃肠疾病。

三、尿比重

尿比重（specific gravity，SG）指在 4℃ 条件下尿液与同体积纯水重量之比，是尿中所含溶质浓度的指标。尿液比重的高低与尿中水分、盐类及有机物的含量和溶解度有关，与尿液溶质（氯化钠等盐类、尿素）的浓度呈正比，同时受年龄、饮食和尿量影响。在病理情况下则受尿糖、尿蛋白、细胞及管型等影响。测定尿比重可粗略反映肾小管的浓缩稀释功能。

(一) 比重计法

1. **原理**　用特制的比重计(urinometer)测定 4℃ 时尿液与同体积纯水的重量之比。

2. **器材**　尿比重计:完整的尿比重计应包括比重计 1 支(上有 1.000~1.060 刻度及标定温度,国产比重计为 20℃)和比重筒 1 个。

3. **简要操作**　加尿→放比重计→读数→结果校正。

4. **质量保证**

(1) 比重计:新购比重计应用纯水在规定的温度下观察其准确性,在 15.5℃ 时蒸馏水的比重为 1.000,8.5g/L 氯化钠液为 1.006,50g/L 氯化钠液为 1.035。

(2) 标本:要求新鲜,防止尿素分解导致比重下降;尿液过少不足以浮起比重计时,应重新留尿测定。

(3) 操作:尿液面应消除泡沫;比重计浮标要垂直悬浮于尿液中;读取结果要准确。

(4) 结果校正:要进行蛋白尿、糖尿和温度的校正。尿蛋白每增高 10g/L,需将结果减去 0.003;尿葡萄糖每增高 10g/L,需将结果减去 0.004;如果测定时尿液温度与比重计上所标定温度不一致,每增高 3℃,测定结果应加上 0.001,如低于所标温度,需将尿液加温至所标温度后再测定。

(二) 干化学试带法

1. **原理**　多聚电解质法。尿液离子浓度与经过处理的多聚电解质的电离常数(pKa)改变相关,根据颜色变化换算成尿液电解质浓度,将电解质浓度再换算成比重。

2. **试带**　试带模块中含有多聚电解质、酸碱指示剂(溴麝香草酚蓝)及缓冲物。

3. **质量保证**

(1) 试带:使用与仪器匹配、合格、有效期内的试带,每天用标准色带进行校准。

(2) 结果校正:试带法对过高或过低的尿比重不灵敏,应以折射计法为参考;如尿液 pH>7.0,测定值应增高 0.005 作为补偿。

(3) 药物影响:右旋糖酐、造影剂、蔗糖等可引起尿比重增高;氨基糖苷类、锂、甲氧氟烷可使尿比重减低。

(三) 折射计法

1. **原理**　折射计(refractometer)法利用溶液的比重与光线折射率有良好的相关性进行测定。

2. **器材**　尿液比重折射计。

3. **质量保证**　检测前要根据室温进行温度补偿。可用 10g/L、40g/L 和 100g/L 蔗糖溶液校正折射计,其折射率分别为 1.3344、1.3388 和 1.3479。

(四) 方法学评价

1. **尿比重计法**　操作简单;标本用量大;易受温度及尿糖、尿蛋白、尿素或放射造影剂影响;准确性低,测定结果通常比折射法高 0.002。CLSI 建议不使用此法。

2. **干化学试带法**　操作简单、快速;不受高浓度的葡萄糖、尿素或放射造影剂的影响,但受强酸和强碱以及尿中蛋白质的影响较大;灵敏度低、精密度差,测试范围窄;只适合于过筛试验,不能作为评价肾功能变化指标。

3. **折射计法**　易于标准化、标本用量少(1 滴尿液),可重复测定,尤适合于少尿患者和儿科患者。测定结果通常比尿比重计法低 0.002。折射计法被 CLSI 和中国临床实验室标准化委员会(China Committee of Clinical Laboratory Standards,CCCLS)推荐为参考方法。

(五) 参考区间

成人:随机尿 1.003~1.030;晨尿 >1.020;新生儿:1.002~1.004。

（六）临床意义

尿比重测定可粗略反映肾脏浓缩稀释功能。由于影响尿液比重的因素较多，因此，用于评估肾功能时，24 小时连续多次测定尿比重较一次测定更有价值。

1. **高比重尿**　尿液比重 >1.025 时，称为高比重尿或高渗尿（hypertonic urine）。尿少时比重可增高，见于急性肾炎、肝脏疾病、心力衰竭、周围循环衰竭、高热、休克、脱水或大量排汗等。尿量增多同时比重增加，常见于糖尿病、使用放射造影剂等。

2. **低比重尿**　尿液比重 <1.015 时，称为低比重尿或低渗尿（hyposthenuria）。见于慢性肾小球肾炎、肾盂肾炎等由于肾小管浓缩功能减退而致比重降低。因肾实质破坏而丧失浓缩功能时，尿液比重常固定在 1.010 ± 0.003（与肾小球滤过液比重接近），称为等渗尿（isosthenuria），可见于急性肾衰多尿期、慢性肾衰、肾小管间质疾病、急性肾小管坏死等。尿崩症时，常呈严重的低比重尿（SG<1.003，可低至 1.001）。

四、尿渗量

尿渗量（urine osmolality，Uosm）是指尿液中具有渗透活性的全部溶质微粒（包括分子和离子）的总数量。尿渗量与溶质颗粒数量有关，而与颗粒种类、大小及所带电荷无关，蛋白质和葡萄糖等大分子物质对其影响较小。故测定尿渗量能确切地反映肾脏浓缩稀释功能，是评价肾脏浓缩功能较好的指标。尿渗量以质量毫摩尔浓度［mmol/（kg·H_2O）或mOsm/（kg·H_2O）］表示，目前检测尿液及血浆渗量一般采用冰点渗透压计检测。

（一）冰点渗透压计法

1. **原理**　任何溶质溶于溶剂后与原来的纯溶剂相比，均有冰点下降、沸点上升、蒸气压降低以及渗透压增高等改变，其改变的大小取决于溶质微粒的数量。根据拉乌尔冰点下降原理：任何溶液，如果其单位体积中所溶解的颗粒（分子和离子）的总数目相同，引起溶液冰点下降的数值也相同。1 渗量的溶质可使 1kg 水的冰点下降 1.858℃，冰点下降的程度与溶质渗量呈正比。

$$mmol/（kg·H_2O）= 冰点下降度数 /1.858$$

2. **操作**　按照仪器说明书操作规程进行操作。

3. **质量保证**

（1）仪器：需要定期校准。

（2）标本：离心去除标本中的不溶性颗粒，但不能丢失盐类结晶。若不能立即测定，应将标本保存于冰箱内，测定前置于温水浴中，使盐类结晶溶解。

（二）方法学评价

冰点渗透压计法测定的样本用量少，操作简单，准确性高，测量精度高，但尿渗量需要专用仪器，不如尿比重简单、快速和经济，目前临床应用不如尿比重广泛。

（三）参考区间

禁饮后：①血浆渗量：275~305mOsm/（kg·H_2O），平均 300mOsm/（kg·H_2O）；②尿渗量：600~1000mOsm/（kg·H_2O）（相当于 SG 1.015~1.025），平均 800mOsm/（kg·H_2O）；③尿渗量 /血浆渗量为（3.0~4.7）∶1.0。

（四）临床意义

尿渗量主要与溶质颗粒数量有关，在评价肾脏浓缩和稀释功能方面，较尿比重更理想，更能反映真实的情况。

1. **评价肾脏浓缩稀释功能**　健康人禁饮 12 小时后，尿渗量与血浆渗量之比 >3，尿渗量 >800mOsm/（kg·H_2O）则为正常。若低于此值，说明肾脏浓缩功能不全。等渗尿或低渗尿可见于慢性肾小球肾炎、多囊肾、阻塞性肾病等慢性间质性病变等。

2. 鉴别肾性和肾前性少尿　肾小管坏死导致肾性少尿时,尿渗量降低[$<350\text{mOsm/}$ $(\text{kg}\cdot\text{H}_2\text{O})$]。肾前性少尿时,肾小管浓缩功能无明显降低,故尿渗量较高[$>450\text{mOsm/}$ $(\text{kg}\cdot\text{H}_2\text{O})$]。

3. 结合血液渗量更有价值　如糖尿病、尿毒症时,血液渗量升高,但尿 Na^+ 浓度下降。

五、尿气味

通过嗅觉检查尿气味。

(一) 参考区间

微弱芳香气味。

(二) 临床意义

正常新鲜尿液气味源自尿液中酯类及挥发性酸。如尿标本久置,因尿素分解可出现氨臭味。尿气味可受药物或食物影响,如服用二巯基丙醇、艾类药物或进食葱、蒜、韭菜、咖喱或饮酒过多等可出现特殊气味;而进食太多的芦笋则有硫黄燃烧气味。新鲜尿液出现异常气味的原因包括:①氨臭味:见于慢性膀胱炎和慢性尿潴留;②腐臭味:见于泌尿系统感染或晚期膀胱癌;③烂苹果味:见于糖尿病酮症酸中毒;④大蒜味:见于有机磷中毒;⑤鼠尿味:见于苯丙酮尿症。

(易艳军)

第三节　尿液有形成分显微镜检查

尿液有形成分是指通过尿液排出体外的颗粒性物质成分,如细胞、管型(cast)、病原体及结晶(crystal)等。尿液有形成分检查是利用显微镜或尿液有形成分分析仪对尿液中的细胞、管型、结晶、病原体等进行识别及计数,结合尿液理学或化学检查的结果,对泌尿系统疾病的定位诊断、鉴别诊断及预后判断等有重要意义。尿液显微镜检查按是否对尿液进行离心分为未离心尿液显微镜检查和离心尿液显微镜检查法,按是否进行定量计数分为定量计数板检查法和直接涂片检查法,按是否对尿液进行染色又可分为染色显微镜检查法和未染色显微镜检查法;尿液有形成分分析仪按检测原理可分为流式分析和图像分析两种,通常仅作为有形成分的筛查方法,目前尚不能完全取代人工显微镜检查,因此,标准化尿液显微镜检查仍然是尿液有形成分检查的"金标准"。

一、未离心尿液直接涂片检查

1. 简要操作　混匀的新鲜尿液 1 滴(约 15~20μl)涂片→加盖玻片(18mm×18mm)→低倍镜观察结晶及管型等→高倍镜观察细胞等→结果报告。其中,管型需低倍镜下观察至少 20 个视野,其余成分需观察至少 10 个视野。

2. 结果报告

(1) 管型:报告最低数~最高数/LP 或平均值/LP,并报告管型种类。

(2) 细胞:报告最低数~最高数/HP 或平均值/HP,并报告细胞种类。

(3) 结晶、细菌、真菌、寄生虫等:报告方式见表6-8。

3. 质量保证

(1) 标本:要求新鲜,防止混入其他物质;标本采集后 1 小时内完成检查,或加甲醛防腐并冷藏;标本要求呈弱酸性,pH 在 6.0 以下,碱性尿液可致细胞溶解及管型破坏。对于由结晶所致的浑浊尿液,可通过加热、加酸来溶解盐类结晶。尿比重可影响尿液中有形成分数量和形态,故检查前患者不宜大量饮水。

表 6-8　尿结晶、细菌、真菌、原虫、寄生虫等报告方法

成分	报告等级					
	－	±	1+	2+	3+	4+
结晶	0	散在于数个视野	占视野 1/4	占视野 1/2	占视野 3/4	满视野
细菌及真菌	0	散在于数个视野	各视野均可见	量多、团状聚集	无数	满视野
原虫及寄生虫卵	0		1~4 个 /HP	5~9 个 /HP	>10 个 /HP	满视野

（2）器材：所用的载玻片和盖玻片必须清洁、干燥、中性、无油腻、无划痕；显微镜的目镜、物镜要清晰，目镜放大倍数要统一。

（3）加盖片方式：加盖玻片时让其一端先接触尿液然后慢慢放下，防止产生气泡。

二、离心尿液直接涂片检查

1. 主要器材

（1）刻度离心管：应清洁、干燥、透明、标有刻度（刻度至少要标明 10ml、1ml、0.2ml），体积应 >12ml 且 <15ml。离心管应为锥形底部、带盖、不易破碎的一次性塑料或玻璃制品。

（2）离心机：水平式带盖离心机，有效离心半径 15cm。离心时选择 1500rpm 或相对离心力（relative centrifugal force，RCF）稳定在 400g，离心机内温度应尽可能保持 <25℃。

（3）移液管：必须清洁、干燥，使用一次性塑料制品为宜。

2. 简要操作　新鲜尿液 10ml →离心（RCF 400g）5 分钟→留沉淀物 0.2ml →涂片→加盖玻片→低倍镜观察管型等→高倍镜计数细胞及其他有形成分→结果报告。报告方式同未离心尿液直接涂片检查，但须注明"离心尿液直接涂片检查法"。

3. 质量保证

（1）器材：尽量使用标准化、规范化器材。

（2）离心：RCF 400g，离心时间 5 分钟，准确控制；离心后手持离心管以 45°~90° 的角度倾去上层尿液。

（3）其他：同"未离心尿液直接涂片检查"。

三、离心尿沉渣染色涂片检查

当有形成分辨认困难时，为防止某些病理成分在镜检时遗漏和误认，可将尿液标本染色后进行显微镜检查。尿液标本染色也可用于确定某些特殊成分如肿瘤细胞或异形细胞，以及制备永久性标本等。尿液有形成分染色方法可分为活体染色法和固定染色法。前者包括 Sternheimer-Marbin（S-M）染色法和 Sternheimer（S）染色法等，后者包括瑞 - 吉染色法、巴氏染色法、苏丹Ⅲ染色法等。其中 S-M 染色法、S 染色法为常用染色法，以下简要介绍这两种方法。

（一）Sternheimer-Marbin（S-M）活体染色法

1. 原理　S-M 染液的主要染料有结晶紫和沙黄，二者均为碱性染料。尿液中细胞、管型等有形成分中内容物的化学性质不同，对染料的物理吸附和化学亲和能力也不同，经 S-M 染色后呈现特定的颜色，且形态清晰、易于识别。

2. 试剂　结晶紫草酸铵溶液及沙黄溶液，使用时两液按 3：97 比例混合过滤即为 S-M 染色应用液。

3. 主要器材　同离心尿沉渣直接涂片检查

4. 简要操作　尿液离心留 0.2ml 沉渣→加入 1 滴染色应用液，混匀→ 3 分钟后涂片

检查。检查和报告方式同未染色显微镜检查。若标本中有形成分含量较多,也可采用未离心尿液标本直接染色。S-M 染色后尿液有形成分染色结果判断见表 6-9。

表 6-9 尿液有形成分 S-M 染色结果判断

分类	有形成分	染色结果
细胞	红细胞	淡紫色
	浓染白细胞	胞核呈深红色,胞质淡红色,为老化死亡细胞
	淡染白细胞	胞核呈蓝色,胞质不着色
	闪光细胞	胞核呈淡蓝色或蓝色,胞质呈苍白色或淡蓝色,胞质内颗粒呈布朗运动
	上皮细胞	胞核呈紫色,胞质呈淡紫色~粉红色
管型	透明管型	粉红色或淡紫色
	颗粒管型	淡红色~蓝色
	细胞管型	深紫色
	脂肪管型	不着色
其他	滴虫	蓝色或紫色,易见鞭毛及轴柱
	细菌	活菌不着色或略带淡红色;死菌着紫色

5. 质量保证

(1) 染色时间:染色过久可引起淡染细胞浓染,也会使闪光细胞失去布朗运动特征。

(2) 其他:同离心尿液标本直接涂片检查。

(二) Sternheimer(S)活体染色法

1. 原理 S 染液的主要染料有阿利新蓝和派洛宁,二者均为碱性染料。经 S 染色后细胞核及管型基质可被阿利新蓝染成蓝色,细胞质及 RNA 可被派洛宁染成红色,在红与蓝的明显反差下,易于对比观察。染色后的红细胞、白细胞和上皮细胞结构清晰,管型结构容易辨认和鉴别,有助于管型分类及细胞鉴别。

2. 试剂 2% 阿利新蓝水溶液及 1.5% 派洛宁 B 水溶液。使用时两液按 2:1 比例混合即为 S 染色应用液。

3. 主要器材 同 Sternheimer-Marbin 染色法。

4. 简要操作 离心尿液后留沉渣 0.2ml →加入 1~2 滴染色应用液,混匀→ 5~10 分钟后涂片镜检。若标本中有形成分含量较多,也可采用未离心尿液标本直接染色。S 染色后尿液有形成分染色结果判断见表 6-10。

表 6-10 尿液有形成分 S 染色结果判断

分类	有形成分	染色结果
细胞	红细胞	粉红、红色或不着色
	多核白细胞	胞核呈蓝色或无色,胞质呈红色
	鳞状上皮细胞	淡粉红色或紫红色
	移形上皮细胞、肾小管上皮细胞	紫红色
管型	透明管型	基质染蓝色,可有少许红色颗粒
	颗粒管型	有粗大的紫红色颗粒
	细胞管型	胞核染成淡蓝色或深蓝色,胞质染红色
	蜡样管型	红色或紫色
	脂肪管型	无色或黄色

5. 质量保证　同 Sternheimer-Marbin 染色法。

(三) 固定染色法

将尿沉渣制成薄膜后,先固定再染色检查,常用的方法有瑞 - 吉染色法、H-E 染色法、巴氏染色法、苏丹Ⅲ染色法等。

四、尿液有形成分标准化定量计数板法

1. 主要器材　FAST-READ10 尿液有形成分标准化定量计数板为特制的一次性使用的硬质塑料计数板(图 6-1),每块板上有 10 个彼此独立封闭的计数室,可检测 10 个标本。每个计数室一侧有 1 个竖条长方形计数区,区内含有 10 个大方格,每一大方格边长为 1mm,计数室高度为 0.1mm,故每个大方格的面积为 $1mm^2$,容积为 $0.1\mu l$。为了便于观察和计数,每个大方格又分为 9 个小方格。因此每个计数室总计数区域的容积为 $1\mu l$。

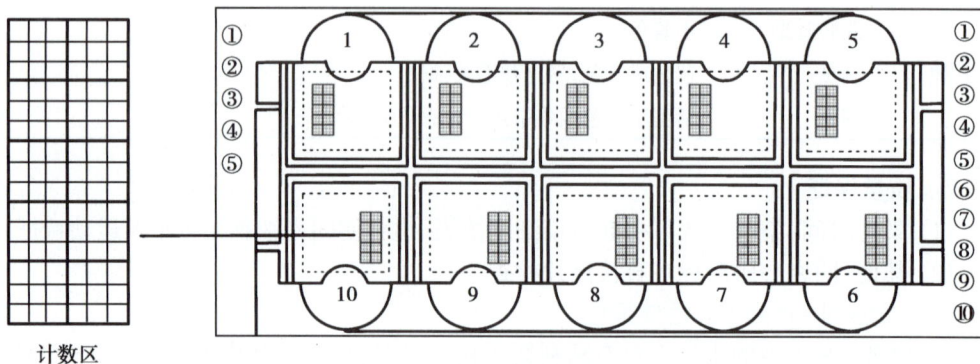

图 6-1　FAST-READ10 尿液有形成分标准化定量计数板

2. 简要操作　离心尿液后留沉渣 0.2ml →混匀沉渣→充池→低倍镜计数→高倍镜计数→结果报告。其中,低倍镜下计数 10 个大方格的管型总数,高倍镜下计数 10 个大方格中每种细胞总数。

若标本中有形成分含量较多,可采用未离心标本直接计数,在报告结果时须注明"未离心尿液"。

报告方式:细胞或管型数 $/\mu l$;尿结晶、细菌、真菌、寄生虫等报告方式同未离心尿液直接涂片检查,但须注明"标准化定量计数板法"。

3. 质量保证　同"离心尿液直接涂片检查"。

五、一小时尿液有形成分排泄率测定

1. 简要操作　收集 3 小时尿液→测定尿量→离心浓缩→取沉渣充入尿沉渣定量计数板→计数→计算→结果报告。计数时,采用高倍镜计数 10 个大方格中的各种细胞数,低倍镜计数 20 个大方格的管型数。

计算公式为:

$$1\ 小时细胞数 = 10\ 大格细胞总数 \times \frac{1000}{10} \times \frac{3\ 小时尿总量毫升数}{3}$$

$$1\ 小时管型数 = \frac{20\ 大方格管型总数}{2} \times \frac{1000}{10} \times \frac{3\ 小时尿总量毫升数}{3}$$

式中:"1000"为将 μl 换算成 ml;"10"为尿液浓缩倍数。

2. 质量保证

(1) 标本:要求新鲜,弱酸性,pH<6.0,等渗或高渗尿液,尿比密 >1.026。碱性尿液及低渗尿液可致细胞溶解及管型破坏。

(2) 盐类物质:如尿中含多量磷酸盐时,应加入少许稀乙酸使其溶解;但切勿加酸过多,避免红细胞及管型溶解;含大量尿酸盐时,应加温使其溶解,以便于观察。

(3) 其余:同"离心尿液直接涂片检查"。

六、尿液有形成分检查参考方法

2003 年国际实验血液学学会(ISLH)提出了尿液中有形成分计数的参考方法,用于校准自动化尿液有形成分分析中红细胞、白细胞、透明管型和鳞状上皮细胞计数。

1. 原理　该法采用 Sternheimer(S)染色法对尿液有形成分进行活体染色,用 Fuchs-Rosenthal(菲斯 - 罗森塔)血细胞计数板进行显微镜计数。

2. 主要器材　Fuchs-Rosenthal 血细胞计数板有两个计数室,每侧计数室划线格面积为 16mm^2,深度为 0.2mm,总容量为 3.2mm^3。每侧计数室平均分为 16 个大方格,每个大方格面积为 1mm^2,容积为 0.2mm^3。每个大方格又划分为 16 个小方格,详见图 6-2 和图 6-3。使用时需加盖玻片 (25mm × 22mm × 0.6mm)。

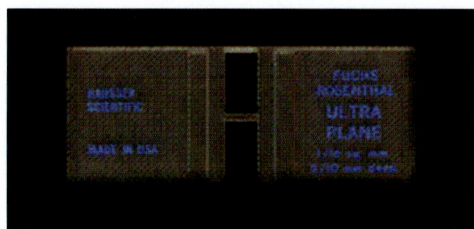

图 6-2　Fuchs-Rosenthal 血细胞计数板

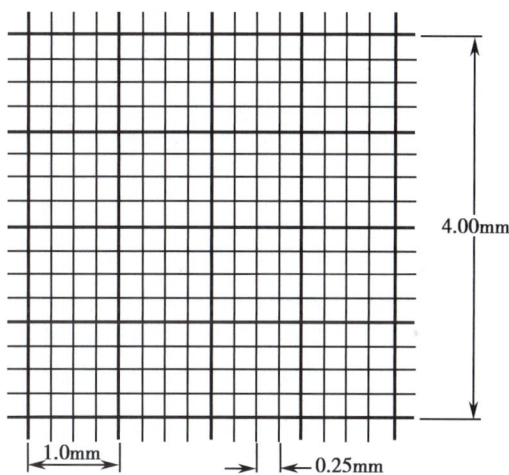

图 6-3　Fuchs-Rosenthal 血细胞计数室

3. 简要操作　尿液与染液以 9∶1 的体积比混合→染色→混匀后充池→静置→计数→计算→结果报告。计数时,低倍镜计数 10 个大方格的大型颗粒(如管型和鳞状上皮细胞),高倍镜计数 10 个大方格内细胞、结晶、病原体等有形成分的数量。计算时,每项有形成分计数结果除以 2,即为尿中颗粒数量 /μl。

4. 质量保证

(1) 计数方法:为提高颗粒计数的准确性,推荐将标本进行 Sternheimer 活体染色后,使用相差显微镜计数。为达到颗粒计数的统计学精度,管型和鳞状上皮细胞至少计数 50 个;白细胞、红细胞至少计数 200 个。用于验证、评价自动化检测结果的准确度,并提供仪器校准靶值。

(2) 标本:尿液有形成分计数的参考方法使用不离心新鲜尿液标本。

(3) 器材:标本容器及移液管须使用塑料或硅化玻璃,避免尿中颗粒黏附。盖玻片须适用于在相差显微镜下观察,边缘光滑,边角呈圆形。

(4) 充池:速度不能太快;充池液不能太多,也不能太少致计数区域充池不全,不能产生气泡,否则必须清洗干净后重新充池。

(5) 计数时间:应于 1 小时内完成计数;计数过程中发现计数池干涸,须清洗后重新充池。

七、方法学评价

(一) 各种检查方法的评价

尿液显微镜检查各种方法的评价见表 6-11。

表 6-11 尿液显微镜检查方法评价

方法	优点	缺点
未离心尿液直接涂片检查	简便、快捷、标本用量少、成本低;常规推荐方法;能最大限度保持各类有形成分的原始状态;适用于尿液外观明显浑浊、尿液有形成分明显增多的标本,如肉眼血尿、脓尿等,尤其适用于急诊患者检查	重复性差,易漏诊,阳性率低;不适用于外观清晰、有形成分较少的尿液标本检测;难于标准化和准确定量,报告时应注明"未离心尿液标本"
离心尿液直接涂片检查	离心使有形成分得以浓缩,提高了阳性率,适用于外观清晰、有形成分较少的尿液标本检测;是尿液有形成分定量检查的基础,若按操作规程进行,可获得较满意的结果	操作烦琐、费时;离心过程易造成有形成分的破坏或丢失;难于标准化和准确定量,逐渐被标准化定量分析板法取代,报告时须注明"离心尿液标本"
尿液有形成分标准化定量计数板法	避免主观因素影响,重复性好,便于临床动态观察;可定量计数,标准化的器材符合 CLSI 和 CCCLS 要求,为推荐方法;也可根据情况采用非离心尿液进行检测,是尿液有形成分检查的"金标准"	成本高,耗时;计数板为聚乙烯材料,焚毁时易污染环境
一小时尿液有形成分排泄率测定法	采用标准化尿沉渣定量计数板定量检查,生物安全性好,对有形成分影响小,不需严格限制饮食,适用于门诊及住院患者的连续检查。反映单位时间内尿液中所排出的细胞、管型数量。在规定时间内留取尿液,属真正意义上的定量计数,更准确地反映泌尿系统状况	检查期间不能大量饮水,计数板成本高,焚毁时易污染环境。
离心尿沉渣染色涂片检查	有形成分形态清晰,易于识别,尤其是透明管型及各种形态的红细胞、上皮细胞。能区别存活及死亡的中性粒细胞和检出闪光细胞,有助于其他有形成分的观察及标本保存	操作烦琐、费时;染液污染的器材不容易清洗,析出的染液沉渣易导致背景不清晰
尿中颗粒计数参考方法	测定不离心尿液,对有形成分影响小;适合细胞和管型数量较少的标本检测;被 ISLH 推荐为尿中红细胞、白细胞、透明管型和鳞状上皮细胞计数的参考方法	对器材要求高

(二) 不同染色方法的评价

1. S-M 染色法 为常用方法。有利于对管型(尤其是透明管型)及细胞的辨别。但结晶紫及沙黄均为醇溶性染料,易在水溶液中析出,而使背景不清晰,干扰有形成分观察。

2. S 染色法　阿利新蓝、派洛宁均为水溶性染料,溶解度高,可弥补 S-M 染色法的缺陷。

3. 固定染色法　既可有效保持有形成分的初始形态,又便于区分各类有形成分。但常规实验室应用较少。

八、参考区间

尿液有形成分的参考区间见表 6-12。

表 6-12　尿液有形成分的参考区间

方法	红细胞	白细胞	透明管型	上皮细胞	结晶	细菌和真菌
未离心尿液有形成分直接涂片镜检法	0~ 偶见 /HP	0~3/HP	0~ 偶见 /LP	少见	少见	–
离心尿液有形成分直接涂片镜检法	0~3/HP	0~5/HP	0~ 偶见 /LP	少见	少见	–
尿液有形成分定量分析板计数法	男 0~5/μl 女 0~24/μl	男 0~12/μl 女 0~26/μl	0~1/μl (不分性别)	少见	少见	–
1 小时尿有形成分排泄率(成人)	男性 <3 万 /h 女性 <4 万 /h	男性 <7 万 /h 女性 <14 万 /h	<3400/h(不分性别)	难于检出	难于检出	–

（薛翠娥）

九、尿液有形成分形态及临床意义

尿液中的有形成分包括细胞、管型、结晶、细菌等,其形态特点及临床意义如下。

(一) 细胞

尿液有形成分中的细胞包括血细胞、吞噬细胞和上皮细胞。血细胞有红细胞和白细胞;上皮细胞有肾小管上皮细胞、移行上皮细胞、扁平鳞状上皮细胞等。

1. 红细胞　尿液中未染色的正常红细胞呈双凹圆盘状,浅黄色,直径约 8μm,厚约 3μm,中度折光性。其形态与尿液渗透压、pH 值及在体外放置的时间等有关。高渗尿中,呈锯齿形,有时可见表面呈颗粒状。低渗尿中,红细胞胀大,甚至血红蛋白溢出,成为大小不等的空环形,称为影形红细胞(ghost cell)、环形红细胞或红细胞淡影(blood shadow)。正常尿液中红细胞甚少,24 小时随尿排出量 <200 万,高倍镜视野下不见或偶见。

根据细胞形态,尿中红细胞分为均一性和非均一性两大类,可辅助判断血尿来源。

(1) 均一性红细胞:尿中 >70% 的红细胞形态及大小正常,细胞膜完整,细胞内血红蛋白含量正常(图 6-4A)。即使偶见影形红细胞或棘形红细胞,但异常形态种类不超过 2 种。以均一性红细胞为主的血尿称为均一性红细胞血尿(isomorphic erythrocyte hematuria)。因红细胞多来自肾小球以下部位,又称为非肾(小球)源性血尿。主要见于肾小球以下部位和泌尿道毛细血管破裂所致出血,红细胞未受肾小球基底膜挤压,因而其形态正常。来自肾小管的红细胞虽可受 pH 及渗透压变化的作用,但因时间短暂,变化轻微,故呈均一性红细胞血尿:①一过性镜下血尿:健康人特别是青少年在剧烈运动、急行军、冷水浴或重体力劳动后,可出现暂时性血尿。应动态观察加以区别。②泌尿道疾病:泌尿道炎症、肿瘤、结核、结石、创伤、肾移植排异反应及先天畸形等。③其他:出血性疾病、泌尿系统附近器官的疾病(前列腺炎、盆腔炎等)。

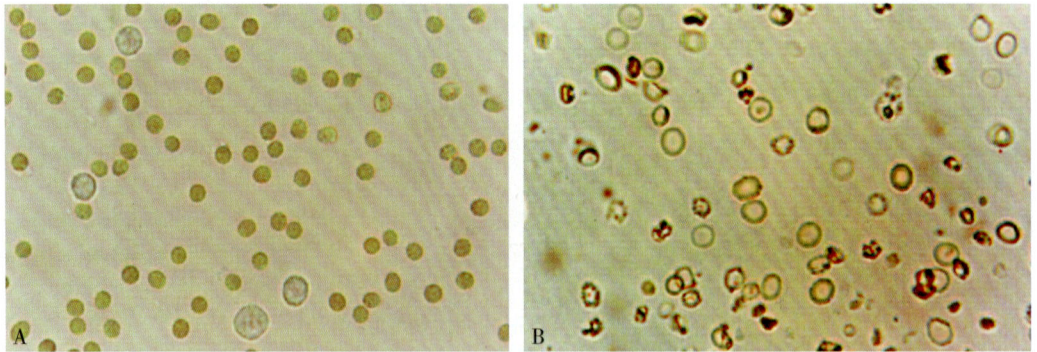

图 6-4 尿中红细胞形态
A. 均一性红细胞;B. 非均一性红细胞

(2) 非均一性红细胞:尿液中 >70% 的红细胞为畸形红细胞,且类型在 2 种以上者,称为非均一性红细胞。红细胞体积可相差 3~4 倍,可见大红细胞、小红细胞、棘形红细胞、皱缩锯齿形红细胞、影形红细胞、半月形红细胞、颗粒形红细胞等,细胞内血红蛋白含量不一(图 6-4B)。非均一性红细胞血尿的红细胞形态变化与肾小球基底膜病理性改变对红细胞的挤压损伤、各段肾小管内不断变化的 pH 值、渗透压、介质张力和各种代谢产物等对红细胞的作用有关。由此形成的血尿为非均一性红细胞血尿(dysmorphic erythrocyte hematuria),多来源于肾小球,故又称为肾小球(源)性血尿。常伴有尿蛋白及管型,见于肾小球肾炎、肾病综合征、肾盂肾炎、红斑狼疮性肾炎等。

(3) 混合性红细胞:尿液中含有均一性红细胞和非均一性红细胞,称为混合性血尿(mixture hematuria)。依据某类红细胞超过 50%,又可分为均一性或非均一性红细胞为主型血尿。混合型血尿提示出血可能不是起源于一个部位,有肾小球性,也可能伴有非肾小球性,如 IgA 肾病等。

2. 白细胞 健康成人 24 小时随尿排出的白细胞 <200 万个,新鲜尿液中白细胞主要为中性粒细胞,也可出现淋巴细胞和单核细胞。活的中性粒细胞在尿液中有运动和吞噬能力,能吞噬细菌、真菌、红细胞和胆红素结晶等。

(1) 中性粒细胞:主要为中性分叶核粒细胞,圆形或椭圆形,直径 10~14μm,呈灰白色、绿黄色,不染色时细胞核较模糊,胞质内的颗粒清晰可见(图 6-5A)。加入稀酸后细胞核变得清晰(图 6-5B)。炎症时,中性粒细胞变性坏死,形态多不规则,结构模糊,胞质呈明胶样,充满粗大颗粒,核不清楚,细胞常成团分布,界线不清,称为脓细胞(pus cell)(图 6-5C)。在低渗尿及碱性尿中,白细胞胞体常肿大,直径可达 18μm 左右,且较容易溶解。在低渗尿液中,中性粒细胞发生肿胀,胞质内颗粒呈布朗运动,由于光的折射,因其运动似星状闪光,故称为闪光细胞(glitter cell)(图 6-5D)。在高渗尿及酸性尿液中白细胞常皱缩,直径多为 8~10μm。

脓细胞与中性粒细胞在镜下不易区分,而且增多时意义相同,通常一并报告其总数。尿液中性粒细胞增多常见于泌尿系统炎症如肾盂肾炎、膀胱炎、前列腺炎、精囊炎、尿道炎、肾结核、肾肿瘤等。"闪光细胞"常见于肾盂肾炎、膀胱炎。

(2) 嗜酸性粒细胞:未染色时不能与中性粒细胞区别,涂片用瑞氏染色可鉴别。增多见于间质性肾炎,变态反应性泌尿系统炎症。

(3) 淋巴细胞:未染色时不易识别,用瑞氏染色易于识别。直径 6~9μm,核呈圆形或类圆形,多偏位,胞质少。增多见于病毒感染、肾移植后排斥反应患者。

3. 吞噬细胞 吞噬细胞(phagocyte)分为小吞噬细胞和大吞噬细胞。小吞噬细胞来

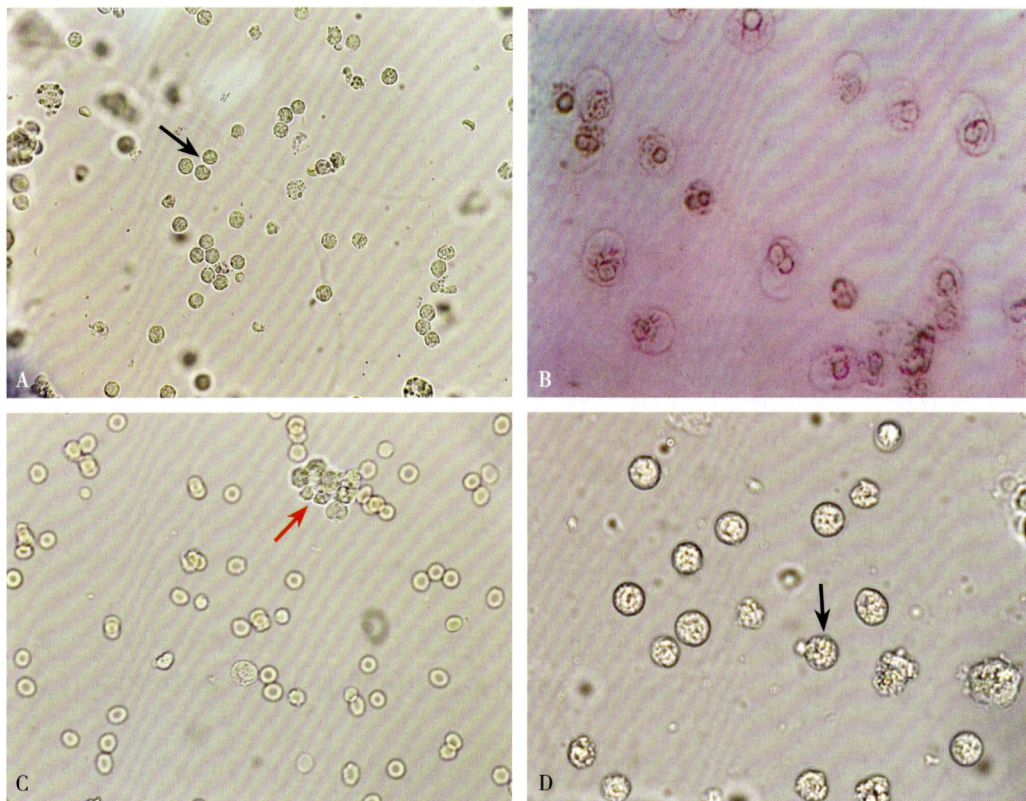

图 6-5 尿中白细胞

A.形态完整的白细胞;B.加酸处理后的白细胞;C.脓细胞;D.闪光细胞

自中性粒细胞,多吞噬细菌等微小物体。大吞噬细胞来自单核细胞称为巨噬细胞(macrophage),体积约为白细胞的 2~3 倍(图 6-6)。边缘不整,胞核呈肾形或类圆形,结构细致,稍偏位;胞质丰富,胞质中噬入的物体很多,如红细胞、白细胞碎片、脂肪滴、精子、颗粒状物体以及其他不易识别的多种成分;有时胞质中还可见空泡及伸出阿米巴样伪足,在新鲜液尿中还可见到伪足的活动。

正常无吞噬细胞,增多见于泌尿、生殖系统炎症,常伴白细胞增多,并伴有脓细胞和细菌。尿液吞噬细胞数量常与炎症程度有密切关系。

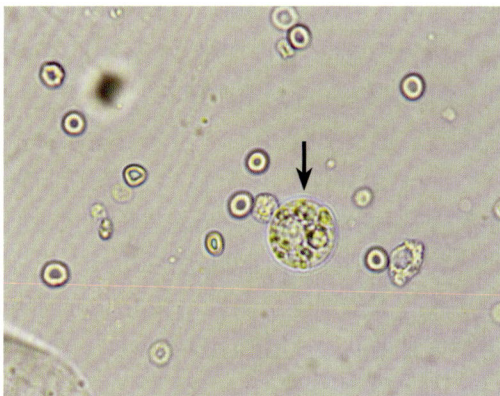

图 6-6 尿中吞噬细胞

4. **上皮细胞** 尿液中的上皮细胞来源于肾小管、肾盂、肾盏、输尿管、膀胱和尿道等。可按组织学和形态学进行分类,对泌尿系统病变的定位诊断有重要意义。

(1) 肾小管上皮细胞:肾小管上皮细胞(renal tubular epithelium)来自肾小管,其形态与白细胞相似,但较中性粒细胞大 1.5 倍,一般不超过 15μm,含 1 个较大的圆形细胞核,核膜很厚。胞质中有小空泡、颗粒或脂肪小滴,颗粒分布不规则,多少不定,有时较多,甚至看不清细胞核。在尿液中易变形,呈不规则的钝角,常为多边形,故又称多边细胞(图 6-7)或小圆上皮细胞。

正常人尿液中极少见肾小管上皮细胞,尿液出现肾小管上皮细胞多见于肾小管病变;成堆出现提示肾小管有急性坏死性病变。肾移植术后大约1周,尿内出现较多的肾小管上皮细胞,随后逐渐减少至恢复正常。当发生排斥反应时尿中可再度大量出现肾小管上皮细胞,并可见上皮细胞管型。

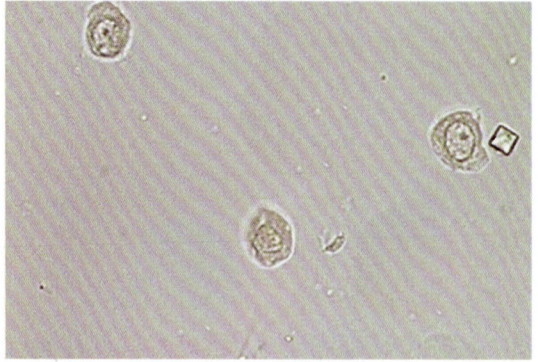

图6-7　肾小管上皮细胞

由于肾小管局部病变的性质不同,除上述的肾小管上皮细胞以外,还有以下2种表现:

1) 脂肪颗粒细胞:肾小管上皮细胞吞噬脂肪或发生脂肪变性后,胞质内有较多的脂肪颗粒,称脂肪颗粒细胞(fatty granular cell)。如肾小管上皮细胞内脂肪颗粒或含铁血黄素颗粒较多,甚至覆盖于核上,又称为复粒细胞(compound granular cell),见于肾病综合征和慢性肾炎肾病。

2) 含铁血黄素颗粒:肾小管上皮细胞内出现微褐色的含铁血黄素颗粒,普鲁士蓝染色为蓝色的颗粒,提示血管内溶血所致的血红蛋白尿、肾慢性出血、肾梗死、慢性心力衰竭等。

(2) 移行上皮细胞:移行上皮细胞(transitional epithelium)来自肾盂、输尿管、膀胱等处,尿液中单独出现少量的移行上皮细胞,无临床意义。

1) 表层移行上皮细胞:因胞体较大又称大圆上皮细胞(图6-8),其大小、形态可随器官胀缩状态的不同而变化较大。在器官充盈时脱落的细胞体积约为白细胞的4~5倍,多呈不规则圆形,核较小,常居中;如在器官收缩时脱落,则胞体较小,约为白细胞的2~3倍,形态较圆。正常尿液中偶见,膀胱炎时可大量成片脱落。

2) 中层移行上皮细胞:又名尾形上皮细胞或纺锤状上皮细胞(图6-9),体积大小不一,常呈梨形、纺锤形或带尾形,核较大,呈圆形或椭圆形。由于其多来自于肾盂,故又称之为肾盂上皮细胞;有时亦可来自输尿管及膀胱颈部。

3) 底层移行上皮细胞:形态较圆,与肾小管上皮细胞统称为小圆上皮细胞。但两者也有差别,底层移行上皮细胞体积较大,而核较小;肾小管上皮细胞体积较小,而核较大。肾小管上皮细胞与白细胞、底层移行上皮细胞的区别见表6-13。

移行上皮细胞增多提示相应部位的病变,如膀胱炎时可见大量的大圆上皮细胞;肾盂肾炎时可见大量尾形上皮细胞。

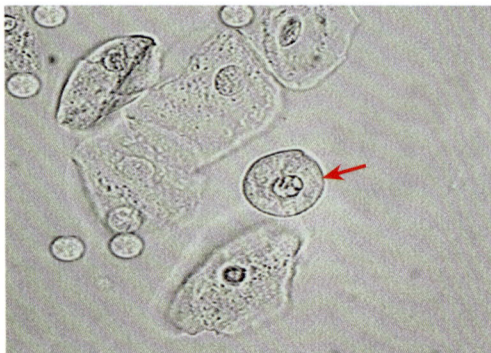

图6-8　表层移行上皮细胞

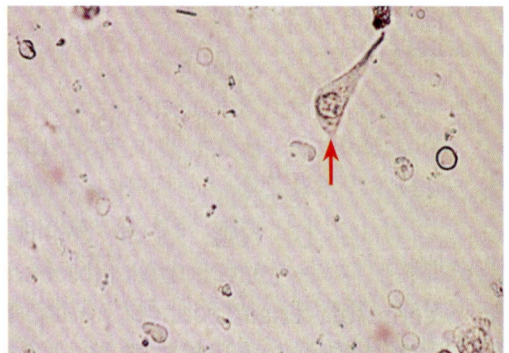

图6-9　中层移行上皮细胞

表 6-13　尿液白细胞、肾小管上皮细胞和底层移行上皮细胞的鉴别要点

鉴别要点	白细胞	肾小管上皮细胞	底层移行上皮细胞
大小	10~15μm	较中性粒细胞大 1.5 倍	与肾小管上皮细胞接近
形态	圆形、脓细胞时边缘不整	多边形可不规则	圆或卵圆形
核形	分叶形、加酸后明显结构紧密	核大、圆形，结构细致，染色后明显	圆形稍大，结构细致，染色后明显
胞质颗粒	胞质多，脓细胞中可有多种颗粒	胞质少，胞质可含小空泡、颗粒或脂肪小滴，颗粒分布不规则，偶见含铁血黄素颗粒	胞质稍多，一般无颗粒
过氧化物酶	中性粒细胞呈阳性	阴性	阴性
其他	常见于炎症	可见于肾实质损害	偶见于炎症

（3）鳞状上皮细胞：鳞状上皮细胞（squamous epithelial cell）来自尿道外口和阴道表层。鳞状上皮细胞为尿液中最大的上皮细胞，形状不规则，多边多角，边缘常卷曲，胞核很小，呈圆形或卵圆形，有时可有 2 个以上小核，完全角化者核更小，甚至看不见（图 6-10）。这种细胞的形态扁平而薄，似鱼鳞，又称扁平上皮细胞（pavement epithelial cell）。正常尿液中可见少量鳞状上皮细胞，女性常因白带混入尿液而出现较多，临床意义不大，但如大量增多并伴有白细胞增多，则提示有炎症。

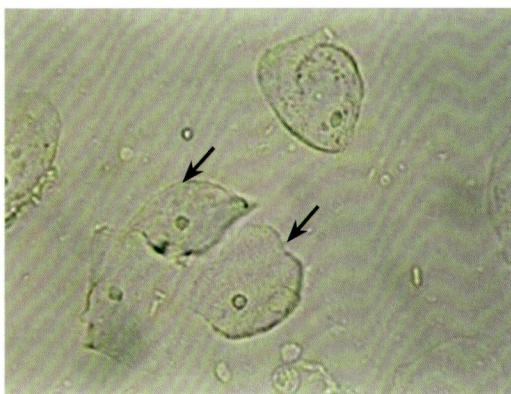

图 6-10　鳞状上皮细胞

（二）管型

管型（cast）是蛋白质、细胞及其裂解产物在远端肾小管和集合管内酸化、浓缩、凝聚而成的圆柱形蛋白聚集体。其典型形态是两边平行、两端钝圆，长短、粗细取决于形成部位肾小管管腔的直径和局部环境条件。

管型形成必须具备 3 个条件：①原尿中含一定量的蛋白质：蛋白质特别是来自肾小管分泌的 T-H 蛋白，是形成管型的核心。②肾小管有使尿液浓缩和酸化的能力：浓缩能提高蛋白质含量又能增加盐类浓度，尿液酸化能促进蛋白质的沉淀。③有可供交替使用的肾单位：健康人两肾共有 200 万个肾单位，它们交替工作和休息。尿液在肾单位有足够的停留时间，使蛋白质得以浓缩，并凝聚成管型；当形成管型的肾单位重新排尿时，管型便随尿排出。

在形成管型的过程中，若有细胞渗出，则包被于管型基质成为细胞管型；若管型内的细胞退化变性，裂解成细胞碎屑而形成颗粒管型；细胞内脂蛋白进一步变性可形成蜡样管型；若上皮细胞管型内的细胞出现脂肪变性，则形成脂肪管型。

1. 透明管型　透明管型（hyaline cast）最常见，是各类管型的基本结构，形态为无色透明的圆柱体，质地均匀，偶见少许颗粒或细胞。大小、长短不一，折光性差，易漏检，适合较暗视野观察（图 6-11）。透明管型在正常成人的清晨浓缩尿中偶见；剧烈运动后、高热、麻醉、心功能不全时少量出现；急性肾实质病变，可出现大量透明管型。

2. 细胞管型　管型基质内的细胞占其体积的 1/3 以上时，称为细胞管型（cellular cast）。按细胞类别分为四种管型。

（1）红细胞管型（erythrocyte cast）：管型呈黄色或红褐色，易折断，碎裂成片状，红细胞

残缺不全(图 6-12A)。当红细胞管型退变成为色素状、颗粒状管型时,称之为血红蛋白管型,此时管型内含有红色或金褐色颗粒,无清晰可见的红细胞。尿中出现此类管型,提示肾单位出血,见于急性肾小球肾炎、慢性肾小球肾炎急性发作、急性肾小管坏死、肾出血、肾移植后急性排斥反应等。

(2) 白细胞管型(leukocyte cast):管型内布满白细胞或脓细胞,细胞多退化变性,未染色的标本中较难与上皮细胞区别(图 6-12B、C),过氧化物酶染色(POX)阳

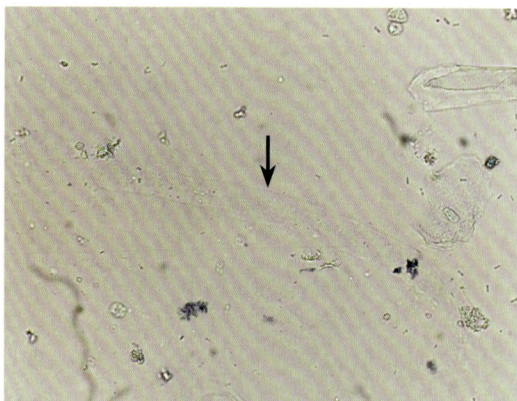

图 6-11 透明管型

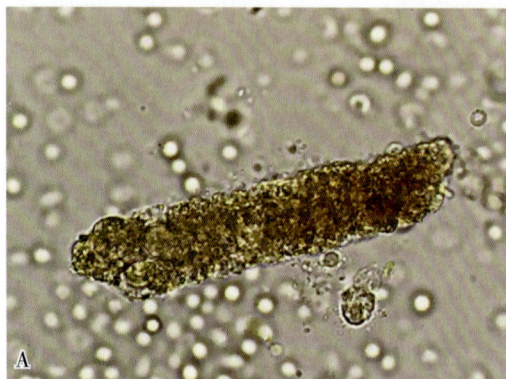

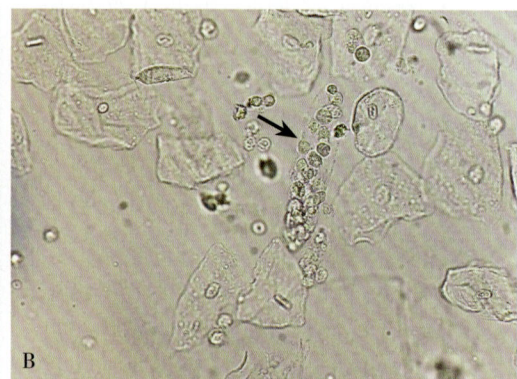

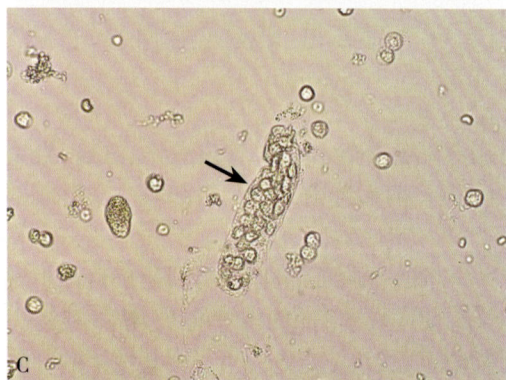

图 6-12 细胞管型(未染色)
A.红细胞管型;B.白细胞管型;C.白细胞管型

性。常见于急性肾盂肾炎、间质性肾炎、狼疮性肾炎等疾病。

(3) 肾上皮细胞管型(renal epithelial cast):又称上皮细胞管型,管型内含较多的肾小管上皮细胞,呈瓦片状排列,胞体比白细胞大,可滴加稀乙酸予以鉴别。上皮细胞经酯酶染色呈阳性反应,POX 染色阴性,予以鉴别。常见于肾小管病变,如急性肾小管坏死、肾淀粉样变性、重金属和化学物质中毒、肾移植急性排斥反应等。

(4) 混合细胞管型:混合细胞管型通常指 2 种以上细胞出现于管型中,若能明确,则应报告为某细胞管型。

3. 颗粒管型 管型基质内含大小不等的颗粒物,颗粒含量超过管型体积的 1/3 以上时称为颗粒管型(granular cast)。颗粒来自崩解变性的细胞残渣、血浆蛋白及其他物质,直接聚集于蛋白基质中而形成颗粒管型。其外形常较透明管型短而宽大,容易折裂,可有不规则的断端,呈白色、淡黄褐色或棕黑色,颗粒轮廓清晰。按颗粒的粗细又分为粗颗

粒管型和细颗粒管型2种(图6-13A,图6-13B),前者充满粗大颗粒,常呈暗褐色,后者含许多微细颗粒,不透明,呈灰色或微黄色。颗粒管型多见于急、慢性肾小球肾炎、肾病、肾小管硬化症、慢性肾盂肾炎等。

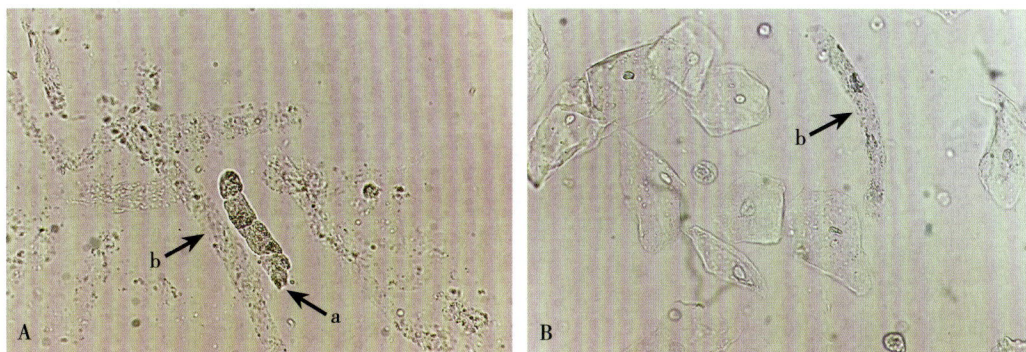

图 6-13　颗粒管型

A. 粗颗粒管型；B. 细颗粒管型

4. **脂肪管型(fatty cast)**　管型中脂肪滴含量占管型体积的1/3以上。由于肾小管损伤后,上皮细胞发生脂肪变性、崩解,大量脂肪滴进入管型内而形成。脂肪管型呈灰色或灰蓝色,脂肪滴大小不等,圆形,折光性强(图6-14)。健康人尿中无脂肪管型。若出现提示肾小管损伤、肾小管上皮细胞发生脂肪变性,见于肾病综合征、亚急性肾小球肾炎、慢性肾小球肾炎、肾小管中毒及类脂性肾病等。

5. **蜡样管型**　蜡样管型(waxy cast)是由细颗粒管型进一步衍化而来,或因淀粉样变性的上皮细胞溶解后逐渐形成的管型,也可能是透明管型在肾小管内停留时间较长演变而成。其外形似透明管型,为蜡烛样浅灰色或淡黄色,折光性强、质地厚、易折断、有切迹或泡沫状,较短而粗,一般略有弯曲,末端常不整齐(图6-15)。在低渗溶液、水和不同的pH值介质内均不溶解,免疫荧光染色检查无T-H蛋白。出现蜡样管型提示肾脏长期而严重的病变,预后差,见于慢性肾小球肾炎晚期及肾淀粉样变性。

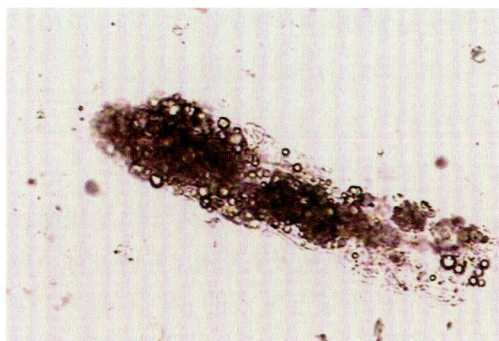

图 6-14　脂肪管型

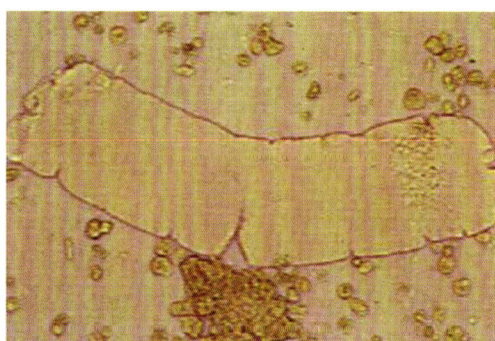

图 6-15　蜡样管型

6. **其他管型**

(1)宽形管型:宽形管型(broad cast)源自明显扩大的集合管,为体积宽大、不规则的颗粒管型或蜡样管型(图6-16)。急性肾功能衰竭的多尿期可大量出现,而在慢性肾炎晚期出现,提示预后不佳。

(2)色素管型:管型内含有血红蛋白、肌红蛋白或胆红素等,呈黄色或棕色,出现胆红素颗粒则呈金褐色。

（3）细菌管型：细菌管型在显微镜下很难识别，呈颗粒状，或出现在白细胞管型内，需借助干涉显微镜判别。

（4）结晶管型：结晶管型由盐类结晶附着于 T-H 蛋白而形成。因结晶多为不定型样，通常难于判断结晶的种类。视野中常伴大量散在的结晶，有时伴红、白细胞增加。见于大量盐类结晶沉积所致的肾损害。

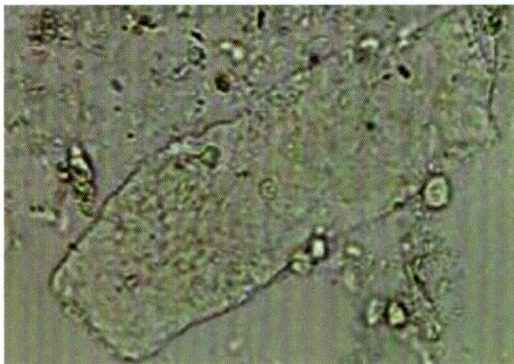

图 6-16　宽形管型

7. 类似管型物体

（1）类圆柱体：形态与透明管型相似，但尾部尖细呈螺旋状，常与透明管型同时存在。见于肾血循环障碍或肾受到刺激时。

（2）黏液丝：黏液丝（mucous strands）为长线条形，边缘不清，末端尖细卷曲。可见于正常尿液，尤其是妇女的尿中可多量出现。若大量存在表示尿道受刺激或有炎症反应。

（3）假管型：假管型通常为尿中的一些黏液性纤维状物，黏附了非晶形尿酸盐或磷酸盐后，所形成的一种圆柱形物，类似颗粒管型，要仔细观察。

常见管型的组成成分及意义见表 6-14。

表 6-14　常见管型的组成成分及意义

管型	组成成分	临床意义
透明管型	T-H 蛋白、白蛋白、少量氯化物	正常人偶见，肾实质性病变时增多
红细胞管型	管型基质 + 红细胞	急性肾小球病变、肾小球出血
白细胞管型	管型基质 + 白细胞	肾脏感染性病变或免疫性反应
上皮细胞管型	管型基质 + 上皮细胞	肾小管坏死
颗粒管型	管型基质 + 变性细胞分解产物	肾实质性病变伴有肾单位淤滞
蜡样管型	细颗粒管型衍化而来	肾单位长期阻塞、肾小管严重病变、预后差
脂肪管型	管型基质 + 脂肪滴	肾小管损伤、肾小管上皮细胞脂肪变性
宽形管型	颗粒管型、蜡样管型演变而来	急性肾衰竭多尿期，慢性肾衰竭出现提示预后不良
细菌管型	管型基质 + 细菌	肾脏有细菌感染、肾脓毒性疾病
真菌管型	管型基质 + 真菌	肾脏真菌感染

（三）结晶

尿中出现结晶（crystal）称晶体尿（crystalluria）。结晶是机体进食各种食物及代谢过程中产生各种酸性产物与钙、镁、铵等离子结合生成各种无机盐及有机盐，再通过肾小球滤过、肾小管重吸收及分泌，排入尿液中的物质。结晶的形成与尿液的 pH 值（表 6-15）、温度、形成该结晶的物质及其胶体物质的浓度和溶解度有关。可分为生理性结晶、病理性结晶及药物性结晶。

表 6-15　尿液中不同 pH 条件下常见结晶的类型

	pH<7.0	pH4.0~9.0	pH≥7.0
生理性结晶	尿酸、非晶形尿酸盐、尿酸钠	草酸钙、非晶形磷酸盐、磷酸铵镁、磷酸钙、马尿酸	碳酸钙、尿酸铵硫酸钙
病理性结晶	胆红素、胱氨酸、亮氨酸、酪氨酸、含铁血黄素	胆固醇	

1. **生理性结晶** 生理性结晶多来源于食物或盐类代谢的结果，一般无临床意义。但有些生理性结晶大量持续出现时可能引起尿路结石，大量沉积也会造成肾损害。

(1) 草酸钙结晶：草酸钙结晶(calcium oxalate crystal)为无色方形闪烁发光的八面体或信封样，有 2 条对角线互相交叉，有时呈菱形等多种形态，还可偶见哑铃形或饼状(图 6-17A)，与红细胞相似，但加乙酸后红细胞溶解，结晶溶于盐酸但不溶于乙酸和氢氧化钠。

草酸钙结晶可来源于食物经人体代谢而生成，为无毒物质经尿液排出体外，但新鲜尿液有大量草酸钙结晶，并伴有红细胞，而又有肾或膀胱刺激症状时，多为肾或膀胱结石的征兆。尿路结石约 90% 为草酸钙结晶，有些为草酸钙与磷酸钙的混合结石，与碱性尿液易析出磷酸盐结晶及尿液中黏蛋白变化等因素有关。

(2) 尿酸结晶：尿酸结晶(uric acid crystal)呈黄色、暗棕色，有时被黏液黏附在一起形成类似管型，其形状为三棱形、哑铃形、蝴蝶形或不规则形(图 6-17B)。尿酸结晶溶解于氢氧化钠溶液，而不溶于乙酸或盐酸，加氨水溶解后又形成尿酸铵结晶。

尿酸是嘌呤代谢产物，以尿酸或尿酸盐的形式排出体外。正常情况下，如果多食含高嘌呤的食物可使尿液中尿酸增高，一般无临床意义，但尿酸浓度增高可使大量的尿酸沉淀于肾小管及间质中，产生高尿酸肾病及尿酸结石，引起肾小管堵塞及肾小管间质病变。肾小管对尿酸的重吸收障碍时也可见到高尿酸盐尿，可引起肾衰竭。高尿酸亦可见于急性痛风症、儿童急性发热、慢性间质性肾炎等。

(3) 马尿酸结晶：马尿酸结晶(hippuric acid crystal)的形态与结晶形成速度有关，常呈有色泽的针状、板状、斜方柱状或三棱状(图 6-17C)。此结晶是人类与草食动物尿液中的正常成分，而草食动物尿液中含量较多，是由苯甲酸与甘氨酸结合而成。

(4) 磷酸盐结晶：磷酸盐结晶(phosphatic crystal)包括非晶形磷酸盐、磷酸铵镁、磷酸钙等，常可在碱性或近中性尿液中见到。但如果长期在尿液中见到大量磷酸钙结晶，则应排除甲状旁腺功能亢进、肾小管性酸中毒，或因长期卧床引起的骨质脱钙等。感染引

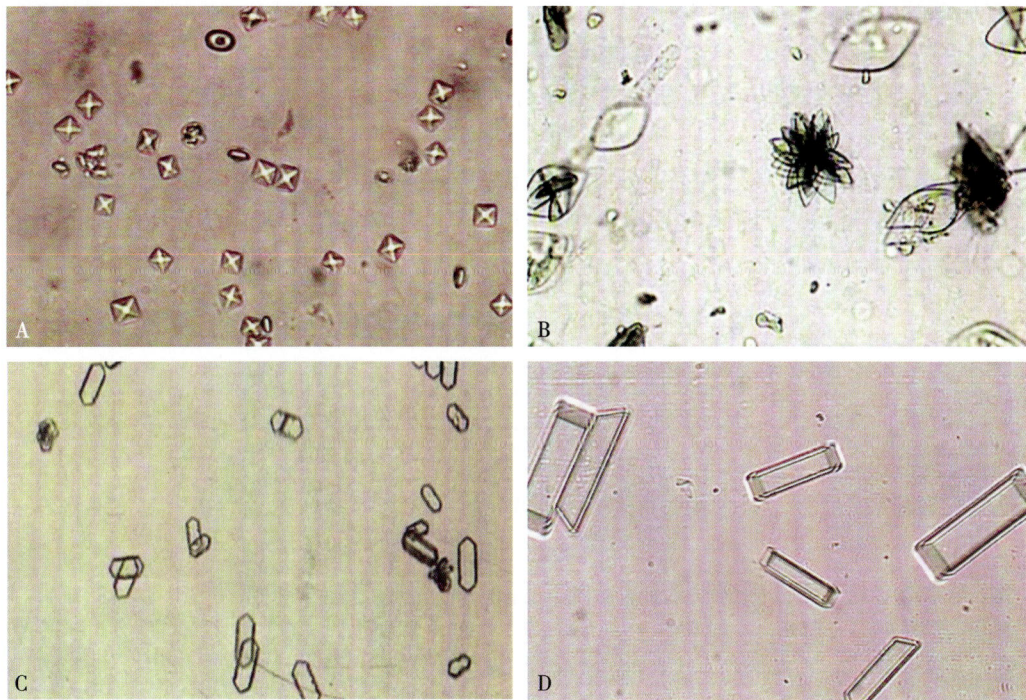

图 6-17 生理性结晶

A. 草酸钙结晶；B. 尿酸结晶；C. 马尿酸结晶 D. 磷酸铵镁结晶

起结石时,尿液中常出现磷酸铵镁结晶(图 6-17D)。

（5）其他盐类结晶:包括非晶形尿酸盐、尿酸钠、尿酸铵结晶等(图 6-18)。在以上所有生理性结晶中,草酸钙、非晶形尿酸盐、尿酸结晶、尿酸钠结晶和马尿酸一般存在于酸性尿液中,其他结晶一般存在于碱性、中性或弱酸性尿液中。

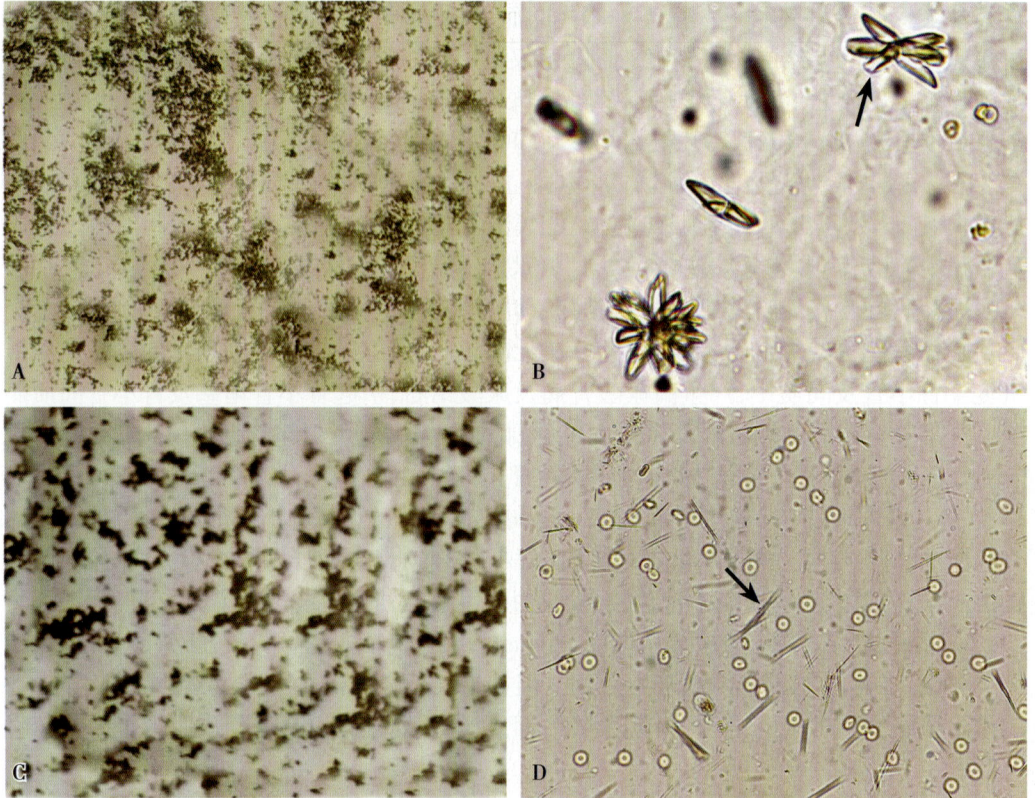

图 6-18　生理性结晶

A. 非晶形磷酸盐结晶;B. 磷酸钙结晶;C. 非晶形尿酸盐结晶;D. 尿酸钠结晶

2. 病理性结晶　病理性结晶指出现于某些病理状况下的结晶(表 6-16)。如亮氨酸结晶、酪氨酸结晶,见于组织大量坏死性疾病;胱氨酸结晶起因于蛋白质代谢障碍。大量出现是尿路结石的征兆。

表 6-16　尿液中常见病理性结晶的形状及意义

结晶	颜色	形状	临床意义
胆红素结晶	黄红色	成束的针状或小块状	梗死性黄疸、急性重型肝炎、肝硬化、肝癌、急性磷中毒
亮氨酸结晶	黄褐色	小球状,具有辐射状和同心纹	急性重型肝炎、急性磷中毒、氯仿中毒、肝硬化
酪氨酸结晶	略带黑色	细针状,成束状或羽毛状排列	急性重型肝炎、急性磷中毒、氯仿中毒、肝硬化
胆固醇结晶	无色	缺角的方形薄片状	肾淀粉样变、脂肪变性,或膀胱炎、肾盂肾炎
胱氨酸结晶	无色	六边形片状,常重叠排列	肾结石、膀胱结石

（1）胆红素结晶：胆红素结晶（bilirubin crystal）为成束的针状或小块状、黄红色结晶。由于氧化有时可呈非结晶体色素颗粒，加硝酸后因被氧化成胆绿素而呈绿色，可溶于氢氧化钠或氯仿中（图6-19A）。

（2）胱氨酸结晶：胱氨酸结晶（cystine crystals）为无色、六边形，边缘清晰、折光性强的薄片状结晶（图6-19B），由蛋白质分解而来，在尿沉淀物中少见。其特点为不溶于乙酸而溶于盐酸，并能迅速溶解于氨水中，再加乙酸后结晶可重新出现。胱氨酸试验可呈蓝色或绿色反应。

（3）亮氨酸与酪氨酸结晶　尿液亮氨酸与酪氨酸结晶（leucine and tyrosine crystals）为蛋白质分解产物。亮氨酸结晶呈淡黄色或褐色小球形或油滴状，并有密集辐射状条纹，折光性强，其特性为不溶于盐酸而溶于乙酸，亮氨酸试验呈蓝色反应，且加热也不还原（图6-19C）。酪氨酸结晶为略带黑色的细针状结晶，成束状或羽毛状，可溶于氢氧化铵而不溶于乙酸，酪氨酸试验呈绿色的阳性反应（图6-19D）。

（4）胆固醇结晶　胆固醇结晶（cholesterol crystal）外形为缺角的长方形或方形，无色透明（图6-19E），常浮于尿液的表面，成薄片状，可溶于氯仿、乙醚。

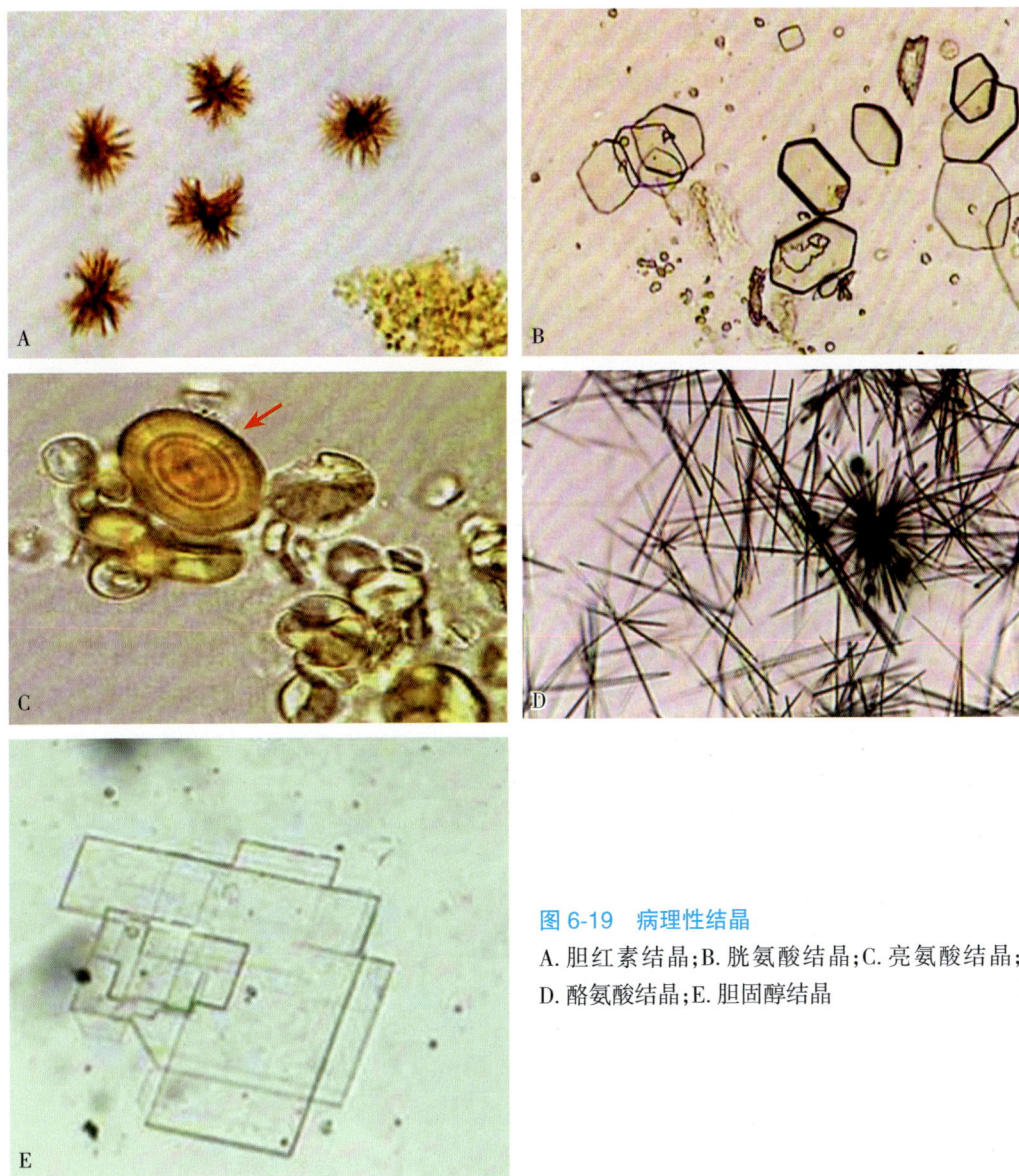

图6-19　病理性结晶
A.胆红素结晶；B.胱氨酸结晶；C.亮氨酸结晶；
D.酪氨酸结晶；E.胆固醇结晶

3. 药物性结晶

药物性结晶通常指患者大量服用某些药物后,有可能形成的结晶。最常见的药物结晶是磺胺类结晶。磺胺结晶:形态多变,折光性强,其中磺胺嘧啶结晶呈黄色至褐色,针束状结晶;磺胺甲基异噁唑结晶呈棕色,玫瑰花样或球形,有不规则辐射状条纹(图 6-20)。

图 6-20　磺胺药物结晶

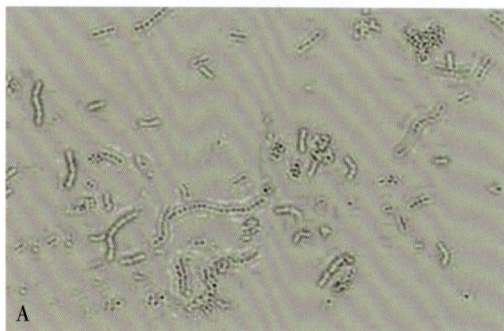

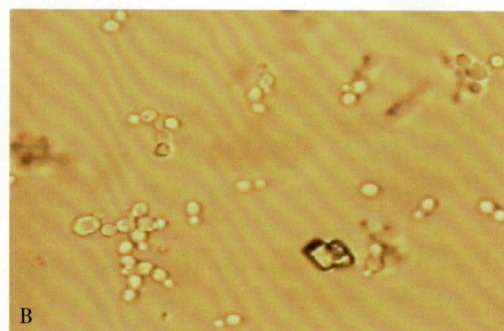

(四) 其他有形成分检查

尿沉渣中除以上成分外,还可查见细菌、真菌、寄生虫、精子等。

1. **细菌**　尿液中的细菌有革兰阴性杆菌和革兰阳性球菌,以大肠埃希菌、葡萄球菌、链球菌、变形杆菌等多见。健康人尿液从形成到储存与膀胱,这一过程中并无细菌生长,检出少量,主要可能是因采集标本时,标本被污染所致,一般无临床意义。若出现多量的细菌,并伴有大量脓细胞和上皮细胞时,提示尿路感染。革兰阴性菌菌落计数 $\geq 10^5$/ml 提示泌尿系统感染,革兰阳性球菌菌落计数 $\geq 10^4$/ml 即有诊断价值。其中膀胱炎、肾盂肾炎以革兰阴性杆菌为主,性传播性疾病患者尿液中可查到淋病奈瑟菌,泌尿系统结核患者尿液中可查到抗酸杆菌。

2. **真菌**　①白色念珠菌:又称白假丝酵母菌,无色,椭圆或圆柱形,有时因芽生孢子而集群,多来自阴道分泌物污染;②酵母菌:无色,卵圆形,似红细胞,折光性较强,可见芽胞和假菌丝。多见于糖尿病患者、女性尿及碱性尿中(图 6-21)。

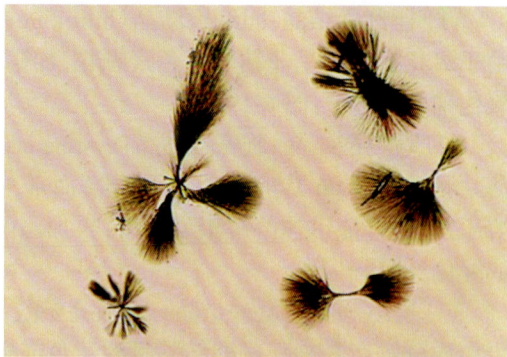

图 6-21　酵母菌

3. **寄生虫**　①阴道毛滴虫:无色,7~32μm,较白细胞大 2~3 倍,呈纺锤形,有鞭毛及轴柱(图 6-22)。在夏季的新鲜标本中,可见其呈波浪状或螺旋状活泼运动。主要出现于女性尿中,也可见于男性尿液,可引起尿路感染。②乳糜尿中可检出微丝蚴,虫体细长如蛇,头钝尾尖,外被鞘膜。体内有许多圆形或椭圆形体核,头端无核区称为头隙,靠头端 1/5 处的无核区为神经环,尾部细,有肛孔。③如尿液被粪便污染,有时可检出肠道寄生虫卵,如溶组织阿米巴、蛔虫卵、蓝氏贾第鞭毛虫等。

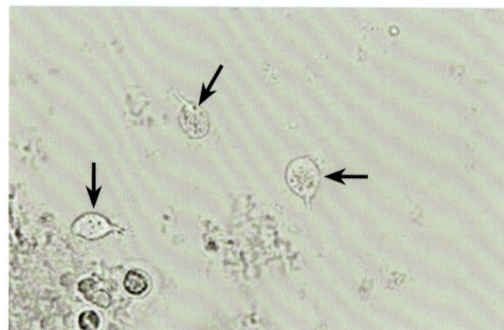

图 6-22　尿中阴道毛滴虫

④血吸虫卵可直接由膀胱壁黏膜进入尿液中。

4. **精子**　尿液内精子多见于男性遗精后、性交后或逆行射精。

5. **粪便污染物**　出现部分消化的蔬菜细胞,肌肉纤维。

6. **纤维**　如头发、棉花和织物等都是各种类型的纤维。体积大,中度或高度折光性,边缘暗而厚实。

7. **含铁血黄素**　黄褐色,粗颗粒状,与非晶形结晶很难区分,普鲁士蓝反应阳性。

8. **类脂体**　是由胆固醇酯构成的小体,外形近似脂肪球,折光性强,大小不等,无色至黄绿色,或棕色。

(张　杰　张时民)

第四节　尿液化学检查

尿液化学成分检查方法分为干化学与湿化学两大类,二者的特点见表6-17。

表 6-17　尿液干化学与湿化学方法比较

	湿化学方法	干化学方法
反应载体	试管等容器	塑料支持带
反应介质	标本中待测成分与液体试剂发生反应	标本中待测成分与固定在支持带上的干试剂发生反应
反应原理及现象	形成沉淀或发生颜色变化	颜色变化
检测手段及参数	肉眼观察或仪器测定,检测透射光强度	肉眼观察或仪器测定,检测反射光强度
优点	个别项目准确度高,仍作为验证性试验	操作简便,快速,可以自动化,也可用于POCT,个别项目特异性强
缺点	操作烦琐,个别项目干扰因素多,逐渐被取代	不同厂家试带原理不同,灵敏度有差异。个别项目干扰因素多,主要用于筛查

知识拓展

即时检测(POCT):在采样现场进行的、利用便携式分析仪器及配套试剂快速得到检测结果的一种检测方式。POCT 起源自 1995 年,美国临床实验室标准化委员会发表 AST2-P 文件,即床边体外诊断检验指南,提出了 POCT 的概念。2004 年 POCT 概念进入中国,2014 年国家标准化管理委员会正式实施《GB/T29790-2013 即时检测质量和能力的要求》,并确定 POCT 名称为即时检测。POCT 通过减少大量操作环节,能够有效减少诊断周转时间、得到可信赖的诊断结果。依靠其便携及反应快速等优势,POCT 仅保留了诊断最核心的"采样 - 分析 - 质控 - 输出"步骤,从而为患者在最佳时间窗口内获得合理治疗提供了时间保障。

一、尿酸碱度

机体在正常情况下不断生成和摄取酸性或碱性物质,但体内的酸碱度能维持相对稳定,这是机体通过各种缓冲系统以及肺和肾对酸碱平衡的调节来实现。肾脏主要调节非挥发酸,通过对分泌 H^+ 或重吸收 HCO_3^- 入血的动态调节来发挥作用。尿液酸碱度通常用氢离子浓度的负对数(pH)来表示。

(一) 干化学试带法

1. **原理**　采用双指示剂法。模块中含溴麝香草酚蓝和甲基红两种指示剂,变色范围为橙红(pH 4.5)—黄绿色(pH 7.0)—蓝色(pH 9.0),通常由仪器判读,也可经目测与标准色板比较判断。

2. **试带**　试带模块中主要有溴麝香草酚蓝和甲基红等成分。溴麝香草酚蓝检测范围 pH 6.0~7.6。甲基红检测范围为 pH 4.6~6.2。

3. **简要操作**　取试带→浸入尿液→1~2 秒后取出→肉眼或仪器判断。本节其余项目的干化学试带操作均如此。

4. **质量保证**

(1) 标本采集:标本应新鲜,容器未被污染。标本保存不当时,因尿 CO_2 挥发或细菌繁殖使 pH 增高;部分细菌也可使尿葡萄糖降解为酸和乙醇,则 pH 降低。

(2) 试带质量:应充分考虑试带检测范围能否满足临床对病理性尿液 pH 变化范围的需要;应定期用弱酸和弱碱检查试带灵敏度;应确保试带未被酸碱污染,未吸潮变质,并在有效期内使用。

(3) 异常结果分析:生理条件下,尿 pH 值小于 4.5 或大于 8.0 情况罕见,因此当检查结果超出该范围时,需了解标本来源情况。常见原因包括标本防腐和保存不当,细菌繁殖导致 pH 升高,患者服用碱性药物或制剂。

(二) 方法学评价

尿酸碱度测定的方法学评价见表 6-18。

表 6-18　尿酸碱度测定的方法学评价

方法	评价
试带法	操作简便,可配套应用于尿液分析仪,是目前临床尿酸碱度检查最广泛应用的筛检方法
pH 试纸法	操作简便,试纸易受潮失效
指示剂法	主要用于判断尿的酸碱性,无具体数值。当出现黄疸尿、血尿时,可干扰结果判断
滴定法	可测定尿液酸度总量,操作较复杂,用于尿液酸碱度监测
pH 计法	结果精确,需用特殊仪器,操作烦琐

(三) 参考区间

常规饮食条件下:①晨尿,多偏弱酸性,pH 5.5~6.5,平均 pH 6.0;②随机尿,pH 4.5~8.0。

(四) 临床意义

尿液酸碱度检测主要用于了解机体酸碱平衡和电解质平衡情况,是临床上诊断呼吸性或代谢性酸/碱中毒的重要指标。

1. **生理性变化**　尿液 pH 受食物摄取、机体进餐后碱潮状态、生理活动和药物的影响。高蛋白饮食、睡眠、饥饿常出现尿液偏酸;常食用蔬菜、水果、低糖类食物,则容易出现尿液偏碱。进餐后,由于胃黏膜分泌盐酸帮助消化,通过神经体液调节,使肾小管的分泌 H^+ 作用减低和重吸收 Cl^- 作用增强,尿液 pH 呈短暂性增高,即为碱潮(alkaline tide)。

2. **病理性增高**　①代谢性碱中毒、呼吸性碱中毒及肾小管性酸中毒;②铜绿假单胞菌、变形杆菌感染,这类细菌可分解尿素,产生氨,使尿液呈碱性;③服用药物,如碳酸氢钠、枸橼酸钾及乙酰唑胺等。

3. **病理性减低**　①代谢性酸中毒、呼吸性酸中毒、酮症酸中毒,低血钾性碱中毒时,由于肾分泌 H^+ 增多,尿液呈酸性;②代谢性疾病如糖尿病、痛风等;③肾脏疾病如大肠埃希菌所致的尿道感染、慢性肾功能衰竭;④服用药物,如氯化铵、维生素 C 制剂。

二、尿蛋白质

正常尿液中蛋白质含量不超过 100mg/L,这些蛋白大部分来源于血浆蛋白,少数来源于尿道分泌。血浆中小相对分子量(<40kD)蛋白能顺利通过肾小球的滤过膜并被重吸收,由于其血浆中浓度较低,最终仅有少量蛋白出现在尿液中。白蛋白等中相对分子量的蛋白在血浆中浓度较高,绝大部分血浆白蛋白在通过滤过膜后都被肾小管重吸收,高相对分子量(>90kD)蛋白很难通过正常的肾小球滤过膜。来自尿道分泌的蛋白主要包括 Tamm-Horsfall 蛋白(Tamm-Horsfall protein,THP)、尿激酶、分泌型 IgA。正常尿液中蛋白主要为白蛋白。当尿蛋白含量超过 100mg/L 或 150mg/24h 时,称为蛋白尿(proteinuria)。尿蛋白检测是反映肾脏功能的一个重要指标。但蛋白增多并不是肾脏疾病特有,其他组织器官病理改变时也有可能出现蛋白尿。

(一) 干化学试带法

1. 原理　采用 pH 指示剂的蛋白质误差原理(protein error of indicators)。在 pH 3.2 的条件下,指示剂产生的阴离子与带阳离子的蛋白质结合生成复合物,引起指示剂进一步电离,当超过缓冲范围时,指示剂发生颜色改变。颜色的深浅与蛋白质含量呈正比。

2. 试带　试带模块中主要有酸碱指示剂溴甲酚蓝,pH 值范围为 3.0~4.6,枸橼酸缓冲系统等成分。

3. 质量保证

(1) 容器:收集尿液的容器含有季铵盐、氯己定等消毒剂可引起假阳性。

(2) 标本:尿液 pH>9.0 时,干化学试带法呈假阳性;而尿液 pH<3.0 则引起假阴性。高比重尿可引起假阳性。

(3) 蛋白类型:由于白蛋白氨基较其他蛋白更易与酸碱指示剂中的氢离子结合,因此试带法对白蛋白敏感,而对球蛋白、血红蛋白、本周蛋白及黏蛋白不敏感。当用试带法检测尿液中除白蛋白以外的其他蛋白时,会出现假阴性。

(4) 药物干扰:尿中含大剂量青霉素钾盐、庆大霉素、含碘造影剂时,易出现假阴性。大剂量奎宁、奎尼丁、磺胺、嘧啶等药物引起的强碱性尿则出现假阳性结果。

(5) 色素:尿液中如有胆红素及非那吡啶时,其颜色可对试带法结果判断产生干扰。

(二) 加热乙酸法

1. 原理　蛋白质遇热变性凝固,加稀乙酸使尿液 pH 降低并接近蛋白质等电点(pH 4.7),有利于变性凝固的蛋白质在含有适量无机盐状态下进一步沉淀,同时消除了因某些磷酸盐和碳酸盐析出所造成的浑浊干扰。

2. 试剂　主要为乙酸溶液。

3. 简要操作　试管中加入尿液→加热尿液上 1/3 段至沸腾→滴加乙酸溶液→再加热至沸腾→黑色背景下观察结果。

4. 质量保证

(1) 标本:限盐饮食的待检者尿中无机盐浓度较低,可出现假阴性。实验前,可在尿液中滴加饱和氯化钠 1~2 滴,混匀后再进行操作。

(2) 规范操作:①加入乙酸量必须适当,过多或过少均可减少阳性反应的程度;②操作必须按照加热→加酸→再加热的程序,以保证检测出微量蛋白质,因为尿蛋白含量很低时,加酸后才显示浑浊;③加热时只加热试管上部尿液,利于上下层尿液对照判断。

(三) 磺基水杨酸法

1. 原理　又称磺柳酸法。磺基水杨酸是一种生物碱,在略低于蛋白质等电点的酸性环境下,磺基水杨酸根离子与蛋白质氨基酸阳离子结合,形成不溶性蛋白盐沉淀。

2. **试剂**　主要为磺基水杨酸溶液。

3. **简要操作**　尿液加于试管中→加入磺基水杨酸→混匀→观察有无浑浊出现。

4. **质量保证**

(1) 标本:要求同加热乙酸法。

(2) 药物:①应用大剂量青霉素钾盐、庆大霉素、含碘造影剂时,容易使磺基水杨酸法出现假阳性。②大剂量奎宁、磺胺等药物引起的强碱性尿,尿蛋白呈假阴性。可用稀乙酸将尿液 pH 调至 5~6,再进行检测。

(3) 结果判断:磺基水杨酸法敏感度较高,可检测蛋白最低浓度为 50mg/L,因此极微量阳性结果无临床意义。判断结果应严格控制在 1 分钟内,反应强度随时间延长可增强。

(四) 方法学评价

尿蛋白定性检查的方法学评价见表 6-19。

表 6-19　尿蛋白定性检查的方法学评价

方法	评价
试带法	操作简便、快速、易于标准化,适于健康体检或临床初次就诊筛检,易受尿 pH 影响,主要与白蛋白反应,其他蛋白基本不反应,不适用于肾脏疾病的疗效观察及预后判断
加热乙酸法	准确,但操作较复杂。与白蛋白和球蛋白均能反应,干扰因素少
磺基水杨酸法	操作简便、结果显示快。灵敏度高,最低可达 50mg/L,有一定的假阳性。白蛋白、球蛋白、糖蛋白和本周蛋白均能发生反应

(五) 参考区间

阴性。

(六) 临床意义

1. **生理性蛋白尿**　生理性蛋白尿的产生源于机体内、外环境因素的变化。①功能性蛋白尿(functional proteinuria):见于剧烈运动、脱水、发热、寒冷刺激、过度精神压力等情况下,肾小球血流量加大、滤过膜通透性增加所致,蛋白含量一般小于 0.5g/24h。②体位性蛋白尿(postural proteinuria):晨尿中蛋白为阴性,而站立数小时后其蛋白检查则为阳性。其产生的机制认为是由于站立时间过长,肾静脉血压增高导致肾脏充血和滤过膜通透性增加。尿蛋白含量通常小于 1.5g/24h。③妊娠性蛋白尿:见于妊娠后期妇女,分娩后可消失。

2. **病理性蛋白尿**　根据尿蛋白的来源及产生机制,可分为以下三种:

(1) 肾前性蛋白尿(pre-renal proteinuria):又称为溢出性蛋白尿(overflow proteinuria)。来源于血浆蛋白浓度升高,通过肾小球滤过膜时,超出肾小管重吸收能力后,出现在尿中。此类蛋白主要为低分子量蛋白,如感染和败血症时产生的急性时相反应蛋白,红细胞溶血释放的血红蛋白、肌肉损伤后的肌红蛋白、多发性骨髓瘤产生的免疫球蛋白 κ、λ单克隆轻链(也称为本周蛋白,Bence Jones protein)等。

(2) 肾性蛋白尿:①肾小球性蛋白尿(glomerular proteinuria):某些炎症、免疫损伤和代谢异常等因素,使肾小球滤过膜通透性增加,电荷屏障遭到破坏甚至失去选择性,较大分子量的血浆蛋白出现在原尿中,超过肾小管重吸收能力,形成的蛋白尿称为肾小球性蛋白尿。以白蛋白、转铁蛋白、α_1-抗胰蛋白酶、α_1-酸性糖蛋白为主。根据肾小球滤过膜受损程度,又分为选择性蛋白尿(selective proteinuria)和非选择性蛋白尿(nonselective proteinuria)。当肾小球损伤较轻时,主要是肾小球滤过膜电荷屏障受损,中相对分子质量的蛋白质,如白蛋白,转铁蛋白等通过屏障滤出,形成选择性蛋白尿,见于肾病综合征。当肾小球毛细血管壁有严重破裂和损伤时,大相对分子质量的蛋白,如免疫球蛋白 IgG、

IgM 和补体 C_3 等通过屏障滤出,形成大相对分子质量、中相对分子质量蛋白质同时存在的非选择性蛋白尿,多见于原发性和继发性肾小球疾病。②肾小管性蛋白尿(tubular proteinuria):炎症或中毒使肾小管对小相对分子质量蛋白质的重吸收能力降低而导致的蛋白尿称肾小管性蛋白尿。以 $β_2$-微球蛋白、$α_1$-微球蛋白、溶菌酶类和其他小分子蛋白质为主。③混合性蛋白尿(mixed proteinuria):肾脏病变同时累及肾小球和肾小管产生的蛋白尿为混合性蛋白尿,尿中白蛋白、球蛋白和 $β_2$-微球蛋白等同时增多。

(3) 肾后性蛋白尿(post-renal proteinuria):主要来源于泌尿系统包括膀胱、输尿管、尿道、前列腺等部位由于细菌、真菌感染及炎症刺激而分泌的蛋白,如 T-H 糖蛋白。此外,泌尿系统损伤、出血及生殖道分泌物污染也可导致蛋白混入尿液。

由于蛋白尿类型很多,所以当尿蛋白定性试验阳性时,还需要通过蛋白质定量及特定蛋白质试验等进一步检查,以分析产生尿蛋白的原因。

三、尿葡萄糖

正常情况下,健康人血液中葡萄糖通过肾小球滤过膜后绝大部分被肾小管近曲端主动重吸收,因此尿中仅有微量葡萄糖,用常规定性方法检测为阴性。当血糖浓度超过 8.88mmol/L(1.6g/L)时,即超过肾小管对葡萄糖重吸收的阈值时,尿中开始出现葡萄糖。尿糖定性试验呈阳性的尿液称为糖尿(glucosuria)。尿糖主要指葡萄糖,也可有微量乳糖、半乳糖、果糖、蔗糖等。

(一) 干化学试带法

1. 原理　采用葡萄糖氧化酶-过氧化物酶法(glucose oxidase-peroxidase method)。首先葡萄糖氧化酶使尿中葡萄糖与 O_2 作用生成葡萄糖酸及 H_2O_2,然后过氧化物酶催化 H_2O_2 氧化色素原产生颜色变化,颜色深浅与葡萄糖含量呈正比。

2. 试带　试带模块中含有葡萄糖氧化酶、过氧化物酶和色素原。

3. 质量保证

(1) 容器:尿液如果被过氧化物或次氯酸盐污染,可能出现假阳性。

(2) 标本:标本在未加防腐剂的情况下,室温下放置过久,细菌大量繁殖分解葡萄糖,导致假阴性。高比重尿降低反应灵敏度,产生假阴性。

(3) 干扰物质:尿中如果含有比色素原对氧结合更强的物质,如维生素 C≥500mg/L 时,则抑制该反应,造成假阴性。试带模块中如含有碘酸盐可氧化维生素 C,消除其干扰。大量服用左旋多巴时,也可使尿糖结果偏低或出现假阴性。

(4) 温度:低温时会降低反应灵敏度。

(二) 班氏法

> **知识拓展**
>
> Benedict 糖还原试验:即班氏法检测尿糖试验。19 世纪,人们就发现了在热碱性介质条件下,某些糖具有将 Cu^{2+} 还原成 Cu^+ 的能力,因此将这些糖如葡萄糖、果糖、半乳糖、乳糖、麦芽糖及戊糖等称为还原糖,这些糖都具有共同的特点,即含有还原基团-醛基。但当时的铜还原试剂具有腐蚀性并且状态不稳定,不利于在实验室中广泛使用。1909 年美国耶鲁大学生理化学 Sheffield 实验室的医学研究生 Stanley Rossiter Benedict 在生物化学杂志上发表文章《a reagent for the detection of reducing sugars》,针对当时费时烦琐的铜还原试验中的不足进行改进,设计了稳定且灵敏度较高的检查尿糖的碱性硫酸铜溶液,后来被称为班氏溶液。Benedict 糖还原法可以定性或定量检测,是尿糖检测的经典试验。

1. **原理**　Benedict 糖还原法。在高热和强碱溶液中,葡萄糖或其他还原性糖所含有的醛基,能将溶液中蓝色的硫酸铜还原为黄色的氢氧化亚铜沉淀,进而形成红色的氧化亚铜沉淀。根据沉淀有无和颜色变化判断尿糖含量。

2. **试剂**　班氏试剂主要成分为枸橼酸钠、无水碳酸钠、硫酸铜溶液。无水碳酸钠溶于水形成氢氧化钠,提供碱性介质,枸橼酸钠与铜离子形成可溶性型螯合物,防止形成氢氧化铜沉淀。

3. **简要操作**　班氏试剂→加热至沸腾→观察有无变色→加尿液→煮沸→冷却→判断结果。

4. **质量保证**

(1) 标本:尿液标本应新鲜,放置过久可能因细菌繁殖消耗葡萄糖,造成结果偏低或假阴性。

(2) 试剂:实验前班氏试剂必须先煮沸鉴定,作为试剂的质量控制,另外还可以避免维生素 C 的干扰。

(3) 结果判断:大量尿酸盐存在时,煮沸后也呈浑浊并带绿色,但久置后不变黄而呈灰蓝色,故必须冷却后观察结果。

(4) 干扰:尿中含大量铵盐时可抑制氧化亚铜沉淀的生成,应预先加碱煮沸除去。蛋白含量较高时也影响铜盐的沉淀,可用加热乙酸法去除。

(5) 其他糖类:果糖、乳糖、半乳糖、麦芽糖及戊糖等都可与班氏试剂反应,易出现假阳性。

(6) 药物:维生素 C、水合氯醛、氨基比林(匹拉米洞)、对氨基苯磺酸、阿司匹林、青霉素、链霉素、异烟肼、头孢菌素等还原性药物可呈假阳性反应。用药者 5 天内不宜做尿糖定性,或定性时先将尿液煮沸使之分解破坏。

(三) 方法学评价

尿糖定性检查的方法学评价见表 6-20。

表 6-20　尿糖定性检查的方法学评价

方法	评价
试带法	简便、快速、特异性和灵敏度均较高,假阳性较少,含有维生素 C 等还原性物质时,结果可呈假阴性
班氏法	成本低,稳定,敏感度为 8.33mmol/L。但缺乏特异性,其他糖类(果糖、乳糖、戊糖等)和许多还原性物质(肌酐、尿酸、维生素 C 等)都可与之反应,易出现假阳性。目前已逐渐被葡萄糖氧化酶试带法取代

(四) 参考区间

阴性。

(五) 临床意义

1. **血糖增高性糖尿(hyperglycemic glucosuria)**　①糖尿病:尿糖定性阳性是筛查糖尿病的重要依据,结合空腹血糖等其他指标进行诊断、病情观察及指导临床用药。糖尿病并发肾损害者肾糖阈升高,常导致血糖升高与尿糖阳性程度不平行。②其他疾病:胰腺炎(胰岛素分泌减少)、肢端肥大症(生长激素增加)、库欣综合征(糖皮质激素增加)、甲状腺功能亢进(甲状腺素增加)、嗜铬细胞瘤(肾上腺素、去甲肾上腺素增加)等这类激素能拮抗胰岛素,从而产生高血糖血症和糖尿。③应激状态:脑血管损伤、心肌梗死及突然情绪紧张或激动时,机体应激产生肾上腺素,抑制胰岛素分泌,导致血糖升高,尿糖阳性。④妊娠糖尿病:少数孕妇由于胎盘分泌激素抑制胰岛素,出现胰岛素抵抗及高血糖血症,怀孕 6 个月时尿糖可检测到阳性,但口服葡萄糖耐量正常。

2. 血糖正常性糖尿　血糖正常,但肾小管对葡萄糖重吸收功能减退,即肾糖阈降低所致的糖尿,也称为肾性糖尿(renal glucosuria)。见于慢性肾小球肾炎、肾病综合征、间质性肾炎等。

3. 其他糖尿　血液中除葡萄糖外还可因生理状态、膳食种类及基因缺陷等出现乳糖、半乳糖、果糖、麦芽糖、戊糖等浓度升高,经肾小球滤过后,超出肾小管重吸收能力,出现在尿中。常见于妊娠及哺乳期妇女、早产儿和某些遗传代谢性疾病如半乳糖血症和果糖尿症等。

四、尿酮体

酮体(ketone bodies)是脂肪酸代谢过程的三种中间产物的总称,包括乙酰乙酸(acetoacetic acid)、β- 羟丁酸(β-hydroxybutyrate)及丙酮(acetone)。脂肪酸在肝内氧化首先形成的是乙酰乙酸,然后乙酰乙酸被还原成为 β- 羟丁酸,少量乙酰乙酸转变为丙酮。正常情况下,脂肪酸代谢的终产物是二氧化碳和水,血中仅有少量酮体。当糖代谢发生障碍、机体能量供应不足时,脂肪酸代谢相应增加。如果酮体产生的速度超过被机体组织利用的速度时,可出现酮血症(ketonemia),血液酮体浓度超过 700mg/L(肾阈值),就可产生酮尿(ketonuria)。

(一) 干化学试带法

1. 原理　在碱性条件下,丙酮或乙酰乙酸与亚硝基铁氰化钠作用,生成紫色化合物。

2. 试带　主要成分为亚硝基铁氰化钠。

3. 质量保证

(1) 标本:尿液标本应新鲜,因乙酰乙酸易分解为丙酮,而丙酮在室温下具有挥发性。

(2) 试带:应放置于阴凉、干燥处,避免受潮后失效。

(3) 结果判读:读取结果的时间应限定在 30 秒内。

(4) 干扰物质:尿中含肌酐、肌酸较多时,可呈假阳性反应。

(二) Lange(朗格)法

1. 原理　丙酮或乙酰乙酸与亚硝基铁氰化钠反应后,在氨液接触面形成紫色环。

2. 试剂　主要成分有亚硝基铁氰化钠粉剂、氢氧化铵溶液、冰醋酸。冰醋酸用于防止过量肌酐产生的假阳性。

3. 简要操作　尿液加入亚硝基铁氰化钠→加入冰醋酸→振荡溶解→沿管壁加入氢氧化铵→静置→观察结果。

4. 质量保证

(1) 结果观察:酮体浓度低时,呈紫色;浓度高时,则呈红色。

(2) 干扰物质:参见干化学试带法质量控制中干扰物。

(三) 改良 Rothera 法

1. 原理　在碱性条件下,丙酮或乙酰乙酸与亚硝基铁氰化钠和硫酸铵作用,生成紫色化合物。

2. 试剂　酮体粉由亚硝基铁氰化钠、无水碳酸钠、硫酸铵混合研磨成粉。

3. 简要操作　凹玻片孔内加 1 勺酮体粉→滴加尿液于酮体粉上→观察结果。

4. 质量保证

(1) 试剂:必须纯而无水,配制前分别将各试剂称量烘干,然后先将亚硝基铁氰化钠放入研钵中研细,再加入其他两种试剂,一起研磨混匀,密闭存放在棕色瓶中,避免受潮和光照。

（2）干扰物：参见干化学试带法质量控制中干扰物。

（四）方法学评价

三种酮体定性检查方法原理基本相同，都只与丙酮和乙酰乙酸反应，与 β- 羟丁酸不反应。试带法操作简便、快速、易于标准化，便于仪器判读结果。Lange 法操作较复杂，结果判断易受其他物质干扰。改良 Rothera 法试剂制备及保存要求较高，容易受潮失效。

（五）参考区间

阴性。

（六）临床意义

1. 糖尿病酮症酸中毒　酮尿是糖尿病性昏迷的前期指标，多伴有高血糖和糖尿。但若患者正在接受双胍类降糖药如苯乙双胍（降糖灵）等药物治疗时，可出现血糖、尿糖正常，而尿酮体阳性的情况。应注意：①在酮血症期，血中 β- 羟丁酸首先蓄积，由于该物质肾阈高，常规的酮体定性方法对此并不敏感，此时检测将导致临床对病情估计不足，最好进行血中 β- 羟丁酸浓度测定，有利于酮症酸中毒的早期诊断；②当酮症酸中毒病情缓解时，β- 羟丁酸已转化为乙酰乙酸，此时可造成结果偏高，使临床对病情估计过重，出现尿酮体检查结果与病情分离的现象。因此，在分析结果时应密切结合临床。

2. 其他　饥饿、过分节食、剧烈呕吐或腹泻、全身麻醉、长时间空腹运动及寒冷刺激等尿酮体可呈阳性；妊娠妇女可因严重妊娠反应、剧烈呕吐、重症子痫出现酮尿；酒精性肝炎、肝硬化也可出现酮尿。

五、尿胆红素

血液中的胆红素（bilirubin）主要来源于衰老红细胞中血红蛋白的分解。血浆中胆红素与白蛋白结合，以复合物形式存在和运输，这种胆红素称为未结合胆红素（unconjugated bilirubin，UCB）。未结合胆红素运输到肝后，被肝细胞处理形成葡萄糖醛酸胆红素，即结合胆红素（conjugated bilirubin，CB）。结合胆红素随胆汁进入肠道，在肠道细菌作用下，脱去葡萄糖醛酸基，还原生成尿胆原、中胆原及粪胆原。结合胆红素为水溶性，可通过肾小球滤过膜屏障，出现在尿中，但含量仅约 0.2mg/L，常规定性检查方法不能检出。肝细胞损伤等病理因素可导致血中结合胆红素增高，尿中结合胆红素相应增多，称为胆红素尿（bilirubinuria）。

（一）干化学试带法

1. 原理　在强酸介质中，结合胆红素与重氮盐发生偶联反应呈红色。颜色深浅与胆红素含量呈正比。

2. 试带　主要含 2,4- 二氯苯胺重氮盐或 2,6- 二氯苯重氮 - 四氟硼酸盐。

3. 质量保证

（1）标本：尿液标本应新鲜，避光保存并及时检测。因为胆红素不稳定，易被光照氧化，生成胆绿素或水解成未结合胆红素，两者均不能与重氮盐反应，引起假阴性。

（2）药物：非那吡啶改变尿颜色，引起假阳性。大剂量的氯丙嗪代谢产物直接与重氮盐反应，造成假阳性。高浓度维生素 C（>250mg/L）、尿道感染时产生的亚硝酸盐均可与重氮盐结合，抑制胆红素与重氮盐反应，产生假阴性。

（二）改良 Harrison 法

1. 原理　胆红素被硫酸钡吸附而浓缩，与三氯化铁反应，被氧化为胆青素、胆绿素和胆黄素复合物，呈蓝绿色、绿色或黄绿色。呈色快慢和深浅与胆红素含量呈正比。

2. 试剂　主要成分有 Fouchet 试剂（三氯化铁溶液和三氯乙酸溶液混合物）、氯化钡溶液。氯化钡与尿液中的硫酸根离子形成硫酸钡。

3. 简要操作　尿液加入氯化钡溶液→混匀,离心→弃上清→加 Fouchet 试剂 2 滴→观察结果。

4. 质量保证

(1) 标本:同试带法。

(2) 尿 pH:尿液如果偏碱性,会降低反应灵敏度,可加乙酸使其酸化后再检测。

(3) 沉淀:尿液加入氯化钡混合后不产生沉淀或沉淀较少,说明尿中没有足够硫酸根离子,此时可滴入饱和硫酸铵试剂 1~2 滴,以促使沉淀形成。

(4) 显色:加入 Fouchet 试剂要适量,过多会使胆红素完全氧化成胆黄素而不显绿色,造成错误判断。

(5) 药物:患者尿中含大量水杨酸、阿司匹林、牛黄、熊胆粉易产生紫红色反应而干扰 Harrison 法的结果观察。

(三) 方法学评价

胆红素定性检查方法学评价见表 6-21。

表 6-21　胆红素定性检查方法学评价

方法	评价
试带法	操作简便、快速、易于标准化,便于仪器判读结果。尿色素影响结果判断,维生素 C 和亚硝酸盐可抑制偶氮反应
Harrison 法	灵敏度较高,但操作稍繁。尿中水杨酸等物质可使尿液呈紫红色,干扰结果判断

(四) 参考区间

阴性。

(五) 临床意义

阴性可见于溶血性黄疸,尿胆红素阳性见于:

1. 肝细胞性黄疸　如黄疸性肝炎,肝硬化等,肝细胞处理胆红素的能力下降;毛细胆管阻塞使结合胆红素随胆汁分泌受阻,逆流入血从尿中排出。

2. 阻塞性黄疸　如肝内胆汁淤积和胆管占位性病变,结合胆红素排泄障碍,由肝及胆管逆流入血从尿中排出。

3. 先天性高胆红素血症　由于肝细胞对胆红素的摄取、结合和排泄缺陷所致的黄疸,其中的 Roter 综合征、Dubin-Johnson 综合征可出现胆红素尿。

六、尿胆原

由肝细胞转化生成的葡萄糖醛酸胆红素经胆管排泄至肠道后,在肠道细菌作用下脱去葡萄糖醛酸基,还原生成尿胆原(urobilinogen)、粪胆素原等,随粪便排出体外的为粪胆原。从肠道重吸收的尿胆原,大部分经肝脏(肠肝循环)转化为结合胆红素再排入肠腔,小部分尿胆原则进入血液循环由尿中排出。无色尿胆原与空气接触及光照后被氧化成黄色尿胆素,尿胆素是产生尿液颜色的主要色素。当肠道结合胆红素增加时,肠道还原生成的尿胆原相应增加,则尿中尿胆原排出增加;而受损肝细胞转化未结合胆红素能力下降或胆管阻塞时,结合胆红素不能顺利排入肠道,则尿胆原生成减少,尿中尿胆原减少甚至阴性。

(一) 干化学试带法

1. 原理　偶氮法:在强酸性条件下,4- 氧基苯重氮四氟化硼与尿胆原发生偶联反应,使试带变为胭脂红色。改良 Ehrlich 醛反应:尿胆原在酸性环境中与对二甲氨基苯甲醛反应生成樱红色化合物。

2. 试带　偶氮法试带主要成分为 4-氧基苯重氮四氟化硼,改良 Ehrlich 醛反应试带主要成分为对二甲氨基苯甲醛。

3. 质量保证

(1) 标本:尿液标本必须新鲜,避光保存并尽快检测。尿胆原性质不稳定,在光照条件下可被氧化为尿胆素,导致假阴性结果。

(2) pH:尿胆原的清除率与尿液 pH 有关,尿液偏碱时,尿胆原的排泄率增加。为提高阳性检出率,测试前可嘱咐待检者口服少量 $NaHCO_3$ 使尿液碱化,留取午餐后尿液。然而碱性尿在反应中常出现黄色沉淀而干扰结果观察,因此检测前再加乙酸调节 pH 值至弱酸性。

(3) 化学物质:防腐剂甲醛可使反应灵敏度下降,产生假阴性。尿液中亚硝酸盐含量大于 50mg/L 时,也会产生假阴性。

(二) 改良 Ehrlich(欧立希)法

1. 原理　尿胆原在酸性环境中与对二甲氨基苯甲醛反应生成樱红色化合物。

2. 试剂　Ehrlich 试剂(主要成分为对二甲氨基苯甲醛)和氯化钡,氯化钡用于生成钡盐沉淀吸附胆红素。

3. 简要操作　尿液中加氯化钡→离心→取上清加 Ehrlich 试剂→静置 10 分钟→从试管口往管底观察颜色。

4. 质量保证

(1) 胆红素:酸性条件下胆红素可与改良 Ehrlich 试剂反应呈绿色,因此为避免胆红素的干扰,可在尿液中加入 $BaCl_2$ 吸附胆红素,离心后取上清液用于检测尿胆原,沉淀则用于检测胆红素。

(2) 温度:显色速度与温度相关,要求室温在 20℃ 左右,温度升高会增加 Ehrlich 反应灵敏度,产生假阳性。醛反应速率较快,应在规定时间内判读结果。

(3) 药物:尿液中磺胺类药物、对氨基水杨酸、普鲁卡因、羟基吲哚乙酸、呋喃妥英、核黄素以及对氨基苯甲酸可与 Ehrlich 试剂反应,呈假阳性。尿液中维生素 C、甲醛、乌洛托品等可阻止醛反应,引起假阴性。

(三) 方法学评价

尿胆原偶氮法对尿胆原检测较为特异,且不受尿胆红素的干扰。改良 Ehrlich 醛反应法可用于定性和定量检查,特异性较低,能与醛类反应的物质可引起假阳性。

(四) 参考区间

阴性或弱阳性;尿液 1:20 稀释后阴性。

(五) 临床意义

1. 阳性　溶血性黄疸时尿胆原生成及排出明显增加;肝细胞性黄疸时尿胆原排出增加。

2. 阴性　阴性见于完全阻塞性黄疸。

七、尿亚硝酸盐

当具有硝酸盐还原酶的病原微生物感染泌尿道时,尿液在膀胱存留较长的时间后,这些病原菌将尿液中的硝酸盐(nitrate)还原为亚硝酸盐(nitrite,NIT)。因此亚硝酸盐检查是诊断泌尿道感染的一个重要指标。

(一) 干化学试带法

1. 原理　采用 Griess 法,亚硝酸盐先与对氨基苯磺酸反应生成对重氮苯磺酸,对重

氨苯磺酸再与 α- 萘胺结合形成 N-α- 萘胺偶氮苯磺酸(呈红色)。

2. **试带**　主要成分是对氨基苯磺酸和 α- 萘胺。

3. **质量保证**

(1) 细菌：尿道感染的细菌必须具有硝酸盐还原酶，才可以将硝酸盐还原成亚硝酸盐，不含亚硝酸盐还原酶的细菌和真菌感染时，可出现假阴性。此外，细菌还可将亚硝酸盐转化成氮，或者抗生素治疗抑制细菌对硝酸盐的还原，造成假阴性。

(2) 时间：细菌需要有足够的反应时间(最少 4 小时)才能还原产生亚硝酸盐，因此为保证结果的可靠，应采用首次晨尿标本，或收集在膀胱停留 4 小时以上的尿液标本。尿道感染患者随机尿标本阳性检出率明显降低。

(3) 硝酸盐：机体必须提供充足的硝酸盐供细菌还原成亚硝酸盐。如日常饮食中缺乏对富含硝酸盐的食物摄入，可能造成假阴性。

(4) 标本：对尿液标本保存不当，也可能使细菌繁殖从而还原硝酸盐，形成亚硝酸盐，出现假阳性。高比重尿降低反应灵敏度，引起假阴性。

(5) 药物：在酸性条件下，非那吡啶可使尿液成红色，造成假阳性。尿液中维生素 C 可与 Griess 法反应的中间产物重氮盐形成无色终产物，抑制其后续偶氮偶联反应，从而导致假阴性结果。

(二) 方法学评价

Griess 法简便、快速，可用于自动化仪器检测，敏感度为 0.3~0.6mg/L。该方法仅能间接判断具有硝酸盐还原酶的细菌感染，不能取代传统的尿细菌培养，必要时仍需要尿细菌培养进行确证。

(三) 参考区间

阴性。

(四) 临床意义

1. 亚硝酸盐检测可作为泌尿系统感染的筛选试验，用于尿道感染高危人群如糖尿病，妊娠期女性等定期监测，还可用于评估细菌抗生素治疗效果。

2. 阳性表示尿道感染如膀胱炎、肾盂肾炎、尿道炎。阳性程度与感染的细菌数量没有相关性。

3. 阴性结果不能排除泌尿系统细菌感染。不含亚硝酸盐还原酶的细菌、以及真菌和衣原体感染时，可呈假阴性，此时应结合尿沉渣显微镜检查等结果进行综合判断。

(杨　超)

八、尿白细胞酯酶

白细胞酯酶是中性粒细胞(neutrophil, N)胞质内含有的一种特异性酯酶，通过化学方法检测白细胞酯酶活性可以间接推算出中性粒细胞的数量。

(一) 干化学试带法

1. **原理**　白细胞酯酶能水解吲哚酚酯生成吲哚酚和有机酸，吲哚酚与重氮盐反应，生成紫红色缩合物，其颜色深浅与中性粒细胞数量多少呈正比。

2. **试带**　干化学试带模块中主要含有：①吲哚酚酯：酯酶的作用底物；②重氮盐：与吲哚酚酯的酶解产物发生重氮反应。

3. **质量保证**

(1) 标本：标本应新鲜，若久置后白细胞破坏。尿液中污染阴道分泌物可产生假阳性。

(2) 药物：大剂量头孢氨苄、庆大霉素、先锋霉素IV等药物时，可使结果偏低或出现假阴性。呋喃咀啶可产生假阳性。

（3）其他物质：①尿蛋白≥5g/L、尿葡萄糖≥30g/L、高比重尿液可使结果偏低或出现假阴性；②高浓度胆红素尿使尿液颜色较深，可使反应呈假阳性，也应设法除去；③甲醛可使结果出现假阳性。

（二）方法学评价

1. 此法仅能测定尿液中的中性粒细胞，不与单核细胞和淋巴细胞反应。在肾移植后发生排异反应引起的淋巴细胞尿时或其他病因引起的单核细胞尿时会出现阴性结果。

2. 本法的灵敏度为 10~25 个 N/μl 或 5~15 个 N/HP。新鲜未离心尿液白细胞计数为 $20 \times 10^9/L$（计数板法）时，试带法分析的灵敏度为 80%~90%，特异性为 80%~90%；≥$100 \times 10^9/L$ 时灵敏度为 95%。

3. 由于化学法与显微镜检法的白细胞检测原理截然不同，很难找出两者完全对应的关系和直接的换算方式。因此本法仅用于临床筛检，不可代替显微镜检查。

（三）参考区间

阴性（白细胞 <5 个 /HP）。

（四）临床意义

主要用于诊断泌尿系统感染。如显微镜检法与化学法结果不一致时，应结合临床资料及亚硝酸盐检测结果进行综合判断。

九、尿血红蛋白

正常血浆中含有微量的游离血红蛋白（10~40mg/L），与结合珠蛋白结合形成 Hb-Hp 复合物，因其分子量大，不能从正常的肾小球滤过膜滤过，故尿中无血红蛋白，化学定性为阴性。尿中血红蛋白来源有两个，一是发生血管内溶血，红细胞破坏，血红蛋白释放入血。当血红蛋白量超过结合珠蛋白的结合能力时，血浆中游离血红蛋白可经肾小球滤出，如超过了肾小管重吸收能力，可随尿液排出，即出现血红蛋白尿（hemoglobinuria）；二是尿路（尤其是上尿路）出血，红细胞在低渗、高渗或酸性环境中被破坏。尿中血红蛋白含量较少时，肉眼看不出颜色变化，但隐血试验（occult blood test，OBT）可为阳性。

（一）干化学试带法

1. **原理**　过氧化物酶法。血红蛋白含有血红素基团，具有过氧化物酶样活性，能催化过氧化氢物作为电子受体使色素原氧化呈色，借以识别血红蛋白的存在，其呈色深浅与血红蛋白含量呈正比。

2. **试带**　试带模块主要含有 2,5- 二甲基 -2,5- 双过氧化氢乙烷和色素原，常用的色素原有四甲基联苯胺、邻联甲苯胺、氨基比林和氨基比林（匹拉米洞）等。

3. **质量保证**

（1）器材：应清洁、干燥，防止被血、脓、铁剂、氧化剂等物质污染而产生假阳性，防止被还原物质（如过量甲醛）污染而产生假阴性。

（2）标本：①要求新鲜。若长时间放置红细胞破坏，会导致干化学法与显微镜检法的人为差异。②尿标本被细菌（产生对热不稳定酶）污染或尿路感染（某些细菌产生过氧化物酶）时，可致结果呈假阳性。可将尿标本煮沸 2 分钟，破坏过氧化物酶或其他加热可以分解的具有干扰性的触酶。③尿标本中含有大剂量维生素 C 和亚硝酸盐可使结果呈假阴性。

（3）结果判断：正确分析检测结果，及时与临床沟通，对异常结果或不能合理解释的结果，要选用其他方法进行验证。

（二）方法学评价

1. **干化学试带法**　目前广泛使用的尿液血红蛋白测定法，操作简便快速，可作为尿液血红蛋白的筛检试验。不同试带灵敏度有所差异,一般为 0.15~0.30mg/L。除检测游离血红蛋白外,也可检测完整的红细胞。但在高蛋白、高比重尿液中,红细胞不溶解,此时结果只反映血红蛋白的量。特异性差,肌红蛋白尿也可呈阳性。

2. 单克隆抗体免疫胶体金法　简便、快速、敏感度高、特异性强,与其他动物血不起反应,干扰因素少,可作为确证试验。但尿液标本中游离血红蛋白过高时,可因抗原过剩出现假阴性。

(三) 参考区间

阴性。

(四) 临床意义

尿液血红蛋白定性检查通常用于:

1. 辅助诊断血管内溶血性疾病　尿液出现血红蛋白是血管内溶血的证据之一。阵发性睡眠性血红蛋白尿、阵发性寒冷性血红蛋白尿、行军性血红蛋白尿、自身免疫性溶血性贫血、血型不合输血等,尿隐血试验均可呈阳性,尿沉渣检查一般无红细胞。

2. 辅助诊断泌尿系统疾病　任何泌尿系统疾病引起的出血都可导致隐血试验阳性,尿沉渣检查一般有红细胞。但有些情况下,隐血试验阳性程度与尿沉渣显微镜下查到的红细胞数不成比例。

十、尿肌红蛋白

肌红蛋白(myoglobin,Mb)是横纹肌、心肌细胞合成的一种蛋白质,其分子由一条珠蛋白肽链和一个亚铁血红素组成,分子量约为血红蛋白的 1/4,与氧进行可逆性结合,为肌肉组织供能。当肌肉组织受损伤时,Mb 可大量释放至细胞外进入血循环,因其相对分子质量较小,可通过肾小球滤过而由肾脏排出。Mb 阳性的尿液称肌红蛋白尿(myoglobinuria)。

(一) 肌红蛋白溶解试验

1. 原理　Mb 和血红蛋白一样,分子量中含有血红素基团,具有过氧化物酶样活性,能用尿隐血试验方法检出。在 80% 饱和硫酸铵溶液中,Mb 溶解,而血红蛋白和其他蛋白沉淀。利用这一特性,在尿液中加入 80% 饱和硫酸铵分离 Mb 后,再进行隐血试验,若阳性,则为肌红蛋白尿。

2. 试剂

(1) 隐血试验试剂或干化学试带:作用同尿液隐血试验。

(2) 80% 硫酸铵溶液:可沉淀血红蛋白等。

3. 简要操作　取尿液,进行隐血试验,如为阳性,再进行尿肌红蛋白检查。具体操作如下:取尿液→加 80% 硫酸铵溶液→离心→取上清液,进行隐血试验。阳性者为 Mb 尿。

4. 质量保证

(1) 标本:要求新鲜,以免 Mb 变性而被硫酸铵沉淀,导致假阴性。在酸性环境中 Mb 不稳定,在碱性(pH8.0~9.0)条件下 4℃可稳定至少 1 周。因此,如标本需要保存,宜碱化后冷藏。

(2) 操作:应动作轻缓,避免剧烈搅拌,防止 Mb 夹杂于其他沉淀蛋白中被过滤除掉而造成假阴性。适当调节 pH7.0~7.5,确保达到完全沉淀的目的。

(3) 结果判断:认真分析检测结果,查找可能引起结果异常的影响因素,必要时可选择其他方法检测。

(二) 方法学评价

1. 肌红蛋白溶解试验　方法简便经济、操作费时,作为 Mb 筛检试验,部分健康人可出现假阳性。

2. 其他方法 ①分光光度法:利用 Hb 与 Mb 的氧化物在 580~600nm 处各自吸收光谱完全不同的特点,将二者区别开。本法灵敏度低。②单克隆抗体免疫法:有酶联免疫、放射免疫及免疫胶体金试带法。方便、快速、灵敏、特异,已成为测定 Mb 的主要方法。

(三) 参考区间

阴性。

(四) 临床意义

尿肌红蛋白检测主要用于鉴别机体是否发生肌肉损伤。本实验阳性见于:

1. 创伤 挤压综合征、电击伤、烧伤、手术创伤等。大量 Mb 出现于尿中,可使尿液发生肉眼可见的颜色改变。严重者(如挤压综合征)可引起急性肾功能衰竭。

2. 阵发性肌红蛋白尿 易见于剧烈运动后,如马拉松长跑、空手道等。

3. 组织局部缺氧、缺血 局部缺血可使肌肉组织破坏。如心肌梗死,尿中可查到 Mb,但不能独立作为确诊依据,应同时结合其他心肌损伤标志物的检测进行综合分析。各种中毒、全身感染、恶性高热和低钾血症导致全身性缺氧与微循环障碍时,也会出现不同程度的肌红蛋白尿。

4. 其他 原发性肌红蛋白尿症和家族性肌病、肌炎综合征(多发性肌炎、皮肌炎、系统性红斑狼疮等)、进行性肌营养不良等也可出现肌红蛋白尿。

十一、尿含铁血黄素

血管内溶血时,血中游离血红蛋白增多,可通过肾小球滤过从尿中排出,形成血红蛋白尿。此过程中部分或全部血红蛋白被肾小管上皮细胞重吸收并分解,以含铁血黄素的形式沉积于细胞内,随细胞脱落从尿中排出。

(一) Rous 试验

1. 原理 含铁血黄素是不稳定的铁蛋白聚合体,其中的高价铁离子(Fe^{3+})在酸性环境中与亚铁氰化钾作用,产生蓝色的亚铁氰化铁沉淀,显微镜下可见蓝色折光颗粒,即普鲁士蓝(Prussian blue)反应。

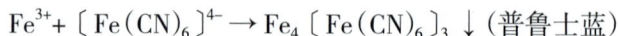

$$Fe^{3+} + [Fe(CN)_6]^{4-} \rightarrow Fe_4[Fe(CN)_6]_3 \downarrow (普鲁士蓝)$$

2. 试剂

(1) 20g/L 亚铁氰化钾水溶液:与含铁血黄素的 Fe^{3+} 结合生成亚铁氰化铁。

(2) 盐酸:为反应提供酸性环境。

3. 简要操作 取尿液,离心→留取沉渣→加亚铁氰化钾溶液→加盐酸→静置 10 分钟→离心→取沉淀物涂片→显微镜检查。

4. 质量保证

(1) 器材:所有器材必须不含有铁,否则会造成假阳性结果。

(2) 标本:宜取患者晨尿,并将全部尿液自然沉淀,再取沉淀物离心,以提高阳性率。标本在放置时,以封口膜封口以免污染。

(3) 操作:应做阴性对照。如亚铁氰化钾与盐酸混合即显深蓝色,表示试剂已被污染。

(二) 方法学评价

Rous 试验无需特殊仪器设备,操作简便,但可因含铁血黄素颗粒太小(<1μm),用普通光学显微镜无法看到,而引起假阴性。因此,当检测结果阴性时,也不能完全排除血管内溶血。本实验也可将尿沉渣涂片后待干,按骨髓片铁染色法加入酸性亚铁氰化钾溶液染色,但不常用。

（三）参考区间

阴性。

（四）临床意义

本试验阳性提示有慢性血管内溶血,尿中有铁排出,如阵发性睡眠性血红蛋白尿症可出现含铁血黄素尿。在溶血初期,虽然有血红蛋白尿,但由于肾小管上皮细胞尚未脱落,或上皮细胞内尚未形成可检出的含铁血黄素颗粒,该试验可呈阴性,而隐血试验可呈阳性。有时血红蛋白含量少,隐血试验可能为阴性,而本试验可能阳性。

十二、尿本周蛋白

知识拓展

本周蛋白:1845 年,英国绅士 Henry Bence Jones 收到来自好友 Watson 医生的包裹。Watson 医生附上了句留言:这位患者的尿液含有一种奇怪的"遇热凝固物质",你知道这是什么吗? Henry 博士在收到包裹后立刻开始了仔细的实验,最终发现这是一种蛋白质,而该患者的死因也被描述为"尿蛋白引起的萎缩症"。1873 年,von Rustizky 医生明确并命名了此类病人患上的病症为多发性骨髓瘤。直至 1889 年,Otto Kahler 医生,第一次将 Henry 博士发现的尿蛋白与多发性骨髓瘤联系到了一起。这种联系意味着医学史上的第一个肿瘤标志物终于诞生了,医学界以其发现者的名字命名为本周蛋白。本周蛋白与多发性骨髓瘤的联系提示了我们:在患者所提供的尿液、血液等体液中检测这些肿瘤标志物,可以在恶性肿瘤的萌芽阶段,发现其"踪迹"。

本周蛋白（Bence Jones protein,BJP）本质是免疫球蛋白的轻链（light chain）单体或二聚体,分子量小,能自由通过肾小球滤过膜进入原尿,当浓度增高超过近曲小管重吸收阈值时,可从尿中排出,即本周蛋白尿（Bence Jones proteinuria）或轻链尿。BJP 在 pH4.5~5.5,加热至 40~60℃（通常为 56℃）时发生凝固,继续加热至 90~100℃时溶解,而温度下降到 56℃左右时恢复凝固,故又称为凝溶蛋白。

（一）热沉淀 - 溶解法

1. 原理　本周蛋白在 pH4.9 ± 0.1 条件下,加热至 40~60℃时发生凝固,温度升高至 90~100℃时溶解,温度恢复为 56℃左右时又变浑浊,故又称为凝溶蛋白。

2. 试剂

（1）200g/L 磺基水杨酸:用于蛋白质定性。

（2）2mol/L 乙酸缓冲液和晶体氯化钠:用于沉淀其他黏蛋白。

3. 简要操作

（1）蛋白质定性:尿液离心,取上清液→加磺基水杨酸→观察、判断结果。如呈阳性,继续以下（2）操作。

（2）本周蛋白定性:取尿液 4.0ml →加乙酸缓冲液,混匀→ 56℃水浴 15 分钟→如有浑浊或沉淀,煮沸 3 分钟→观察结果:浊度变清、浑浊减弱或沉淀减少,提示 BJP 阳性→趁热过滤尿液→自然冷却过滤液至 56℃→观察、判断结果:过滤液变浑浊为阳性。

4. 质量保证

（1）标本:①标本要新鲜、足量,及时送检;②浑浊尿应离心取上清液进行试验;③若为蛋白尿,应先用加热乙酸法沉淀其他蛋白质,趁热过滤后取上清液检查。过滤要迅速,不要振荡,防止本周蛋白夹杂于其他沉淀的蛋白中被过滤掉造成假阴性;④高浓度的本周蛋白在 90℃ 不易完全溶解,需将标本稀释。

(2) 药物:部分待检者在使用某些药物如利福平类抗结核药时可出现本周蛋白尿,检测前应明确用药史。

(3) pH:最适 pH 为 4.5~5.5,低于 pH4.0 时,分子聚合受到抑制而导致假阴性。

(二) 对 - 甲苯磺酸法

1. 原理　对 - 甲苯磺酸能沉淀分子量较小的 BJP,而对分子量较大的白蛋白和球蛋白不起反应。

2. 试剂

(1) 120g/L 对 - 甲苯磺酸溶液:使 BJP 沉淀。

(2) 冰醋酸:设置阴性对照用。

3. 简要操作　尿液离心,取上清液→加对 - 甲苯磺酸,混匀→静置→观察、判断结果。如 5 分钟内出现沉淀或浑浊提示 BJP 阳性。

4. 质量保证

如尿中出现其他球蛋白(大于 5.0g/L)可出现假阳性。需进行确证试验。

(三) 方法学评价

BJP 检测的方法学评价见表 6-22。

表 6-22　BJP 测定方法学评价

方法	评价
热沉淀 - 溶解法	灵敏度低(0.3~2.0g/L),假阴性率高,所需标本量大,已较少使用
对 - 甲苯磺酸法	操作简便,为灵敏度较高(3mg/L)的筛检试验。不与尿液白蛋白反应。尿液球蛋白 >5g/L 时,可出现假阳性
蛋白电泳分离法	尿液蛋白在载体上经电泳,BJP 可在 α_2 至 γ 球蛋白区带间出现"M"带。对 BJP 的阳性检出率可高达 97%
免疫电泳	基于区带电泳和免疫学特异性抗原抗体反应的原理。简单易行、标本用量少,在抗原抗体最适比例时,分辨率高、特异性强,作为 BJP 尿的确证试验
免疫固定电泳	用特异抗体鉴别区带电泳分离的蛋白,比区带电泳和免疫电泳更灵敏
免疫速率散射浊度法	在抗原 - 抗体反应的最高峰测定其复合物形成量,能定量检测 κ、λ 轻链,检测速度快、灵敏度和精确度高、稳定性好

(四) 参考区间

阴性。

(五) 临床意义

尿本周蛋白阳性,见于:

1. 多发性骨髓瘤　99% 患者在诊断时有血清 M- 蛋白或尿 M- 蛋白。异常浆细胞(骨髓瘤细胞)在制作免疫球蛋白的过程中,产生过多的轻链且在未与重链装配前即从细胞内分泌排出,经血循环由肾脏排至尿中,约有 35%~65% 的多发性骨髓瘤的病例尿中 BJP 呈阳性反应,但每日排出量有很大差别,可从 1g 至数十克,最高达 90g 者,有时定性试验呈间歇阳性,故一次检查阴性不能排除本病。

2. 原发性巨球蛋白血症　血液中呈现大量单克隆巨球蛋白(IgM)为特征的 B 淋巴细胞恶性病变。约有 20% 的患者尿内可出现 BJP。

3. 原发性淀粉样变性　80%~90% 患者血清或浓缩尿中发现单克隆免疫球蛋白轻链。

4. 其他　$2/3\mu$ 重链病患者尿中有 BJP。恶性淋巴瘤、慢性淋巴细胞白血病、转移癌、慢性肾炎、肾盂肾炎、肾癌等患者尿中也偶见 BJP,其机制还不清楚,可能与尿中存在免疫球蛋白碎片有关。

十三、尿苯丙酮酸

苯丙酮尿症(phenylketonuria,PKU)是一种氨基酸代谢病,是由于患者肝脏中缺乏 L- 苯丙氨酸羟化酶,苯丙氨酸(Phenylalanine,PA)不能转化为酪氨酸,只能在转氨酶的作用下生成苯丙酮酸,导致大量苯丙氨酸和苯丙酮酸蓄积,并从尿中大量排出,有特殊老鼠尿臭气味。苯丙酮尿症在遗传性氨基酸代谢缺陷疾病中比较常见,其遗传方式为常染色体隐性遗传。临床表现不均一,主要临床特征为智力低下、精神神经症状、湿疹、皮肤抓痕征及色素脱失和鼠臭气味等、脑电图异常。现已可通过新生儿筛查来检出苯丙酮尿症患儿,并用低苯丙氨酸饮食疗法进行治疗,从而防止患儿智力低下等情况的发生。

(一) 三氯化铁定性法

1. 原理　在酸性条件下,尿中苯丙酮酸与三氯化铁反应,生成 Fe^{3+} 和苯丙酮酸烯醇基的蓝绿色螯合物。由于磷酸盐对本试验有干扰,故应先将其转变为磷酸铵镁沉淀后除去,再检查苯丙酮酸。

2. 试剂

(1) 100g/L 三氯化铁溶液:与苯丙酮酸反应,生成螯合物。

(2) 磷酸盐沉淀剂:除去磷酸盐。

(3) 浓盐酸:提供酸性环境。

3. 简要操作　取尿液→加磷酸盐沉淀剂,混匀→离心或过滤→取上清液或滤液→加浓盐酸→再加三氯化铁溶液→观察溶液颜色变化→结果判断。

4. 质量保证

(1) 标本:尿液一定要新鲜,因苯丙酮酸在室温下不稳定。如不能及时检查,应冷藏保存。检查前,应先将标本恢复到室温,再进行检查。由于苯丙酮尿症患者白天排出苯丙酮酸的含量波动在 100~300mg/L,与晚上相比更高,故在白天检查可提高阳性率。

(2) 年龄:婴儿出生后 6 周内不易查出苯丙酮酸,故应在出生 6 周后检查。

(3) pH:本试验最适宜的 pH 为 2~3。

(4) 药物:尿中若含有酚类药物(如水杨酸制剂)及氯丙嗪,可出现假阳性,检查前应停用此类药物。

(5) 其他物质:尿中许多物质可干扰反应,如尿黑酸、乙酰乙酸、丙酮酸、对氨基水杨酸、氨基比林、对 - 羟基苯丙酮酸等均可与三氯化铁发生显色反应,虽然显色不同,仍可干扰结果,应仔细观察。

(二) 方法学评价

三氯化铁法灵敏度为 50mg/L。由于许多因素可致假阳性,故特异性较差。确证试验可采用荧光法、层析法、色谱法。

(三) 参考区间

阴性。

(四) 临床意义

大多数苯丙酮尿症患者尿液苯丙酮酸定性试验阳性,约有 1/4~1/2 病例可能会漏检,而且有高苯丙氨酸血症者不一定引起苯丙酮尿症,苯丙酮尿症还应与其他高苯丙氨酸血症者进行鉴别。

十四、尿乳糜液

脂肪在肠道吸收后皂化形成乳糜液,正常情况下乳糜液由肠淋巴管吸收后汇合,经乳糜池、胸导管,进入静脉。如果从肠道吸收的乳糜液不能按正常淋巴道引流至血液,而逆流至泌尿系统淋巴管中,使该处淋巴管内压增高、曲张、破裂,则乳糜液进入尿液,形成乳糜尿(chyluria)。乳糜尿内含脂肪微粒、磷脂酰胆碱、胆固醇及少量纤维蛋白原、白蛋白等。若含有较多血液称为乳糜血尿(hematochyluria)。若合并泌尿道感染,称为乳糜脓尿。乳糜尿的程度与患者摄入脂肪量、淋巴管破裂程度和运动强度等有关。

排出体外的乳糜尿易于凝集,呈白色透明胶状凝块。严重的乳糜尿静置后可分三层:上层为比重最低的脂肪层;中层为乳白色或较清晰的液体,常有小颗粒凝块悬浮在其中;下层为红色或粉红色沉淀物,内含细胞或病原体等。

(一) 有机溶剂萃取染色法

1. 原理　根据脂肪特性,用有机溶剂(乙醚、氯仿)抽提乳糜微粒或脂肪小滴,再用脂溶性染料(苏丹Ⅲ)对有机溶剂抽提物进行染色。用显微镜检查,可见脂肪颗粒被染成大小不等的橘红色球形小滴。乳糜尿经有机溶剂萃取后,尿液的浑浊程度减轻或变澄清。

2. 试剂

(1) 乙醚:萃取尿中的乳糜微粒或脂肪小滴。

(2) 苏丹Ⅲ染液:脂溶性染料,使脂肪着色。

3. 简要操作　取尿液→加乙醚→混合振摇→离心→取乙醚于蒸发皿内→隔水蒸干→苏丹Ⅲ染色→显微镜检查。

4. 质量保证

(1) 标本:采集新鲜尿液并及时送检。

(2) 操作:严格规范操作。当定性检查阳性时,应在显微镜下查找微丝蚴。

(二) 方法学评价

1. 肉眼观察法　尿液含有大量非晶形磷酸盐或尿酸盐时,难以与乳糜尿鉴别,可用加热或加酸方法鉴别。

2. 离心沉淀法　可初步区分乳糜尿、脓尿、高浓度结晶尿。方法简便实用。乳糜尿经离心后外观无改变,沉渣中仅见少量红细胞及淋巴细胞。脓尿和高浓度结晶尿经离心沉淀后,上清液澄清而沉渣中可见大量白细胞、脓细胞或非晶形磷酸盐结晶。

3. 有机溶剂萃取染色法　此法为确证试验。

(三) 参考区间

阴性。

(四) 临床意义

乳糜尿阳性见于:

1. 累及淋巴循环的疾病　如先天性淋巴管畸形、肿瘤压迫、腹腔结核等导致腹腔淋巴管或胸导管阻塞。

2. 丝虫病　丝虫在淋巴系统中引起炎症反复发作,大量纤维组织增生,使腹部淋巴管或胸导管广泛阻塞,致使较为脆弱的肾盂及输尿管处淋巴管破裂,出现乳糜尿。其乳糜尿多为间歇性,可间歇数周、数月或数年发作一次,个别病例可呈持续阳性。

3. 其他　如劳累过度、妊娠及分娩后、肾盂肾炎、包虫病等。

十五、尿人绒毛膜促性腺激素

人绒毛膜促性腺激素(human chorionic gonadotropin,hCG)是受孕女性胎盘滋养层细胞分泌产生、具有促进性腺发育的一种糖蛋白激素。受精卵着床后不久滋养层细胞就开始产生 hCG。妊娠 1 周后血液 hCG 为 5~50IU/L，至妊娠第 8~10 周时达到峰值（50 000~100 000IU/L），持续 1~2 周后迅速减低，以后逐渐下降并以 1/10~1/5 的峰值水平维持至分娩。分娩后若无胎盘残留，产后 1~2 周消失。hCG 分泌后直接进入母血，几乎不进入胎儿血循环。hCG 可通过孕妇血循环而排泄到尿液中，血清 hCG 浓度略高于尿液，且呈平行关系。

hCG 是由一条 α 多肽链（分子量 1.8 万）和一条 β 多肽链（分子量 3.2 万）组成。单个多肽链不具有生物学活性，当其连接成完整的化合物时才具有活性。hCGα 多肽链的氨基酸数量及排列顺序与黄体生成素、促卵胞生成素及促甲状腺素的 α 链几乎相同，而 β 多肽链为 hCG 特有。故临床上常通过检测 hCG β 来反映 hCG 的变化。

（一）单克隆免疫胶体金法

1. 原理　将羊抗鼠 IgG 抗体和羊抗人 hCG 多克隆抗体分别固定在特制的纤维素试带上，呈上下两条线排列；羊抗鼠 IgG 线在上方为阴性对照或质控区，羊抗人 hCG 在下方为测定区。测定区下方到 MAX 线间的纤维膜中均匀吸附着胶体金标记鼠抗人 hCG β 链单克隆抗体和胶体金标记无关的鼠 IgG。试带浸入尿液，通过层析作用，沿试带上行。尿中 hCG 先与胶体金标记的鼠抗人 hCG β 单抗结合，移行至检测区，被羊抗人 hCG 抗体捕获，形成金标记鼠抗人 hCG β 单抗 - hCG- 羊抗人 hCG 多抗的双抗夹心式复合物，测试线出现紫红色区带。同时金标记无关的鼠 IgG 随尿上行至质控区，被羊抗鼠 IgG 抗体捕获，形成金标记无关的鼠 IgG - 羊抗鼠 IgG 抗体复合物，出现紫红色区带。

2. 试带　从试带手柄端至标本接触端依次由质控区、测定区、胶体金颗粒标记区组成。

3. 简要操作　试带箭头端浸入尿液→取出，平放→观察、判断结果。

4. 质量保证

（1）标本：宜采集新鲜晨尿标本；留尿前勿大量饮水以免 hCG 被稀释而使试验呈假阴性；不能使用严重蛋白尿、血尿、菌尿标本进行 hCG 检测。

（2）操作：测试带插入尿液深度不可超过 MAX 标志线。同时加做阴、阳性对照，并做原浓度和 2 倍稀释的尿液测定，均为阳性视为真正阳性反应。

（二）方法学评价

检测 hCG 的方法还有酶联免疫吸附试验、电化学发光免疫法、微粒子化学发光免疫法、放射免疫法、检孕卡法和胶乳凝集抑制试验等，多数方法均具有简便、快速、特异性高等优点。主要检测方法的方法学评价见**表 6-23**。

（三）参考区间

非妊娠女性及健康男性：阴性；正常妊娠女性：定性阳性。

（四）临床意义

1. 诊断早期妊娠　受孕 7~10 天即呈阳性。正常妊娠期间，尿液 hCG 定性检查持续阳性，一般分娩后 5~6 天后变为阴性。

2. 诊断流产　不完全流产者的子宫内尚有胎盘组织残留，妊娠试验仍可为阳性。完全流产或死胎，则由阳性转为阴性。在保胎治疗过程中，尿 hCG 不断下降说明保胎无效；反之，明显上升表示保胎成功。

3. 诊断异位妊娠　异位妊娠也称"宫外孕"，hCG 低于正常同期妊娠，且只有 60%~80% 患者的 hCG 为阳性，若影像检查无宫内妊娠征象，应高度怀疑异位妊娠。异位妊娠流产或破裂后大部分患者 hCG 转阴，此方法有助于和其他急腹症相鉴别。

4. 辅助诊断滋养层细胞疾病　葡萄胎、恶性葡萄胎、绒毛膜上皮细胞癌等滋养细胞

表 6-23　尿液 hCG 检测方法的评价

方法	评价
单克隆免疫胶体金法	操作便捷,适应于床旁或即时检验。特异性强,灵敏度高(10~25IU/L),是当前公认最理想的早早孕诊断法
酶联免疫法	灵敏度高(20~50IU/L),hCGβ 单克隆抗体与黄体生成素、卵泡刺激素等无交叉反应,故特异性高,可半定量。但操作烦琐、检测时间长,适合批量检测
电化学发光免疫法	操作简便、快速,灵敏度高(0.1IU/L),可定量检测,多用于血液 hCG 测定
微粒体化学发光免疫法	灵敏度高(0.5IU/L),可定量,不易受甘油三酯、胆红素和溶血的干扰,一般用于血液 hCG 检测
放射免疫法	灵敏度高(2IU/L),特异性强,准确稳定;但操作烦琐、有放射性污染,不适于常规检查,临床以很少应用
检孕卡法	操作简便、快速、灵敏度低(100~500IU/L),一般作为早孕诊断
胶乳凝集抑制试验	操作简便、价廉,但灵敏度低(100~500IU/L),不能定量,目前已少用

高度增生,产生大量的 hCG,血清及尿液 hCG 明显增高,高于正常妊娠孕妇。采用稀释后的尿液进行 hCG 定性检测,例如葡萄胎 1∶200 稀释阳性,绒毛膜上皮癌 1∶500 稀释后仍呈阳性反应。滋养层细胞肿瘤患者术后 3 周,hCG 应低于 50IU/L,8~12 周转为阴性,如仍呈阳性反应,提示可能有残存瘤组织,具有潜在复发的可能。

5. 其他　男性尿液 hCG 升高可见于精原细胞瘤、睾丸畸胎瘤等。此外,脑垂体疾病、子宫内膜增生、卵巢囊肿、宫颈癌及卵巢癌等患者血液和尿液 hCG 也明显增高。

十六、尿液其他化学与免疫学检查

尿液其他化学与免疫学检测项目见表 6-24。

表 6-24　尿液其他相关检测项目

检测指标	主要检测方法	主要临床意义
尿微量白蛋白	免疫比浊法;酶联免疫法;放射免疫法	早期肾小球损害的筛检;变态反应性紫癜的肾小球功能监测
尿微量白蛋白与肌酐比值	采用随机尿测定微量白蛋白,同时测定尿肌酐,用肌酐比值报告排出率(mg/mmolCr 或 mg/gCr)。	剔除了晨尿所致的尿液浓缩因素,客观反映患者生理状态下肾脏尿蛋白排出情况
β_2 微球蛋白	放射免疫法;酶联免疫法;免疫比浊法	主要用于评估肾脏早期损伤时肾小球和近端肾小管功能
α_1 微球蛋白	酶联免疫法;免疫比浊法	主要用于肾脏早期损伤时肾小球和肾小管功能的监测
维生素 C	还原钼蓝法;2,6- 二氯酚靛酚钠还原法	检测维生素 C 主要目的在于对其他检测项目干扰的评估
免疫球蛋白和补体 C_3	单向免疫扩散法;免疫比浊法	主要用于评价蛋白尿的选择性和肾小球的损害程度
淀粉酶	碘 - 淀粉比色法;2- 氯 -4- 硝基苯酚 -α-D- 麦芽三糖法;对硝基苯酚麦芽七糖法;免疫抑制法;电泳法	主要用于急性胰腺炎的诊断和其他急腹症的鉴别诊断

续表

检测指标	主要检测方法	主要临床意义
N-乙酰-β-D-氨基葡萄糖苷酶	比色法;荧光光度法;电泳法	尿 NAG 活性升高是肾小管功能受损的敏感指标。上、下尿路感染的鉴别,上尿路感染酶活性明显升高,下尿路感染酶活性仅轻度升高或正常
溶菌酶	比浊法;琼脂平板扩散法琼脂糖;火箭电泳法	任何原因引起的近端肾小管损伤而致其重吸收功能下降的病变均可引起尿溶菌酶含量升高
尿胰蛋白酶原-2	免疫层析法;时间分辨荧光免疫法	可作为急诊检验诊断急性胰腺炎的一个非常有用的筛选指标
胱氨酸	色谱分析法为胱氨酸尿的确证试验	阳性主要见于胱氨酸尿症
酪氨酸	尿中酪氨酸与硝酸亚汞和硝酸汞反应,生成一种红色沉淀物,根据颜色变化来判断结果	阳性主要见于酪氨酸尿症

（李玉云　郝艳梅）

本 章 小 结

正确、规范化地采集和处理尿液标本,是保证尿液检验结果准确性的前提,需充分考虑待检者状态、饮食、用药、标本存放条件等影响因素。

尿液一般检验包括理学、有形成分和化学成分检验等内容。理学检验包括尿液的量、颜色、透明度、比重、渗量及气味等项目。尿液有形成分包括尿中细胞、管型、结晶及病原体等,检查方法分为染色法和非染色法、定量法及非定量法、离心法和非离心法等。采用显微镜检查尿液血细胞形态,可以了解泌尿系统的出血、炎症或其他病变的性质。尿液上皮细胞常能提示病变的解剖部位;管型对肾实质损伤,如急性或慢性肾炎、肾病综合征有特殊的诊断意义。尿中结晶可分为生理性结晶、病理性结晶及药物性结晶。尿液化学成分的检测主要包括尿液酸碱度、蛋白质、葡萄糖、酮体、血红蛋白、胆红素、尿胆原、亚硝酸盐、人绒毛膜促性腺激素等,影响因素多,须加强质量控制,综合各种因素来分析检验结果。

? **思考题**

1. 尿液标本有哪些种类？如何收集？各有何临床应用？

2. 未经保存的尿液标本可发生哪些变化？导致尿液发生变化的原因是什么？

3. 常用的尿液防腐剂有哪些？各有何用途？

4. 引起新鲜尿液标本浑浊的原因有哪些？如何鉴别？

5. 尿液常用的化学检查项目包括哪些内容？各有何临床意义？

6. 什么是蛋白尿？肾小球性蛋白尿和肾小管性蛋白尿形成的原因和主要特点分别是什么？

7. 维生素 C 对尿液化学检查结果有哪些影响？

8. 试带法尿液白细胞检测能完全替代显微镜尿液有形成分检查吗？为什么？

9. 尿液中的有形成分有哪些？有哪些检查方法？

第七章

尿液分析仪检验

随着医学技术的发展,尿液分析仪在临床上的应用越来越广泛,在尿液初筛检查中发挥重要作用。目前,应用于临床的尿液分析仪主要有尿液干化学分析仪和尿液有形成分分析仪两类。

• 知识拓展 •

尿液自动分析发展简况:①尿液干化学试带:1660 年,德国人奥托·塔切里斯将石蕊试纸技术用于尿测定;1850 年,法国化学家莫米纳用羊毛纤维作为试带检测尿中葡萄糖;1956 年,美国 Commer 和 Free 用单试纸条检测尿蛋白和葡萄糖,发明了尿液分析史上第 1 条试带;1959 年,美国一公司推出尿糖、尿蛋白和 pH 三联试带;1992 年尿 10 项试带问世。②尿液干化学分析仪:1985 年,我国和日本合作研制出尿液干化学分析仪;1993 年,德国研制出 10 项分析仪;1997 年,我国和日本合作研制出 11 项分析仪;不久,美国、日本、德国研制出 12 项分析仪;2000 年,日本推出全自动干化学分析仪。③尿液有形成分分析仪:1983 年,美国推出了尿液有形成分检查工作站;1988 年,美国推出摄影式尿液有形成分分析仪;1990 年日本与美国公司合作,生产出影像流式细胞尿液有形成分分析仪;1995 年,日本研制出流式细胞式全自动尿液有形成分分析仪;1996 年,德国生产出影像系统配合计算机技术尿液有形成分分析仪;2000 年,数字影像显微拍摄尿液有形成分分析仪问世。

第一节　尿液干化学自动分析

尿液干化学分析仪是将尿液干化学试带浸入尿液标本中,尿液中的化学成分与干化学试带上相应检测模块上的试剂发生反应,产生颜色变化,通过肉眼判断或仪器进行检测,获得尿液中对应化学成分的定性或定量结果,用于尿液化学成分的过筛检查。

一、尿液干化学分析仪分类

(一) 按自动化程度分类

按照仪器的自动化程度,尿液干化学分析仪可分为半自动和全自动两种。两者的主要区别在于加样方式的不同,前者通过手工将检测试带浸入尿液标本中、放入支架的槽内或放在传送带上;后者主要通过仪器的机械手自动完成。

(二) 按检测项目分类

按照尿液干化学试带检测项目的数目,尿液干化学分析仪可分为 8 项、9 项、10 项、11 项、13 项分析仪。目前 11 项尿液干化学分析仪的临床应用较为广泛,能检测项目包括尿酸碱度(pH)、尿比重(SG)、尿蛋白(PRO)、尿糖(GLU)、酮体(KET)、尿胆原(URO)、胆红素(BIL)、隐血(BLD)、亚硝酸盐(NIT)、白细胞(LEU)和维生素 C(Vit C);13 项尿液分析仪在 11 项的基础上加入尿液颜色和浊度的分析,实现了尿液理学项目的自动化检测。

二、尿液干化学分析仪检测原理

(一) 试带反应原理

1. 试带结构

(1) 单项试带:单项试带是尿液干化学发展初期的一种最基本的结构形式,它以滤纸为载体,将各种试剂成分渗渍、干燥后作为试剂层,再在其表面覆盖一层纤维素薄膜,作为反射层。尿液渗入试带后,与试剂发生反应,产生颜色变化。

(2) 多联试带:是在单项试带的基础上将多个检测项目的试剂模块按一定间隔、顺序固定在同一个试带上,可同时检测多个项目。多联试带采用多层膜结构复合而成,见表 7-1,其基本结构如图 7-1 所示。通常试带上的试剂块要比测试项目多 1 个空白块,以消除尿液本身的颜色在试剂块上所产生的测试误差。

表 7-1 尿液干化学分析试带多层膜结构及主要作用

膜结构	主要作用
尼龙膜层	起保护作用,防止大分子物质对反应的污染
绒制层	包括试剂层和碘酸盐层。试剂层含有试剂成分,主要与尿液中的化学物质发生反应,产生颜色变化;碘酸盐层可破坏维生素 C 等物质的干扰
吸水层	可使尿液均匀快速地渗入,并能抑制尿液渗透到相邻反应区
支持层	由尿液不浸润的塑料片做成,起支持作用

2. 试带各检测参数的反应原理 试带中各试剂模块与尿液中相应成分进行独立的化学反应后显示不同的颜色,颜色的深浅与尿液中对应成分成比例关系。不同厂家、不同型号的尿液干化学试带上模块的排列顺序不尽相同,各试带模块上反应试剂及反应原

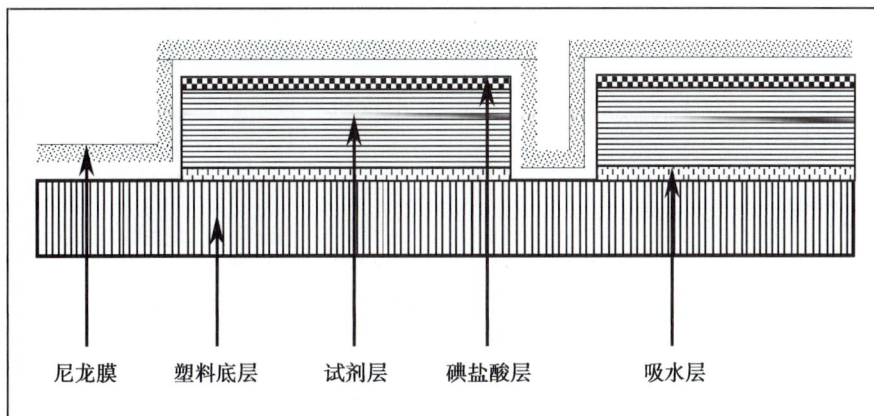

尼龙膜 塑料底层 试剂层 碘盐酸层 吸水层

图 7-1 尿液干化学分析试带结构图

理也可不一样,尿 11 项干化学试带各项目常见反应原理见表 7-2,颜色反应及结果判断如图 7-2 所示。

表 7-2　尿液干化学分析试带检测参数及原理

参数	英文缩写	反应原理	反应颜色	参考区间
pH	pH	酸碱双试剂指示剂法	蓝绿	随机尿 4.5~8.0
亚硝酸盐	NIT	亚硝酸盐还原法	粉红色	阴性
葡萄糖	GLU	葡萄糖氧化酶 - 过氧化物酶法	紫红	阴性
维生素 C	Vit C	吲哚酚法	紫红	阴性
比重	SG	多聚电解质离子解离法	蓝绿	1.015~1.025
隐血	BLD	血红蛋白亚铁血红素类过氧化物酶法	蓝绿	阴性
蛋白质	PRO	pH 指示剂蛋白质误差法	蓝绿	阴性
胆红素	BIL	偶氮反应法	紫红	阴性
尿胆原	URO	醛反应或重氮反应法	紫红	阴性或弱阳性
酮体	KET	亚硝基铁氰化钠法	紫红	阴性
白细胞	LEU	中性粒细胞酯酶法	紫红	阴性

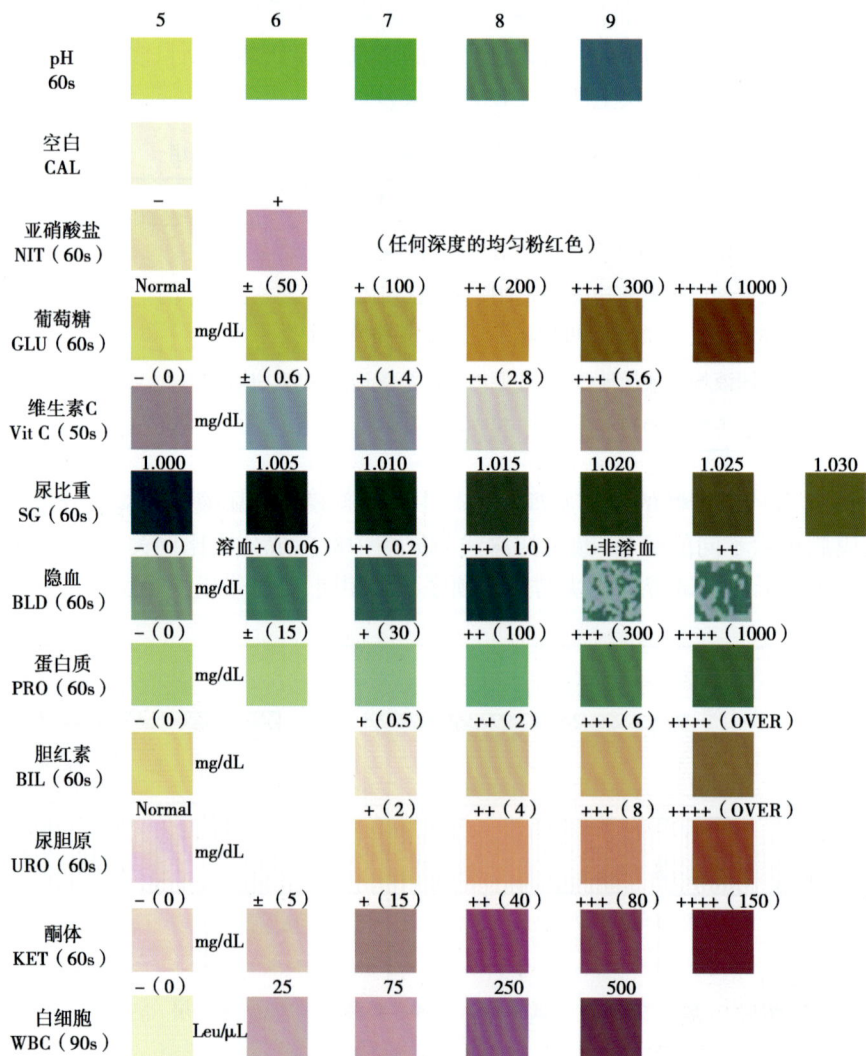

图 7-2　尿液干化学分析试带及结果判断

由于不同厂家生产的尿液干化学分析试带对各参数的检测原理有不同,其检出灵敏度也存在一定差异,因此尽量使用仪器配套试带。

(二)仪器检测原理

仪器检测的原理是光的吸收和反射。试带模块的颜色越深,吸收光量值越大,反射光量值越小,反射率越小,表明被检测成分的浓度越高;反之,则表明被检测成分的浓度越低。当试带传送到尿液干化学分析仪比色槽时,各试剂模块反应区表面依次受到仪器光源照射并产生不同强度的反射光,仪器接收不同强度的反射光信号后,将其转化为相应的电信号后经中央处理器处理生成结果(图7-3)。尿液干化学分析仪测定尿液颜色是采用反射率测定原理判断,透明度采用透光指数原理测定尿液的透明度。

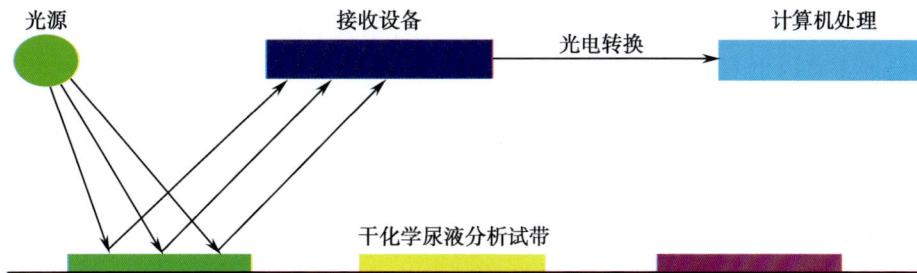

图7-3 尿液干化学分析仪检测原理示意图

尿液干化学分析仪测定使用双波长反射光,其中一种为测定波长,它是被测项目试剂模块的敏感特征波长;另一种为参考波长,是被测项目试剂模块不敏感的波长,用于消除背景光和其他杂光的影响。不同项目试剂模块有其相应的测定波长,其中亚硝酸盐、胆红素、尿胆原、酮体的测定波长为550nm;pH、蛋白质、葡萄糖、维生素C、隐血的测定波长为620nm。各试剂模块的参考波长均为720nm。

试剂反应模块的颜色深浅除了随各被测成分浓度的不同而变化外,还与尿液本身的颜色有关,通常情况下,在试带上会设置一个空白块,以消除尿液本身颜色所产生的检测误差。

将测定的每个项目试剂反应模块区反射光的光量值与空白块的反射光量值进行比较,通过计算得出各测试模块的反射率,并与标准曲线进行比较校正,最后以定性或半定量的方式输出多个测试项目的检测结果。反射率计算公式如下:

$$R_{总}(\%) = \frac{R_{试剂}}{R_{空白}} = \frac{Tm \cdot Cs}{Ts \cdot Cm} \times 100\%$$

式中,R 为反射率,Tm 为试剂模块对检测波长的反射强度,Ts 为试剂模块对参考波长的反射强度,Cm 为标准模块对检测波长的反射强度,Cs 为标准模块对参考波长的反射强度。

(三)仪器基本结构

尿液干化学分析仪通常由机械系统、光学系统、电路系统三部分组成。

1. 机械系统 主要功能是将干化学试带或(和)待检标本传送到检测区,待检测后将试带传送到废物盒。

(1)半自动尿液干化学分析仪:机械系统比较简单,主要有两类:一类是干化学试带架式,将手工加样后的试带放在试带的固定沟槽中,仪器将试带架传送到光学系统进行检测,或光学驱动器运动到试带上方进行检测后自动回位。另一类是干化学试带传送带式,将试带放入试带架内,传送装置或机械手将试带传送到光学系统进行检测,检测完毕后送到废物盒。

(2) 全自动尿液干化学分析仪:结构比较复杂,主要有两类:一类是浸式加样,首先由机械手取出试带后,将试带完全浸入尿液中,再放入测量系统进行检测,检测时需要足够量的尿液(约10ml)。另一类是点式加样,首先由加样装置吸取尿液标本,待传送装置将试带送入测量系统后,将尿液滴加到试带上进行检测,此类分析仪所需尿液量少(约2ml)。该类仪器除了能自动将检测完毕的干化学试带送到废物盒外,还具有自动清洗系统,随时保持检测区清洁。同时由于仪器自动加样,减少了工作人员与尿标本接触,降低了操作人员的危险性。

2. 光学系统　是整个尿液干化学分析仪的核心,其工作原理是光源照射已产生化学反应的试剂模块反应区表面上产生反射光,其反射光被检测器接收。光学系统主要包括光源、单色处理、光电转换三部分。不同的厂家,尿液干化学分析仪的光学系统组成不尽相同,通常有以下三种:

(1) 滤光片分光系统　采用卤钨灯发出的混合光通过球面积分仪的通光孔照射到试带反应模块上,模块反射光反射到球面积分仪上,透过滤光片,得到特定波长的单色光,再照射到光电管上,实现光电转换(图7-4)。

(2) 发光二极管(light emitting diode,LED)系统:采用可发射特定波长的LED作为检测光源,两个检测头上各有三个不同波长的光电二极管,对应于试带反应模块检测项目分别为红、橙、绿三种单色光(波长分别为660nm、620nm、555nm),它们相对于检测面以60°角照射在反应区上。光电二极管作为光电转换器垂直位于反应区的上方,在检测光照射的同时也接收反射光。

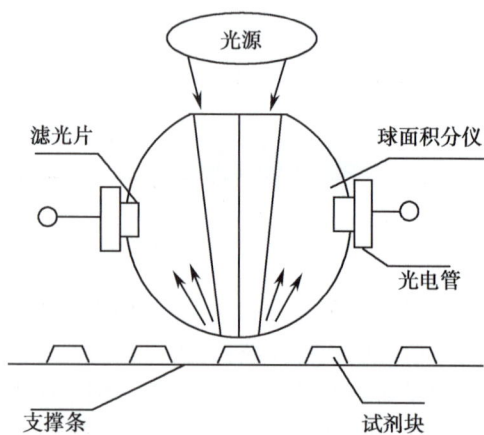

图 7-4　光电系统检测原理示意图

(3) 电荷耦合器件(charge coupled device,CCD)系统:其特点是采用CCD作为光学元件进行光电转换。能把反射光分解为红绿蓝(610nm、540nm、460nm)三种颜色,又能将每种颜色分为2592个灰度(色度)等级,这样整个反射光分为7776个灰度等级,可精确分辨颜色由浅到深的各种微小变化。

3. 电路系统　主要是将光电转换后的信号进行放大,经过模/数转换后传至中央处理器处理,计算出最终的检测结果后将结果输出到屏幕显示。中央处理器还控制了整个机械系统、光学系统的运作。

三、尿液干化学分析仪的安装、使用、维护和保养

(一) 安装

1. 安装条件

(1) 避免安装在潮湿的地方,应安装在清洁、通风处,最好有空调装置(室内温度应在10~30℃,相对湿度应≤80%)的地方。

(2) 安装在稳定的水平实验台上(最好水泥台),禁止安装在高温、阳光直接照射处;远离高频、电磁波干扰源、热源及有煤气产生的地方。

(3) 应安装在大小适宜、有足够空间便于操作的地方。

(4) 要求仪器接地良好,电源电压稳定。

2. 调试和性能验证　新仪器安装后或每次大维修之后,必须对仪器及干化学试带的准确性进行测试、评价,符合要求后方能用于临床标本检测。

(二) 使用

工作人员上岗前必须经过严格培训,掌握仪器的工作原理、操作规程、校正及保养要求。使用尿液干化学分析仪应注意以下几点:①操作尿液分析仪之前,应仔细阅读说明书,应建立标准操作程序并按此程序进行操作;②每天开机前,要对仪器进行全面检查(各种装置如废液装置、打印纸情况,以及仪器是否需要校正等),确认无误时才能开机。测定完毕,要对仪器进行全面清理、保养;③如果是半自动的仪器,试带浸入尿液的时间为 2 秒,试带上过多的尿液样本应用滤纸吸走,所有试剂模块必须全部浸入尿液中;④已打开包装但未使用的尿液干化学试带,应按照要求妥善保存;⑤在进行样本检测之前,必须先进行室内质量控制检测,质控通过后,方可进行样品测试。

(三) 保养与维护

1. 日保养　①每日工作完毕,应用清水或中性清洗剂等无腐蚀性的清洁液把仪器表面和试带托盘擦拭干净,不要用有机溶剂清洗传送带,清洗时勿使水滴入仪器内,有些仪器的试带托盘是一次性的,应注意定时更换;②每日工作完成,应清除并用水洗净废物(废水、废试带)装置。

2. 周和月保养　各类尿液干化学分析仪的每周或每月保养要根据仪器的具体情况而定。

四、尿液干化学分析仪校准和性能评价

新的尿液干化学分析仪,在使用前必须进行校准和性能评价,仪器合格后才可进行临床使用。

(一) 尿液干化学分析仪的校准

校准前要调整分析仪使其处于最佳的工作状态,按照中华人民共和国计量技术规范《尿液分析仪校准规范》的要求对仪器进行校准,观察测定结果与校正带标示结果是否一致,只有完全一致才能证明仪器处于正常的运转状态,校准不合格的仪器不能使用。

(二) 尿液干化学分析仪的性能评价

新仪器安装后或每次大修后,必须对仪器技术性能参数进行评价,这对保证检验质量起着重要的作用,然而和血液分析仪不同,目前尿液分析仪尚无一套国际公认的性能评价的标准。按照《医学实验室质量和能力认可准则在体液学检验领域的应用说明》《干化学尿液分析仪》及《尿液物理、化学及沉渣分析》的要求,性能参数验证至少应做到以下两点:①准确度:按仪器规定的测定范围配制一定浓度的标准液,在严格操作的前提下,每份标准液重复检测 3 次,观察其符合程度;②精密度:取低浓度、高浓度尿液质控液和自然尿标本(正常和异常尿各 1 份),连续检测 20 次,观察每份标本每次检测是否在靶值允许的范围内。

(段朝晖)

第二节　尿液有形成分自动分析

尿液有形成分分析仪即采用数字影像拍摄、图像识别分析与处理技术、流式细胞术、光散射等技术和原理对尿液中细胞、管型、结晶、细菌等有形成分(以下简称有形成分)进行分析的仪器。该仪器主要有两类,一类是基于显微镜影像分析原理,另一类是基于流式细胞技术分析原理。

一、显微数码拍摄图像分析技术尿液有形成分自动分析

(一)检测原理

1. 有形成分检测原理　利用机器视觉技术自动显微镜影像分析原理,对尿液有形成分进行检测。仪器首先通过自动调节清晰度、光照等,实现最佳的视觉环境,然后采用自动聚焦技术,通过精密控制及定位跟踪,在低倍、高倍镜下智能采集实景图。根据目标的特征参数,通过图像处理识别软件对有形成分进行识别及分类计数,操作人员可对仪器拍摄的镜下实景图像在屏幕上进行人工审核及修改,最终提供镜下实景图及图文并茂的检验报告。

(1)机器视觉:机器视觉就是机器代替人眼进行测量和判断,按照人工镜检全过程,模拟人的视觉进行图像识别处理,其结合了图像采集技术、自动控制技术、仿生技术、图像识别及信号处理等技术。

(2)显微镜智能自动调节:通过视域背景的自动调节,采用快速自动聚焦技术,获取最佳视觉环境,拍摄到清晰图片。

(3)阴性过筛和定位跟踪:在低倍镜下对尿液有形成分进行快速扫描过筛,判断样品的阴阳性,如果没有发现目标则无需继续镜检;若在低倍镜下全视野扫描时发现可疑目标,则采用定位跟踪技术进行横、纵坐标的记忆,转换到高倍镜时,对目标进行跟踪放大,分类识别及计数。

2. 电导率　电导率是用来描述物质中电荷流动难易程度的参数,即表示电流通过导体的容易度。尿液电导率代表尿液总粒子中带电荷的部分,与溶质质点电荷(盐离子浓度)有关,与质点的种类、大小无关。仪器采用电极法测量电导率,通过计算两个标准电极间的电阻值来测定电导率。

(二)基本结构

1. 样品自动传送装置　完成样品的自动传送和定位,对尿量符合要求的标本进行条码扫描,根据条码信息对标本进行区分。

2. 样品处理和清洗装置　仪器自动对样品进行混匀,然后吸取一定量的标本注入流动计数池中进行分析,对计数池和管道进行排空与清洗并进行维护保养。

3. 自动显微镜采图系统　由精密定位控制系统、自动光学传感视觉环境调节系统、智能图像采集模块(CCD拍摄)等构成,是仪器的核心部件。其中精密定位控制系统用于实现图像扫描过程中的显微镜自动控制功能,采用模糊控制方式实现快速精确的摄像视域定位和快速自动聚焦。自动光学传感视觉环境调节系统根据显微镜低高倍镜头和标本背景不同自动调节图像参数,以确保采集到清晰明亮的细胞图像。智能图像采集模块可根据低倍镜图像快速过筛阴性标本,对阳性标本根据低倍镜定位情况自动跟踪采集有目标的高倍图像。

4. 图像自动识别与处理系统　通过提取有形成分的上百种形态学特征参数,完成图像的自动识别、分类计数及红细胞形态学分析。

5. 中央控制系统　仪器的处理中心,用于整个仪器的控制协调,完成视觉图像的处理、人机操作、系统管理及数据库管理工作。

显微数码拍摄图像分析技术尿液有形成分分析仪工作流程见图 7-5。

(三)检测参数

仪器对显微镜下实景图中的有形成分进行统计分析,可对红细胞、白细胞、上皮细胞、结晶、管型、真菌、细菌、黏液丝等进行识别和计数。还可进行尿红细胞形态学分析,提供红细胞计数、异常比例、红细胞大小、形状、色度及均一性分布等多个检测指标。红

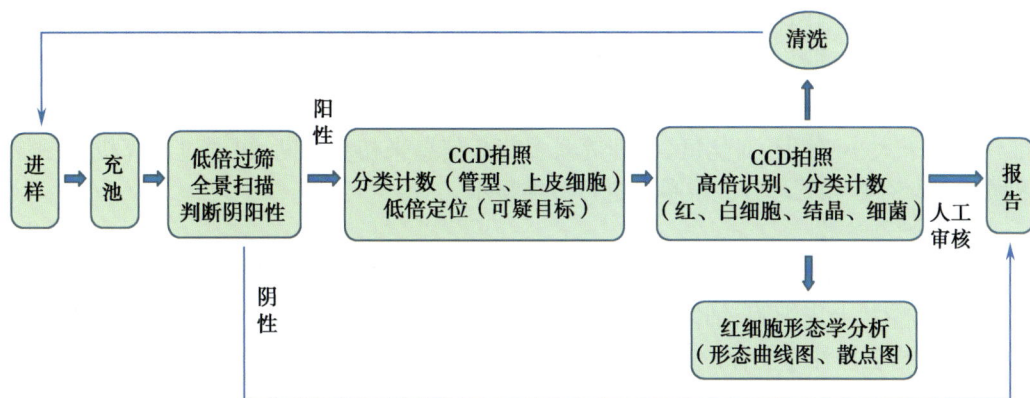

图 7-5　显微数码拍摄图像分析技术尿液有形成分分析仪工作流程

细胞形态学分析对血尿来源的鉴别有重要参考价值。

二、层流式 - 显微数码拍摄图像分析技术尿液有形成分自动分析

(一) 检测原理

采用平板鞘流技术,样本进入流动室时,同时注射泵推动鞘液进入流动池,使样本在鞘液的包裹下以单层细胞的厚度在流动池的薄层结构处流经物镜镜头前,仪器采用高速频闪光源,对运动中的有形成分连续摄影,闪光速度可达 40 次 / 秒,每个检测样品由数码相机拍摄 650 幅含有有形成分的图像。结合数字成像和自动颗粒识别分析技术(APR 软件),将每幅图像中的单个粒子的影像进行分离,提取其形态学特征,通过大小、对比度、形状、质地与自动识别系统中的模型进行多图像、多方位比对,从而达到粒子的自动化识别(图 7-6)。

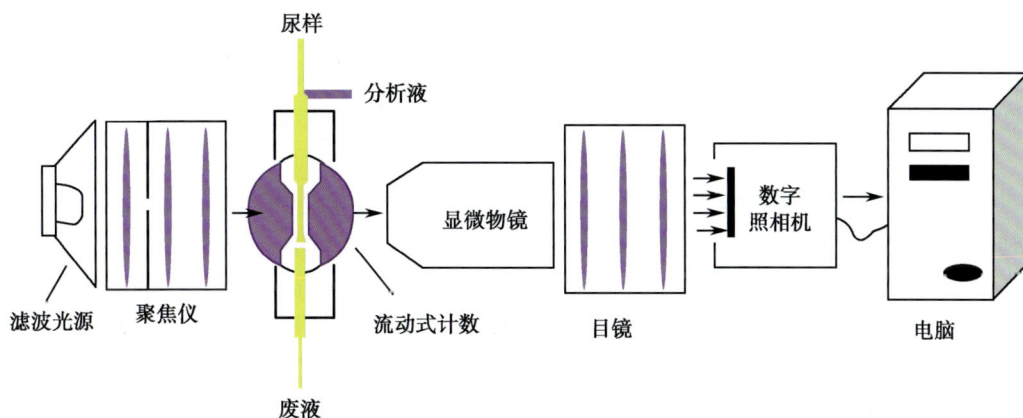

图 7-6　层流式 - 显微数码拍摄图像分析技术尿液有形成分分析仪工作流程

(二) 基本结构

1. 自动进样模块　仪器配有自动进样装置,有的还具有条码识别功能。

2. 层流式显微镜数字成像模块　采用层流平板鞘流技术,使被检标本进入检测系统,每个细胞是以单层或相对单一的方式通过显微镜镜头和数字照相机,尽量避免有形成分重叠、黏附和聚集现象发生,在流动的过程中应用全自动智能显微镜的数字摄像镜头(CCD)高速拍摄有形成分照片。

3. 有形成分识别与计算机分析处理模块　仪器数据库中已存储了 10 多种常见有

形成分的大量典型图像数据资料,建立了标准模块数据库,这些有形成分在计算机中被称为"粒子"。自动粒子识别软件和神经网络技术可迅速将拍摄的图像分割成含有单独粒子的图像,并将每个含有单独粒子的图像和数据库中的标准模板进行对比,根据被拍摄到的粒子大小、外形、对比度、纹理等众多特征信息来初步判断,再通过计算机对图像和数据进行存贮和管理并在屏幕上进行分类显示。

(三) 检测参数

检测参数主要有:红细胞、白细胞、白细胞团、透明管型、病理管型(未分类)、鳞状上皮细胞、非鳞状上皮细胞、细菌、酵母菌、结晶、黏液丝和精子。为了确认结晶、病理管型的类别,操作者应注重图像的查验,并通过手工显微镜检查确认结晶和管型的类别。

三、流式细胞技术尿液有形成分自动分析

流式细胞技术尿液有形成分分析仪是集半导体激光技术、鞘流技术和核酸荧光染色技术为一体的尿液有形成分分析系统,其检测特点是短时间内快速检测分析尿液中的有形成分,并通过收集、储存和处理数据,进行多参数的定量分析。

仪器设置了有形成分检测通道(sediment chamber,SED-ch)和细菌检测通道(bacteria chamber,BACT-ch):①有形成分检测通道:即粒子检测通道,主要试剂有聚次甲基、乙烯乙二醇溶媒、溶血抑制成分和 EDTA-K_3;其中聚次甲基为核酸和膜荧光染料,染料结合了膜或核酸后,在 633nm 激光照射后产生 660nm 或更高波长的红色荧光。乙烯乙二醇溶媒(辅助色素),能对精子特异染色。溶血抑制成分具有防止溶血和维持红细胞形态完整的作用。EDTA-K_3 是以形成螯合物的方式去除非晶形磷酸盐结晶。②细菌检测通道:试剂中含有聚次甲基、乙烯乙二醇溶媒、酸性高渗缓冲液(阳离子表面活性剂)及去除亚硝酸的物质。聚次甲基使细菌染色,乙烯乙二醇溶媒能排除细菌碎片、杂质颗粒对细菌检测的干扰。酸性高渗缓冲液具有增强细菌核酸染色功能,同时还能破坏所有细胞。去除亚硝酸的物质能除去所有含亚硝酸残留物,防止对染色的干扰。

一定量的尿液标本被吸入后分流到 SED-ch 和 BACT-ch,进入 SED-ch 的标本先进行电导率的检测;尿液标本在两个检测通道经过不同倍数稀释、染色、混匀、加热后在各自鞘流液包围下,以单个纵列的形式通过共同的检测孔,进行有形成分的计数和分类。

(一) 检测原理

1. 有形成分检测原理　稀释后尿液中的各类有形成分经荧光染色后,采用流式细胞术让单个有形成分逐一通过检测孔,在激光的照射下,各有形成分可产生以下基础信号:①荧光信号:荧光脉冲振幅即荧光强度(fluorescent light intensity,FL)主要反映有形成分 RNA/DNA 的染色信息,仪器还通过电信号放大程度设有低敏感荧光强度(FLL)和高敏感荧光强度(FLH)两种检测模式,同时能计算出荧光脉冲宽度(通过仪器积分测量计算)(fluorescent light intensity width,FLW),主要反映有形成分内容物荧光染色区域的信号宽度。比 FL 更能准确反映有形成分内 DNA 情况,与染色质长度(NL)、激光束宽度(BW)及流动速度(V)有关,可表达为:FLW =NL+BW/V。DNA 含量相等,但形状差异较大时,仪器将显示相同的 FL,不同的 FLW。②前向散射光信号:主要反映有形成分体积大小,同时也可以对有形成分进行计数,其中前向散射光脉冲振幅即前向散射光强度(forward scattered light intensity,FSC)反映有形成分体积大小;同时通过仪器积分测量计算出前向散射光脉冲宽度(forward scatter light intensity width,FSCW)可反映有形成分长度,影响因素及计算类同 FLW。③侧向散射光信号:反映有形成分内部复杂性信息,用侧向散射光振幅即侧向散射光强度(side scatter light intensity,SSC)表示。

仪器通过对 FL、FLW、FSC、FSCW、SSC 等信息进行综合分析、处理,得到有形成分的

形态、细胞横截面积、染色片段长度、细胞体积及数量等信息,并绘出直方图和散点图,以对各个成分进行识别和计数(图 7-7~ 图 7-10)。

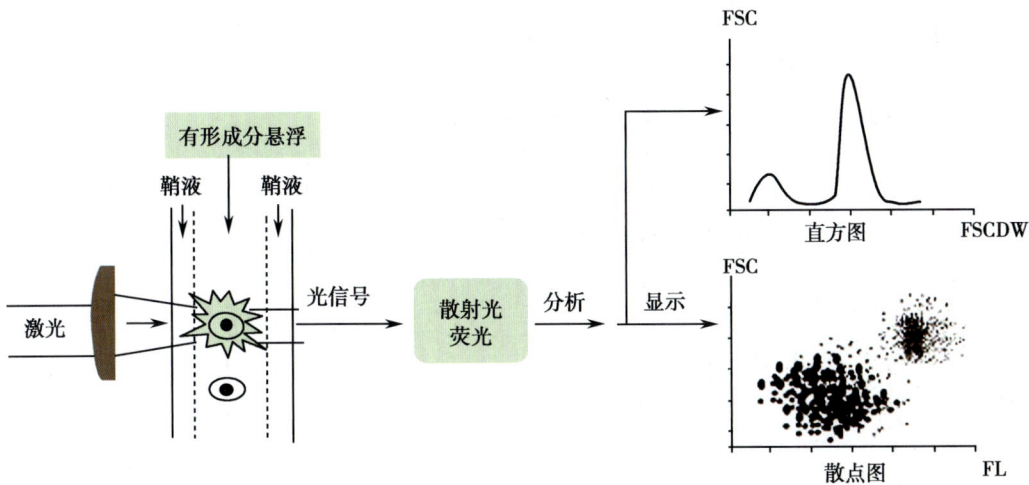

图 7-7　流式细胞技术尿液有形成分分析仪检测原理图

FSCDW:红细胞前向散射光分布宽度

2. **电导率检测原理**　仪器采用电极法测量电导率见图 7-8。

(二) 基本结构

1. **自动进样及试剂添加系统**　包括标本吸样、分流、稀释、试剂添加(稀释液、染色液和鞘流液)及混匀装置等。

2. **电导率检测系统**　样品进入流动室(池)之前,在样品两侧装配有一个电导率感受器,它接收尿液样品中的电导率信号后传送至微处理器。

3. **鞘流及流动室系统**　鞘流使标本中的粒子呈单个纵行排列,逐一通过流动室中央,并防止已检测过的粒子再返流到检测区。

4. **光学激发和光学收集系统**　其中光学激发系统主要由氩激光发生器、聚光透镜组成,发射激光及形成激光光束和束点。光学收集系统由收集透镜、分光滤光片等组成,其经激发荧光和侧向、前向散射光由收集透镜收集后,经分色镜及滤光片过滤分开,荧光由光电倍增管,进行光电转换;侧向、前向散射光经滤光片过滤,进入光电二极管进行光电转换。

5. **信号检测系统**　光电检测器将光信号转变为电脉冲信号,主要由光电二极管和光电倍增管接收、转化。

6. **电子和电路系统**　电子系统将接收到的各种电子信号进行放大、增幅、整理后传输给计算机微处理器进行汇总,再经过系统分析,得到各种有形成分的特征信息,根据特征信号判断部分有形成分的类型,并计算出这些有形成分的数量。

(三) 检测参数

仪器可报告参数和图形等信息,其中参数包括分析参数、标记参数、研究参数和研究信息,见表 7-3。图形有散点图和直方图(红细胞 FSC-FSCDW 直方图和白细胞 FSC-FSCDW 直方图)(图 7-9~ 图 7-10)。

1. **红细胞**　尿液中红细胞直径大约 8μm,无细胞核和线粒体,只有细胞膜染色,FL 弱;尿液中红细胞受机械损伤、渗透压、pH 和疾病影响时,其大小、形状可出现较大变化,FSC 分布会有较大差异,如果尿液中小红细胞较多,则红细胞会分布在前向散射光强度

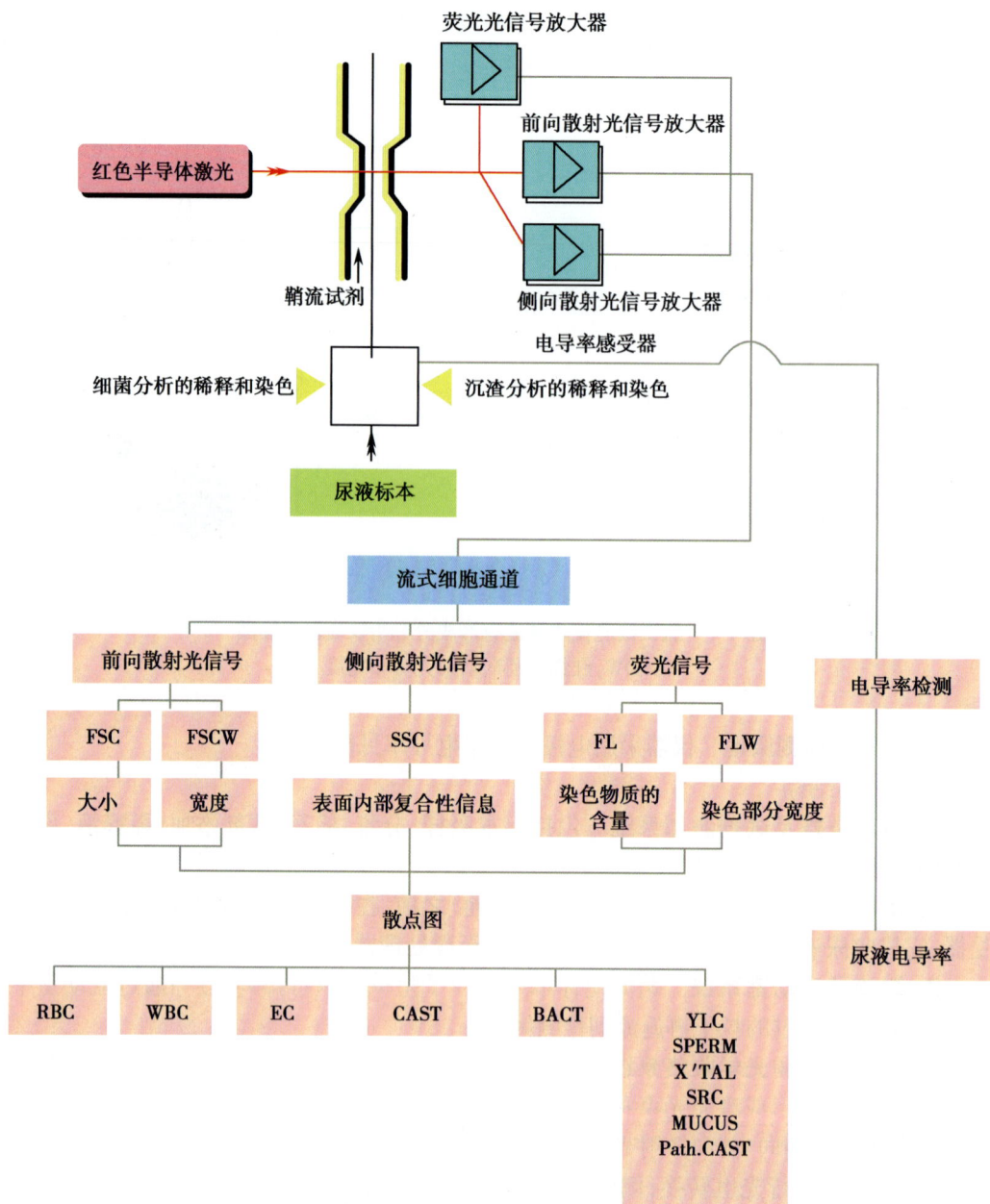

图 7-8　流式细胞技术尿液有形成分分析仪检测参数及流程图

较低的区域,见图 7-9 散点图 S1、S2。

　　仪器除报告尿红细胞定量参数外,还可报告尿红细胞形态信息,如 Isomorphic(均一性红细胞)、Dysmorphic(非均一性红细胞)还是 Mixed(混合性红细胞)、非溶血性红细胞数量(Non-Lysed-RBC#)和百分比(Non-Lysed-RBC%)、红细胞前向散射光分布宽度(RBC-FSCDW)等。对于鉴别血尿来源具有一定的提示意义(图 7-10)。

　　2. 白细胞　尿液中白细胞直径大约 10μm,FSC 稍大于红细胞;位于散点图中前向散射光强度较高区域;白细胞有核和核膜,分布于荧光强度较高的区域,可与红细胞区别。由于尿液中的白细胞和红细胞一样形态各异,可分布在散点图上较广的区域(图 7-9散点图 S1、S2)。

　　3. 上皮细胞　上皮细胞种类较多且大小不等,同时都含有细胞核和线粒体,大的上皮细胞如鳞状上皮细胞和移形上皮细胞具有高 FL 和 FSC,分布在散点图上的比白细胞

表 7-3 流式细胞技术尿液有形成分分析仪的检测参数

分类	参数	特点
分析参数	RBC、WBC、EC、CAST、BACT	定量参数(/μl),结果比较准确
研究参数	病理性管型(Path.CAST)、小圆上皮细胞(SRC)、类酵母细胞(YLC)、结晶(X'TAL)、黏液(MUCUS)、精子(SPERM)、电导率(Cond)	定量参数(/μl),随着检验原理、技术发展和临床应用证据的建立,有可能转为临床应用参数
标记参数	Path.CAST、SRC、YLC、X'TAL、MUCUS、SPERM	定性参数,为报警参数,阈值可自行设定,用不同符号标记提示增高而报警
研究信息	红细胞形态信息(RBC-Info.)、电导率信息(Cond.-Info.)、尿路感染信息(UTI.-Info.)	① RBC-Info. 给出均一性、非均一性及和混合型红细胞的提示;② Cond.-Info.:电导率按大小分 5 级,给出分级信息;③ UTI-Info.:根据白细胞和细菌情况,显示尿路感染信息提示

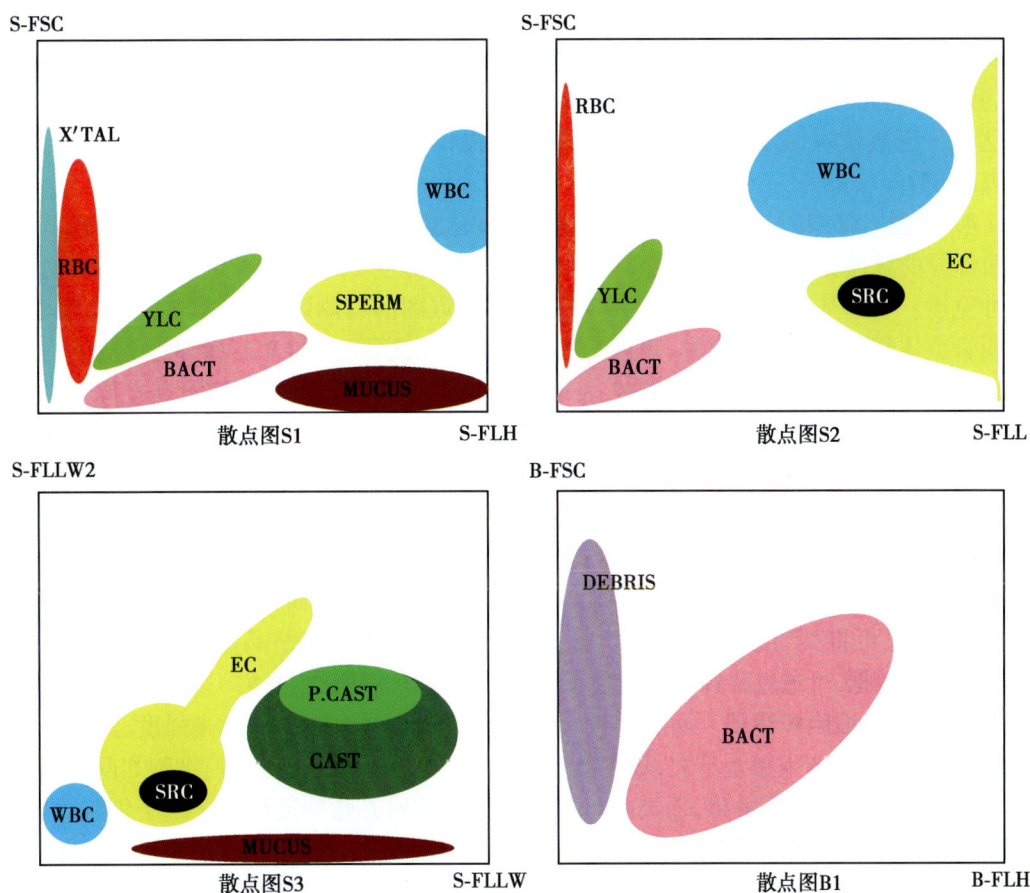

图 7-9 流式细胞技术尿液有形成分分析仪散点图

① S-FSC 为 SED-ch 中的 FSC;S-FLH 为高敏检测模式 SED-ch 中的 FL;② S-FLL、S-FLLW 和 S-FLLW2 分别为低敏感检测模式 SED-ch 中有形成分的荧光强度、荧光脉冲宽度和荧光脉冲宽度 2;③ B-FLH 为高敏检测模式 BACT-ch 中有形成分 FL;④ DEBRIS 为细菌染色通道中细菌以外的杂质

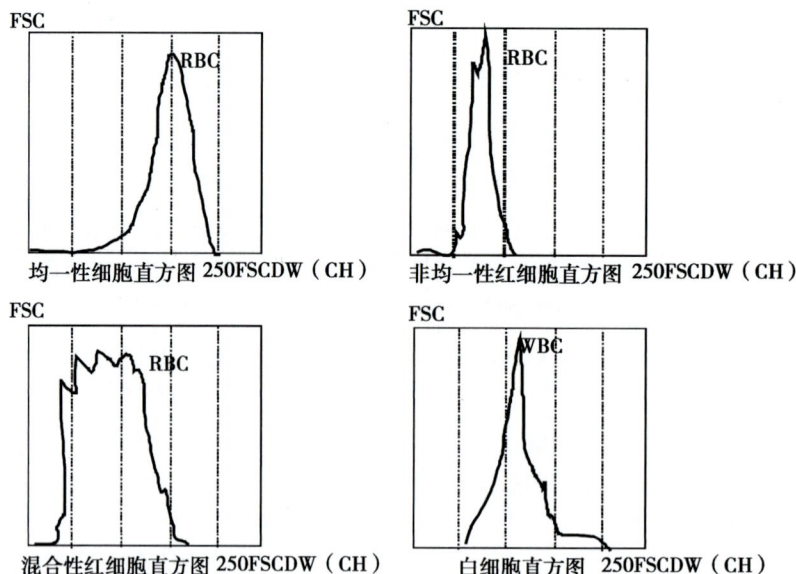

图 7-10　流式细胞技术尿液有形成分分析仪直方图

要高的右上部分区域(图 7-9 散点图 S2)。因肾小管上皮细胞,移形上皮和扁平上皮的中层及深层细胞的各种光信号变化范围大,仪器并不能准确区分,通过结合荧光、前向散射光、侧向散射光的强度进行综合分析判断,将其标记为小圆上皮细胞,当仪器提示这类细胞达到一定数量时,必须按尿有形成分规范化操作规程离心镜检进行准确分类(图 7-9 散点图 S3)。

4. **管型**　管型的基质和内含物可被染色,FLLW 是低灵敏度的荧光脉冲宽度,代表颗粒部分的脉冲宽度。FLLW2 是低灵敏度荧光脉冲宽度 2,代表颗粒的核强染色部分的脉冲宽度。管型体积大,具有高 FLLW,出现在散点图的右侧区域,见图 7-9 散点图 S3。透明管型体积大且不含内容物,表现为极高 FLLW 和微弱的 FLLW2;病理管型含有白细胞、红细胞、上皮细胞或其他内容物,表现极高 FLLW 和 FLLW2。它们出现在同一散点图中的不同高度区域。仪器根据荧光强度只能分出病理管型和透明管型,并不能对病理管型分类,需要在显微镜下对管型进行准确的识别和分类。此外,黏液丝、棉毛等可引起假阳性,而有的管型短而小,易被仪器漏检。

5. **结晶**　结晶不会被染色,分布于低于红细胞荧光强度的区域。结晶大小各异,其分布区域也较广,带有复合多面内部结构的结晶由于体积较大而分布在侧向散射光强度较高的区域,可将其与红细胞区分开来(图 7-9 散点图 S1)。非结晶盐(磷酸盐、尿酸盐)会影响分析数据,可通过稀释液中的螯合剂、染色时的加温操作(35℃)来溶解去除。

6. **类酵母细胞和精子**　两者都含有 RNA 和 DNA,具有很高的荧光强度,其散射光强度与红细胞、白细胞相差不大,故在散点图中分布区域位于红细胞、白细胞之间。精子比类酵母细胞对染色更敏感,而类酵母细胞的前向散射光脉冲宽度小于精子细胞,借此将两者区分。但在低浓度时,区分精子与类酵母细胞有一定难度;而在高浓度时,类酵母细胞的 FSC 与红细胞类似,因此会对红细胞计数产生干扰作用(图 7-9 散点图 S1)。

7. **细菌**　仪器配置有专用的细菌分析通道(BACT-CH)。细菌体积小于红细胞和白细胞,含有少量 DNA 和 RNA,因此荧光强度比红细胞强、较白细胞弱,FSC 比红细胞、白细胞弱。仪器可定量报告细菌数,但不能鉴别细菌种类。由于死亡细菌染色灵敏度较活细菌强,FL 强(图 7-9 散点图 S2、B1)。

8. **电导率**　电导率和尿渗量既相关又有差异。例如,尿液中出现葡萄糖,尿渗透量是升高的,但由于葡萄糖是非电解质不带电荷,所以与导电率无关。

四、尿液有形成分分析仪的安装、使用、保养和维护

流式细胞技术和显微镜影像分析技术尿液有形成分分析仪在分析原理上不同,但大部分仪器在安装、使用、保养和维护上有相同的要求。

(一) 安装

1. 安装条件

(1) 实验室通风较好,实验室温湿度要求为温度 15~30℃,相对湿度 30%~85%。

(2) 仪器远离电磁干扰源、热源,防止阳光直接照射,环境应尽可能无尘。

(3) 有充裕的安装空间,仪器两侧及背面至少有 50cm 空间,安装在平整、稳固、防潮的工作台上。

2. 调试和性能验证 新仪器安装调试完后必须对仪器技术性能进行验证,其准确度、精密度、灵敏度、携带污染率、干扰物质、测量范围等应符合相关行业标准要求。

(二) 使用

严格按照仪器标准操作规程进行操作和结果审核。在开机前,要对仪器的试剂、打印机、配件、取样器和废液装置等状态进行全面检查,确认无误后方可开机。在进行样本检测之前,必须先进行室内质量控制检测,质控通过后,方可进行样品测试。

(三) 保养与维护

1. 工作完毕,应用清水或中性清洗剂擦拭干净仪器表面,并倒净废液。关机之前,应按照说明书要求对仪器进行清洗维护。

2. 使用专用的仪器登记本,对仪器操作的情况、出现的问题,以及维护、维修的情况进行登记。

3. 不同仪器的周保养、月保养和年保养均有不同,应按照标准操作规程或仪器说明书的要求按时进行保养。

(莫 非)

第三节 尿液分析仪检验质量保证

目前尿液干化学自动分析仪和尿液有形成分分析仪已广泛应用于临床尿液常规检查,提高了检验工作的速度与实验精度。但是尿液自动化分析仪检验存在的局限性和影响因素较多,容易产生假阳性或假阴性结果,因此,质量保证应贯穿于分析前、分析中、分析后全过程,尽可能减少或消除结果偏差。

一、分析前质量保证

尿液分析仪检测前质量控制包括:检验人员、检测环境、尿液分析仪、试剂及标本是否合格等。

(一) 合格的检验人员

合格的检验人员应具备以下条件:①通过相关资格考试;②上岗前接受规范的操作培训,认真阅读仪器操作手册,熟悉仪器原理、操作程序、检测结果的数据、图形、报警等显示的含义、检测干扰因素、仪器基本调试、保养和维护;③具备良好的医德医风和责任心。

(二) 合适的检测环境

尿液分析仪的安装环境有特殊要求,应按照仪器手册的要求,满足仪器对空间、温

度、湿度、电源、抗电磁、抗热源、光线、通风等基本条件。

(三) 合格的尿液分析仪

仪器新安装或每次维修后,必须按照我国卫生行业标准关于尿液检验常规项目分析质量要求,对尿液分析仪进行技术性能的测试和验证,并做好相应记录和管理工作。

尿液干化学分析仪性能验证的内容至少应包括阴性和阳性符合率;尿液有形成分分析仪性能验证的内容至少应包括精密度、携带污染率和可报告范围。性能验证的方法如下:

1. **符合率** 应对仪器的符合率进行评价,对照方法是确证试验或参考方法,如干化学分析仪尿蛋白测定的对照方法应该是磺基水杨酸法,有形成分分析仪的细胞和管型测定的对照方法是显微镜法。用仪器法和相应对照方法同时测定同一组样本后,对结果的符合率进行评价,特别是对细胞、管型类的常见病理成分进行评价,判断该仪器在这些可检出的病理性成分上的识别率和计数上的可靠性,分析其假阴性率和假阳性率。

2. **精密度** 可进行批内、批间精密度评价,最好选择高、中、低浓度的标本。如果有形成分分析仪仪器生产厂家能够提供尿液有形成分标准物质,可以使用该物质。如果没有这种产品,可以用人血或尿中的细胞进行处理后替代。

3. **线性范围** 应对仪器的可报告范围内的线性进行评价。可选择定量的高浓度标本,用等渗稀释液进行一系列的梯度稀释,并测定其浓度,得到线性范围。

4. **携带污染率** 用于评价高浓度标本是否对低浓度标本测定产生影响的评价指标。可以选择尿液质控品,测定三次,再选择一阴性尿液标本或质控品,测定三次。计算得到携带污染率指标,一般情况下应<2%或小于厂家给出的标准。

5. **相关性** 与其他方法的比对实验,例如与其他类型的仪器比对,或与标准的显微镜和计数板的定量计数法做比对实验,获得每项测定参数的相关系数和回归公式。

6. **生物参考区间验证** 应至少使用20份健康人尿样品对尿液有形成分分析仪检验项目的生物参考区间进行验证。

(四) 合格的试剂

使用与仪器配套、在有效期内的试带、染液和质控品等,避免使用未经验证的替代试剂。干化学试带每次取用后应立即密封保存,防止受潮变质。

(五) 合格的检测标本

1. **人员培训** 临床实验室应做好相关人员培训。定期对医生、护士等进行培训,讲解尿液标本采集的注意事项及相关要求并建立监督机制,保证标本采集的质量。

2. **标本采集文件制定** 应制定尿液标本采集的标准操作程序(SOP)文件,内容包括待检者准备、标本容器、采集尿液方式和要求、尿量、运送时间与地点等。相关标准操作程序文件、标本采集手册等应装订成册,并下发到各病区、门诊护士站。

3. **患者告知** 对可能影响尿液化学成分及有形成分检查的饮食、用药、生活状态等告知患者,要求待检者给予配合,控制饮食、用药、活动、情绪等,尽可能减少非疾病因素对标本的影响,保证标本客观真实地反映患者状态。同时告知患者正确的标本采集方法。

影响尿液分析的常用药物有:①维生素C:维生素C具有较强的还原性,可抑制尿液干化学某些项目的测定,使结果偏低或出现假阴性。一般认为,常规剂量口服维生素C对实验结果无影响,而大剂量口服特别是静脉滴注时,30分钟内尿中浓度即迅速升高。高浓度的维生素C可使干化学法葡萄糖、血红蛋白、胆红素及亚硝酸盐的检测呈假阴性。②青霉素:大剂量青霉素(尿液内青霉素浓度超过4万U/ml时)对干化学法测定尿蛋白产生假阴性,而对磺基水杨酸法测定尿蛋白产生假阳性,静脉滴注青霉素最好5~6小时后再做尿液检查。

4. 标本运送　严格按照操作程序运送尿液标本。

5. 标本签收　加强与临床相关科室的沟通与协调,建立标本接收程序和登记制度,以保证标本分析的真实性和可靠性。

二、分析中质量保证

应做好室内质量控制,严格按照尿液分析仪的标准操作程序进行操作,注意同一检测项目不同检测方法之间结果的一致性。

(一)仪器启动

必须完全按照尿液分析仪的 SOP 规定,在全面检查电源、试剂等各种设备连接完好的基础上,才能开启仪器。

(二)室内质量控制

在检测临床标本前,必须先做室内质控,确定各项检测参数在控,表明仪器处于最佳或正常的工作状态后,才可检测患者标本。

1. 尿液干化学分析仪的室内质控　每天用"高值""低值"或"正常""异常"两种质控物进行质量控制监测,商品化或人工配制质控品均可。每工作日至少检测 1 次,任意一个试剂块的检测结果与质控品期望"靶值"偏差不超过 1 个等级,且阴性不可为阳性,阳性不可为阴性。超过或结果在"正常"与"异常"之间波动均视为失控。出现异常结果时,应按质量控制程序及时查找和排除引起异常的原因。

2. 尿液有形成分分析仪的室内质控　可参照中国合格评定国家认可委员会(CNAS)制定的 CNAS-CL41《临床实验室定量测定室内质量控制指南》2014 年第一次修订版进行。流式细胞技术尿液有形成分分析仪可通过原厂配套的校准物、质控物对仪器进行有效的质量管理。层流式显微数码拍摄图像分析技术可以使用包括阳性或者阴性有形成分的厂家配套焦点校准品和质控品,进行焦点校准和日常质控。显微数码拍摄图像分析技术尿液有形成分分析仪可通过显微镜自动聚焦、空白校正、校准品及质控品来完成仪器的校准和质控。仪器均具有质量控制程序,厂家一般会提供至少包括阴、阳两个水平的质控品进行室内质量控制,每日至少检测 1 次,应至少使用 1-3s、2-2s 失控规则。各实验室可根据厂家提供的质控靶值和范围设定失控判断标准,也可自己经过测定累积数据后,获得自己实验室的靶值和浮动范围。各仪器均有设定的质控模式,也可将质控结果传输到 LIS 系统中绘制质控图和保存质控数据。

(三)标本检测

按仪器标准操作程序规范操作,重视仪器的报警提示,并给予相应处理。

(四)结果验证和显微镜复检

1. 干化学分析结果验证　尿液干化学分析影响因素多(表 7-4),而且不能检测管型等病理成分,因此不能单纯只做尿液干化学分析就发出检测报告。

表 7-4　尿液干化学分析仪检测假阳性、假阴性常见的原因

参数	假阳性	假阴性
URO	吲哚、酚噻嗪类、维生素 K、磺胺药	亚硝酸盐、光照、重氮药物、对氨基水杨酸
BIL	酚噻嗪类或吩嗪类药物	维生素 C(>500mg/L)、亚硝酸盐、光照
KET	酞、苯丙酮、左旋多巴代谢物	试带潮解、陈旧尿液
NIT	陈旧尿液、亚硝酸盐或偶氮剂污染、含硝酸盐丰富的食物	尿胆原、尿液 pH<6.0、维生素 C、尿量过多、食物含硝酸盐过低、尿液在膀胱中贮存 <4 小时

续表

参数	假阳性	假阴性
BLD	肌红蛋白、菌尿、氧化剂、易热性触酶	大剂量维生素 C（>100mg/L）、甲醛、高比重尿
LEU	甲醛、毛滴虫、氧化剂、高浓度胆红素、呋喃妥因	蛋白质、维生素 C、葡萄糖、头孢氨苄
PRO	喹宁、嘧啶、聚乙烯、吡咯酮、氯己定、磷酸盐、季铵类消毒剂、尿液 pH≥9.0	大量青霉素尿、尿液 pH<3.0
GLU	容器被氧化剂污染	大剂量维生素 C（>500mg/L）、尿酮体（>0.4g/L）、高比重尿、氟化钠、细菌污染
SG	尿蛋白	尿素 >10g/L、尿液 pH<6.5

按 CLSI 文件规定，干化学测定中尿蛋白的确证试验为磺基水杨酸法；尿葡萄糖的确证试验为葡萄糖氧化酶定量法；尿胆红素的确证试验为 Harrison 法；尿白细胞、红细胞的确证试验为显微镜检查。当出现不能解释的结果时，应采用确证试验进行验证。

2. 显微镜复检　尿液干化学分析仪和有形成分分析仪的影响因素多，均存在不同程度的假阳性和假阴性，显微镜检查能真实展现细胞、管型等有形成分的形态，直观可靠，可以弥补干化学法和有形成分分析仪在有形成分检查中的缺陷。为了消除各种方法的假阳性和假阴性，尿液干化学分析仪检查、尿有形成分分析仪检查、显微镜检查三者之间必须有机结合，交叉互检，缺一不可。不能一概否定或肯定仪器检测结果，更不能随意调节改变仪器的灵敏度。尿液干化学分析仪和尿液有形成分分析仪检查都只是一种过筛实验，需结合本实验室具体情况制定完善的显微镜复检规则，并对复检规则进行确认，假阴性率应≤5%。对触发复检规则的尿液标本按照规定的验证方法及标准对其进行复检，以保证尿液检验质量。原则上凡有下述情况的应进行显微镜检查：

（1）尿液外观异常：浑浊尿需显微镜检查，以明确外观异常的原因，如结晶、细菌、细胞或脂滴等。

（2）医生提出显微镜检查要求：当临床医生觉得检查结果与患者临床症状不符、影响疾病诊断时，会对检查结果提出质疑，要求复查。临床实验室人员需显微镜检查以确定发出结果的可靠性，辅助临床医生做出正确诊断。

（3）特定人群：泌尿系统疾病患者、糖尿病患者、使用免疫抑制剂患者及妊娠妇女等病理生理状态都能影响尿液组成，尤其是泌尿系统疾病的患者，准确的尿液分析结果能对肾脏的损伤程度，感染的急慢性，红细胞来源等给出一定提示。

（4）仪器结果异常或仪器报警：①干化学分析仪与有形成分分析仪结果不相符合：如RBC、WBC、NIT、细菌等两仪器的阴阳性不符，或者 RBC、WBC 的结果相差 2 个数量级以上时，需离心镜检；②干化学蛋白阳性，有形成分分析仪管型阳性，有形成分分析仪 RBC、酵母菌、结晶等均增高，或者有形成分分析仪给出的结果有报警信息时，均应离心镜检；③应分析结果之间的关联性，注意临床诊断和检查结果的符合性，如有明显矛盾或与最近一次检测结果有重大差异，应及时镜检复核，以保证本次结果的准确性。

尿液干化学分析仪法和显微镜镜检是两种原理不同的检验技术，其检验结果可能互不相符。常见的不符情况和原因见表 7-5。

总之，在充分发挥尿液自动化分析优势的同时，设置合理的复检规则并结合软件支持，从而实现智能化筛选出需人工镜检复查的标本，缩短尿液常规检验的时间，并提高检验质量，使尿液常规检验逐步规范化、标准化。

表 7-5　尿液干化学分析仪法和显微镜镜检不符合情况与原因

参数	干化学法	显微镜镜检法	原因
白细胞	+	−	尿液在膀胱中贮存时间过长,致白细胞破坏、粒细胞酯酶释放
	−	+	尿液以淋巴细胞或单核细胞为主,见于肾移植患者
红细胞	+	−	尿液红细胞被破坏,释放 Hb,尿液中含易热性触酶(将尿液煮沸冷却后再检测可以排除酶的影响),肌红蛋白尿
	−	+	少见,见于维生素 C>100mg/L 或试带失效时

三、分析后质量保证

分析后质量保证包括结果审核、结果报告与传递等。

1. 患者信息核对　审核报告时应认真核对病人的临床资料与检验编号,核对有无缺项漏报现象。

2. 检验结果分析　正确分析检测结果之间的关联性,即干化学尿液分析仪检查、尿液有形成分分析仪检查、显微镜检查三者之间结果是否相符,避免漏项及矛盾结果,发现问题及时查找原因并重新测定。注意查看病人是否使用影响尿液分析的常用药物如青霉素等。注意检测结果是否符合临床诊断和患者病情,如有明显矛盾或与最近一次检测结果有重大差异,应及时联系临床医师共同探讨造成差异的可能原因。

3. 结果报告　对于确认无误的结果应及时发送报告,以便临床医生及时对患者进行处理。

此外,室间质评也是分析质量保证的重要组成部分。室间质评是多家实验室分析同一标本、并由外部独立机构收集、分析和反馈实验室检测结果,以此评价实验室的检测能力。定期参加全国和省市的室间质评活动,分析室间质评结果并保留结果和证书,不合格项目应提出改进措施,并且验证改进措施的有效性。

（胥文春）

第四节　尿液分析方法学评价及临床应用

一、尿液分析方法学评价

1. 手工检查　不需要特殊仪器设备,成本低廉,检查结果准确可靠,基层单位可以开展使用,但操作比较烦琐、费时、效率低,易受到主观因素如操作人员经验等的影响,存在离心过程中有形成分丢失或溶解造成假阴性等误差,不适合大批量标本的检测。规范的人工显微镜检查仍是尿液有形成分检测的金标准。在干化学和有形成分自动分析结果有疑问时可以采用手工操作验证。

2. 干化学自动分析　具有简便、快速、一次检测多个项目、重复性好等优点,适用于大批量标本的筛检。但也有一定的局限性。

(1) 尿液干化学试带的反应原理与湿化学法和显微镜检法存在差异,彼此之间缺乏可比性。

(2) 试带在设计上难以兼顾临床上所有病理成分的检出,容易造成疾病的漏诊或病情判断失误。如:①对红细胞、白细胞的检测属于间接检测,不能检查尿液中的管型和结晶等,不能代替病理性尿液标本的显微镜检查。②比重模块只能反映尿中阳离子多少,与比重计法测定结果不一;对婴儿尿等低比重尿不敏感。③白细胞模块测定的是中性粒细胞和巨噬细胞胞质中含有的脂酶,对淋巴细胞无反应;容易漏检肾移植早期排异反应出现的淋巴细胞。④亚硝酸盐模块只能检出有硝酸盐还原酶的细菌,对于假单胞菌属和革兰阳性菌等无反应,易出现尿道感染的漏诊。⑤蛋白模块检测尿蛋白以白蛋白为主,对球蛋白不灵敏,对本周氏蛋白无反应,不适用于肾病、骨髓瘤患者的检查。⑥葡萄糖模块只对尿液中葡萄糖产生反应,对乳糖、半乳糖、果糖及蔗糖无反应。

(3) 分析灵敏度有局限性:胆红素及尿胆原模块灵敏度比 Harrison 手工法低;酮体模块对乙酰乙酸最敏感,丙酮次之,对 β- 羟丁酸无反应。蛋白检测模块主要对白蛋白敏感。

(4) 干扰因素多:易受药物、外源性物质或人为因素等的干扰出现假阳性或假阴性结果。如维生素 C 浓度增高可引起葡萄糖、隐血出现假阴性结果。大量使用头孢霉素或庆大霉素等药物时,白细胞测定可出现假阴性。选择尿蛋白检查的肾炎患者,多使用青霉素治疗,注入的青霉素 90% 以上通过尿液排泄,而这些青霉素可干扰尿蛋白的检查(干化学法出现假阴性、磺硫酸法出现假阳性)。

因此,肾病科及泌尿系统病人尿液不适于用干化学过筛;尿液外观异常时,应注意显微镜检查;由于干化学干扰因素多,且不可避免有一定局限性,要结合临床表现,判断结果绝不可只看干化学,忽视镜检。

3. 有形成分自动分析　具有简便、快速、重复性好、生物污染少等优点,但由于尿液标本有形成分的复杂性、不稳定性及尿液有形成分分析仪检测原理的局限性,使得检测结果容易受到一些因素的干扰,造成结果的假阴性或假阳性,不能完全取代有形成分显微镜检查,只能起到过筛作用。

流式细胞技术尿有形成分分析仪检测速度较快,重复性较好,但不能显示形态学图像,不能对病理管型及结晶进行分类,也不能鉴别异常细胞和脂肪滴,干扰因素较多,如草酸钙结晶、酵母菌容易造成红细胞假阳性,上皮细胞、酵母菌和滴虫可引起白细胞的假阳性,大量细菌、酵母菌可干扰红细胞计数,黏液丝对管型计数影响明显。因此,当检测结果为阳性时,需要通过显微镜方法进行复检。

显微数码拍摄图像分析技术尿液有形成分分析仪提供的图像为拍摄的实景图,可直观的在电脑上看到有形成分的图像。仪器的自动识别能力取决于运用的有形成分特征参数的多少和图片数据库的大小,尿液有形成分复杂多变,在自动分析时也会出现误认或不能识别的情况,如将草酸钙结晶误认为红细胞,将小圆上皮细胞、鳞状上皮细胞的核、滴虫等误认为白细胞。因此,当检测结果为阳性时,需要对仪器拍摄的实景图像进行人工审核并确认。

二、尿液分析的临床应用

尿液由血液经过泌尿系统产生,泌尿系统发生病变时和机体其他系统能影响血液成分改变的疾病均可引起尿液成分的改变,因此,尿液检查对泌尿系统疾病及其他系统疾病如糖尿病、黄疸性疾病、急性胰腺炎、多发性骨髓瘤等疾病的诊断及疗效观察具有重要价值,在临床上应用广泛。

(一) 泌尿系统疾病

1. 泌尿系统感染　根据感染的部位可分为上尿路感染和下尿路感染,前者是指肾盂肾炎,后者主要是指膀胱炎、尿道炎。急性期病人多有尿频、尿急、尿痛等膀胱刺激症状,尿液检查中与感染有关的项目包括透明度、亚硝酸盐、蛋白质、白细胞(白细胞酯酶)、红细胞(隐血)等,这些指标出现异常,有助于泌尿系统感染的诊断。

(1) 急性肾盂肾炎:泌尿系统最常见的感染性疾病,病人有不同程度的畏寒、发热、腰痛、尿频和尿急等膀胱刺激症状。尿液检查:外观常呈不同程度混浊,偶见微量蛋白尿。尿白细胞增多,红细胞多少不定,形态均一,常可发现白细胞管型。尿液经结晶紫、沙黄染色检查,可找到闪光的含脂肪颗粒细胞,亚硝酸盐还原试验可阳性。

(2) **慢性肾盂肾炎** 除急性复发者外,一般症状轻微或无任何症状。尿液检查:呈间歇性异常,外观可浑浊,蛋白常为(+)~(2+),镜检除白细胞增多外,红细胞一般量少、形态均一;可出现透明管型、颗粒管型和白细胞管型。

(3) **膀胱炎、尿道炎**:病人有发热、尿频、尿急、尿痛等症状。尿液检查:外观浑浊可有絮状沉淀,蛋白量不多,为组织性蛋白尿。镜检白细胞大量增多,无管型,红细胞一般少量且形态均一。

2. 肾小球肾炎 是指各种病因引起双侧肾脏弥漫性或局灶性不同病理改变的肾小球病变。临床症状以水肿、高血压、血尿和蛋白尿为主要表现。尿液检查中与肾脏疾病有关的项目包括颜色、透明度、酸碱度、比重、隐血或红细胞、白细胞、管型、蛋白质等,这些项目有助于肾脏疾病的诊断和鉴别诊断。

(1) **急性肾小球肾炎**:病人有水肿、高血压、尿量减少甚至无尿等症状。尿液检查:外观呈浑浊、可有肉眼血尿,95%病例呈持续轻、中等度蛋白尿。镜检可见大量红细胞(形态呈非均一性),白细胞亦常增多,可见透明管型、颗粒管型、红细胞管型和上皮细胞管型。

(2) **慢性肾小球肾炎**:病变累及肾小球和肾小管,是一组常见的肾脏疾病,临床表现有不同程度贫血、轻度水肿和持续性高血压。尿液检查:尿蛋白常为(+)~(3+),多属混合性蛋白尿。镜检红细胞增多,常呈镜下血尿(形态非均一性),白细胞一般少量,但并发尿路感染时,白细胞可增多,可见大量透明管型、颗粒管型和细胞管型,可出现蜡样管型、脂肪管型。

3. 肾病综合征 是由多种原因和多种病理类型引起的肾小球疾病中的一组临床综合征。临床表现以大量蛋白尿、低蛋白血症、水肿伴或不伴有高脂血症为特征。尿液检查:蛋白含量很高,定性多为(3+)~(4+)。病变早期,滤过膜改变不严重,滤出的大分子量蛋白较少,尿中以中、小分子蛋白为主,即滤过膜对蛋白质的滤出尚有选择性,此时排出的蛋白尿称为选择性蛋白尿。病变加重时,IgG、IgM等大分子量蛋白也大量滤出。镜检时红细胞和白细胞少见,可见颗粒性管型、透明管型和脂肪管型。由于肾病综合征发病原因不同,病程轻重亦各异,因此尿液也有各种变化。

4. 其他肾脏疾病 肾结核、肾结石、泌尿系肿瘤、肾移植术后等均可引起尿液成分的改变,可表现为血尿、白细胞尿、蛋白尿。肾移植术后如尿中以淋巴细胞为主,或同时出现肾小管上皮细胞和闪光细胞,提示排斥反应的发生。

常见泌尿系统疾病的尿液改变见表7-6。

(二) 糖尿病

糖尿病肾病是糖尿病病人主要的并发症之一。糖尿病时,尿液检查尿糖可呈阳性,比重可能降低,但肾糖阈增高时即使血糖达到糖尿病诊断标准,尿糖可呈阴性。因此,尿糖不能作为糖尿病的诊断标准。糖尿病酸中毒时或昏迷时,尿酮体阳性,其报告有临床诊断价值。

尿液中微量清蛋白检测可提示糖尿病肾病的出现及分期,同时检测尿肌酐,计算尿清蛋白/肌酐比值,可用作早期糖尿病肾病的预测指标。糖尿病肾病的尿液检测结果与慢性肾小球损害相似。

(三) 黄疸

黄疸是高胆红素血症的临床表现,即血中胆红素浓度增高使巩膜、皮肤、黏膜以及其

表 7-6　常见泌尿系统疾病的尿液改变

病名	蛋白定性	红细胞	白细胞	管型
急性肾小球肾炎	+~2+	变形红细胞	增多	细颗粒和透明管型,红细胞和肾上皮细胞管型亦可见
慢性肾小球肾炎	+~3+	变形红细胞	少量	常见透明、颗粒管型,可见脂肪,蜡样管型
急性肾盂肾炎	±~2+	多少不一,形态正常	增多	白细胞管型
慢性肾盂肾炎	±~2+	多少不一,形态正常	增多	透明、白细胞、颗粒管型
肾病综合征	3+~4+	少量,形态可异常	少量	颗粒、透明和脂肪管型。
膀胱炎、尿道炎	±~+	一般少,有出血者增多,形态正常	增多	一般无,偶见透明管型

他组织和体液发生黄染的现象。黄疸时,尿液颜色、尿胆红素及尿胆原检查对黄疸的诊断和鉴别诊断有一定价值,见表 7-7。

表 7-7　黄疸时血、尿及粪便相关检查结果变化

标本	指标	正常	溶血性黄疸	肝细胞性黄疸	梗阻性黄疸
血液	总胆红素	N	↑	↑	↑
	间接胆红素	N	↑	↑	N/↑
	直接胆红素	N	↑/N	↑	↑
尿液	颜色	浅黄色	深黄	深黄	深黄
	尿胆原	−/±	++	+	−/↓
	胆红素	−	−	+	+
粪便	颜色	黄褐色	深色	黄褐色/变浅	变浅/白陶土色
	粪胆素	N	↑	N	↓/-

N:正常　−:阴性　±:弱阳性　+:阳性

(四)安全用药

肾脏是机体的主要排泄器官,容易受到药物的影响。一些药物可对肾脏产生直接毒性作用或通过过敏反应造成肾脏损伤。某些抗生素类如庆大霉素、卡那霉素、多黏菌素 B、磺胺,抗肿瘤药如顺铂、氨甲蝶呤,解热镇痛药如非那西叮、阿司匹林,违禁药品如海洛因等均对肾脏有一定毒性作用,用药前及用药过程中随时观察尿液成分的改变,确保用药安全。

(五)中毒与职业病

大多数重金属化合物(如铅、镉、铋、汞等)都有肾毒性,均可引起肾损害。短期大量摄入引起急性肾脏病变,长期小量接触,会发生慢性肾脏病变。经常接触重金属的职业人群及作业场地附近的居民应定期进行体检。检验尿液中重金属排出量及其他尿液成分的异常,对劳动保护与职业病的诊断及预防有一定价值。

(六)健康评估

收集尿液标本方便、对人体无害,通过尿液分析可以筛查有无泌尿系统、肝胆系统疾病和代谢性疾病(如糖尿病)等,有助于发现亚健康人群,以达到早期诊断、早期预防、早期治疗的目的,提高生活质量。

（莫　非）

本 章 小 结

尿中化学成分与干化学试带上相应模块试剂反应产生颜色变化,颜色深浅与尿中相应物质浓度呈正比,尿液干化学分析仪测定各反应模块的反射光并计算出尿中相应物质的浓度,给出定性和定量结果,可一次性检测11~13项尿液指标,具有标本用量较少、检测项目多、速度快、重复性好、准确性较高等优点,适用于大批量标本检查。但其对化学成分检查的影响因素多,对红细胞、白细胞和细菌只能初步分析,不能检测管型,因而只作为过筛手段。

尿液有形成分分析仪是采用流式细胞技术或显微镜影像分析技术对尿中有形成分进行分析的仪器,具有快速、准确性高、重复性好、生物污染少的优点,但因检测原理的局限性和尿液成分的复杂性,易出现假阳性或假阴性结果,只能起到尿液有形成分检查的过筛作用。

尿液分析的质量保证应贯穿于分析前、分析中和分析后全过程,重点包括仪器性能验证、标本采集、室内质控、显微镜复检和结果审核等环节。尿液干化学分析仪和有形成分分析仪已广泛应用于临床尿液常规检查,在泌尿系统疾病、糖尿病、黄疸等的诊断与疗效观察上具有重要价值。

思考题

1. 尿液干化学分析仪检测原理是什么?

2. 尿液干化学分析试剂带中各项目的检测原理是什么?

3. 如何做好尿液干化学分析仪检验的质量保证?

4. 尿液干化学自动分析与传统手工检查相比较,有何优缺点?

5. 流式细胞技术分析尿液有形成分的原理是什么?

6. 流式细胞术尿液有形成分分析仪的检测参数有哪些?各有何临床意义?

7. 显微数码拍摄图像分析技术检测尿液有形成分的原理是什么?

8. 层流式-显微数码拍摄图像分析技术尿液有形成分自动分析的检测原理是什么?

9. 如何做好尿液有形成分分析仪检验的质量保证?

10. 尿液分析仪显微镜复检的原则有哪些?

第八章

粪便与分泌物检验

第一节　粪便一般检查

粪便（feces or stool）是食物在体内被消化吸收营养成分后剩余的产物，其中水分占 3/4，固体成分约占 1/4。其固体成分主要有：①未消化的食物残渣、消化但未被吸收的食糜、蛋白质和脂肪的分解产物：如植物纤维、肉类纤维、淀粉颗粒、胆色素、酶类和黏液、靛基质、脂肪酸及其衍生物等。②细菌：主要有大肠埃希菌、厌氧菌、肠球菌以及一些过路细菌等。在病理的情况下，粪便中可出现血液、大量黏液，镜检可见到红细胞、白细胞、寄生虫及其虫卵或包囊、致病菌、结晶等。

粪便检查可以了解消化系统的肝脏、胆囊、胰腺和肠道等脏器是否存在炎症、出血、肿瘤等；协助诊断消化系统的微生物和寄生虫感染；根据粪便的性状与组成间接判断胃肠、肝胆、胰腺的功能状态等。

一、粪便标本采集与处理

（一）标本采集与运送

1. **标本采集**　粪便标本采集应依据不同的检查目的采用不同的方法。通常留取指头大小（约 5g）的新鲜标本即可，放入干燥、洁净、无吸水性、无渗漏、有盖，无污染物的干净容器内送检。粪便标本不能混有尿液、消毒剂和污水等，以免破坏其有形成分和病原体等。

2. **标本运送**　标本采集后尽快送检。

（二）标本处理

1. **粪便标本**　应按照生物危害物处理，遵照各级医院规定的医疗废弃物处理方法进行处理。

2. **纸类或塑料等容器**　使用后置入医疗废弃物袋中，统一处理。

3. **玻璃、瓷器容器等器皿**　使用后可先浸入消毒液（如 0.5% 过氧乙酸、5% 甲酚液）消毒过夜，再经煮沸消毒后清洗干净备用。

（三）质量保证

1. **待检者**　粪便常规检查对待检者无特殊要求。对于采用化学法进行隐血检查的待检者，应于标本采集前 3 天起禁食动物性和含过氧化物酶类食物（如萝卜、西红柿、韭菜、木耳、花菜、黄瓜、苹果、柑橘和香蕉等),并禁服铁剂和维生素 C 等。

2. **容器**　应使用带盖、洁净、干燥、无吸水性、无渗漏专门容器;容器上标志要明显,且唯一。

3. **标本采集**　应根据检查项目,选择合适的标本采集方法采集粪便标本。

(1) 一般检查:应取新鲜标本,选择含有异常成分的粪便,如黏液或脓血等病理成分;外观无异常的粪便必须从表面、深处及粪端多处取材,取 3~5g 粪便送检。

(2) 寄生虫检查:必须新鲜,送检时间不要超过 24 小时。其中①阿米巴滋养体:从脓血和稀软部分取材,立即送检;寒冷季节运送及检查时均需保温,保持滋养体活力以利检出。②血吸虫毛蚴孵化:新鲜便,不小于 30g 或整份标本送检。③蛲虫卵:用浸泡生理盐水棉签拭子或透明薄膜于清晨排便前,自肛门四周取便送检。

4. **细菌检查**　标本应收集在灭菌有盖容器内,勿混入消毒剂及其他化学药品,立即送检。

5. **标本签收**　应注意样本留取时间和送检时间是否超过规定时间,采样量是否足够,标本唯一性标志是否清晰。如为不合格标本要做好相关拒收记录,并及时与临床医生或待检者联系。

二、粪便理学检查

(一) 颜色

1. **检查方法**　肉眼观察,可报告为黄色、褐色、灰白色、绿色、红色、黑色等。
2. **参考区间**　成人粪便为黄褐色(因含粪胆素);婴儿的粪便呈黄绿色(胆绿素)。
3. **临床意义**　粪便的颜色易受食物和药物的影响。病理情况下,粪便可呈现出特征性的颜色变化,常见粪便的颜色变化见表 8-1。

表 8-1　粪便颜色改变及可能的原因

颜色	食物原因或药物原因	病理原因
鲜红色	服用西红柿和(或)西瓜等含红色素食物	下消化道出血,如痔疮、肛裂、直肠癌等
暗红色	食用大量咖啡、可可、巧克力、火龙果等	阿米巴痢疾、肠套叠等
灰白色	钡餐造影服用硫酸钡,食入脂肪过量或金霉素	胆道梗阻、肠结核、阻塞性黄疸
绿色	食用大量绿色蔬菜或甘汞	乳儿肠炎因胆绿素来不及转变为粪胆素呈绿色
黑色	食用铁剂、动物血、肝脏、活性炭及(或)某些中药	上消化道出血
黄绿色或金黄色	乳儿便;服用大黄、山道年	含未转变胆绿素或脂肪不消化

(二) 性状

1. **检查方法**　肉眼观察,可报告为软、硬、糊状、泡沫样、稀汁样、水样、黏液样、黏液脓样等。
2. **参考区间**　成人粪便多为有形柱状或条状软便,婴儿粪便多为糊状便。
3. **临床意义**　粪便性状、硬度常与进食的食物种类、消化道的功能状态有关。病理情况下,常呈现以下特征性变化,见表 8-2。

表 8-2　粪便性状改变及临床意义

性状	特点	临床意义
溏便	粥样、内容粗糙	消化不良、慢性胃炎、胃窦潴留
稀汁便	稀糊或稀汁样	急性肠炎
	脓样,含有膜状物	伪膜性肠炎
	洗肉水样	副溶血性弧菌食物中毒
	红豆汤样	出血性小肠炎
米泔样便	白色淘米水样,含有黏液片块,量多,脓细胞少见	霍乱、副霍乱
黏液便	黏液混于粪便中或附着在粪便表面	肠道炎症或受刺激、肿瘤或便秘、某些细菌性痢疾。小肠病变,黏液混于粪便中,大肠病变黏液附着在粪便表面
脓血便	脓样、脓血样、黏液血样、黏液脓血样	细菌性及阿米巴痢疾、结肠癌、溃疡性结肠炎。阿米巴性痢疾的粪便呈稀果酱样,暗红色,有特殊的腥味,以红细胞为主。细菌性痢疾以黏液及脓细胞为主
鲜血便	鲜红色,滴落于排便之后或附在粪便表面	直肠癌、直肠息肉、肛裂或痔疮
柏油样便	黑色,且大便表面附有黏液而发亮,类似柏油	上消化道出血
白陶土样便	灰白色	阻塞性黄疸,钡餐造影或食入过量脂肪
乳凝块	黄白色乳凝块或蛋花样	婴儿消化不良、婴儿腹泻
胨状便	黏胨状、膜状或纽带状物	过敏性肠炎、慢性细菌性痢疾
变形便	球形硬便	便秘、老年人排便无力
	细条、扁片状	肠痉挛、直肠或肛门狭窄、直肠癌

(三) 寄生虫

1. 检查方法　肉眼观察。

2. 参考区间　无。

3. 临床意义　在粪便中可肉眼发现的虫体有蛔虫、蛲虫、绦虫节片等。较小的虫体可在过筛冲洗粪便后被发现,如钩虫、鞭虫等。绦虫待检者驱虫后,应仔细查找头节。发现以上某种寄生虫即可诊断该寄生虫感染。

三、粪便有形成分显微镜检查

粪便显微镜检查是粪便常规检查中最重要的检查内容,通过显微镜检查可以发现粪便中的病理成分,如细胞、寄生虫虫卵、滋养体或包囊等,也可通过检验食物残渣以了解消化吸收功能情况。

(一) 检查方法

粪便寄生虫显微镜检查主要方法有直接涂片法、浓集法及永久染色法等。直接涂片法可检查活动原虫滋养体、原虫包囊、蠕虫虫卵和幼虫,包括生理盐水直接涂片法和湿片染色法,前者适用于蠕虫卵和原虫滋养体检查。后者适用于原虫胞囊检查。浓集法可提高原虫胞囊、球虫卵囊、微孢子虫孢子及蠕虫虫卵和幼虫的检查率。永久染色涂片法更易进行肠道原虫的鉴定。

1. 生理盐水直接涂片法

（1）简要操作：滴加 1~2 滴生理盐水于载玻片上→取粪便涂片→加盖玻片→低倍镜观察→高倍镜观察→报告。

（2）结果报告：①细胞：同尿液显微镜检查。②寄生虫虫卵和原虫：一般可报告"检出"或"未检出"，如为阳性结果，需报告所鉴定虫体或虫卵的完整种名和属名。一般情况下，实验室对原虫和蠕虫可不予定量，但需指出具体时期（如滋养体、包囊、卵囊、孢子、卵或幼虫）。如检出人芽囊原虫（症状与感染数量可能有关）和鞭虫（轻症感染可不予治疗）需要定量报告，成虫虫体定量见表 8-3。如有特殊情况（如检出夏科—雷登结晶）需在报告中附加说明。

表 8-3　成虫虫体定量

类别	定量	
	原虫	蠕虫
极少	2~5 个虫体 / 全片	2~5 个虫体 / 全片
少量	1/5~1 个虫体 /HP	1/5~1 个虫体 /HP
中等	1~2 个虫体 /HP	1~2 个虫体 /HP
多量	若干个虫体 /HP	若干个虫体 /HP

2. 湿片染色法

（1）碘染色：在直接涂片镜检时如发现疑似包囊、原虫时，可于盖玻片边缘处加 1 滴碘液，进一步进行鉴别。

（2）苏丹Ⅲ染色：如需判断镜下成分是否为粪便脂肪，可在生理盐水涂片后，滴加 1 滴苏丹Ⅲ染液混匀，加盖玻片后直接镜检。着色后的中性脂肪呈大小不一的橘红色或红色球状颗粒。

（二）质量保证

1. **器材**　要求玻片要用清洁的玻片，生理盐水要定期更换，防止被真菌污染。

2. **涂片**　涂片应均匀，厚度适宜，厚度以通过悬液能看清白纸上的字迹为宜。

3. **镜检**　显微镜观察时应按"城垛"式观察顺序，先用低倍镜观察全片，然后用高倍镜观察 10 个以上视野，以防漏检。

（1）注意血细胞辨认：注意标本中有无红细胞、白细胞、巨噬细胞和嗜酸性粒细胞（涂片后端氏染色）等。若镜下白细胞不易于辨认，可滴加冰醋酸，此时白细胞胞质和核清晰可见。

（2）注意虫卵或滋养体等辨认：粪便中成分复杂，应注意虫卵、原虫滋养体以及宿主细胞的组织、细胞成分的鉴别。如发现疑似包囊可染色后再于高倍镜下鉴别。虫卵检查必要时可通过饱和盐水漂浮法、离心沉淀法、静置沉淀集卵法等方法来提高阳性检出率。怀疑蓝氏贾第鞭毛虫感染的患者，应连续检查 3 次以上。

（3）其他：注意植物纤维及细胞辨认；注意有无淀粉颗粒、脂肪、结缔组织、肌纤维等有形成分。如需通过镜检观察标本中细菌数量、种类及比例，应采用涂片革兰染色。

（三）方法学评价

粪便显微镜检查根据不同的检查目的，采用不同的检查方法，其方法和方法学评价见表 8-4。

表 8-4　粪便显微镜检查的方法学评价

方法	评价
生理盐水直接涂片法	临床最为常用,操作简便;易漏检,阳性率低,重复性差
涂片染色法	操作相对烦琐;可较好显示有形成分的结构,特征,用于原虫类检测;可长期保存
沉淀镜检法	操作烦琐,比重大的原虫包囊和蠕虫卵检出效果好,比重小的钩虫卵和某些原虫包囊检出效果差
饱和盐水浮聚法	操作烦琐,对钩虫卵检出效果最好
硫酸锌离心浮聚法	操作烦琐,适合检查原虫包囊,球虫卵囊、线虫卵和微小膜壳绦虫卵
蔗糖离心浮聚法	操作烦琐,适合检查隐孢子虫的卵囊

(四)参考区间

无红细胞,不见或偶见白细胞,无寄生虫虫卵、原虫滋养体和包囊,可有少量食物残渣。

(五)有形成分形态及临床意义

1. 细胞

(1)白细胞:病理情况下多出现于黏液及脓血标本中,主要以中性分叶核粒细胞为主,有时还可见退化变形的白细胞,其胞体肿胀、结构不清,胞质充满细而密的颗粒,胞核不清晰,细胞边缘不完整或已破碎,易成堆出现,通常又称为脓细胞(图 8-1)。肠道炎症时粪便中白细胞数量增多,并且与炎症程度及部位相关。一般肠炎时,白细胞增多不明显,常小于 15 个 /HPF,分散存在。小肠炎时,白细胞均匀混合于粪便中,白细胞常被消化而形态难以辨认;溃疡性结肠炎及细菌性痢疾时,白细胞可大量、成堆出现,还可发生退化变形,形成脓细胞;过敏性肠炎和肠道寄生虫感染(尤其是钩虫病及阿米巴痢疾)时,粪便中可见较多的嗜酸性粒细胞,且常伴有夏科 - 雷登结晶(Charcot-Leyden crystals)。

(2)红细胞:下消化道的疾病,如肠炎、息肉、痔疮、肛裂及肿瘤等出血性疾病时可见到多少不等的红细胞(图 8-1)。新鲜红细胞有折光性,呈双凹圆盘状,会因标本环境的渗透压、pH 的影响变大或皱缩。炎症时,红细胞通常伴随白细胞出现。细菌性痢疾时,以白细胞为主,红细胞常分散存在,且大多形态正常;阿米巴痢疾时,则以红细胞为主,且成堆出现,并有破碎的现象。上消化道出血时,红细胞由于被胃及肠道中的消化液破坏,显微镜检查常为阴性,需通过隐血试验证实。

(3)吞噬细胞:正常粪便中无吞噬细胞。吞噬细胞是由单核细胞吞噬了较大的异物后形成(图 8-1)。胞体形态多为圆形、卵圆形或不规则形,体积大,为中性粒细胞 3 倍或以上;胞核 1~2 个,常偏于一侧;胞质常有伪足样突起,胞质内常有吞噬的颗粒、细菌及细胞等异物。可散在或成群出现,需注意与溶组织阿米巴滋养体相区别。

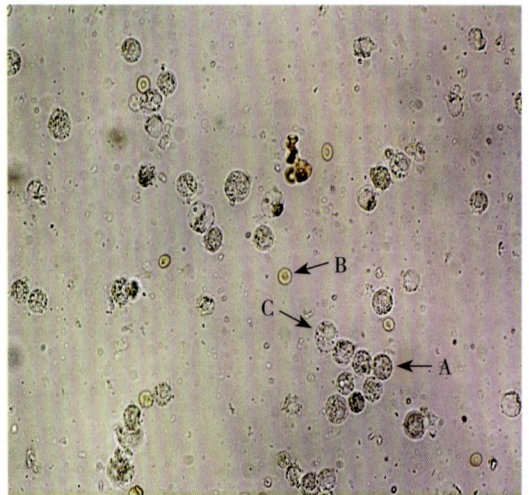

图 8-1　粪便可见到的细胞成分
A. 白细胞;B. 红细胞;C. 吞噬细胞

吞噬细胞常见于细菌性痢疾,且数量较多,故可作为诊断急性细菌性痢疾的依据之一。吞噬细胞亦可见于急性出血性肠炎,偶见于溃疡性结肠炎。

　　(4)上皮细胞:整个小肠和大肠黏膜的上皮细胞均为柱状上皮,形态为卵圆形或两端钝圆的短柱状,结构模糊,细胞较厚。生理情况下,少量脱落的上皮细胞大部分被破坏,故很难发现。肠道炎症时,如霍乱、副霍乱、假膜性肠炎、坏死性肠炎等上皮细胞数量增多。假膜性肠炎时可见大量的,成片存在的黏膜柱状上皮细胞,且多与白细胞共同存在。

　　(5)肿瘤细胞:如粪便标本来源于乙状结肠癌、直肠癌患者的血液或黏液部分,经涂片染色,可以找到成堆癌细胞,但形态多不典型,不易判断。

　　2. 食物残渣　正常情况下,食物被充分消化,粪便中仅见到无定形的细小颗粒残渣。食物消化不完全时,镜下可见到各种不同类型的食物残渣。

　　(1)淀粉颗粒:为有一定折光性,圆形或椭圆形大小不等的无色颗粒,有同心圆或辐射状结构。滴加碘液后呈蓝色或蓝黑色,如被水解为红糊精则呈棕红色。正常粪便偶见,增多可见于腹泻及碳水化合物消化不良患者的粪便标本(图 8-2)。

　　(2)植物纤维及植物细胞:植物细胞形态多样,可呈多角形、椭圆形、圆形,可见双层细胞壁等。植物细胞内有时含有叶绿素小体等(图 8-3);植物纤维导管常为螺线形;植物毛则为一端尖形管状,有强折光的细

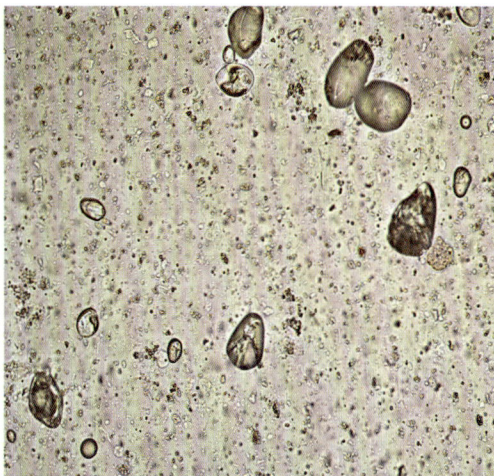

图 8-2　淀粉颗粒

长条状物(图 8-4)。腹泻、消化不良患者或食入过多难以消化的粗纤维食物时此类成分增多,甚至仅凭肉眼即可观察到若干植物纤维。

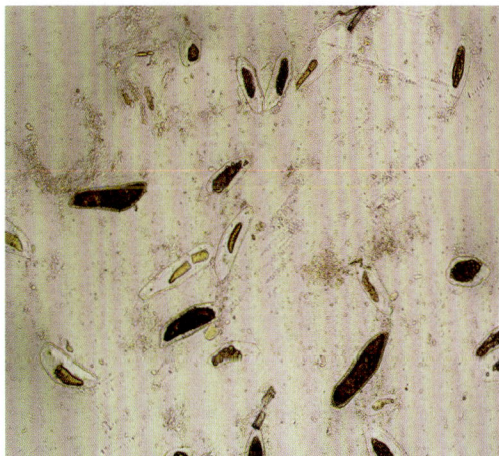

图 8-3　植物细胞

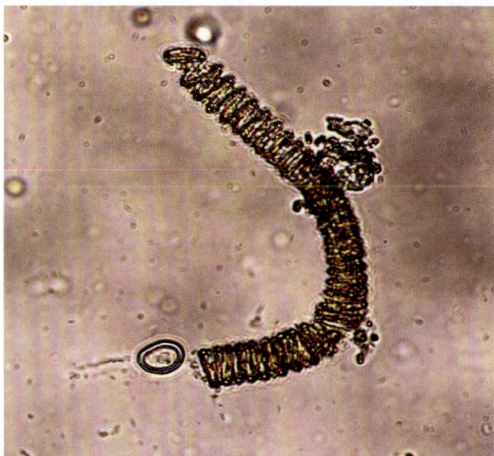

图 8-4　植物纤维导管

　　(3)脂肪:粪便中脂肪包括中性脂肪(脂肪小滴)、游离脂肪酸和结合脂肪酸三种形式,其比较见表 8-5。正常情况下,食入脂肪经胰脂肪酶消化分解后大多被肠道吸收,粪便中不易见到。镜检脂肪滴 >6 个 /HP 为脂肪排泄增多,常见于腹泻、消化不良及胰腺外分泌功能减退等。如镜检脂肪滴 >60 个 /HP 表明为脂肪泻。

表8-5　粪便中脂肪的鉴别

鉴别要点	中性脂肪	游离脂肪酸	结合脂肪酸
镜下形态	无色折光性块状或淡黄色折光性强的大小不等的小滴状	无色细长针状结晶或块状	块状或针束状
苏丹Ⅲ染色	橘红色或红色	块状者染红色,针状者不着色	不着色
加热	熔化	熔化	不熔
乙醚	溶解	溶解	不溶
NaOH	不溶	溶化	不溶
冷乙醇	不溶,加温后熔化	溶化	不溶

（4）肌肉纤维：腹泻、肠蠕动亢进、胰腺外分泌功能减退或蛋白质消化不良等患者及健康人食入大量肉类后,镜检时可见淡黄色条柱状或片状、两端圆形,有纤细横纹的肌肉纤维(图8-5),可被伊红染成红色。正常粪便镜检时在一张标准盖玻片（18mm×18mm）范围内不应多于10个。如肌肉纤维增多,且横纹清晰易见,提示胰腺外分泌功能减退,如能见到细胞核,则进一步提示胰腺功能障碍。

（5）结缔组织：为成束且边缘不清的无色或微黄色线条状物。于玻片上加入数滴30%乙酸作用后,弹力纤维变得非常清晰,而胶原纤维则变得膨大。通常情况下结缔组织较少见,腹泻或胃蛋白酶缺乏症时可增多。

3. 结晶

（1）夏科-雷登结晶：为两端尖长,大小不等,折光性强的菱形无色或浅黄色透明结晶(图8-6),可能为嗜酸性粒细胞裂解后嗜酸性颗粒相互融合而形成。阿米巴痢疾、过敏性肠炎及钩虫病患者的粪便中常常检出,有时可同时见到嗜酸性粒细胞。

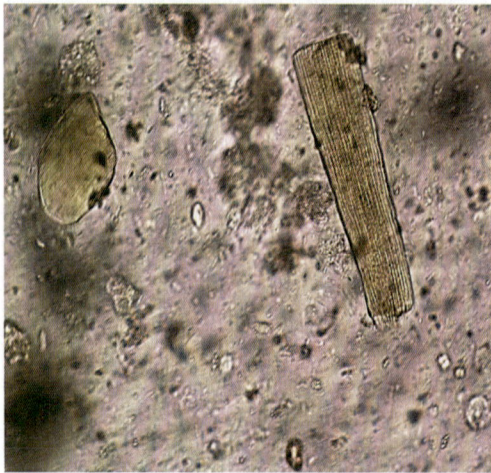

图8-5　肌肉纤维

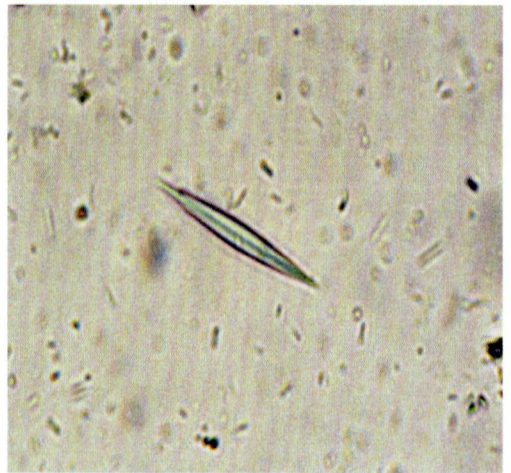

图8-6　夏科-雷登结晶

（2）血红素结晶：为斜方形棕黄色结晶,不溶于氢氧化钾溶液,遇硝酸呈青色或蓝色,可见于胃肠道出血后的粪便内。

（3）脂肪酸结晶：常见于梗阻性黄疸引起脂肪酸吸收不良的患者的粪便。

4. 寄生虫虫卵、滋养体或包囊

（1）肠道蠕虫：粪便涂片可以检查的蠕虫虫卵有：①线虫虫卵:蛔虫卵、钩虫卵、鞭虫卵、蛲虫卵等。②吸虫虫卵:血吸虫卵、姜片虫卵、肺吸虫卵、肝吸虫卵、绦虫卵等。③猪带绦虫虫卵、牛带绦虫虫卵、膜壳绦虫虫卵等。常见虫卵的形态学特点及常用检验方法见图8-7~图8-15,表8-6。由于虫卵有时易与某些植物细胞形态混淆,所以应注意虫卵大小、色泽、形状、卵壳的厚薄和内部结构等,认真观察鉴别。同时还应结合临床,以确认检查结果。

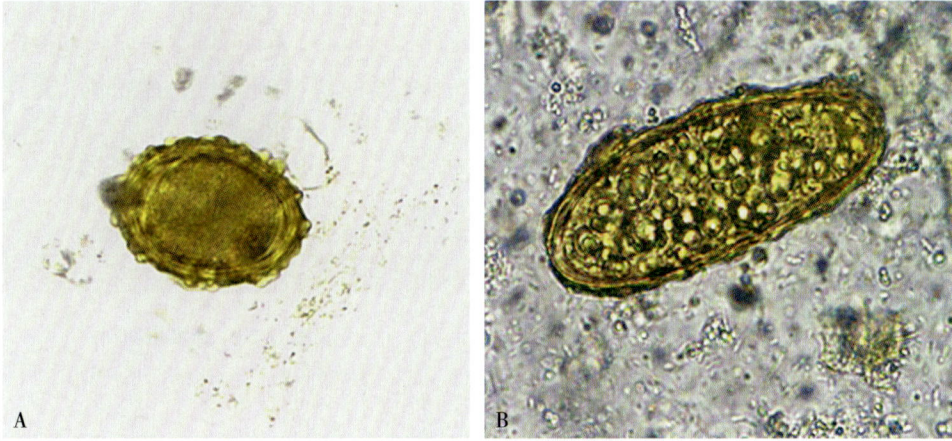

图 8-7　蛔虫卵
A. 受精蛔虫卵;B. 未受精蛔虫卵

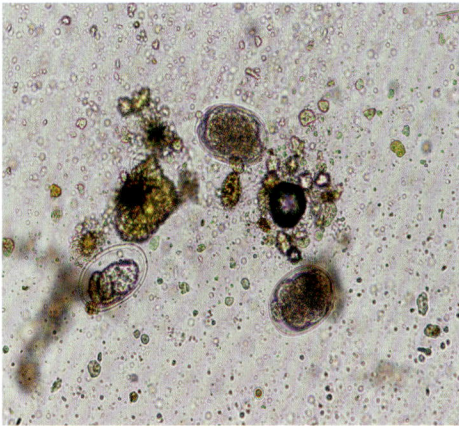

图 8-8　钩虫卵

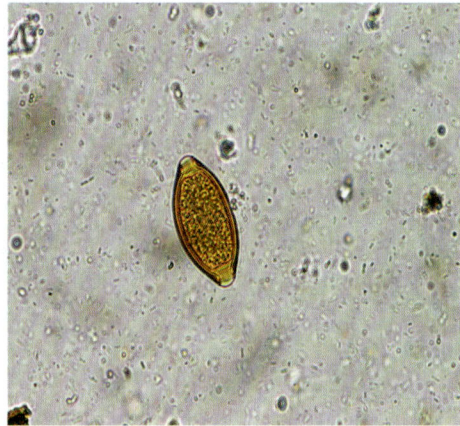

图 8-9　鞭虫卵

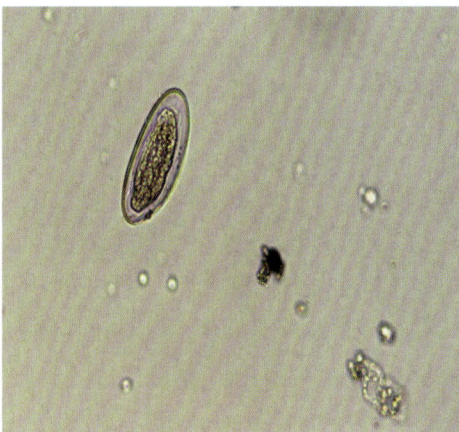

图 8-10　蛲虫卵

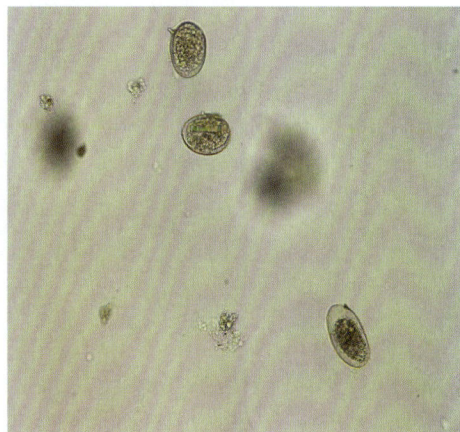

图 8-11　日本血吸虫卵

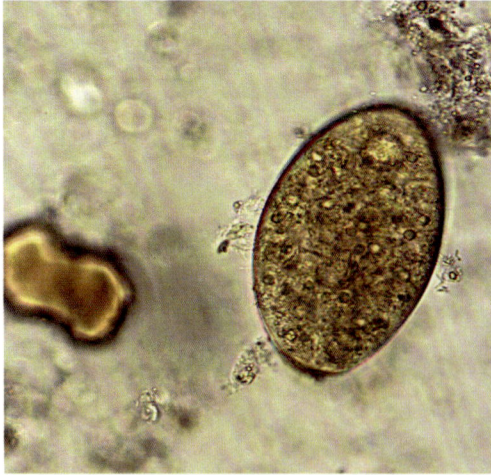

图 8-12　姜片虫卵

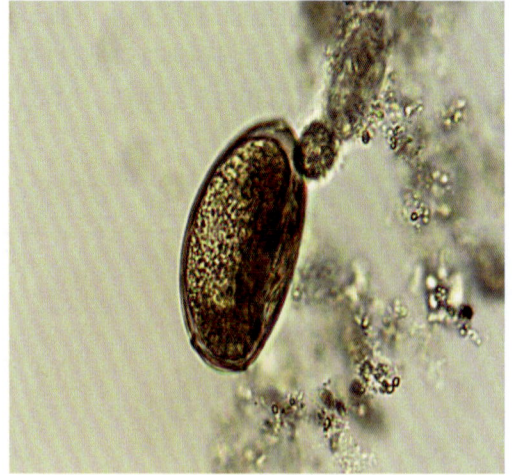

图 8-13　肺吸虫卵

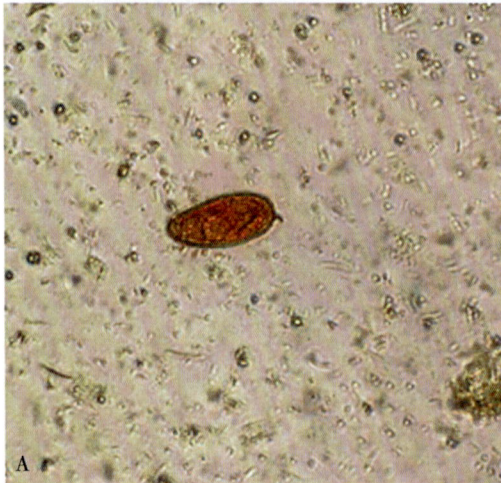

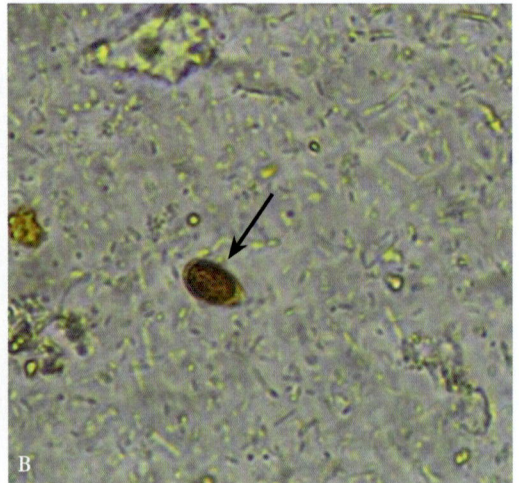

图 8-14　肝吸虫卵及灵芝孢子

A.肝吸虫卵;B.灵芝孢子

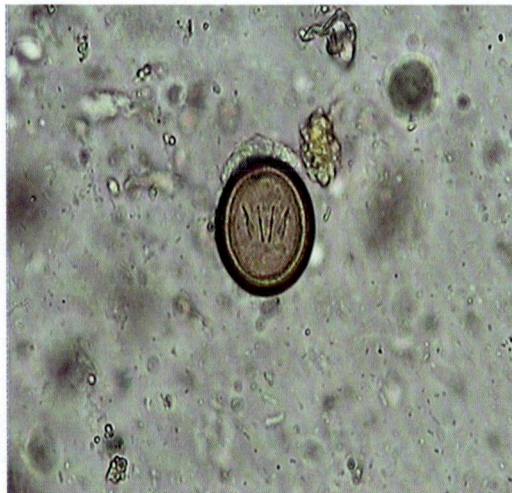

图 8-15　带绦虫卵

表 8-6　粪便中常见寄生虫虫卵形态学特点

虫卵名称	大小(μm)	形状	颜色	卵壳	卵盖	内含物
受精蛔虫卵	(45~75)×(35~50)	宽椭圆	棕黄	厚,外有一层凹凸不平的蛋白膜	无	1个卵细胞
未受精蛔虫卵	(88~94)×(39~44)	长椭圆	棕黄	较厚,蛋白膜较薄	无	大小不等屈光颗粒
钩虫卵	(56~76)×(36~40)	椭圆	无色	很薄,卵壳与卵细胞间有明显距离	无	分裂的卵细胞
蛲虫卵	(56~76)×(36~40)	椭圆	无色	厚,一侧较平,一侧稍凸	无	蝌蚪状胚蚴
鞭虫卵	(50~54)×(20~23)	纺锤形	黄褐	厚	两端有透明栓	卵细胞
肝吸虫卵	(27~35)×(11~19)	芝麻状	黄褐	较厚,盖两侧有肩峰,后端有一疣状突起	有	毛蚴
姜片虫卵	(130~140)×(80~85)	椭圆	淡黄	薄	有而小	1个卵细胞(和)数十个卵黄细胞
肺吸虫卵	(80~118)×(48~60)	椭圆	金黄	厚薄不均,近卵盖处较薄	有	1个卵细胞十多个卵黄细胞
日本血吸虫卵	(70~106)×(50~80)	椭圆	淡黄	薄,卵壳一侧有小突起,壳外有附着物	无	毛蚴
带绦虫卵	直径 31~43	圆	黄褐	卵壳薄易破,厚的胚膜呈放射状条纹	无	六钩蚴

(2) 肠道原虫滋养体或胞囊:粪便中常见的原虫主要有溶组织内阿米巴、蓝氏贾第鞭毛虫(贾第虫)、隐孢子虫及人芽囊原虫等。

1) 溶组织内阿米巴:生活史有滋养体和胞囊 2 个阶段,粪便中均可见。①滋养体:大小 10~60μm,可见单一状或指状伪足,做定向阿米巴运动。内、外质界限清楚,外质透明,内质富含颗粒。有一个球形泡状核,核细小,位于核中央。胞质内常可见吞噬的浅绿色红细胞或细菌,吞噬红细胞是溶组织内阿米巴的特征。②包囊:圆球形,直径约 10~20μm,胞质呈颗粒状,胞核 1~4 个,成熟包囊有 4 个核。未成熟包囊内含有糖原泡和拟染体,成熟包囊拟染体大多消失,1~4 个核包囊均可从粪便中排出。

在未染色标本中,囊壁折光性强,核呈圆形反光体,拟染体为棒状透明区,糖原泡通常看不到。碘液染色包囊呈黄绿色或黄棕色;糖原泡呈红棕色,边缘模糊。铁苏木素染色包囊的核结构类似滋养体,未成熟包囊中常见短棒状、两端钝圆的拟染体,糖原泡在染色过程中被溶解呈空泡状(图 8-16)。

2) 蓝氏贾第鞭毛虫:生活史中有滋养体和胞囊 2 个阶段。在水样便中可查找滋养体,在成形粪便中检查胞囊。①滋养体虫体:呈纵切的半个倒置梨形,长约为 9~21μm,宽 5~15μm,厚 2~4μm。前端钝圆,后端尖细,腹面扁平,背面隆起。腹面前半部向内凹陷形成左右两个吸盘,一对卵圆形的泡状细胞核位于吸盘底部,不含核仁。虫体有 4 对鞭毛,均由位于两核间靠前端的基体发出。有一对纵贯虫体中部且不伸出体外的轴柱,在轴柱的中部可见 2 个半月形的中体。②包囊:呈椭圆形,长约为 8~14μm,宽 7~10μm,碘染色后可见胞囊呈棕黄色,囊壁较厚,与虫体间有明显的间隙;未成熟包囊内含 2 个细胞核;成熟包囊有 4 个核,多偏于一端;囊内可见到鞭毛、丝状物及轴柱等(图 8-17)。

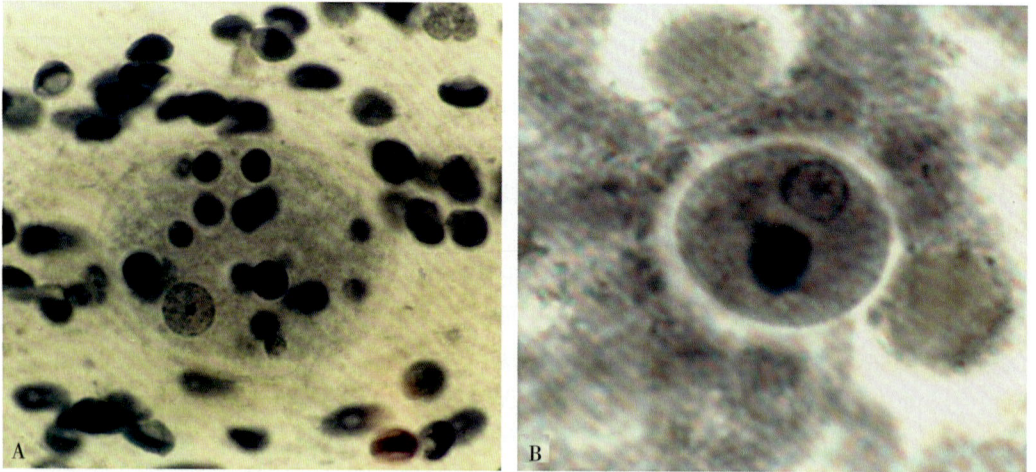

图 8-16   溶组织阿米巴
A. 滋养体；B. 包囊

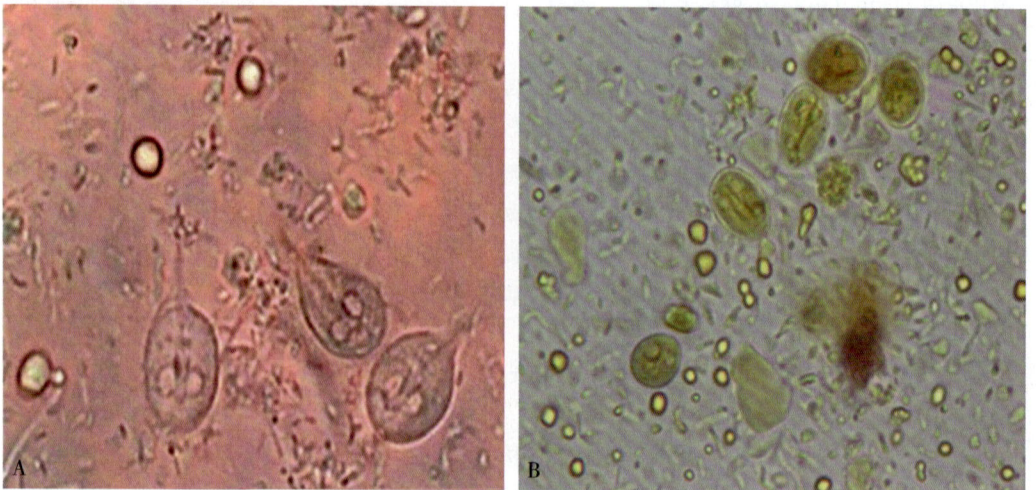

图 8-17   贾第虫滋养体和包囊
A. 滋养体；B. 包囊（碘染色）

3）隐孢子虫：机会性致病原虫。有滋养体、裂殖体、配子体、合子及卵囊 5 个发育阶段。粪便中通常检查卵囊。卵囊呈圆形或椭圆形，直径 4~6μm，成熟卵囊内含 4 个裸露的子孢子和残留体。子孢子呈月牙形，残留体由颗粒状物和一空泡组成。粪便中未经染色卵囊很难识别。在改良抗酸染色标本中，卵囊为玫瑰红色，背景为蓝绿色，对比性很强，囊内子孢子排列不规则，形态多样，残留体为暗黑（棕）色颗粒状（图 8-18）。

4）人芽囊原虫：机会性致病原虫，致病力弱。形态多样，直径 6~40μm，可引起腹泻。体外培养可见空泡型、颗粒型、阿米巴型和复分裂与胞囊型。粪便中主要可见空泡型成虫虫体，碘染色后为无色或淡黄色，圆形或卵圆形，大小不一，胞内含一大且透明的空泡，其周边绕以狭窄的细胞质，质内含有少数折光小体，核 1~4 个不等，呈月牙状或块状（图 8-19）。人芽囊原虫与白细胞及原虫包囊形态十分相似，但人芽囊原虫遇水被破坏而消失，白细胞与原虫包囊因不易破坏而仍可看见。

5. 微生物

（1）细菌：约占粪便干重的 1/3，多属正常菌群。成人粪便中以大肠埃希菌、厌氧菌和

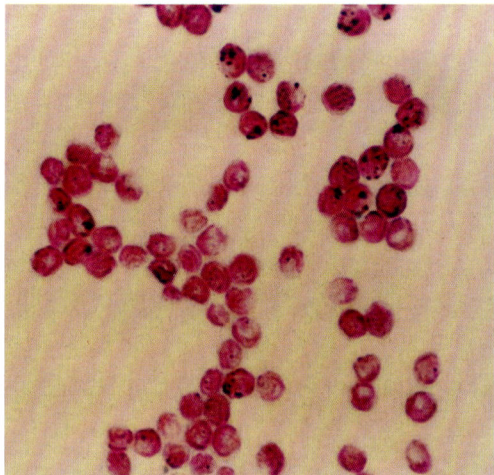

图 8-18　隐孢子虫卵囊

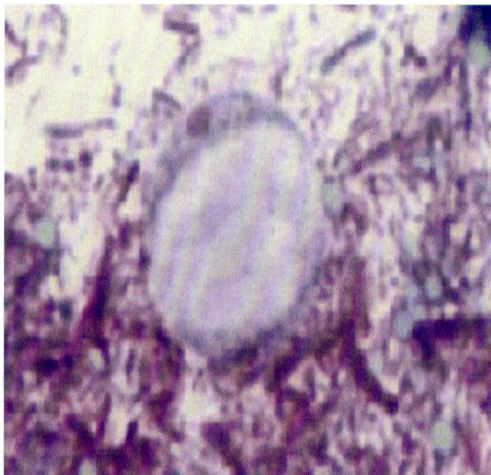

图 8-19　人芽囊原虫空泡型虫体（瑞氏染色）

肠球菌为主要菌群，约占 80%，婴幼儿主要为双歧杆菌、拟杆菌、肠杆菌、肠球菌、葡萄球菌等。一般情况下，粪便中革兰阳性球菌和革兰阴性杆菌的比例大致为 1∶10。若粪便中菌谱或菌量发生改变，粪便中球菌/杆菌比值变大，革兰阴性杆菌严重减少甚至消失，而小部分球菌或真菌明显增多，称为肠道菌群失调，常因长期使用广谱抗生素、免疫抑制剂所致，某些慢性消耗性疾病患者，粪便中球菌/杆菌比值可变大。显微镜直接镜检仅能作为快速筛查，如需明确具体的病原菌，应采用不同的培养基进行细菌培养，分离病原菌，才能准确地向临床出具各种病原学报告。

（2）霍乱弧菌：菌体呈弧形或逗点状杆菌，一般长 1.5~3.0μm，宽 0.3~0.4μm，尾端有一鞭毛，运动活泼。直接涂片如见弧菌纵列呈"鱼群"样游动，视为动力阳性，此时滴加诊断血清混匀后再次观察，如细菌游动速度明显减低（动力下降），即为制动试验阳性。最终确诊仍需依靠细菌培养。

（3）真菌：正常粪便中少见。如排除容器污染或粪便显露室温下过久引起的污染，则主要见于大量应用广谱抗生素所致的肠道菌群失调，引起真菌的二重感染。真菌孢子（图 8-20）直径 3~5μm，圆形或椭圆形，有较强的折光性，革兰染色阳性，可出芽或有菌丝。

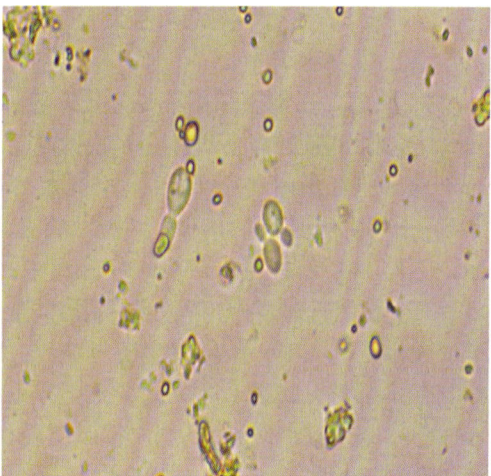

图 8-20　真菌

四、粪便隐血试验

上消化道出血时，红细胞被消化而分解破坏，显微镜检查不到红细胞；胃肠道少量出血时（每日出血量 <5ml），粪便外观的颜色可无明显变化，显微镜也很难发现红细胞，这种肉眼及显微镜均不能证实的出血称为隐血（occult blood，OB）。利用化学或免疫学等方法来检查隐血的试验，称为隐血试验（occult blood test，OBT）。消化道出血后血液成分与粪便一起排出体外，因此可通过检测红细胞破坏后释放的血红蛋白、血浆中的转铁蛋白等来证实消化道出血。

(一) 化学法

1. **原理**　血红蛋白中的亚铁血红素有类似过氧化物酶的活性,能催化 H_2O_2 作为电子受体使色原物氧化显色,借以检出微量的血红蛋白,显色的深浅可近似反映血红蛋白(出血量)的多少。

2. **试剂**　①10g/L 邻联甲苯胺冰醋酸溶液,或使用 20g/L 愈创木酯乙醇溶液,或其他色素原试剂;②3%(V/V)H_2O_2。

3. **简要操作**　取粪便于试管或白瓷板上→滴加邻联甲苯胺冰醋酸溶液→滴加过氧化氢→立即观察判断结果。其中,"滴加邻联甲苯胺冰醋酸溶液"处可根据方法不同而加相应的色素原。

4. **质量保证**　隐血试验受影响因素较多,应严格控制各个环节和因素,确保结果可靠。

(1) 饮食控制:患者在试验前3天内需禁食动物血、肉类、肝脏及含叶绿素食物等可引起假阳性结果的食物。

(2) 药物控制:铁剂、铋剂,引起胃肠道出血药物如阿司匹林、皮质固醇、非类固醇抗炎药、引起肠炎药物、秋水仙素、萝芙木碱中药,可引起假阳性;服大量维生素 C 或其他具有还原作用药物可引起假阴性。

(3) 标本因素:血液在肠道停留过久,血红蛋白被细菌降解,血红素消失等可引起假阴性。粪便隐血来源于非消化道如齿龈出血、鼻出血、月经血等可引起假阳性。标本应避开脓液或黏液的污染,否则导致假阳性。

(4) 器材和试剂:试验器具清洁,器具不能沾污铁、铜、血迹或脓液,否则导致化学法假阳性;过氧化氢不稳定,最好新鲜配制;邻联甲苯胺溶液保存应按要求,若变为深褐色,应重新配制。

(5) 操作:严格遵守规程,控制反应时间,统一结果判断标准。

(二) 免疫学法

1. **原理**　目前多采用单克隆抗体胶体金法。

(1) 血红蛋白测定:胶体金是由氯化金和枸橼酸合成的胶体物质,呈紫红色。胶体金与羊抗人血红蛋白单克隆抗体(羊抗人 Hb 单抗)和鼠 IgG 吸附在特制的乙酸纤维膜上,形成一种有标记抗体的胶体金物质,再在试带的上端涂上包被羊抗人 Hb 多抗和羊抗鼠 IgG 抗体。检测时,将试带浸入粪悬液中,悬液通过层析作用,沿着试带上行。如粪便中含有 Hb,在上行过程中与胶体金标记羊抗人 Hb 单抗结合,待行至羊抗人 Hb 多抗体线时,形成金标记抗人 Hb 单抗 - 粪 Hb- 羊抗人 Hb 多抗复合物,在试带上显现1条紫红色线(被检测标本阳性);试带上无关的金标记鼠 IgG 随粪悬液上行至羊抗鼠 IgG 处时,与之结合形成另1条紫红色线,为试剂质控对照线(阴性对照线)。

(2) 转铁蛋白(tansferrin,Tf)测定:采用转铁蛋白的抗体,原理同血红蛋白测定。

2. **试剂**　商品化试剂盒

3. **简要操作**　取粪便于试管→滴加稀释液→混匀→插入试带→观察结果。

4. **质量保证**

(1) 标本量:样本挑取要适量,特别是标本中血红蛋白量过高时,可导致反应体系中抗原过剩出现后带现象。此时可将粪便稀释后重做,或用化学法复检,以防止后带现象造成假阴性。

(2) 试剂:胶体金法要注意是否出现质控线,无质控线时需检查试带是否失效。

(3) 结果分析:部分上消化道出血患者的标本,由于血红蛋白在胃肠道中被消化酶及细菌作用后分解而使免疫原性减弱,可能出现假阴性;大量出血时,血红蛋白(抗原)浓度过高造成的后带现象;患者血红蛋白抗原与单克隆抗体不匹配等原因可导致免疫法出现假阴性。因此,临床上怀疑消化道出血,而免疫法检测结果为阴性时可采用化学法进一步鉴定,或加做转铁蛋白试验。当隐血试验阴性,而转铁蛋白试验阳性时,多提示上消化道出血。

(三) 方法学评价

目前,主要有化学法和免疫学法两大类,各种隐血试验均有其自身优点和不足,国内外尚无统一公认的标准方法。美国胃肠病学学会推荐愈创木酯化学法或免疫法。

1. 化学法 化学法虽有多种色原性反应底物,但基本检测原理相似。常用的有邻联甲苯胺法和愈创木酯法,该类方法操作简便易行,但缺乏特异性和准确性;传统使用的湿化学试验已经被目前的试带法所替代,使检测更加便捷,但仍然存在试剂不稳定、特异性较差等问题。

化学法的灵敏度和特异性与试剂类型、粪便血红蛋白浓度、过氧化物酶浓度及显色物质有关。粪便隐血试验化学法的灵敏度和特异性见表8-7。

表 8-7 粪便隐血试验化学法的灵敏度和特异性评价

方法	特点	评价
邻联甲苯胺法	高灵敏度、低特异性	Hb 0.2~1.0mg/L 即可检出,消化道有 1~5ml 出血就可检出。灵敏度过高方法,粪便有微量血液即呈阳性反应。故高灵敏度试验阴性时,即确认隐血为阴性
匹拉米洞法	中灵敏度、中特异性	Hb 1~5mg/L 即可检出,消化道有 5~10ml 出血即为阳性
愈创木酯法	低灵敏度、高特异性	Hb 6~10mg/L 可检出(此时消化道出血可达 20ml);受食物、药物影响因素少,假阳性低,故如低灵敏度试验阳性时,即确定为隐血为阳性

2. 免疫学方法 免疫学方法较多,常用免疫胶体金法。胶体金性质稳定,并能呈色;胶体金与单克隆抗体结合稳定性好,可定性和半定量测定,判断结果准确;灵敏度等于或优于愈创木酯法,不受食物因素影响,无须禁食。常检测血红蛋白,当血红蛋白达到0.2mg/L 或 0.03mg/g 粪便时就可呈阳性结果。不受动物血红蛋白和辣根过氧化酶等干扰,也不受新鲜蔬菜、铁剂、维生素 C 的干扰,特异性较好。但是,如大量出血,血红蛋白(抗原)浓度过高会导致后带现象,从而导致假阴性结果。另外,上消化道出血时,粪便中血红蛋白可能被消化或细菌分解,而抗原性减弱,亦会导致假阴性结果。

当胃肠道出血时,粪便中可出现大量的 Tf,Tf 具有肠道出血的特异性和对抗细菌分解的稳定性,是检测消化道出血的良好指标。联合检测 Tf 和 Hb,可降低假阴性,提高对消化道出血检查的灵敏度。

(四) 参考区间

阴性

(五) 临床意义

可用于消化道出血的诊断与鉴别诊断:隐血试验阳性常见于消化道溃疡、消化道肿瘤等疾病。消化道溃疡者隐血试验多呈间断性阳性,而消化道肿瘤患者一般为持续性阳性。

五、粪便其他检查

其他常用的粪便检查主要用免疫学方法检查腺病毒、轮状病毒、霍乱弧菌、幽门螺杆菌,用 PCR 方法检查肠道病毒 71 型(EV-71)、柯萨奇病毒 A16 型(COX-A16)等。腺病毒及轮状病毒感染可以引起婴幼儿腹泻;幽门螺杆菌感染可引起慢性胃炎和胃十二指肠球部溃疡;EV-71、COX-A16感染可以引起手足口病等。

六、粪便仪器分析

近年来,粪便自动分析仪器已开始应用于粪便检验,可自动完成粪便前处理,进行理学、隐血及有形成分等项目的检测分析,操作简单,可提高检测速度及工作效率,生物安全性也得到更好的保障。

(一) 原理

对粪便颜色、性状及粪便隐血、转铁蛋白、轮状病毒、腺病毒、幽门螺杆菌等胶体金检测卡显色图像进行CCD拍摄和对粪便有形成分进行显微数码CCD拍摄,进行图像采集,并通过图像处理、识别软件对粪便颜色和性状进行识别,对隐血、转铁蛋白、轮状病毒等项目检测结果进行阴阳性判断,对有形成分自动进行识别与分类计数。

(二) 检测流程

仪器自动检测粪便的颜色及性状后,对样品进行前处理,通过两侧分布大、小孔径的双面滤网,在搅拌过程中形成对冲液流,对病理成分(尤其是虫卵)进行富集回收。随后吸取一定量的样本分别滴注在一次性计数板和检测卡上,进行有形成分、化学成分及微生物成分的检测,对结果辅以人工审核,最后形成图文并茂的检测报告(图8-21)。

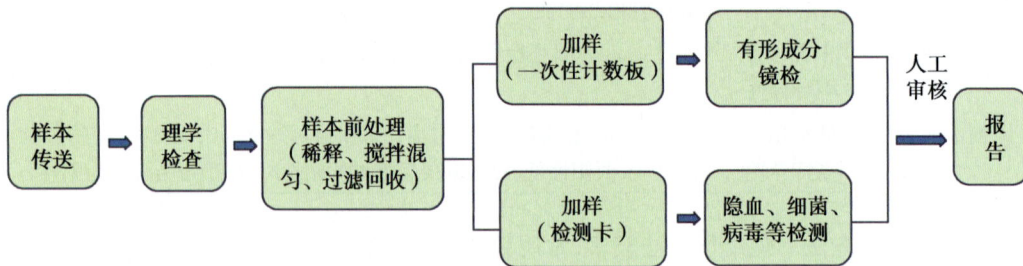

图8-21　全自动粪便分析仪工作流程

(三) 基本结构

该类分析仪主要由自动送样模块,样本自动稀释、搅拌、过滤模块,自动吸样、自动清洗模块,计数板分送模块,粪便化学和免疫学检测控制模块及自动显微镜镜检模块等组成。

(四) 检测参数

目前的仪器可检出的指标主要有:粪便颜色、性状;粪便隐血、转铁蛋白、轮状病毒、腺病毒、幽门螺杆菌以及肠道寄生虫虫卵、幼虫、原虫、血细胞、食物残渣、结晶、真菌等20多个参数,并能在屏幕上显示出数据和图像,图像清晰,可定量报告。

(五) 方法学评价

粪便检查以传统的手工涂片镜检为主,操作烦琐,工作量大,气味难闻,前处理棘手,生物安全等级低,且受主观因素影响大,检验人员对各种病理成分形态认知水平参差不齐,阳性检出率低。仪器分析具有:①对样本自动进行前处理,一次性完成理学、化学及有形成分检测,自动化程度高,检测速度快,工作效率高;②粪便标本取样量大,对有形成分进行富集,提高阳性检出率;③检验人员无需接触标本,避免对检验人员的危害和环境污染,提高生物安全性;④理学、化学检测结果可拍照存储,有形成分检测可提供镜下实景图,便于人工审核和修改,方便用于科研和教学。

但目前粪便分析仪品质参差不齐,部分仪器有较好的自动识别能力,部分仪器由于技术壁垒,不能自动识别检测结果,完全依靠人工判读,或自动识别能力不强,过度依赖人工辅判。检验人员仍需提高自身形态学水平,并对使用的仪器进行评估。

七、粪便一般检查临床应用

消化道功能状态及器质性病变均可影响粪便的组成和性状,检查对消化系统疾病诊断、鉴别诊断及疗效观察具有重要价值,主要体现在以下几个方面:

(一) 消化道出血

利用粪便隐血试验,检测粪便中的血红蛋白和(或)转铁蛋白,同时结合粪便颜色、性状的检验结果,可较好地对上消化道出血及下消化道出血进行诊断与鉴别诊断。

(二) 消化道肿瘤

如待检者粪便潜血试验持续性阳性应考虑消化道肿瘤,如呈间断性阳性,应多考虑消化道溃疡。

(三) 寄生虫感染

通过对粪便中的寄生虫及虫卵进行检验,可对一些常见的寄生虫感染进行确诊,如蛔虫感染、绦虫感染、肝吸虫感染、蛲虫感染、肺吸虫感染、溶组织阿米巴感染等。

溶组织阿米巴痢疾时,由于溶组织阿米巴侵入结肠形成较深溃疡,患者腹泻次数较少,粪便呈脓血黏液便,常与大便并存而不混合,粪便呈果酱色,有腐臭。显微镜检查可见大量成堆或凝集红细胞,一般白细胞较少,如继发性感染时脓细胞可增多。可见酸性粒细胞和夏科雷登结晶,可找到阿米巴滋养体。迁延型患者间歇粪便中可发现胞囊。某些经常性发作的不带血轻度腹泻患者粪便中可发现结肠阿米巴,甚至是大量微小阿米巴。在某些长期慢性腹泻患者的粪便中可见脆弱双核阿米巴。

(四) 细菌感染

通过对粪便中的残留毒物、细菌产物等的检验,可对食物中毒进行诊断与鉴别诊断。细菌培养可查到病原菌。

1. 细菌性食物中毒 病原菌多为沙门氏菌属、变形杆菌、嗜盐菌、葡萄球菌等,主要表现为胃肠炎,每次量多,水样,可含少量黏液,有恶臭,呈酸性反应。偶见脓血便。显微镜检查可见数量不定的(常较少)脓细胞,可伴有红细胞。嗜盐菌性食物中毒可见吞噬细胞。

2. 细菌性痢疾 为痢疾杆菌所致,急性菌痢待检者腹泻频繁,但每次大便量少,粪便中混有大量的脓血和黏液,呈鲜红色或灰红色,呈碱性反应。显微镜检查可见大量脓细胞、红细胞,红细胞分散排列,可见吞噬细胞。慢性菌痢待检者大便多为黏液脓血便,也可呈糊状或水样,显微镜检查以脓细胞为主。粪便痢疾杆菌培养有诊断价值。

(五) 消化不良

多见于婴儿,大便次数多,稀薄带水,黄色或黄绿色,可呈泡沫状或蛋花样,混有少量黏液,可见白色或黄色小块。显微镜检查可见大量淀粉颗粒,脂肪滴和黏液。重者可有少量白细胞。

(六) 肠道菌群失调

表现为急、慢性腹泻,如发酵性消化不良,则粪便呈水样或糊状,泡沫多,有酸味,显微镜检查除发现细菌比例改变外,可见大量未消化淀粉颗粒,如表现为腐败性消化不良,粪便呈碱性,有硫化氢味,菌群失调严重者可诱发金黄色葡萄球菌性肠炎,真菌性肠炎和艰难梭状菌假膜性肠炎。

（七）黄疸

如粪便为灰白色,白陶土样,同时结合其他检查指标,可协助临床对梗阻性黄疸的诊断。

（郭　珅）

第二节　精液一般检查

精液（semen, seminal fluid）主要由精子（sperm, spermatozoon）和精浆（seminal plasma）组成。精子产生于睾丸,在附睾内发育成熟,为男性生殖细胞,占精液的5%左右。精子是由睾丸曲细精管的生精细胞在垂体前叶促性腺激素的作用下,经精原细胞、初级精母细胞、次级精母细胞及精子细胞四个阶段的分化演变,此过程约需70天,生成的精子进入附睾,在附睾中成熟与获能,并贮存于附睾尾部。成熟的精子在男性生殖道内存活时间一般为28天,排出体外后,在37℃条件下,精子可存活24~72小时,在女性生殖道内的受精能力大约保持48小时。精浆主要由男性附属性腺精囊、前列腺分泌,少量来源于尿道旁腺、尿道球腺和附睾等分泌的混合液（表8-8）,精浆是输送精子必需的介质,也是提供精子营养、激发精子活力的重要物质。精浆的化学成分很复杂,主要包括:①果糖;②蛋白质:白蛋白、纤维蛋白原、凝固酶、免疫球蛋白、α_2巨球蛋白等;③酶:酸性磷酸酶、蛋白酶、乳酸脱氢酶-X、纤溶酶、柠檬酸酶等;④微量元素:锌、铜、镁、钙、铁等;⑤其他:柠檬酸及多种激素等。

表 8-8　精浆中男性附属腺分泌液的组成及作用

组成	含量（%）	主要成分与性状	作用
精囊液	50~80	纤维蛋白等原蛋白质、果糖、凝固酶,呈碱性胶胨状液体	果糖供给精子能量,凝固酶作用于纤维蛋白原使精液凝固呈胶胨状,防止射入阴道内的精液外流
前列腺液	15~30	酸性磷酸酶、纤溶酶,呈酸性乳白色液体	纤溶酶能使精液液化,以利于精子运动
尿道球腺液	2~3	清亮淡灰白色液体	润滑和清洁尿道的作用
尿道旁腺液	2~3	清亮淡灰白色液体	润滑和清洁尿道的作用

精液一般检验主要包括:精液理学检查、精液有形成分检查、精液化学和免疫学检查以及精液仪器分析等。

精液检查在男性不育、男性生殖系统疾病等的诊断或辅助诊断以及疗效观察等方面具有重要的临床意义。

● 知识拓展 ●

《WHO 人类精液检查与处理手册》第5版:为了适应人类精液检测方法标准化需求日益增加的形势,WHO 于 1980 出版了《WHO 人类精液及精子－宫颈黏液相互作用实验室手册》,1987、1992、1999 及 2010 年分别出版了第 2~5 版。第 5 版分为精液分析、精子制备和质量保证共3个部分,其中精液分析分为:①标准方法:检查精子质量基本方法。②可选择试验:在某些情况下使用或实验室选择的方法。③研究性试验:目前不作为常规方法使用。本手册旨在试图提高精液分析的质量和提高结果的可比性,但不作为地方、国家或全球认证机构的强制性标准。

一、精液标本采集与处理

(一) 标本采集与运送

1. 标本采集 精液标本采集方法有手淫法、电按摩法、专用安全套法和性交中断法,常规推荐方法为手淫法。将一次排出的全部精液标本收集在专用容器内,加盖、标明采集日期、时间和精液标本完整性。

2. 标本运送 立即于 20~37℃条件下保温,并在 1 小时内送检。

3. 标本接收 接收到精液标本后立即放 37℃水浴箱保温,规定时间内检查。

(二) 标本处理

精液内可能含有 HBV、HIV 和疱疹病毒等,故精液需要按潜在生物危害物质,遵照各级医院规定的医疗废弃物处理方法进行处理。与精液接触的工作台和非一次性器材用0.1%(1g/L)的次氯酸钠或 0.1% 过氧乙酸等类似的消毒剂消毒一定时间,之后用水冲洗;弃用的标本、器材等要严格按要求消毒后集中收集处理。

(三) 标本采集与处理质量保证

1. 医嘱 检查前应向待检者交待标本采集前排尿、标本采集、送检方法等注意事项。问清禁欲时间并在检验单注明。

2. 待检者 检查应该禁欲 2~7 天,不超过 7 天,因禁欲时间延长会影响精子的存活率。另外,禁欲时间根据待检者年龄一般为:30 岁以下禁欲 2~3 天,30~40 岁禁欲 3~5 天,40 岁以上禁欲 5~7 天;需连续 2~3 次检查的,2 次之间一般应间隔 1~2 周,但不超过 3 周;每次禁欲天数应尽可能一致。

3. 环境 标本采集室最好在实验室附近(30~60 分钟到达)私密的房间,室温控制在20~35℃。

4. 器材 标本容器应清洁干燥、大小适宜、对精子无毒性,不能用乳胶安全套作为容器,以免影响精子的活动力。准备用来储存精液的容器使用前应置于 20~37℃条件下,以免影响精子的活性。

5. 标本采集 推荐采用手淫法采集标本,同时注意收集排出的全部精液,因为精液的初始部分是富含精子的前列腺液,而后面射出部分的精液则主要是精囊液,精子少,如留取标本不完整,应记录并在禁欲 2~7 天内重新采集标本检测。如采集用于微生物培养的标本须无菌操作,在 3 小时内送检及培养。

6. 标本标记 标记时必须注明待检者姓名和(或)识别号(条码)、采集日期和时间,并记录禁欲时间和精液标本是否完整等。

7. 标本送检 采集后立即于 20~37℃条件下保温,并在 1 小时内保温(如贴身)送检。

(四) 方法学评价

精液标本采集的方法学评价见表 8-9。

表 8-9 精液标本采集的方法学评价

方法	评价
手淫法	标准采集方法,可采集到完整的精液,但是部分待检者不能取得精液
电按摩法	通过高频振荡刺激阴茎头部使之射精。该方法刺激性较强,一般在手淫法不能取得精液时可采用,需特殊器材
安全套法	需夫妇双方配合,方法易行,但必须使用专用安全套(普通乳胶安全套内的物质可杀灭精子);另外,精液可黏附在安全套导致精液量损失;一般不采用
性交中断法	需夫妇双方配合;可能丢失精子浓度最高的初始部分;标本易被污染、阴道酸性环境可能影响精子活力;仅适用于手淫法或电按摩法采集不成功者,一般不采用

二、精液理学检查

精液理学检查涉及的检查项目较多,主要包括颜色与透明度、液化时间、黏稠度、酸碱度和精液量等,各项检查指标均是评价男性生育功能的重要参考。

(一)颜色与透明度

1. 简要操作 采集一次性排出的全部精液,通过肉眼观察其液化前后的颜色与透明度,并分别记录和报告。

2. 质量保证

(1)药物影响:精液的颜色可受药物或黄疸的影响,如黄疸患者和服用维生素 B_2 的患者可呈黄色。

(2)浓度影响:当精子浓度极低时,精液的透明度高。

(3)观察时间:液化前后分别观察,记录。

(4)结果报告:颜色以灰白色、乳白色、淡黄色、黄色、棕色、鲜红色或暗红色等报告;透明度以透明、半透明或不透明报告。

3. 参考区间 健康人刚排出的精液呈灰白色或乳白色,不透明。液化精液呈均质性,灰白或乳白色,半透明或稍有浑浊。久未射精者的精液可略带淡黄色。

4. 临床意义 黄色脓性精液见于精囊炎或前列腺炎。红色或酱油色伴大量红细胞者为血精,见于精囊腺炎和前列腺炎、结核、结石或肿瘤。

(二)液化时间

健康男性刚排出的精液在精囊腺分泌的凝固酶作用下使纤维蛋白原变化为纤维蛋白,立即凝固形成稠厚的胶胨状半固体团块,即精液凝固;随后室温下数分钟内,在前列腺分泌的蛋白水解酶(如纤溶酶)的作用下开始变得稀薄,即精液液化(液化期间精液渗透压升高),此时精液中可见异质性(不均匀)混合团块,随着继续液化,精液将变得更加均质和十分稀薄,最后只看到很小的、少量小凝团,成流动状。精液液化时间(semen liquefaction time)是指精液排出后由胶胨状转变为流动状液体所需要的时间。

1. 简要操作

(1)肉眼观察法:接收标本,观察是否凝固或液化→37℃水浴→观察→记录时间。

其中观察时每 5 分钟一次,将盛精液的容器移近光源,然后倾斜,观察精液是否有"扩散、流动"现象,当精液由胶冻状变为均匀流动状液体时,停止计时。

(2)滴管法:接收标本,观察是否凝固或液化→37℃水浴→滴管吸取精液、观察→记录时间。其中每 5 分钟观察一次,观察时用塑料吸液管(直径约 1.5mm)吸取精液,若精液很容易被吸取且未见精液呈条索状,停止计时。

(3)尼龙网袋法:精液 1ml →倒入孔径为 37μm 的尼龙网袋→置入 37℃保温带刻度的量杯内→每 5 分钟将袋提起→当量杯中精液的体积为 1ml 时→记录时间。

2. 质量保证

(1)检查时间:精液采集后应立即送检,收到标本后应立即观察标本液化时间(但在家留取标本,送到实验室一般已液化,液化时间无法进行测定)。精液其他理学、显微镜等检查一般液化后立即进行检查,最好在 30 分钟内,一般不超过 1 小时,以免脱水或温度变化影响精液质量。

(2)检查条件:液化期间,标本置室温或 37℃孵箱中保温;建议在一个二维摇动器上,不断地轻轻混匀或旋转标本容器,有助于产生一个均匀的精液标本。

(3)结果观察:每 5 分钟观察 1 次精液液化情况;可用肉眼观察和显微镜进行识别。随着精液的液化,不动精子获得能力,如在显微镜下不动,则需要更长时间来完成液化过程。

(4) 结果判断:正常精液可以含有少量不液化的胶冻状颗粒,无临床意义。

(5) 结果报告:60 分钟仍未液化的,报告液化时间大于 60 分钟。

(6) 不液化标本处理:若精液不液化,需另行处理,如用机械混匀或用 1g/L 菠萝蛋白酶消化,这些处理可能对精子活力和形态以及精浆生化检查结果有影响,应记录处理方法,以便做出正确的判断。

3. 方法学评价 肉眼观察法和滴管法操作简便、实用,临床常用,但结果判断受检验者主观因素影响较大,准确性和重复性有限。尼龙网袋法的结果判断客观,准确性和重复性好,但操作较复杂,临床应用少。

4. 参考区间 在室温下,通常在 15 分钟内精液完全液化,很少超过 60 分钟,超过 60 分钟为精液液化延迟。

5. 临床意义

(1) 精液凝固障碍:见于精囊腺炎或输精管缺陷等,精囊腺炎时,蛋白质分泌减少引起精液凝固障碍。

(2) 液化不完全或不液化:见于前列腺炎,因前列腺分泌纤溶酶减少所致。精液液化缓慢,超过 1 小时或数小时不液化称为精液延迟液化症(semen delayed liquefaction)。不液化或液化不全可抑制精子活动力,进而影响生育能力。

(三) 黏稠度

黏稠度(semen viscosity)是指精液完全液化后的黏度。精液完全液化后,采用玻璃棒挑起或滴管滴落方法观察其黏丝长度。

1. 简要操作

(1) 滴管法:用塑料吸液管(直径约 1.5mm)吸取精液→让精液依靠重力滴落→观察其拉丝长度。

(2) 玻璃棒法:玻璃棒插入完全液化的精液标本→提起玻璃棒→观察拉丝长度。

2. 质量保证

(1) 检测时间:精液黏稠度应在精液完全液化后进行检测。

(2) 不完全液化标本和高黏稠度标本检测:应注意黏稠精液与不完全液化精液的区别,前者呈均质黏性,并且其黏稠度不随时间而变化。通过标本的弹性可识别高黏稠度,如用吸液管吸取标本,当标本紧紧黏住吸液管,说明标本高黏稠度。对于高度黏稠样本减轻黏稠的方法与处理不液化精液样本相同。

3. 方法学评价 滴管法和玻璃棒法操作简便,适合临床应用,但结果的准确性和重复性受主观因素影响。

4. 参考区间 滴管法形成不连续小滴;滴管法和玻璃棒法拉丝长度均 <2cm。

5. 临床意义 ①黏稠度减低:即新排出的精液呈米汤样,见于先天性无精囊腺、精子浓度太低或无精子症;②黏稠度增加:多与附属腺功能异常有关,如附睾炎、前列腺炎,且常伴有精液不液化,高黏稠度会干扰精子活力、精子密度的判定,影响对覆盖在精子表面的抗体和生化标志物的检测。

(四) pH

1. 简要操作 用精密 pH 试纸或 pH 计测定液化精液酸碱度。

2. 质量保证

(1) 检测时间:应在精液液化后某固定时间进行(如液化后 30 分钟),但必须在 1 小时内。因精液中 CO_2 逸出和精子代谢会影响检测结果。

(2) 避免污染:细菌污染可以使精液 pH 升高。

（3）试纸要求：如采用精密 pH 试纸进行检测，需选用 pH 范围在 6.0~10.0 的试纸进行检测，以提高检测准确度。

3. 方法学评价　pH 试纸法简便，常用，但准确性受到限制；pH 计法准确，但需要特殊仪器。

4. 参考区间　7.2~8.0（平均 7.8）。

5. 临床意义　精液 pH 反映了不同附属性腺分泌液 pH 值之间的平衡，主要是碱性的精囊腺分泌液和酸性的前列腺分泌液之间的平衡。①pH<7.0 并伴有精液量减少，可能是输精管、射精管阻塞或先天性双侧输精管缺如以及精囊腺发育不良所致；②pH>8.0，常见于急性前列腺炎、精囊炎或附睾炎，可能是精囊腺分泌过多或前列腺分泌过少所致。

（五）精液量

精确测量精液体积是计算精液中的精子总数等有形成分的基础。

1. 测定方法　称重法和直接测量法。

2. 质量保证

（1）待检者状态：精液的一次排出量与排精间隔时间有关，应加以考虑。

（2）测定时间：应待精液液化完全之后测量全部精液总量。

（3）取样要求：不推荐使用移液器或注射器从标本容器中吸取样本然后注入量筒中测量体积，因该方法无法保证不损失样本，从而导致测量体积比真实体积偏低。

3. 方法学评价　称重法准确，但操作麻烦；直接测量法操作简便，但不推荐使用移液器或注射器从标本容器中吸取样本然后注入量筒中测量体积，因该方法容易导致测量体积偏低，据报道，损失量可达 0.3~0.9ml。

4. 参考区间　一次排精量 1.5~6ml。

5. 临床意义　精液量的多少可反映附性腺的分泌活性。精液过少可造成精子生存环境缺陷，精液过多则精子可被稀释而降低精子浓度，均不利于生育。精液量的变化可分为精液减少（oligospermia）、无精液症（azoospermia）和精液增多症（polyspermia），其意义见表 8-10。

表 8-10　精液量的变化与临床意义

变化	临床意义
精液减少	若 5~7 天未射精，精液量少于 1.5ml，为精液减少。排除人为因素，如采集时部分精液丢失或禁欲时间过短等，病理性减少见于逆行射精（逆行射入膀胱）、雄激素分泌不足、附属性腺感染等
无精液症	禁欲 3 天后精液量减少到数滴甚至，为无精液症，见于生殖系统的特异性感染（如淋病、结核）及非特异性炎症等。逆行射精时有射精动作但无精液排出（逆行射入膀胱）
精液增多症	一次排精量超过 6.0ml，为精液增多症。常见于附属性腺功能亢进，如垂体促性腺激素分泌亢进，雄性激素水平过高所致；也可见于禁欲时间过长者

三、精液有形成分显微镜检查

（一）显微镜初步检查

1. 简要操作　充分混匀标本→取适量标本并加一定规格的盖玻片，制备厚度约为 20μm 的湿片→静置至湿片内精液标本停止漂移→低倍镜观察。

其中在低倍镜下初步观察有无精子、有无黏液丝的形成、有无精子的聚集或凝集，有无除精子以外的其他细胞，评估精子活力，确定精子计数所需的精液稀释倍数等。如发现精子，再进行显微镜其他项目检查。若未见精子，将标本于 3000r/min 离心 15 分钟后，取沉淀物重新检查,如2次全片显微镜检查均未见精子,则无需做其他精液项目检查,直接报告为离心后未发现精子。

2. 质量保证

(1) 器材:显微镜初步检查、精子活动力、活动率等检查推荐使用相差显微镜。

(2) 标本处理:所有检查项目在取标本前充分混匀,但应注意避免剧烈振荡产生气泡,损伤精子。可将标本吸入大口径(如直径为1.5mm)的一次性塑料吸管,充分混匀,如果每个视野中精子的数量相差显著,提示标本是不均质的,没有混匀,应再次混匀。缺乏均质性也可能是由于异常的黏度、异常液化、精子聚集或凝集。混匀后立即取精液标本,使精子没有在悬浮液中沉降的时间。

(3) 湿片制备:①精液量和盖玻片必须标准化,使精液厚度约为20μm,方便精子自由运动,如深度<20μm的池限制精子的螺旋运动;如深度太深,精子游进和游出视野,难以检测精子。一般采用精液量大约10μl,加22mm×22mm的盖玻片。②加盖玻片要避免产生气泡。③当精液不再漂移,立即检查。

(二) 精子凝集

精子凝集是指活动的精子相互黏附在一起,如头对头,尾对尾、尾尖对尾尖或混合型相互黏附在一起的现象(图8-22)。这些精子常呈旺盛的摇动式的运动,但有时也因凝集太严重,而使精子运动受到限制。WHO精子凝集分级标准见表8-11。不活动精子之间、活动精子与黏液丝、非精子细胞或细胞碎片之间黏附在一起的现象称为非特异性凝集。

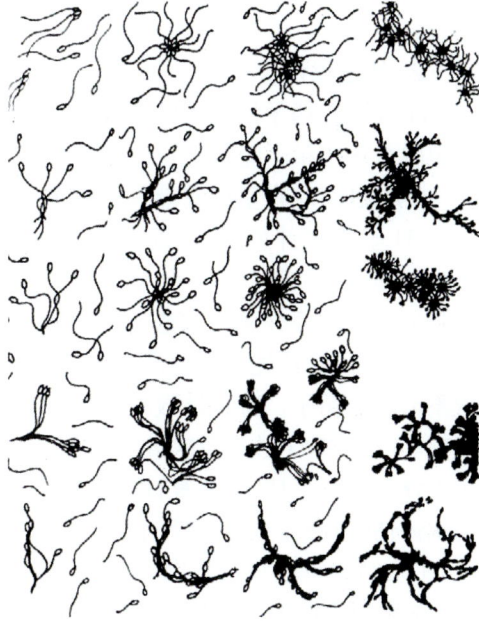

图8-22 精子凝集模式图

表8-11 WHO精子凝集分级标准

分级	特点
1级	零散凝集,每个凝集团里的精子数少于10个,有很多自由活动的精子
2级	中等凝集,每个凝集团里的精子数有10~50个,存在自由活动的精子
3级	大量凝集,每个凝集团里的精子数大于50个,仅有一些自由活动的精子
4级	全部凝集,所有精子发生凝集,数个凝集又粘连在一起

1. 简要操作 将精液制成湿片,于显微镜下观察精子凝集类型和分级。

2. 质量保证 需注意与非特异性凝集区别,报告应记录。余同精子活动力测定。

3. 方法学评价 该方法操作简便,适合临床应用

4. 参考区间 正常无凝集。

5. 临床意义 精子凝集提示可能为免疫因素引起不育,是否存在抗精子抗体,需要做进一步检查以明确诊断。另外,严重的精子凝集会影响对精子活动力和计数的检测。

(三) 精子活动力

精子活动力(sperm motility)是指精子前向运动的能力。WHO将精子活动力分为3级(表8-12),即前向运动(progressive motility,PR)、非前向运动(non-progressive motility,NP)和无运动(immotility,IM)。

表 8-12　WHO 精子活动力分级与评价

分级	特点
前向运动(PR)	精子运动积极,主动地呈直线或沿大圆周运动,不管其速度如何
非前向运动(NP)	精子所有的运动方式都缺乏活跃性,如小圆周游动,尾部动力几乎不能驱使头部移动或者只能观察到尾部摆动
无运动(IM)	精子没有运动

1. 简要操作　充分混匀标本→取适量并加一定规格的盖玻片,制备厚度约为 $20\mu m$ 的湿片→静置至湿片内精液标本停止漂移→低倍镜观察→高倍镜下观察 200 个精子,并进行分级。

2. 质量保证

(1) 时间:精子活动力的检测应尽量在精液液化后 30 分钟内完成,不能超过 1 小时。避免脱水、pH 和环境温度的改变影响精子活动力。

(2) 温度:应在室温或带有加热 37℃载物台的显微镜下进行检查。

(3) 显微镜计数:①计数视野:为防止干燥物质影响精子活力,应在距离盖玻片边缘至少 5mm 的区域观察精子。随机选择视野,避免根据看见一定数量的活动精子来选择视野。应按顺序仔细观察玻片,避免重复观察相同的区域。经常更换视野。②计数:快速浏览和计数,首先计数前向运动精子,随后在同一视野内计数非前向运动精子,最后计数不活动的精子。避免计数在评估过程中游入视野的精子,否则导致活动精子计数结果偏高。③计数精子数量及次数:为获得一个可以接受的低取样误差,需要在至少 5 个视野,至少评估 200 个精子;重复计数 2 次。④推荐使用带有网格的目镜,以限制观察区域,使两次评估时观察的是载玻片上相同的区域。

(4) 结果审核与报告:2 次计数百分率之间差异在允许范围(具体标准参照 WHO 第五版),取均值报告;如超过可接受误差,应重新制备 2 张湿片,重新计数。

(5) 其他:同精液显微镜初步检查。

3. 方法学评价　精子活动力测定主要有显微镜法、计算机辅助精子分析法(computer-aided sperm analysis,CASA)及精子质量分析仪等方法,方法学评价如下。

(1) 显微镜法:为 WHO 推荐方法,操作简便,无需特殊器材,临床常用,但受主观因素影响较大,重复性和准确性有限。

(2) CASA 法:较手工显微镜法精确性更高,并可提供精子动力学参数的量化数据。该法最适用于精子动力学分析,但评估活动精子百分率可能是不可靠的,因为后者还需要测定不活动精子的数目,而细胞碎片有可能与不活动的精子相混淆。

4. 参考区间　总活动力(PR+NP)≥40%,前向运动(PR)≥32%。

5. 临床意义　精子活动力是评价男性生育能力的重要指标,前向精子活动力的程度与妊娠率相关。精子活动力低下,难以抵达输卵管或无力与卵子结合而不能完成受精过程。如连续检查,精子总活力不足 40%,可能为男性不育原因之一。精子活动力低下常见于:①精索静脉曲张、静脉血回流不畅,睾丸组织缺氧等;②生殖系统非特异性感染、使用某些药物(抗代谢药、抗疟药、雌激素、氮氮芥等)。

(四) 精子存活率

精子存活率(sperm vitality)是指活精子所占比例,主要通过检测精子膜的完整性来评价。常用活体染色法或精子低渗膨胀试验鉴别精子膜完整性,从而得出活精子的百分率。

1. 原理　活精子细胞膜完整,染料不能通过精子膜进入精子内,加入染料后活的精子则不着色;精子死亡后其细胞膜破损,失去完整屏障功能,染料进入精子内,使精子着色,从而判断精子的存活率。

2. 试剂 伊红(曙红)Y 染色液由伊红 Y 和生理盐水溶液组成。

3. 简要操作 取精液和伊红 Y 各 1 滴于载玻片上混匀→加盖玻片→静置 30 秒→低倍镜观察→高倍镜计数。

染色结果判断:①如精子头部呈白色或淡粉红色(细胞膜完整),则为活精子;如精子头部呈红色或暗粉红色(细胞膜受损),则为死精子。②如果染色仅限于颈部区域,剩余的头部未染色,则可认为是"颈部细胞膜不全",认为是存活精子。③如果难以辨识浅染的头部,可使用苯胺黑增加背景的对比度。

4. 质量保证 每个标本重复计数 2 次,每次至少计数 200 个精子。2 次结果差异无统计学意义时,可取均值报告。否则应重新制备样本,检查。余同精子活动力测定。

5. 方法学评价 操作简便,适合临床应用,制备的涂片无法储存以用于质量保证。

6. 参考区间 存活率≥58%(伊红活体染色法)。

7. 临床意义 精子存活率降低是男性不育的重要原因之一。

(五)精子低渗膨胀试验

精子低渗膨胀试验(sperm hypoosmotic swelling test,HOS)是观察精子在低渗溶液中的变化,以检测精子膜的完整性。

1. 原理 在低渗溶液环境中,如果精子细胞膜结构完整,则膜内渗透压高于膜外渗透压,蒸馏水由膜外进入膜内,最终达到膜内外渗透压趋于平衡。由于精子尾部的膜(相对头部)薄而疏松,在尾部可出现不同程度的肿胀现象结果导致精子尾部出现不同程度肿胀。显微镜下计数出现尾部肿胀精子所占百分率。

2. 试剂 膨胀液主要成分包括枸橼酸钠和果糖,枸橼酸钠主要提供一定的离子浓度,果糖提供精子的能量供给。

3. 简要操作 加膨胀液→加精液→37℃孵育 30 分钟→涂片、盖片→高倍镜计数 200 个精子。

结果判断:细胞膜完整的精子在低渗溶液中,于 5 分钟左右膨胀,且其形状会在 30 分钟内保持稳定。显微镜下发生膨胀的精子通过精子形状的改变来辨别。如精子尾部卷曲为活精子(图 8-23)。

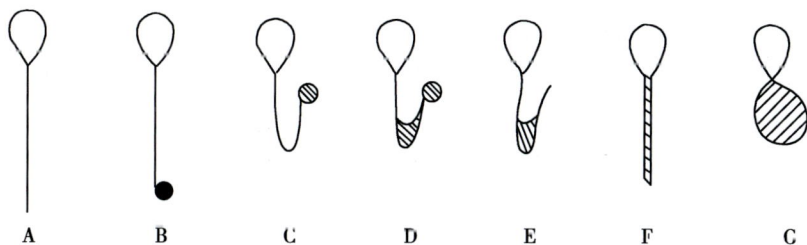

图 8-23 膨胀状态下的人类精子的典型形态变化表现示意图

A. 未膨胀;B. 尾尖膨胀;C. 尾尖弯曲膨胀;D. 尾尖膨胀伴弯曲膨胀;E. 尾弯曲膨胀;F. 尾粗短膨胀;G. 尾完全膨胀

4. 质量保证

(1)试剂:制成的膨胀液以 1ml 分装冻存于 −20℃。使用前溶解膨胀液并充分混匀。

(2)温度:室温低于 10℃时,应将标本先放入 37℃温育 5~10 分钟后再镜检。

(3)结果校正:有的标本实验前就有尾部卷曲的精子,在 HOS 试验前,应计算未处理标本中尾部卷曲的精子的百分率,实际 HOS 试验的百分率等于测定值减去未处理标本中尾部卷曲精子的百分率。

(4) 其他:同精子活动力测定。

5. 方法学评价　精子低渗膨胀试验操作相对复杂,试验结果与精子功能试验有良好的相关性,为临床较为理想的精子功能测定方法。同时也可作为一种用于评估精子存活率的可供选择的非染色方法,尤其是用于卵胞质内单精子注射技术的精子,不宜进行染色时,该法为最有效的评估方法。

6. 参考区间　精子尾部肿胀率≥58%。

7. 临床意义　精子低渗膨胀试验可作为精子膜功能及完整性的评估指标,可预测精子潜在的受精能力。精子尾部肿胀现象是精子膜功能正常的表现,男性不育症患者精子低渗肿胀率明显降低。

(六) 精子计数

精子计数有两种方式,一种是指计数单位体积内的精子数量,即精子浓度。另一种是精子总数(即单次排出的精子的绝对数量),以精子浓度乘以本次的精液量,即得到 1 次射精的精子总数。

1. 原理　液化精液经精子稀释液稀释、杀死固定精子后,充液,显微镜下计数一定范围内的精子数,再换算成每升精液中的精子数。

2. 试剂　精液稀释液由碳酸氢钠、甲醛和蒸馏水组成。其中碳酸氢钠主要作用是破坏精液黏度,甲醛主要是固定精子。

3. 器材　改良 Neubauer 计数板法。

4. 简要操作　取 0.38ml 精液稀释液→加入混匀液化精液 20μl →混匀→充液→静置 2~3 分钟→计数→计算→报告结果。

5. 质量保证

(1) 计数标准:应计数结构完整的精子(有头和尾),计数时以精子头部位置为基准。发现有缺陷的精子[无头和(或)无尾]应另外记录报告,如有必要可与正常精子计数同样的方法进行评估。

(2) 计数范围:如果每个视野中精子数目太少,则应减少稀释倍数或扩大计数范围,以保证计数的精子至少 200 个以上,最好达到 400 个。

(3) 重复检查:同一份标本应重复 2 次稀释和计数,以减少计数误差。

(4) 其他:见改良 Neubauer 计数板和精子活动力测定。

6. 方法学评价　精子计数的方法学评价见表 8-13。

表 8-13　精子计数方法及评价

技术方法	方法学评价
显微镜 Neubauer 计数板法	为常规方法,亦是 WHO 推荐方法;标本需稀释,准确性和重复性较低
显微镜 Makler 计数板法	Makler 精子计数板是专门用于精液检验的计数板,其计数室深度为 10μm,恰好覆盖 1 层精子,因此标本不需稀释;精子分布不重叠,结果更准确;如果在相差显微镜或暗视野显微镜下配以显微照相,还可以拍摄精子的运动轨迹,并可从图像上根据精子的运动轨迹分析其运动方式和运动速度;价格较贵;不便于在普通显微镜下操作和观察,当精子浓度过高时,应制动处理以便计数活动的精子
显微镜 Microcell 计数板法	Microcell 计数板因计数池内的深度已经固定,避免操作带来的不必要的误差,计数结果比改良 Neubauer 和 Makler 计数池具有更高的精确性,但不能重复使用,成本较高,难以推广使用

7. **参考区间** 精子浓度≥15×10⁹/L;精子总数≥39×10⁶/次射精。

8. **临床意义** 精子浓度与受精率和妊娠率有关,受精囊腺和前列腺分泌量的影响,不是衡量睾丸功能的特异性指标。每次射精的精子总数可以衡量睾丸产生精子的能力和男性输精管道畅通的程度。精子浓度持续 $<15×10^9/L$ 时为少精子症;精液多次检查无精子时为无精子症(连续检查 3 次,离心后沉淀物中仍无精子)。

精子浓度减低或无精子症见于:①睾丸疾病:如精索静脉曲张、睾丸炎症、结核、肿瘤、睾丸畸形、隐睾等;②输精管疾病:如输精管阻塞、输精管先天性缺如和免疫性不育(睾丸创伤和(或)感染使睾丸屏障的完整性受到破坏,产生抗精子抗体所致)等;③男性结扎术后:一般结扎术后第 6 周开始检查,每周 1~2 次,连续检查 3 次无精子,则表明手术成功;④其他:逆行射精、有害金属或放射性损害、环境因素、老年人、应用抗癌药物等。

(七) 精子形态

正常精子形态似蝌蚪状,分头、颈、中段和末端尾,长约 60μm。由于在光学显微镜下很难看到末段,因此可以认为精子由头部(和颈部)和尾部(中段和主段)构成(表 8-14)。只有头部和尾部都正常的精子才认为是正常的,所有临界形态都应认为是异常。精子头部呈卵圆形,长 3.7~5.0μm,宽 2.5~3.5μm,头部呈透亮区,界限清晰,称为顶体(区),占头部的 40%~70%。精子颈部非常短,连接精子头部与尾部。精子尾部细长,呈鞭毛状,长约 55μm,向尾部逐渐变细,依次由中段(长约 5~7μm,宽 <1μm,主轴与头部长轴成一直线)、主段(长约 45μm,宽 0.5μm)和末段(结构简单而且短)构成。胞质小滴位于头部后面或中间段周围,是精子的残存体,小于头部大小的一半。精子巴氏染色后,头部顶体区呈淡蓝色,顶体后区域呈深蓝色,中段呈淡红色,尾部呈蓝色或淡红色,胞质小滴呈绿色。

精子异常形态包括精子头部、颈部、尾部的各种异常,见表 8-14 及图 8-24。

表 8-14 精子异常形态

部位	异常
头部	大头、小头、圆头、双头、多头、无头、锥形头、梨形头、无定形头、有空泡头、顶体过小或过大、顶体后区有空泡(大小超过头部 1/3)或联合异常等
颈部和中段	颈部弯曲、中段不规则、增粗、变细、锐角弯曲或联合异常等
尾部(主段)	短尾、双尾、多尾、卷曲尾、断尾、发夹状尾、尾部消失、尾部伴有末端微滴或联合异常
过多的胞质残余体	>精子头部大小的 1/3

1. 检查方法

(1) 湿片法:精子计数后,用高倍镜或相差显微镜直接计数 200 个精子形态。湿片法镜下精子细胞形态如图 8-25。

(2) 染色法:将液化精液涂成薄片,经干燥、固定后染色,油镜下观察计数 200 个精子,分别报告形态正常和异常的精子百分率。常见的染色方法主要有瑞氏染色、巴氏染色、Shorr 染色或 Diff-Quik 染色等。精子细胞染色形态见图 8-26~ 图 8-28。

2. 质量保证

(1) 标本取样:精子数 $>10×10^9/L$ 时可直接涂片检查;精子数 $<10×10^9/L$ 时,则应将精液 2000r/min 离心 15~20 分钟后,取沉淀物涂片检查。

(2) 制片要求:涂片厚薄应适宜,以免影响着色、透明效果。

(3) 判定标准:①只有头部、颈部和尾部都正常的精子才视为正常精子,所有形态学处于临界状态的精子均列为异常。判断方法有仅靠肉眼主观识别异常,可认为其运用的

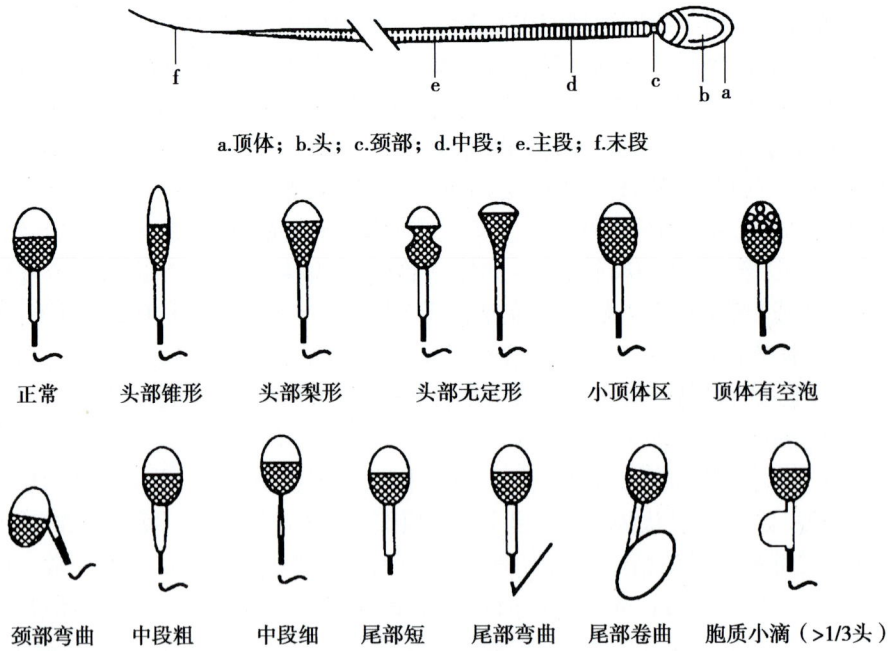

a.顶体；b.头；c.颈部；d.中段；e.主段；f.末段

正常　　头部锥形　　头部梨形　　头部无定形　　小顶体区　　顶体有空泡

颈部弯曲　　中段粗　　中段细　　尾部短　　尾部弯曲　　胞质小滴（>1/3头）

图 8-24　正常及异常精子模式图

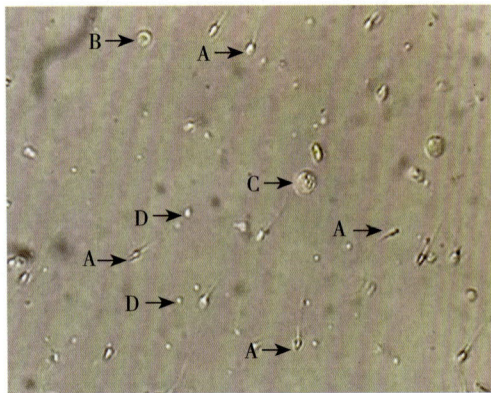

图 8-25　精液湿片
A.精子；B.红细胞；C.白细胞；D.卵磷脂小体

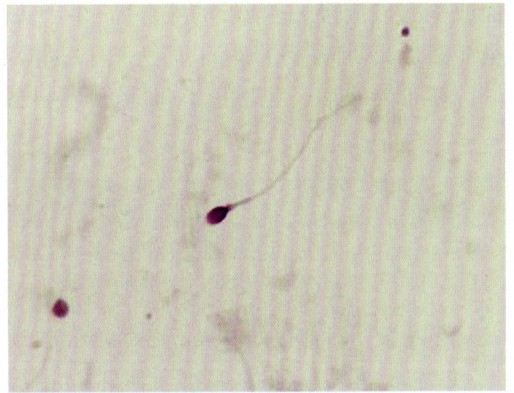

图 8-26　正常精子（瑞氏染色）

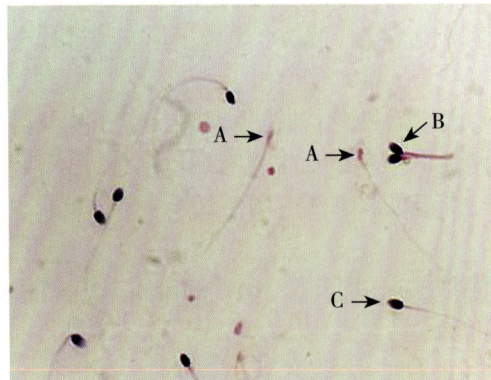

图 8-27　异常精子（瑞氏染色）
A.大头针状精子；B.双头精子；C.正常精子

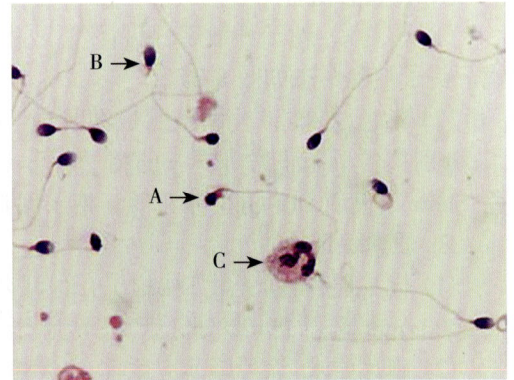

图 8-28　异常精子（瑞氏染色）
A.无顶体精子；B.短尾精子；C.中性分叶核粒细胞

是常规标准;要遵循WHO推荐的严格标准,显微镜必须安装目镜标尺,且两种判断方法应运用不同的参考区间。②当精子有多种缺陷同时存在时,此时只需记录1种,应先记录头部缺陷,其次为颈部和中段异常,最后是尾部(主段)异常。③游离的精子头作为形态异常的精子计数,但不计数游离尾,以避免重复计数。④注意观察有无未成熟的生精细胞,如发现,应计数200个生精细胞(包括精子),计算未成熟生精细胞百分率。⑤应注意观察有无红细胞、白细胞、上皮细胞和肿瘤细胞等。余同精子活动力测定。

3. 方法学评价

(1)湿片法:操作简便,但要求检验人员经验丰富,否则会因识别错误而导致结果差异较大,不推荐使用。

(2)染色法:WHO推荐的方法。操作相对费时、复杂,但染色后精子结构清楚,易于辨认,结果更为准确,重复性好。其中巴氏染色能够使精子头部的顶体区和顶体后区、过量残留胞质、中段和主段染上颜色。

4. 参考区间 正常形态精子≥4%。

5. 临床意义 畸形精子增多见于感染、外伤、高温、放射线、乙醇中毒、药物、工业废物、环境污染、激素失调或遗传因素导致睾丸异常、精索静脉曲张等。

(八)非精子细胞检查

精液中的可能出现的非精子细胞主要包括生精细胞(spermatogenic cell)、上皮细胞、白细胞、红细胞等。生精细胞即未成熟的男性生殖细胞,指各阶段发育不全的生殖细胞,如精原细胞、初级精母细胞、次级精母细胞及发育不全精子细胞(图8-29,图8-30)。正常生育男性精液中偶见前列腺上皮细胞(呈柱状或立方形、圆形及多边形)、精囊细胞(呈圆形或卵圆形,嗜碱性细胞,含色素颗粒)、尿道移行上皮细胞(呈多边形)、柱状或鳞状上皮细胞、少量红细胞和白细胞。前列腺增生的患者还可见到较多增大的前列腺上皮细胞。

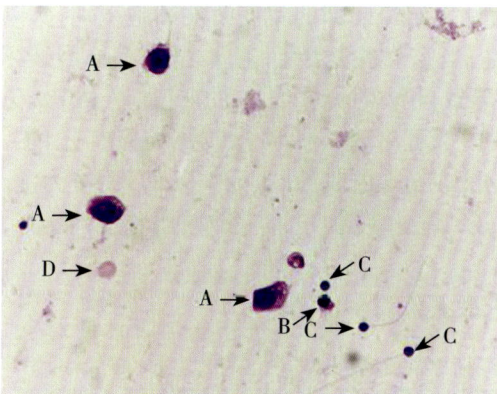

图8-29 精液次级精母细胞(瑞氏染色)
A.精母细胞;B.异常精子;C.无顶体精子;D.红细胞

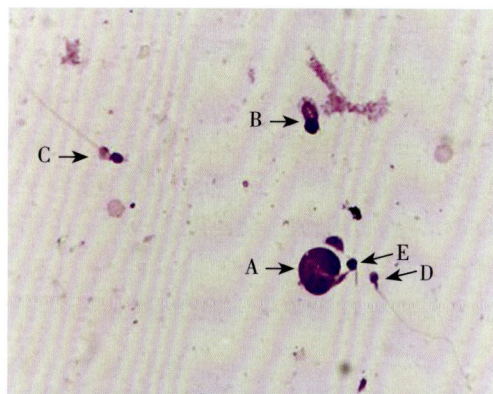

图8-30 精液次级精母细胞(瑞氏染色)
A.精母细胞;B.异常精子;C.过多残留胞质精了;
D.小头精子;E.无顶体精子

1. 检查方法 同精子形态学检查。

2. 质量保证

(1)检测时间:精液涂片染色后可检出上述细胞,但它们降解后很难与炎症细胞区别。

(2)染色方法:各阶段生精细胞的形态、大小及核的形态、大小均不规则,如采用未染色精液检查,易与中性粒细胞相混淆。故WHO推荐正甲苯胺蓝过氧化酶染色法,中性粒细胞呈阳性,而生精细胞不着色则呈阴性。对不含过氧化物酶的其他白细胞建议采用免疫细胞化学法检测。

3. 方法学评价

(1) 该法可以染色精子头部的顶体区域、顶体后区、胞质残余体和精子中段,利于精子细胞形态检查。

(2) 该法涂片可以永久保存,以备将来用于内部质量控制体系。

(3) 染色液在避光条件下可保存数月或数年。

4. 参考区间 ①生精细胞:<1%;②白细胞与上皮细胞:<5/HP;③偶见红细胞。

5. 临床意义

(1) 未成熟生精细胞的存在,提示存在睾丸损伤。当睾丸曲细精管生精功能受到药物或其他因素的影响时,精液中可出现较多未成熟生殖细胞。

(2) 精液中红细胞、白细胞增多见于生殖道和(或)附属性腺炎症、结核、恶性肿瘤等。正常精液白细胞小于 1×10^9/L(正甲苯胺蓝过氧化酶染色)。精液白细胞超过 1×10^9/L 称为白细胞精子症(leukocytospermia),可伴有精子浓度、精液量、精子活动力等改变和(或)精子功能丧失。精液中检查到癌细胞,对生殖系统恶性肿瘤的诊断将提供重要依据。

四、精液化学与免疫学检查

精液的很多化学成分和酶对精子的功能发挥起着重要作用,通过精液化学成分检查,可以反映附属腺的分泌功能,对男性不育症的诊断、治疗及病因分析有重要临床意义。

精液免疫学检查主要是对抗精子抗体(anti-spermatozoon antibody,AsAb)的检测。正常情况下,男性由于血睾屏障的存在,精子抗原与机体的免疫系统相互隔离,因而男性自身不会产生针对精子抗原的抗精子抗体。正常女性生殖道与精子接触后,由于精浆中存在的免疫抑制物质的存在,致使精子不会被女性生殖道局部的免疫活性细胞识别,所以也不会产生针对男性精子的抗精子抗体。但是,当生殖系统炎症、阻塞、外伤等原因破坏男性血睾屏障或女性生殖系统免疫平衡时,可导致自身或同种 AsAb 的产生。AsAb 是免疫性不育的主要原因,其在男性和女性患者体内都可出现。AsAb 从抗体类型上有 IgG、IgA、IgM、IgE 四种,可存在于血清、精浆、宫颈黏液或精子的表面。血清中以 IgG、IgM 为主。IgM- AsAb 是识别近期免疫应答的一个指标;IgE- AsAb 只参与变态反应,与免疫性不育、流产无关。

精液化学与免疫学检查检测指标及其临床意义见表 8-15。

表 8-15　精液化学检测指标及临床意义

指标	参考区间	临床意义
精浆果糖	间苯二酚比色法:9.11~17.67mmol/L 吲哚比色法:≥13μmol/L	减低见于精囊腺炎和雄激素分泌不足;缺如见于先天性精囊腺缺如、逆行射精等。单纯性输精管阻塞性无精症患者可正常
精浆柠檬酸	紫外比色法:50μmol/L 吲哚比色法:≥13μmol/L	显著减少见于前列腺炎。与睾酮水平相关,可以评价雄激素分泌状态
精浆锌	① 比色法:(1.259±0.313)mmol/L 或 ≥2.4μmol/L; ②原子吸收光谱法:(2.12±0.95)mmol/L 或(163.02±45.26)μg/L	严重缺锌可致不育症。青春期缺锌,则影响男性生殖器官和第二性征发育。可作为评价男性生育功能和诊治不育症的指标之一

续表

指标	参考区间	临床意义
酸性磷酸酶	磷酸苯二钠比色法:48.8~208.6U/ml	减低见于前列腺炎,可使精子活动减弱,受精率下降。增高见于前列腺癌和前列腺肥大
乳酸脱氢酶-X(LD-X)	聚丙烯酰胺电泳法:相对活性≥42.6%。绝对活性 1430±940U/L	减低见于少精液症或无精液症和精子缺陷
中性 α-葡萄糖苷酶	比色法:≥20mU/L	反映附睾功能状态特异敏感指标。其活性与精子密度、精子活力呈正相关,有助于鉴别输精管阻塞(显著降低)和睾丸生精障碍所致的无精症(无明显变化)
精子顶体精氨酸酰胺酶	比色法:48.2~217.7μIU/10^6 (36.72±21.43U/L)	其活性与精子计数、精子活动力、精子顶体完整率呈正相关。活性减低可影响精子受精能力,从而导致不育
抗精子抗体 AsAb	ELISA、精子凝集试验(sperm agglutination test,SAT)、精子制动试验(sperm immobilization test,SIT)等均为阴性	AsAb 是某些免疫性不育患者的辅助诊断和疗效观察指标,升高可导致男性不育

(郑峻松)

五、精液仪器分析

计算机辅助精子分析(computer-aided sperm analysis,CASA)系统是 20 世纪 80 年代发展起来的新技术。传统的手工法精液分析带有很大的主观性,不同检验人员分析的结果有时相差很大,对精子运动的判断缺少严格的量化指标。20 世纪 90 年代初,美国学者发明了一种分析精子质量的新技术,并依照此原理制造出了一种新型的精子质量分析仪(sperm quality analyzer,SQA),通过显示精子的活动力指数、精子密度、精子形态等反映精子的质量。

(一)计算机辅助精液分析

1. **检测原理** 计算机辅助精子分析是将计算机技术和图像处理技术相结合而发展起来的一项精子分析技术。其原理是采用高分辨率的摄像机与显微镜相接,采集精子的形态图像和运动图像后,将其数据输入到计算机中,根据设定的精子大小和灰度、精子运动的移位及精子运动的相关参数,对图像进行动态分析处理后输出处理结果。CASA 除了客观、准确和定量分析精子总数、活率、活动力等指标外,还能对精子的浓度及精子形态进行分析。

2. **CASA 基本结构**

(1)显微摄像系统:主要由专用精子计数板(Makler 板、Macro 板或 Microcell 计数板)、恒温装置、相差显微镜及 CCD 摄像机组成。其作用是将被检测标本的信号通过显微镜放大由 CCD 摄像头随机采集后,经视频输出口输入到监视器和计算机图像采集卡中。

(2)图像采集系统:主要由图像采集卡组成,其功能是将 CCD 发送过来信号进行随机抓拍、识别、预处理及贮存,并进一步将成熟的信号输送到计算机内进行全面加工处理。

(3)计算机分析处理系统及打印输出系统:主要由计算机主机,高分辨力监视器、打印机等组成。其功能是通过计算机软件将图像抓拍预处理后送来的信号进行全面系统加工处理,将所有处理好的参数由监视器显示,再由打印机输出。

3. 检测主要参数

（1）精子运动参数评估：CASA 分析仪检测精子运动参数时，每份标本至少要分析 200 个活动精子（最好是 400 个）的运动轨迹。精子运动的主要参数及其含义见表 8-16。

表 8-16　精子运动参数及其含义

参数	含义
曲线速度（curvilinear velocity，VCL）	也称轨迹速度，指精子头部实际运动轨迹的平均速度
直线速度（straight-line velocity，VSL）	也称前向运动速度，指精子检测时从起始位到终点位之间直线距离的平均速度
平均路径速度（average path velocity，VAP）	精子头沿其空间轨迹移动的平均速度。是根据精子运动的实际轨迹平均后计算出来的，各仪器之间稍有不同
直线性（linearity，LIN）	指曲线轨迹的直线分离度，计算公式为 VSL/VCL
前向性（straightness，STR）	指精子运动平均路径的直线分离度，计算公式为 VSL/VAP
摆动性（wobble，WOB）	精子头沿其实际运动轨迹的空间平均路径摆动的尺度，计算公式为 VAP/VCL
鞭打频率（beat cross frequency，BCF）	也称摆动频率，指精子头部超越过其平均路径的频率
精子头侧摆幅度（amplitude of lateral head displacement，ALH）	精子头实际运动轨迹对平均路径的侧摆幅度，可以是最大值，也可以是平均值，不同仪器间计算方法有所差异
平均移动角度（mean angle of deviation，MAD）	精子头部沿其运动轨迹瞬间转折角度的平均值
运动精子密度	每毫升精液中 VAP>0μm/s 的精子数
多重异常指数（the multiple anomalies index，MAI）	每个精子出现异常数的平均值。所有的头部、颈部和尾部的畸形都应计算在内
畸形精子指数（the teratozoospermia index，TZI）	与 MAI 相似，二者的区别在于 TZI 只记录每个精子的四种缺陷：头部、颈部、尾部及是否含有过大的残留胞质小滴，而不记录是否还存在有其他方面的异常
精子畸形指数（the sperm deformity index，SDI）	由缺陷的精子数目除以总精子数（而非只是异常精子数）。该指数可记录多种精子头部异常的情况，但颈部和尾部的缺陷仅作一次记录
精子形态参数	CASA 系统通常将精子头和中段分为正常或异常，并给出精子头和中段、头部椭圆和规则性以及依赖染色检测的顶体区平均值和标准差或中位数

（2）形态计量分析：可分析精子的形态参数，主要参数见表 8-17。

表 8-17　精子形态学参数

参数	含义
头部尺度	头部长度、宽度、面积、周长
颈部尺度	颈部角度、宽度、面积
头部椭圆率	头部短半轴/长半轴；越接近 1，头部越圆
头部均匀性	头部大小的一致性
头部皱褶度	越平滑，越接近 1；否则大于 1
头部对称性	完全对称为 1，否则大于 1
顶体	顶体区后区有空泡，顶体区过大（>70%）或过小（<40%）为异常

4. 简要操作

(1) 理学检查:手工对待测标本的液化时间、黏度、精液量、pH、颜色和透明度等进行检查。

(2) CASA 分析:①开机:接通电源,启动 CASA 系统;②输入待检者资料和理学检查结果:计算机输入待检者基本情况资料及精液理学检查结果;③加精液:取新鲜液化混匀精液 1 滴,滴入精子计数板,置显微镜操作平台上,点击"活动显示"菜单,调整好显微镜焦距,显示器上即可显示待测标本的精子运动图像;④分析:点击"计算机分析"菜单,系统进入自动分析状态,图像显示区内给出活动的精子分析图像;⑤打印结果:分析结束后打印分析结果。精液分析检验报告见表 8-18。

表 8-18 精液分析报告

Ⅰ:待检者基本情况

姓名:	籍贯:	未排精天数(d):	取精时间:
年龄:	标本号:	取精方式:	取精日期:

Ⅱ:理学检查结果

颜色:	精液量(ml):	液化时间(min):	稀释比例:
透明度:	pH 值:	黏稠度:	室温(℃):

Ⅲ:自动分析结果

精子密度(10^6/ml):	被检精子总数(个):	曲线速度 VCL(μm/s):
精子活动率(%):	活动精子数(个):	直线速度 VSL(μm/s):
精子活力分级	活动精子密度(10^6/ml):	平均路径速度 VAP(μm/s):
a 级精子百分率(%):	直线运动精子数(个):	直线性 LIN(%):
b 级精子百分率(%):	直线运动精子密度(10^6/ml):	前向性 STR(%):
c 级精子百分率(%):	直线运动精子活率(%):	摆动性 WOB(%):
d 级精子百分率(%):	直线快速运动精子数(个):	鞭打频率 BCF(Hz):
	直线快速运动精子密度(10^6/ml):	侧摆幅度 ALH(μm):
	直线快速运动精子活率(%):	平均移动角度 MAD(度/s):

Ⅳ:形态分析结果

精子形态	畸形分类		精液其他成分
正常(个):	头部畸形(个):	比例:	上皮细胞:
比例:	体部畸形(个):	比例:	红细胞:
畸形(个):	尾部畸形(个):	比例:	白细胞:
比例:	混合畸形(个):	比例:	生精细胞:
			其他:
检验日期:	检验时间:	检验者:	审核者:

5. 质量保证

(1) 标本:检测精子活动力,标本浓度应控制在($2\sim50)\times10^6$/ml 之间。高浓度(如 $>50\times10^6$/ml)精子的标本,会增加碰撞的频率,并可能由此出现错误的结果。建议用同源精浆稀释标本。

（2）温度：CASA 系统必须将样本保持在 37℃ 恒温环境，因为精子运动参数具有温度敏感性。

（3）分析：同时检测两个计数池。每个计数板检测 6 个视野（共 12 个视野），以得到可靠的结果。每个计数池至少应该检测 200 个精子，追踪精子的时间至少为 1 秒，保证 CASA 检测精液结果的可靠性。

（4）设备维护：因 CASA 是以精密光学仪器和电子计算机等先进电子仪器为主的设备，所以，系统维护与保养工作对提高仪器使用寿命及计算的准确性起着重要作用。工作人员应严格按照操作规程的要求进行操作，操作完毕后按照程序退出系统并关机。

（二）精子质量分析仪分析

1. 检测原理 通过光电原理，用光束通过少量精液标本，利用精子运动引起的吸光度变化进行测定。吸光度变化包括吸光度频率变化和振幅变化。频率、振幅变化越大，则精子质量越好；反之，则精子质量越差。

2. 检测主要参数 SQA 一般检测精子的五个参数，功能精子浓度（functional sperm concentration，FCS）、活动精子浓度（motile sperm concentration，MSC）、精子活动指数（sperm motility index，SMI）、总功能精子浓度（total functional sperm concentration，TFSC）、总活动精子浓度（total motile sperm concentration，TMSC），其意义见表 8-19。

表 8-19　SQA 检测参数及意义

参数	意义
FSC	具有正常形态及快速前向运动的精子数量
MSC	快速前向运动的精子数量
SMI	在 1 秒时间内，毛细管载样池中的精子运动所产生在光源路径上的偏移数目与振幅，反映浓度与平均前向运动速度相乘的精液参数
TMSC	精液标本中功能精子的总数，以 FCS 与精液量的乘积表示
TFSC	精液标本中活动精子的总数，以 MSC 与精液量的乘积表示

（三）精液仪器分析方法学评价

传统精液常规分析由于检测手段、实验室条件、检验人员的水平与经验不同，而且，对精子运动能力判断缺少严格的量化指标，造成了检查结果的差异，也降低了检验结果的客观性和可比性。利用 Makler 或 Macro 精子计算板进行精子运动轨迹图像分析，计算精子的平均直线运动速度，操作流程多，工作量大而烦琐。

CASA 系统具有以下优点：①检测指标多、项目齐全，除可以分析精子的密度，活动率及活力等指标外，还可以提供精子运动轨迹、运动速度、运动方式等动力学量化指标；②操作简便、快速，可以自动化，检测结果客观，重复性、准确性较好。

CASA 系统的不足之处有：①CASA 系统设备相对较贵。②CASA 系统的设置还缺乏统一的国际标准，不同厂家和型号 CASA 系统分析的结果缺乏可比性。③CASA 系统识别精子是根据人为设定的大小和灰度来判断，准确性受到精液中细胞成分和非细胞成分的干扰和影响。计算精子活率时，精子只有产生一定的位移，CASA 系统才认为是活动精子，而对原地摆动的精子则判断为不活动精子，测出的值低于实际结果。

六、精液检查临床应用

精液检查是男科学的重要内容，是评价男性精子质量和生育能力的最重要指标。同时，当男性生殖系统发生病变时，精液检查的一些指标会发生变化。精液质量可反映睾丸精子发生及附属性腺功能是否正常。精液分析可为不育病因的诊断、疗效判定提供客观依据。精液检查的临床应用主要有以下几方面。

1. 男性不育症 男性不育症是指精子的产生、成熟、运输或射精能力缺陷等所引起不能生育的总称。精液的外观、颜色、形态、精液液化时间、精子的活动率、精子的数量、畸形精子率等参数客观标准化地描述了精子,可综合评估精子质量,有效评估生育力,明确不孕病因,辅助制定治疗方案及有效评估治疗疗效。某些免疫学检验如精子凝集反应、精子制动和免疫荧光等方法还可以用来检测位于精子外表或内面的抗原或抗体,可进一步明确不孕症病因。精子的前向运动能力是正常成熟精子的一个重要特征,这种功能保证了生殖过程中精卵相遇,且参与精子对卵子的机械穿透作用。因此,精子前向运动率可作为综合评价精子数量和活力的良好指标,CASA 中的前向运动精子率指标可以综合评价精子质量状况,能为男性不育症诊治和辅助受孕技术评估提供客观依据。

2. 男性生殖系统疾病 男性感染性疾病,如附性腺感染性疾病可引起血精、脓精;淋病、梅毒等生殖系统感染可引起精子活动率下降;附睾炎、前列腺炎等可引起精液黏稠度增加。如精囊炎可使果糖降低,前列腺炎可出现精浆的酸性磷酸酶降低,而前列腺恶性肿瘤可使酸性磷酸酶升高。精液感染性指标分析主要包括精液白细胞过氧化物酶染色分析和精浆弹性蛋白酶检测,反映了精液中有无感染和炎症。因此,精液的理化性检测和生化检测对诊断男性生殖系统性疾病可起到客观的提示作用。

3. 辅助生殖 在人工授精前,通过精液检查了解供精者的精液质量,高质量的精液筛选是人工授精的必要条件。对于夫精冷冻保存,在保存前的检查和复温后的检查都是必须的,可以明确夫精的质量和恢复状态,有助于判断是否适宜人工授精以及授精成功的概率。

4. 婚前检查、法医学鉴定等 精液检查是评估男性生育力的最重要依据。婚前检查精液是很重要的筛查手段,有利于后代的健康,有助于初步判断男方的精液质量和受孕概率。若发现无精子症、少弱畸精子症等,可以及时干预、治疗。在法医学鉴定中,可从受害人阴道内、阴部周围、体表、衣物、擦拭物、现场以及嫌疑者身上寻找和提取精液或精斑,并及时送检。从受害人阴道内检出精液,可确证有性交。未查出精液,亦不能否定强奸,因为存在未射精或采用男性避孕手段的可能。

知识拓展

人工授精技术:人工授精(artificial insemination,AI)是指采用非性交的方式将精子递送到女性生殖道中以达到使女子受孕目的的一种辅助生殖技术。按照其精子的来源,AI 可分为来自丈夫精子的夫精人工授精(AIH)和来自第三方精子的供精人工授精(AID)。按照不同授精部位,分为阴道内人工授精,宫颈管内人工授精、宫腔内人工授精和输卵管内人工授精。实施过程要依照原卫生部颁布的《人类辅助生殖技术管理办法》(2001 年卫生部 14 号部长令)、《卫生部关于修订人类辅助生殖技术与人类精子库相关规范、基本标准和伦理原则的通知》(卫科教发〔2003〕176 号)和《卫生部人类辅助生殖技术与人类精子库校验实施细则》(卫科教发〔2006〕44 号)等系列法规。

(伍 勇)

第三节 前列腺液一般检查

前列腺液(prostatic fluid)是由前列腺分泌的不透明的淡乳白色液体,是精液的重要组成部分,约占精液的 15%~30%。其主要成分有①酶:如纤溶酶、β葡萄糖苷酶、酸性磷酸酶、碱性磷酸酶、乳酸脱氢酶等；②电解质：如钠、钾、钙、锌、氯等；③脂类：如磷脂、胆固醇等；④免疫物质：如免疫球蛋白、补体及前列腺特异性抗原（prostate specific antigen，PSA）等；⑤有形成分：如卵磷脂小体、前列腺颗粒细胞、白细胞及上皮细胞等；⑥其他：如精胺、亚精胺、柠檬酸、葡萄糖等。

前列腺液检查常用于前列腺炎等疾病的辅助诊断、疗效观察，也可用于性传播疾病的诊断。

一、前列腺液标本采集与处理

（一）标本采集与运送

1. 标本采集　前列腺液标本应由临床医师进行前列腺按摩术采集。标本量少时可直接滴在载玻片上，量多时弃去第一滴前列腺液后，收集于洁净干燥的试管中。检查前应掌握前列腺按摩禁忌证，如疑有前列腺结核、肿瘤、脓肿或急性炎症且有明显压痛者，应禁止或慎重采集标本。

2. 标本运送　标本采集后尽快送检。

（二）标本处理

检验后的前列腺液标本不保存，直接将涂有标本的载玻片或盛有标本的试管放入氯消毒液中浸泡 2 小时后，废液倒入下水道排入废水处理系统，玻片、试管需要洗涤、高压消毒后才能重新使用；一次性的使用材料按生物安全管理和医疗废物处理办法统一处理。所有处理均应做好登记。

（三）质量保证

1. 待检者　检查前待检者要禁欲 3 天以上，以免造成白细胞假性增多。

2. 无菌采集　微生物培养的标本，应无菌采集。

3. 立即送检，尽快检查　标本采集后立即送到检验科，尽快检查，以免标本干涸。

二、前列腺液理学检查

（一）量

1. 测定方法　用滴管或刻度吸管量取。

2. 参考区间　数滴至 2ml 不等。

3. 临床意义　前列腺液量减少见于前列腺炎；多次按摩无前列腺液排出，提示前列腺分泌功能严重不足，常见于前列腺炎性纤维化或性功能低下；分泌量增多见于前列腺慢性充血或过度兴奋等。

（二）颜色和透明度

1. 检查方法　肉眼观察。颜色以乳白色、黄色或红色等报告；透明度以稀薄、浑浊、黏稠或脓性黏稠等方式报告。

2. 参考区间　乳白色、稀薄，不透明而有光泽的液体。

3. 临床意义　①红色：提示出血，见于精囊炎、前列腺炎、前列腺结核、结石及恶性肿瘤等，也可因按摩过重引起；②黄色浑浊、脓性黏稠：提示化脓性感染，见于化脓性前列腺炎或精囊炎等。

（三）酸碱度

1. 测定方法　用 pH 试纸测定前列腺液酸碱度。

2. 参考区间　pH 为 6.3~6.5。

3. 临床意义　75 岁以上者 pH 可略升高，如混入较多精囊液时，pH 也可升高。

三、前列腺液显微镜检查

1. 检查方法

（1）直接涂片法：涂片→加盖玻片→低倍镜观察全片→高倍镜检查有形成分种类、形态及数量等。

（2）涂片染色法：涂片、干燥固定，根据需要进行瑞氏、革兰或巴氏等染色。

2. 质量保证

（1）标本采集：采集前 3 天内禁止性生活；采集时应弃去第 1 滴前列腺液，将采集的标本盛于洁净、干燥的玻片上或灭菌、消毒的试管内。

（2）标本运送：前列腺液采集后，如直接滴在玻片上，应立即送检，避免干涸。

（3）涂片制备：厚薄适宜，染色检查的涂片要薄。

（4）显微镜检查：检验人员要掌握前列腺液正常和异常有形成分的形态特点；检查时，高倍镜至少观察 10 个视野，对有形成分较少或标本量较少的标本，应扩大观察视野；观察卵磷脂小体时，光线应偏暗，并反复调节细螺旋；对有疑问的有形成分形态应请上级技术人员进一步辨认；直接涂片法发现较大、形态异常的细胞应进行染色检查。如找到精子、上皮细胞等其他有形成分应如实报告。

（5）报告方式：卵磷脂小体数量较多，高倍镜下结果报告标准如下：①4+：满视野均匀分布；②3+：占 3/4 视野；③2+：占 1/2 视野；④1+：数量极少，分布不均匀，占 1/4 视野。但结果受涂片厚薄影响。细胞等其他成分按尿沉渣镜检方法报告结果。

（6）复检：若 1 次采集标本失败或检验结果阴性而临床指征明确者，可隔 3~5 天后再次取材送检复查。

3. 方法学评价　直接涂片法简便、快速、易行，临床较常用，为前列腺炎、前列腺肿瘤的筛检方法，但阳性较低，重复性较差；染色法可辨别细胞结构，适用于细胞学检查，有助于前列腺炎和恶性肿瘤的诊断及鉴别诊断；革兰染色或抗酸染色可以查到病原微生物，但是检出率较低，必要时需做微生物培养及鉴定。

4. 参考区间　①卵磷脂小体：满视野均匀分布；②白细胞 <10/HP；③红细胞 <5/HP；④前列腺颗粒细胞≤1/HP。

5. 有形成分形态及临床意义

（1）卵磷脂小体：呈圆形或卵圆形，大小不均，多大于血小板，小于红细胞，折光性强，与脂滴相似（图 8-31），经瑞 - 吉染色后，可以看到内部有沟回状结构，淡染、粉红色，形态不一（图 8-32）。前列腺炎时卵磷脂小体减少、聚集成堆或分布不均，严重时卵磷脂小体

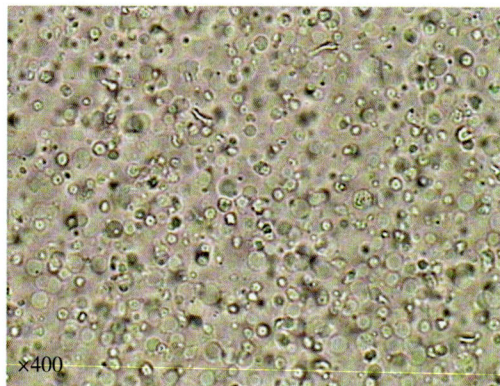

图 8-31　卵磷脂小体（未染色）

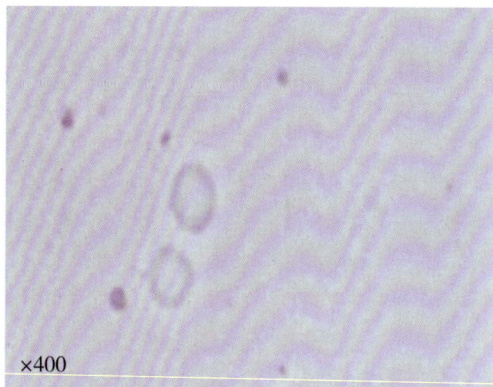

图 8-32　卵磷脂小体（瑞 - 吉染色）

可消失。

（2）红细胞：呈草黄色、圆盘状。在前列腺炎、结核和恶性肿瘤时可见红细胞增多；按摩时手法过重也可导致出血使红细胞增多。

（3）白细胞：呈圆球形，正常前列腺液中白细胞分散存在，前列腺炎时白细胞增多，并成堆分布，同时也可伴有较多上皮细胞。若白细胞>10/HP，成堆存在，即可诊断为前列腺炎。前列腺脓肿时，可见大量成堆白细胞、上皮细胞和不同数量的红细胞，卵磷脂小体明显减少。

（4）前列腺颗粒细胞：胞体较大，多为白细胞的3~5倍，含卵磷脂颗粒较多时，可能是吞噬了卵磷脂颗粒的巨噬细胞（图8-33），经瑞-吉染色后，核呈圆形或椭圆形，核内有空泡，浆内也有较多空泡和吞噬残余物（图8-34）。正常前列腺液中此种细胞不超过1/HP，老年人前列腺液中也可见此种细胞增多。前列腺炎时可明显增多，并伴有大量脓细胞出现。

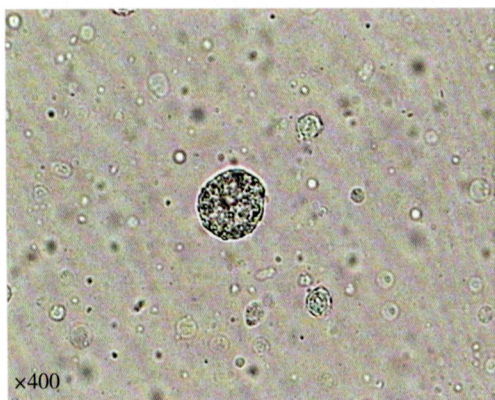

×400

图8-33　前列腺颗粒细胞（未染色）

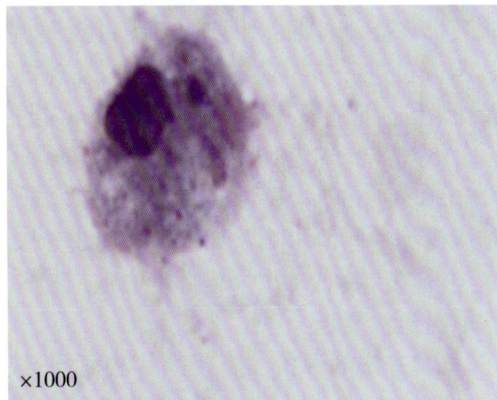

×1000

图8-34　前列腺颗粒细胞（瑞-吉染色）

（5）前列腺结石：由脂肪、核蛋白、晶体嘌呤、胆固醇等包绕脱落的上皮细胞而形成；体积较大，圆形或卵圆形，约为白细胞的10倍大小，具有同心圆线纹的层状结构，似洋葱头样，呈微黄色、深黄色或褐色，形似淀粉颗粒，故又称淀粉样小体，其中心常含碳酸钙沉积物（图8-35）。在前列腺疾病中，前列腺结石的发病率仅次于前列腺炎和前列腺增生，

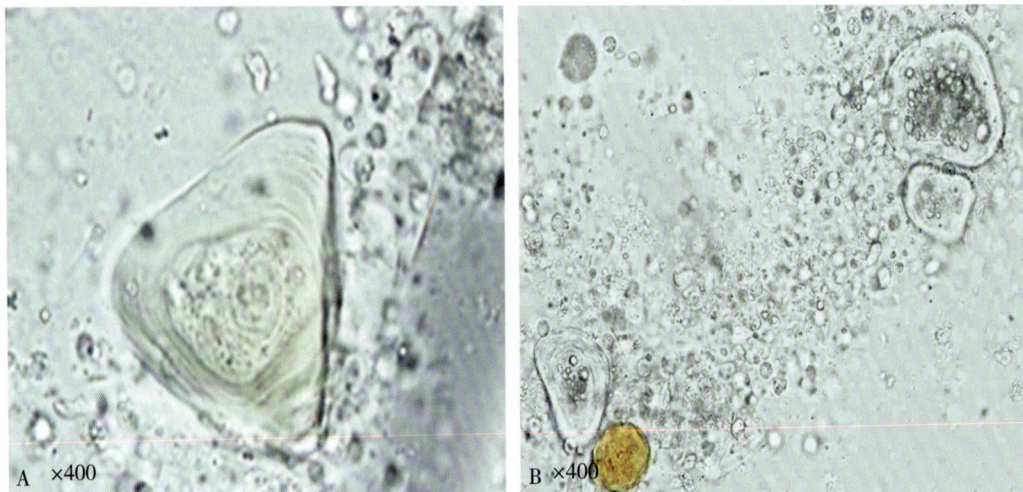

A　×400

B　×400

图8-35　前列腺结石（未染色）

它常与慢性前列腺炎伴生,青壮年出现与前列腺炎有关,随年龄增长而递增,一般无临床意义。

(6)精子:因精囊受挤压而排出,无临床意义。

四、前列腺液一般检查临床应用

前列腺的功能状态及器质性病变均可影响前列腺液的性状和组成,进行前列腺液检查可以获得待检者前列腺功能、病理变化以及微生物感染等信息,临床上主要用于以下几方面。

1. 为前列腺疾病的诊断及鉴别诊断提供参考依据 前列腺液检查是前列腺炎、前列腺肿瘤的辅助诊断方法。前列腺炎时,前列腺液常呈黄色浑浊、脓性黏稠,前列腺颗粒细胞及白细胞明显增多,并伴大量脓细胞,卵磷脂小体明显减少,可通过革兰染色和细菌培养找到病原体;前列腺肿瘤、结核、结石时,前列腺液常呈红色,通过 H-E 染色或巴氏染色寻找癌细胞,同时,可检测前列腺特异性抗原,有助于鉴别前列腺肿瘤与前列腺炎,抗酸染色检查有助于慢性前列腺炎与结核的鉴别诊断。

2. 协助诊断性传播疾病 前列腺液显微镜检查发现滴虫,可确定为滴虫性前列腺炎。涂片革兰染色寻找淋病奈瑟菌或做细菌培养鉴定,结合待检者临床体征协助诊断淋病。除对前列腺液进行支原体和衣原体培养外,还可通过酶联免疫吸附试验、分子生物学等方法检测支原体和衣原体等,以协助诊断性传播疾病。

(李树平)

第四节　阴道分泌物检查

阴道分泌物(vaginal discharge)为阴道内排出的分泌物,俗称"白带"(leucorrhea)。正常情况下,阴道分泌物量很少,主要成分为大小阴唇、前庭大腺、宫颈腺体、子宫内膜及输卵管分泌的黏液、阴道黏膜的渗出物、子宫和阴道脱落的表皮细胞,以及少量的白细胞和非致病性阴道杆菌等。

生理情况下,雌激素使阴道上皮增生变厚,并增加细胞内糖原含量,阴道上皮细胞分解糖原为单糖,乳酸杆菌(阴道杆菌主要成分)即阴道乳杆菌将单糖转化为乳酸,维持阴道正常酸性环境(pH3.8~4.5),抑制其他病原体生长,此即为阴道自净作用。

阴道分泌物的检查对女性生殖系统炎症诊断及疗效观察有较大的价值,也可用于雌激素水平的判断、肿瘤的诊断(脱落细胞检查)以及性传播疾病的检查等。

一、阴道分泌物标本采集与处理

(一)标本采集与运送

1. 标本采集 阴道分泌物由临床医师采集,根据不同检查需要可在不同部位取材。阴道分泌物一般检查采用盐水浸湿的棉拭子自阴道深部、阴道后穹隆部、子宫颈管口等处采取分泌物,浸入盛有 1ml 左右生理盐水的试管内。

2. 标本运送 标本采集后立即送检。

(二)标本处理

收到阴道分泌物标本后,将棉拭子在试管中转动几下后取出,立刻按照临床医生医嘱要求检测。标本完成检查后,盛标本的容器、拭子和检验用过的玻片等,应按潜在生物危害物处理,并按照规定保存。超过保存期后,需按照规定用消毒液浸泡消毒或者高压灭菌,再按照医疗废弃物处理方式统一处理。

（三）质量保证

1. **待检者**　标本采集前,待检者应停用干扰检查的药物;月经期间不宜进行阴道分泌物检查;检查前24小时内禁止盆浴、性交、局部用药及阴道灌洗等。

2. **标本容器**　标本采集容器和器材应清洁干燥,不含任何化学药品或润滑剂。

3. **标本采集**　采集用于细菌学检查的标本,应无菌操作,标本采集后要防止污染。

4. **标本送检**　检查滴虫时,应注意标本保温(37℃),立即送检。

5. **标本处理**　接收到标本后应尽快检查、处理。

二、阴道分泌物理学检查

（一）颜色与性状

1. **检查方法**　肉眼仔细观察阴道分泌物的颜色和性状,性状以透明黏性、脓性、血性、水样、奶油状或豆腐渣样等表示、报告。

2. **参考区间**　白色稀糊状、带黏性、无气味、量多少不等。

3. **临床意义**　阴道分泌物其性状与雌激素水平及生殖器充血情况有关。①临近排卵期:清澈透明,稀薄似蛋清,量多;②排卵期2~3天后:混浊、黏稠,量减少;③行经前:量又增加;④妊娠期:量较多;⑤绝经期后:阴道分泌物减少,因雌激素减少、生殖器官腺体减少所致。

女性生殖系统炎症、肿瘤和性传播疾病等病变时,阴道分泌物颜色和性状会发生改变,具体见表8-20。

表8-20　阴道分泌物颜色、性状改变及临床意义

颜色	性状	临床意义
无色透明	黏液性	大量可见于应用雌激素药物后,卵巢颗粒细胞瘤等
黄色、黄绿色	脓性、泡沫状	可见于化脓性感染或滴虫性阴道炎(味臭)、慢性宫颈炎、老年性阴道炎、幼儿阴道炎、阿米巴性阴道炎、淋球菌性阴道炎、子宫内膜炎、宫腔积脓及阴道异物引发的感染等,也可见于宫颈癌、阴道癌等
黄色	水样	病变组织坏死所致,可见于阴道癌、子宫黏膜下肌瘤、子宫颈癌、子宫体癌、输卵管癌等
乳白色	豆腐渣、凝乳状	见于真菌性阴道炎(鱼腥臭味),常伴有严重外阴瘙痒或灼痛
灰白色	稀薄、奶油样	常见于阴道加德纳菌等厌氧菌感染的阴道炎
红色	血性	可见于子宫颈息肉、子宫黏膜下肌瘤、老年性阴道炎、慢性宫颈炎、子宫内节育器的副作用等,血性伴有特殊恶臭见于恶性肿瘤(宫颈癌、宫体癌)

（二）酸碱度

1. **检查方法**　可用精密pH试纸(3.8~5.4)测定酸碱度。

2. **参考区间**　酸性,pH范围3.8~4.5。

3. **临床意义**　pH升高主要见于滴虫及细菌性阴道病等各种阴道炎患者以及绝经后的妇女。

三、阴道分泌物有形成分显微镜检查

（一）清洁度检查

阴道清洁度是指阴道清洁的等级程度,以阴道分泌物中乳酸杆菌、上皮细胞、白细胞和杂菌的多少来判断,是阴道炎症和生育期妇女卵巢功能的判断指标。清洁度分成

Ⅰ~Ⅳ度,判定标准见表8-21。

表 8-21 阴道清洁度判定标准

清洁度	上皮细胞	白细胞(或脓细胞)	杆菌	球菌
Ⅰ	满视野	0~5 个 /HP	多	–
Ⅱ	1/2 视野	5~15 个 /HP	中	少
Ⅲ	少量	15~30 个 /HP	少	多
Ⅳ	–	>30 个 /HP	–	大量

1. 检查方法

(1) 湿片法:直接或加少量生理盐水混合后涂片,加盖玻片,低倍镜检查和高倍镜检查。

(2) 染色法:根据具体情况可采用瑞氏 - 吉姆萨或革兰染色,低倍镜观察,根据情况再用高倍镜和(或)油镜检查。

2. 质量保证

(1) 涂片:涂片前应先混匀标本,涂片时均匀平铺,避免聚集成滴状,不要用力涂擦,以免细胞破裂和(或)变形。

(2) 显微镜检查:①高倍镜下观察杂菌难度较大,可染色后油镜检查;②观察细菌时光线应略暗,并反复调节细螺旋;检查时应观察足够多的视野,对有形成分较少或标本量较少的标本,应扩大观察视野。

(3) 结果判断与报告:结果判断和报告标准应统一。

(4) 结果审核:对可疑阳性标本或与临床诊断不符时应复查,一次阴性不能排除诊断。

3. 方法学评价 湿片法简便快速,临床上常用,但阳性率较低,重复性较差,易漏检。涂片染色法操作相对复杂,费时,但阳性率较高,结果准确可靠,重复性较好,且涂片可以保存,推荐使用。

4. 参考区间 Ⅰ~Ⅱ度。

5. 临床意义 一般清洁度Ⅲ度提示存在感染性阴道炎、宫颈炎等;Ⅳ度提示炎症加重,如滴虫性阴道炎、淋球菌性阴道炎、细菌性阴道病等。单纯清洁度差,且无滴虫和真菌者,可见于细菌性阴道病。

(二) 阴道毛滴虫检查

阴道毛滴虫是一种寄生在阴道的致病性厌氧原虫,是引起滴虫性阴道炎的病原体。虫体直径为 8~45μm,呈头宽尾尖的倒置梨形,大小为白细胞的 2~3 倍,虫体顶端有鞭毛4 根,后端有鞭毛 1 根,在虫体前 1/3 处,有一个椭圆形的泡状核,体侧有波动膜,前后鞭毛和波动膜均为其运动器官(图 8-36,图 8-37),镜下可见虫体作螺旋式运动。其生长的最适宜 pH 为 5.5~6.0,温度为 25~42℃。能通过性接触或污染物品传播,引起滴虫性阴道炎。

1. 检查方法 可与清洁度、真菌、线索细胞等检查共用同一涂片,采用湿片法或染色法检查。另外,可采用检测鞭毛抗原的免疫学方法和培养后检查。

2. 质量保证

(1) 时间:标本采集后立即送检,立即检查,否则滴虫会死亡。

(2) 温度:环境气温较低时,标本采集后应注意保温(37℃),并立即送检,立即检查。如因温度或时间原因,标本中滴虫已死,可采用涂片染色检查。

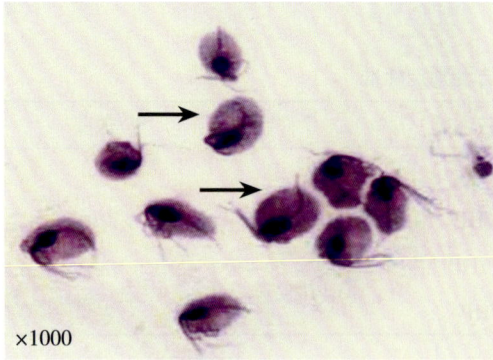

图 8-36　阴道毛滴虫(瑞氏染色)

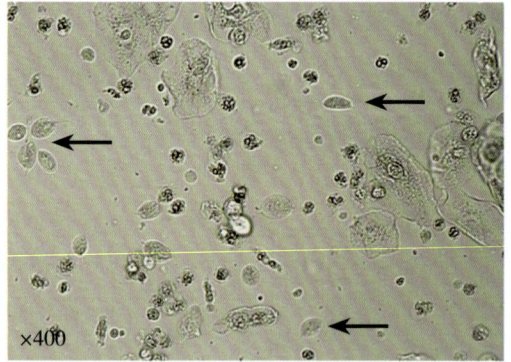

图 8-37　阴道毛滴虫(湿片)

(3) 显微镜检查:光线不要太强,检查时不断调节细螺旋,仔细观察滴虫动力和形态。

(4) 报告方式:临床报告以"阴性、未发现或发现阴道毛滴虫"报告结果。

3. **方法学评价**　临床常用湿片法,便捷易行,但易受检查时间、温度、涂片厚度影响,阳性检出率较低,重复性较差,易漏检。涂片染色法可用油镜观察虫体结构,提高检出率,但涂片染色法操作相对复杂,费时,容易受涂片厚度和染色影响;检测鞭毛抗原的免疫学方法操作简便快速,灵敏度和特异性高,但可出现非特异性反应,导致假阳性;体外培养法阳性率高,但操作复杂,报告时间长,临床少用。

4. **参考区间**　阴性。

5. **临床意义**　阳性直接诊断为阴道毛滴虫引起的滴虫性阴道炎。

(三) 真菌检测

引起阴道炎症的真菌 85%~90% 是由白假丝酵母菌(原称白色念珠菌)引起。白假丝酵母菌为类酵母型真菌,为假丝酵母菌中的一种(假丝酵母菌有 80 多种),菌体圆形或卵圆形(图 8-38,图 8-39),直径 $3\sim6\mu m$,大小不等,革兰阳性,着色不均匀。以芽生方式繁殖,在组织内易形成芽生孢子,假菌丝。培养后在假菌丝中间或顶部常有较大、壁厚的圆形或梨形细胞,称为厚膜孢子,是本菌的特征之一。

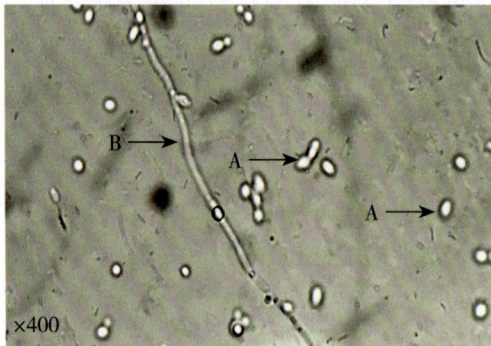

图 8-38　真菌(湿片)
A. 真菌孢子;B. 真菌菌丝

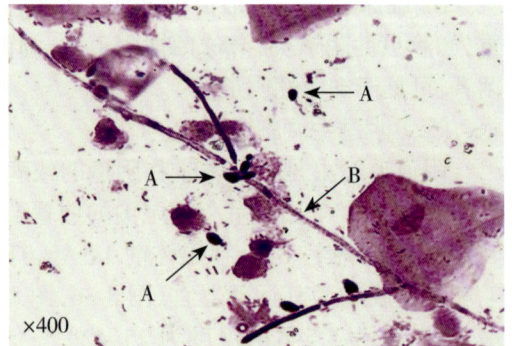

图 8-39　真菌(革兰染色)
A. 真菌孢子;B. 真菌菌丝

1. **检查方法**　可与清洁度、滴虫、线索细胞等检查共用同一涂片,采用湿片法或染色法检查。也可体外培养后再进行检查。

2. **质量保证**

(1) 器材与盐水:玻片干净、盐水新鲜,以防真菌污染。

（2）干扰因素：上皮细胞、白细胞太多，会干扰假菌丝和孢子的观察，可加 1 滴 10% KOH 溶液，破坏白细胞和上皮细胞等，再进行检查。

（3）显微镜检查：先用低倍镜仔细查找菌丝，发现菌丝后高倍镜检查。真菌菌丝和孢子折光性较强，检查时，光线应偏暗，并来回调节细螺旋，当发现孢子应注意仔细查找假菌丝。

（4）结果报告：以"未发现真菌"或"发现真菌"报告。当发现真菌时，需注明发现的是孢子和（或）菌丝。一般发现圆形或卵圆形孢子及假菌丝，可认为是假丝酵母菌感染。

3. 方法学评价 湿片法加 10% KOH 可提高阳性检查率。体外培养法阳性高，但操作复杂，报告时间长。

4. 参考区间 阴性。

5. 临床意义 真菌性阴道炎是妇女阴道感染中最常见的疾病之一，发现真菌是真菌性阴道炎的诊断依据。阳性见于真菌性阴道炎或带菌者。正常女性也可发现真菌，但机体免疫力正常时并不发病，此时一般为孢子，且数量少。真菌性阴道炎时可发现大量的孢子和菌丝，并伴清洁度异常，结合临床症状即可诊断为真菌性阴道炎。发现假菌丝，往往提示真菌感染较严重。

（四）线索细胞检查

线索细胞（clue cells），又称克鲁细胞，为阴道脱落的黏附有大量加德纳菌和（或）厌氧菌的鳞状上皮细胞，细胞边缘呈锯齿状，核模糊不清，表面粗糙，有许多大小不等的斑点和大量的细小颗粒（图 8-40，图 8-41）。涂片革兰染色显示，黏附于上皮细胞表面的细菌为革兰染色不定的杆菌：加德纳菌为需氧、多形、染色不定杆菌；柯氏动弯杆菌为短小（平均 1.5μm）染色不定杆菌；羞怯动弯杆菌为较长（平均 3.0μm）的 G⁻ 杆菌。

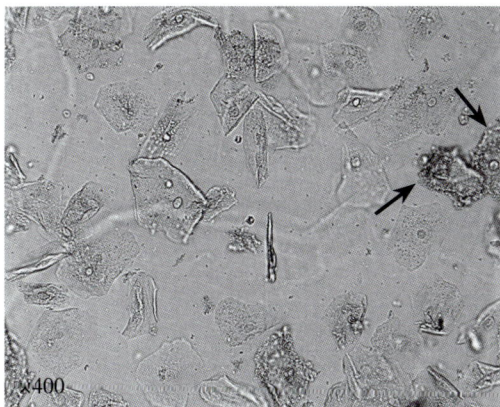

图 8-40 线索细胞（湿片）

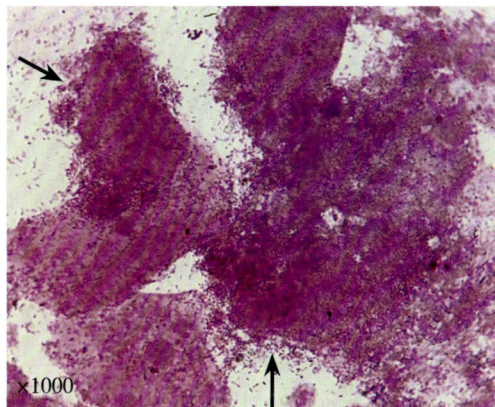

图 8-41 线索细胞（革兰染色）

1. 检查方法 同清洁度、滴虫和（或）真菌检查。

2. 质量保证

（1）制片：厚度适宜，均匀，尽快固定。

（2）显微镜检查：湿片法光线适宜，针对观察细胞形态、结构变化和细胞上黏附细菌。

（3）结果报告：观察标准和报告方式应一致，避免漏检；报告方式以线索细胞占全部上皮细胞的百分比报告。

3. 方法学评价 湿片法简单易行、快速，为常用的方法，但阳性检出率较低，重复性较差，易漏检。涂片染色法可用油镜观察线索细胞的结构，提高检出率，但涂片染色法操作相对复杂，费时，容易受涂片厚度和染色影响。

4. 参考区间 <20%。

5. 临床意义　阴道分泌物中出现大量线索细胞(≥20%),提示有加德纳菌感染,是诊断加德纳菌性阴道炎的重要指标之一,一般提示患了细菌性阴道病。

(五) 加德纳菌与乳酸杆菌检查

正常妇女阴道分泌物中已分离到 29 种微生物,一般可检出 7~8 种,不同的妇女、同一妇女不同年龄阴道内微生物种类及数量也有区别。其中 95% 为常住菌(主要为乳酸杆菌),5% 为各类过路菌和条件致病菌。阴道内多种微生物寄居形成阴道正常菌群,包括:①G$^+$ 需氧菌及兼性厌氧菌:乳酸杆菌(占正常阴道菌群数量的 95%)、棒状杆菌、肠杆菌、非溶血性链球菌、表皮葡萄球菌等;②G$^-$ 需氧菌及兼性厌氧菌:加德纳菌、大肠杆菌等;③专性厌氧菌:消化球菌、消化链球菌、梭杆菌等;④其他:支原体,白假丝酵母菌等。影响阴道微生态的因素主要有:雌激素分泌(年龄)、阴道 pH、乳酸杆菌、月经周期、性交、药物、阴道冲洗与消毒剂等。当以上因素发生变化时,可导致微生态系统平衡的破坏而致病。而临床上常把阴道加德纳菌和乳酸杆菌的检查作为细菌性阴道病(bacterial vaginosis,BV)的诊断参考。

加德纳菌为需氧、革兰阴性或染色不定细小杆菌,常呈球杆状,有时呈丝状和多形状,常见两极染色。宽 0.4~0.6μm,长 1~2μm,无活动力、无鞭毛、无芽胞,许多菌株有荚膜。

乳酸杆菌属乳酸杆菌科,是一群杆状或球状的 G$^+$ 菌,其 DNA 中 G+C 含量低于 55%,可发酵糖类等碳水化合物并产生大量乳酸而得名。其存在广泛,嗜酸性,在无芽胞杆菌中耐酸力最强,生存最适 pH 为 5.5~6.0,在 pH3.0~4.5 的环境中也能生存。

● 知识拓展 ●

　　乳酸杆菌作用与活胶囊:乳酸杆菌作为阴道微生态的一部分,控制并拮抗着阴道内其它细菌生长。可通过:①竞争黏附作用,在阴道粘膜上形成空间占位保护,抑制病原菌的黏附和感染,形成物理屏障。②分解糖类,产生乳酸和广谱抗菌因子 H$_2$O$_2$,抑制厌氧菌生长,维持阴道较低 pH,形成化学屏障。③分泌抗菌物质,抑制阴道内致病菌的生长,形成生物屏障。④刺激免疫反应,增强阴道对致病菌的防疫,形成免疫屏障,抑制其他致病菌生长与繁殖。如抗生素大量而广泛使用,可杀灭机体正常有益菌群,导致内源性感染或机会感染。阴道乳酸杆菌活胶囊是一种由乳酸杆菌或活肠链球菌制成的微生态活菌制剂,被放置在阴道内后可产生乳酸和 H$_2$O$_2$,使阴道维持低 pH,抑制阴道致病菌的生长。

---

1. 检查方法　常用革兰染色法,通过油镜观察 3~5 个视野中阴道乳酸杆菌、加德纳菌和普雷沃菌、动弯杆菌的数量与比例变化,可以计算得出 Nugent 评分,后者是国际通用的较准确诊断细菌性阴道病的方法。Nugent 评分 0~3 分,为正常;4~6 分,诊断中间型BV;≥7 分,诊断 BV,具体评分标准见表 8-22。

表 8-22　Nugent 评分标准

积分	乳酸杆菌	阴道加特纳菌和普雷沃菌	动弯杆菌
0	4+	0	–
1	3+	1+	1+ 或 2+
2	2+	2+	3+ 或 4+
3	1+	3+	–
4	0	4+	–

注:①0:油镜视野未见细菌;②1+:<1 个细菌／油镜视野(此为平均数);③2+:1~4 个细菌／油镜视野;④3+:5~30 个细菌／油镜视野;⑤4+:>30 个细菌／油镜视野;⑥–:未发现

2. **质量保证**　油镜下仔细观察细菌的形态、结构和染色。

3. **方法学评价**　革兰染色法可用油镜观察阴道加德纳杆菌和乳酸杆菌结构,检出率高,但涂片染色法操作相对复杂,费时,容易受涂片厚度和染色时间影响。

4. **参考区间**　①乳酸杆菌:3+~4+;②加德纳杆菌:阴性或仅见少许;③Nugent 评分:0~3 分。

5. **临床意义**　正常时阴道内主要是乳酸杆菌,不见或见少许阴道加德纳菌。加德纳菌可以引起细菌性阴道病、早产、产后败血症等。按照乳酸杆菌和加德纳菌等的数量变化计算 Nugent 评分,是国际上通用的作为细菌性阴道病诊断的标准。细菌性阴道病时,加德纳菌和厌氧菌增加,而乳酸杆菌 <5 个 / 油镜视野或无乳酸杆菌;非细菌性阴道病时,乳酸杆菌大于 5 个 / 油镜视野,仅见少许加德纳菌,但可见到大量其他细小的革兰阳性或阴性细菌。而国内诊断 BV 的标准主要是沿用 2011 年诊断指南:①阴道分泌物均匀稀薄;②分泌物 pH>4.5;③胺试验阳性;④线索细胞阳性。其中线索细胞阳性为必备,凡有线索细胞再加其他 2 条,BV 诊断即成立。

(六) 革兰阴性双球菌检查

阴道分泌物发现的革兰阴性双球菌主要为淋病奈瑟菌,俗称淋球菌,常存在于急性尿道炎与阴道炎脓性分泌物的白细胞中,可引起以泌尿生殖系统黏膜感染为主的化脓性疾病,即淋病。目前,淋病是世界上发病率最高的性传播疾病之一。淋球菌为革兰阴性双球菌,直径 0.6~0.8μm,形似肾形或咖啡豆状,常成对凹面相对排列,无芽胞、无鞭毛,有荚膜和菌毛(图8-42)。

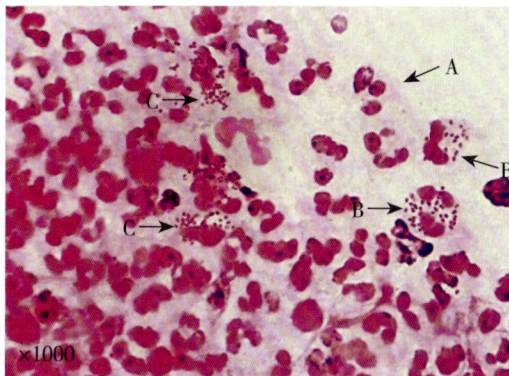

图 8-42　革兰阴性双球菌(革兰染色)
A. 中性粒细胞;B. 细菌在中性粒细胞胞质内;C. 细菌在中性粒细胞胞质外

1. **检查方法**　主要有直接涂片革兰染色、细菌培养和 PCR 方法。

2. **质量保证**

(1) 标本采集:棉拭子插入子宫颈 3cm 处取样,避免阴道分泌物污染拭子。

(2) 标本运送与保存:对于不能及时送检的标本应常温保存,不可冷藏。冬天时,应注意对标本保温(37℃左右)送检。

(3) 制片:冬天注意保持制片温度在 37℃左右,但不能高温烤片。

(4) 显微镜检查:涂片中革兰阴性双球菌呈肾形或咖啡豆状,凹面相对,存在于中性粒细胞胞质之内,或散在于白细胞之外,应侧重在白细胞内查找(图 8-42)。

(5) 结果报告:结果报告时,涂片染色法只能报告发现或未发现革兰阴性双球菌,不可报告发现淋球菌。培养法和 PCR 法可报告淋病奈瑟菌阳性。

3. **方法学评价**　革兰染色法相对简便,临床常用,但易受阴道分泌物中其他革兰阴性球菌和革兰阴性球杆菌、染色质量以及人为因素影响。病情较轻者,涂片中淋球菌有时较少,形态不典型,当位于细胞之外时,常难以确定。另外,必须从形态上与其他革兰阴性双球菌鉴别。培养法结果准确,特异性高,但操作较复杂,检测时间长,临床主要用于革兰阴性双球菌的鉴定和药敏检测。PCR 法可检测到微量淋球菌 DNA,灵敏度高,但要防止污染。

4. **参考区间**　阴性。

5. **临床意义**　革兰阴性双球菌阳性,主要见于泌尿生殖系统黏膜感染为主的化脓性病变的淋病。生殖道分泌物涂片进行革兰染色后镜检可见白细胞增多和革兰阴性双球菌,临床医生可根据生殖道分泌物的镜检结果和待检者的临床症状进行诊断。

(七) 结晶检查

正常月经周期中,黏液结晶的出现与消失有一定的规律性,与雌激素有关。雌激素水平高,结晶多且结晶的羊齿状完整,反之,结晶少且结晶不完整、不典型。一般在月经第十天左右,出现不典型结晶,随着体内雌激素水平的升高,转变为较低典型结晶,至排卵期(激素水平达到高峰)可见典型的羊齿状结晶(图8-43),排卵后又转为较典型结晶,并再逐渐转为不典型结晶,约在月经周期的第22天转为椭圆体结晶。结晶的多少及羊齿状的完整与否,对体内雌激素水平的高低有提示作用(图8-44)。

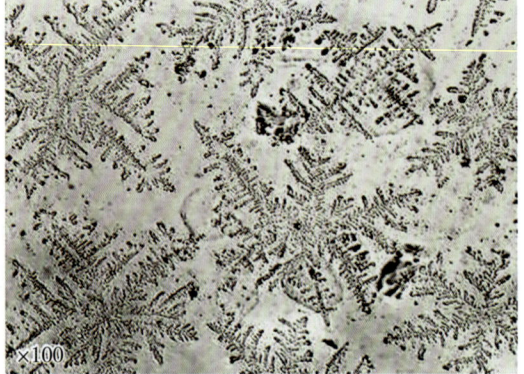

图 8-43 羊齿状结晶

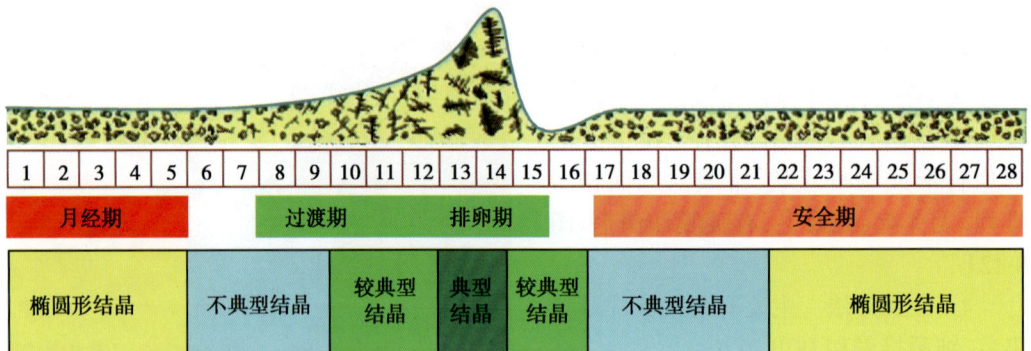

| 1 | 2 | 3 | 4 | 5 | 6 | 7 | 8 | 9 | 10 | 11 | 12 | 13 | 14 | 15 | 16 | 17 | 18 | 19 | 20 | 21 | 22 | 23 | 24 | 25 | 26 | 27 | 28 |

月经期	过渡期	排卵期	安全期
椭圆形结晶	不典型结晶	较典型结晶	典型结晶	较典型结晶	不典型结晶	椭圆形结晶

图 8-44 阴道分泌物结晶变化图

1. 检查方法 涂片、自然干燥,低倍镜检查。

临床按照羊齿状结晶分型的标准见表8-23来判断,并以"Ⅰ~Ⅴ"型方式报告结果。

表 8-23 羊齿状结晶的分型的标准

分型	羊齿状结晶结构
Ⅰ型(3+)	典型结晶。典型的羊齿状结晶,有三级分支,晶体主干粗硬垂直,分支垂直密而长
Ⅱ型(2+)	较典型结晶。分支短而少,有二级或不典型三级分支,晶体主干粗,晶柱与分支间不互相垂直
Ⅲ型(1+)	不典型结晶。结晶细小,分支少,仅有一级分支或分支不全,似金鱼草状或苔状,晶体散在分布
Ⅳ型(±)	椭圆体。椭圆形体或梭形体,长轴顺一方向排列,比白细胞大2-3倍,稍窄,透明而折光
Ⅴ型(−)	无结晶。仅有上皮细胞,有不成形的黏液

2. 质量保证

(1) 标本采集:取宫颈管的分泌物直接涂于玻片上,厚薄适宜。

(2) 干燥:自然干燥,不能加热烘干。

（3）显微镜检查:注意结晶辨认。

3. **方法学评价** 涂片镜检法,方法简便,结果准确,特异性高,但容易受标本取材的影响。

4. **临床意义** 临床常用于监测女性体内雌激素水平变化,预测排卵期,诊断妊娠,估计早孕预后,提示流产,了解卵巢功能,辅助诊断不孕症和月经失调,鉴别闭经类型,诊断功能失调性子宫出血等。

（八）其他

其他阴道分泌物病原体检查主要有阴道纤毛菌、衣原体、支原体、梅毒螺旋体、人乳头瘤病毒、单纯疱疹病毒及人巨细胞病毒等,具体检查方法及其他内容见《临床微生物学检验技术》。

四、阴道分泌物化学检查

（一）胺试验

1. **检测原理** 细菌性阴道病患者阴道分泌物中存在大量的厌氧菌代谢产物腐胺、尸胺和三甲胺等胺类物质,在这些阴道分泌物中加 10% KOH 溶液时,胺通过氢氧化钾碱化后挥发出来,出现鱼腥臭气味,即胺试验阳性。

2. **简要操作** 涂片→滴加 1 滴 KOH 溶液→混匀→辨别气味。

3. **参考区间** 阴性。

4. **临床意义** 胺试验是细菌性阴道病的诊断依据之一,细菌性阴道病时胺试验一般为阳性。

（二）过氧化氢测定

1. **检测原理** 乳酸杆菌可产生过氧化氢,过氧化氢经过氧化物酶作用,释放出新生态氧,后者作用于相应底物呈现红色或紫红色,呈色深度与过氧化氢浓度呈正比。

2. **参考区间** 阳性。

3. **临床意义** 通过对阴道分泌物中 H_2O_2 浓度分析可以评价乳酸杆菌水平,判断阴道微生态环境是否失调,为临床医师提供生态学参考指标,也是微生物制剂的用药指标。同时该指标是其他几种阴道炎症诊断的参考指标。

（三）唾液酸苷酶测定

唾液酸苷酶(neuraminidase)即唾液酸酶,由阴道分泌物中的加德纳菌和其他一些厌氧菌分泌产生,是细菌性阴道病的标志物。

1. **检测原理** 唾液酸苷酶水解其特异性底物,生成物在相应显色液的作用下呈现紫色或蓝紫色,呈色深度与唾液酸苷酶活性呈正比。

2. **参考区间** 阴性。

3. **临床意义** 唾液酸苷酶是致病菌指标,提示引起细菌性阴道病的病原菌入侵和繁殖情况,临床常用于快速检查细菌性阴道病。

（四）白细胞酯酶测定

1. **检测原理** 阴道炎症时,阴道分泌物中白细胞酯酶活性明显升高,白细胞酶水解特异性底物,生成物在氧存在的条件下呈蓝色,呈色深度与白细胞酯酶活性呈正比。

2. **参考区间** 阴性。

3. **临床意义** 白细胞酯酶反映阴道分泌物中白细胞的多少,阳性提示可能有阴道炎。

（五）其他

阴道分泌物其他化学检测指标有:①β-葡萄糖醛酸酶:β-葡萄糖醛酸酶为需氧菌合

成分泌的酶,该酶阳性可用于提示引起需氧菌阴道炎的病原体入侵和繁殖情况;②脯氨基酸氨基肽酶:用于检测真菌性阴道炎和厌氧菌感染的阴道炎;③乙酰氨基葡萄糖苷酶:乙酰氨基葡萄糖苷酶是真菌和滴虫分泌的特异性酶,结合 pH 值可提示引起真菌性阴道炎(pH<4.5)和滴虫性阴道炎(pH>5.0)的病原体入侵和繁殖情况。

五、阴道分泌物仪器分析

目前常见的阴道分泌物检测分析仪分为两种,一种是检查阴道分泌物有形成分的仪器,检测原理是利用显微镜成像系统对标本进行拍摄成像,再经过计算机分析系统或检测人员对拍摄成像的图片进行分析得出结果。另一种是检测阴道分泌物化学成分的仪器,检测是利用检测判定系统对加样本和加试剂反应后的试剂卡上的项目测试孔的颜色变化进行分析判定得出结果。有些厂家也将两种系统整合为一体,供临床使用。

阴道分泌物检测分析仪有助于简化工作流程,缩短阴道分泌物检测时间,同时还有助于阴道分泌物检验标准的统一,解决检测人员主观因素引起的误差以及解决手工检测的生物安全等问题,但较人工检测成本增高,且目前仍需人工对成像图片进行分析。

六、阴道分泌物检查临床应用

阴道分泌物检查对雌激素水平判断、阴道炎症、性传播疾病及肿瘤的诊断和疗效观察具有重要价值。

(一) 阴道炎症

阴道炎症是常见病和多发病,阴道炎是不同疾病引起的多种阴道黏膜炎症疾病总称,根据其病因和病原体不同有 10 多种,常见的主要有:细菌性阴道病、滴虫性阴道炎、真菌性阴道炎、老年性(或萎缩性)阴道炎、淋球菌性阴道炎、病毒性阴道炎、阿米巴性阴道炎、过敏性阴道炎等,大部分为混合感染。其中细菌性阴道病、滴虫性阴道炎、真菌性阴道炎各项检查项目变化见表 8-24。

表 8-24　各种阴道炎症的鉴别诊断

	细菌性阴道病	真菌性阴道炎	滴虫性阴道炎
病因	阴道微生态失调,乳酸杆菌减少、加德纳菌及厌氧菌等增加所致的内源性混合感染所致	机体抵抗力降低或局部环境改变时,引起真菌的入侵,导致真菌性阴道炎	个人的清洁卫生不注意,阴道毛滴虫侵入并寄生于阴道而发病
临床症状	分泌物增多,无或伴有轻度外阴瘙痒或灼热感,阴道黏膜无充血的炎症表现	外阴严重瘙痒、灼痛、性交痛,阴道黏膜水肿、红斑、有白色膜状物	分泌物增多,阴道口和外阴瘙痒,黏膜充血,有散在出血斑点,"草莓样"宫颈后穹隆
外观	灰白色,均匀,稀薄	白色黏稠呈凝乳状或豆渣样	脓性、黄绿色、泡沫状
气味	鱼腥臭味	无特殊气味	腥臭味
显微镜检查	白细胞增多或少量增多,乳酸杆菌减少,杂菌增多,可见线索细胞,清洁度Ⅲ 或Ⅳ	白细胞增多或少量增多,镜下可见真菌孢子和(或)真菌假菌丝,清洁度Ⅲ 或Ⅳ,有时可为Ⅱ	白细胞增多或明显增多,镜下可见阴道毛滴虫,清洁度Ⅲ 或Ⅳ,主要为Ⅳ
分泌物 pH 值	>4.5(4.7~5.7)	<4.5	>5.0(5.0~6.5)

续表

	细菌性阴道病	真菌性阴道炎	滴虫性阴道炎
化学检查	胺实验:+	胺实验:-	胺实验:-
	过氧化氢测定:-	过氧化氢测定:-	过氧化氢测定:-
	唾液酸苷酶:+ 或 ±	唾液酸苷酶:-	唾液酸苷酶:-
	白细胞酯酶:-	白细胞酯酶:-	白细胞酯酶:-
	β- 葡萄糖醛酸酶:-	β- 葡萄糖醛酸酶:-	β- 葡萄糖醛酸酶:-
	脯氨基酸氨基肽酶:-	脯氨基酸氨基肽酶:+ 或 ±	脯氨基酸氨基肽酶:-
	乙酰氨基葡萄苷酶:-	乙酰氨基葡萄苷酶:+ 或 ±	乙酰氨基葡萄苷酶:+ 或 ±

注:①-:为阴性;②±:为弱阳性;③+:为阳性

(二) 性传播性疾病

阴道分泌物检查对于诊断生殖道淋病、衣原体、支原体感染等性传播疾病有重要的临床意义。而阴道分泌物一般检查在临床上主要是用于淋病的辅助诊断。

(三) 生殖道肿瘤

生殖系统发生肿瘤时,如宫颈癌、宫体癌、子宫内膜癌及黏膜下肌瘤等,阴道分泌物颜色、性状会发生变化。当怀疑为生殖道肿瘤时,可做阴道分泌物细胞学检查进行诊断。

(四) 妇科术前检查

阴道分泌物检查是妇科手术前必须检查的项目之一,其对于避免妇科手术引起的感染有重要的临床意义。妇科手术特别是有创手术前的阴道分泌物的检查结果应该是清洁度为Ⅰ或Ⅱ度,无致病细菌、真菌、滴虫等病原微生物感染。

(五) 激素监测、排卵期预测和妊娠诊断

阴道分泌物清洁度可以反映雌激素水平,羊齿状结晶可以用于女性激素监测、排卵期预测和妊娠诊断等。

（柯培锋）

第五节　痰液一般检查

痰液(sputum)是气管、支气管的分泌物或肺泡内的渗出液,不包括口、鼻、咽喉的黏液。正常情况下,支气管黏膜的腺体和杯状细胞分泌少量黏液,保持呼吸道黏膜湿润,但不形成痰或痰很少。病理情况下,当呼吸道黏膜受到理化因素、感染等刺激时,黏膜充血、水肿,浆液渗出,黏液分泌增多,痰量增加。各种细胞(红细胞、白细胞、吞噬细胞等)、纤维蛋白等渗出物与黏液、吸入的灰尘和某些组织坏死产物等混合形成痰液。

痰液检查对呼吸道炎症、支气管扩张、肺及支气管内膜结核、肺部寄生虫病、肺部肿瘤等的诊断和辅助诊断具有重要价值。

一、痰液标本采集与处理

(一) 标本采集与运送

1. 标本采集　痰液标本采集方法主要有自然咳痰法、雾化蒸汽吸入法、改变体位引流法、气管穿刺吸取法及经支气管镜抽取法等,对于取痰困难或不合作的儿童,为减少标本污染可采用:①用消毒棉拭子刺激喉部引起咳嗽反射,用棉拭子或培养皿直接收集;②用消毒棉拭子在鼻咽部直接刮取标本等。其中自然咳痰法是常用的方法。

2. 标本运送　标本采集后尽快送检。

（二）标本处理

痰液可能含有各种病原生物,必须视为有潜在感染性的物质。标本的采集、运送、检验及检验后处理等过程按《病原微生物实验室生物安全管理条例》及《医疗卫生机构医疗废物管理办法》的相关规定处理。

（三）质量保证

1. **采集时间**　以清晨第一口痰标本最适宜;进行细胞学检查收集上午 9~10 时的新鲜标本;当需要观察待检者痰量和浓缩法找抗酸杆菌时,则应留取 24 小时的痰液。测定 24 小时痰量或观察分层情况时,容器可加少量苯酚防腐。

2. **避免污染物**　采集前嘱待检者晨起后用清水漱口数次后,用力咳出气管深部或肺部痰液,采集于干燥洁净专用的容器中,避免混入唾液、鼻咽分泌物、口腔食物颗粒。

3. **无菌采集**　采集用于痰培养的标本,应先用复方硼砂含漱液,再用清水漱口,除去口腔细菌,深吸气后用力咳出 1~2 口痰液盛于灭菌培养容器中。经气管穿刺吸取法或支气管镜抽取采集标本,用于厌氧菌培养。

4. **立即送检**　标本采集后应立即送检,以防细胞分解、细菌自溶。不能及时送检时,可暂时冷藏保存,但不能超过 24 小时。

5. **连续检查**　一般连续送检 3 次,以提高检查的阳性率。

二、痰液理学检查

（一）量

1. **测定方法**　一般用量筒测量 24 小时痰液量。
2. **参考区间**　无痰或仅有少量泡沫痰或黏液痰。
3. **临床意义**　呼吸道疾病时,患者的排痰量增多并视病种和病情而异。急性呼吸系统感染者较慢性炎症患者痰量少;病毒感染者较细菌性炎症患者痰量少;痰量大量增多见于慢性支气管炎、支气管扩张、肺脓肿、肺水肿、空洞型肺结核,有时甚至超过 100ml/24h。肺脓肿、脓胸向支气管破溃时,痰量增多且呈脓性。在疾病治疗过程中,如痰量逐渐减少,一般表示病情好转;若有支气管阻塞而使痰量不能排出时,痰量减少反而表明病情加重。

（二）颜色

1. **检查方法**　肉眼观察。
2. **参考区间**　白色或灰白色黏液痰。
3. **临床意义**　病理情况下,痰液的颜色发生改变,与某些呼吸系统疾病的种类有关,但特异性较差。痰液颜色改变的常见原因及临床意义见表 8-25。

表 8-25　痰液颜色改变的常见原因及临床意义

颜色	常见原因	临床意义
黄色、黄绿色	脓细胞增多	肺炎、肺脓肿、支气管扩张、肺结核、慢性支气管炎
红色、棕红色	出血	肺结核、肺癌、支气管扩张
铁锈色	血红蛋白变性	急性肺水肿、大叶性肺炎、肺梗死
棕褐色	红细胞破坏	阿米巴肺脓肿、肺吸虫病
灰色、灰黑色	吸入粉尘、烟雾	矿工、锅炉工、长期吸烟者
烂桃样灰黄色	肺组织坏死	肺吸虫病
粉红色泡沫样	肺淤血、肺水肿	左心功能不全
砖红色		肺炎克雷伯杆菌肺炎
无色（大量）	支气管炎黏液溢出	肺泡细胞癌

（三）性状

1. **检查方法** 肉眼观察。
2. **参考区间** 呈透明水样或泡沫样稍黏稠状。
3. **临床意义** 不同疾病时产生的痰液可有不同的性状,这些性状的改变有助于临床诊断。常见的痰液性状改变及临床意义见表8-26。

表8-26 痰液性状改变及临床意义

性状	特点	临床意义
黏液性	黏稠、无色透明或灰色	急性支气管炎、支气管哮喘、早期肺炎
浆液性	稀薄、泡沫	肺水肿、肺淤血
黏液脓性	黏液、脓性、浑浊、淡黄白色	慢性气管炎发作期,亦见于支气管扩张、肺结核等
浆液脓性	静置后分4层:由上至下依次为泡沫和黏液、浆液、脓细胞、底层坏死组织碎片	肺脓肿、肺组织坏死、支气管扩张
血性	痰中带鲜红血丝、大量红色泡沫样血痰、黑色血痰	支气管扩张、肺结核、肺癌、肺梗死、肺吸虫病
脓性	脓性、浑浊、黄绿色或绿色、有臭味	支气管扩张、肺脓肿、脓胸向肺内破溃、肺水肿、活动性肺结核等

（四）气味

1. **检查方法** 检验者用手将痰液散发出的气味扇向自己的鼻部,然后仔细判断气味的性质与特点。
2. **参考区间** 无特殊气味。
3. **临床意义** 血腥味见于肺结核、肺癌等;恶臭见于肺脓肿、晚期肺癌、化脓性支气管炎或支气管扩张合并感染等;粪臭味见于膈下脓肿与肺相通时、肠梗阻、腹膜炎等;大蒜味见于有机磷中毒、砷中毒等。

（五）异物

1. **检查方法** 在黑色背景下,将痰液涂成薄层,用肉眼或放大镜观察。
2. **参考区间** 无异物。
3. **临床意义** 不同疾病产生的痰液中可出现相应的异物,识别这些异物有助于临床诊断。痰液中常见异物及临床意义见表8-27。

表8-27 痰液中常见异物及临床意义

异物	原因	特点	临床意义
支气管管型	纤维蛋白、黏液和白细胞等在支气管内凝集而成	灰白或棕红,刚咳出卷曲成团	慢性支气管炎、纤维蛋白性支气管炎、大叶性肺炎(管型较小,不分支)和累及支气管的白喉患者(管型较大,可见分支)
干酪样小块	肺组织坏死的崩解产物	豆腐渣或干酪样	肺结核、肺坏疽
硫黄样颗粒	放线菌和菌丝团形成	淡黄、黄色或灰白,形似硫黄颗粒	肺放线菌病
肺结石	碳酸钙或磷酸钙结石	淡黄或白色小石块,表面有丘状突起	肺结核、异物进入肺内钙化

续表

异物	原因	特点	临床意义
库施曼螺旋体	小支气管分泌的黏液凝固,受气流的间歇性吹动、滚动、旋转而扭动成团	淡黄色、灰白色富有弹性的丝状物	支气管哮喘、哮喘型慢性支气管炎
寄生虫	肺吸虫、蛔蚴、钩蚴、阿米巴滋养体、卡氏肺孢子虫等	各有其形态特征,显微镜检查确认	肺吸虫病、肺蛔虫病、阿米巴肺脓肿、卡氏肺孢子虫感染等

三、痰液有形成分显微镜检查

1. 检查方法

（1）直接涂片法:取洁净载玻片 1 张,用竹签挑取可疑部分痰液直接涂片或加 1~2 滴生理盐水混匀摊开呈薄膜状,盖上盖玻片,先用低倍镜观察有无寄生虫虫卵、阿米巴滋养体;再用高倍镜观察有无红细胞、嗜酸性粒细胞、吞噬细胞、心衰细胞、尘细胞、上皮细胞、肺孢子菌、结晶等。

（2）涂片染色法:涂片,依据不同目的进行染色。瑞氏或瑞-吉染色,用于痰液中各种血细胞、上皮细胞等有形成分的分类与识别;若发现巨大或成堆的疑似癌细胞用巴氏染色或 H-E 染色,对呼吸道肿瘤有重要诊断价值;革兰染色对检出肺炎球菌、葡萄球菌、链球菌、肺炎杆菌较有意义,但诊断须经细菌培养和鉴定;抗酸染色检查痰液中的抗酸杆菌;铁染色检查痰液中的含铁血黄素;六甲基四胺银染色确认肺孢子菌感染。

2. 质量保证

（1）标本涂片:挑取标本中有脓液、血液等异常的部分进行检查,外观无异常时应从痰液内、外多处取材;涂片应均匀,厚薄适宜;用于染色检查的涂片要薄。

（2）显微镜检查:痰液显微镜检查的质量保证见表 8-28。

表 8-28　痰液显微镜检查的质量保证

项目	质量保证
严格检查	严格遵守操作规程,统一观察标准和报告方式,严格控制各种主观因素的影响
观察区域	先用低倍镜浏览全片,再用高倍镜检查,至少观察 10 个以上高倍镜视野(仔细观察每一个视野),客观记录观察结果
提高阳性率	①对标本较少或有形成分较少的标本,扩大检查视野 ②直接涂片发现较大、形态异常的细胞应进行染色检查,或采用液基细胞学技术
双重复核	对检查结果有疑问时应请上级技师验证,对检查结果进行双重复核

（3）审核报告:发报告前应仔细核对报告单与送检单是否一致,诊断结果与临床资料等是否一致,复核无误后,才可签发报告。

3. 方法学评价

直接涂片法为常规方法,简便、快速、易行,对临床诊断帮助较大,但阳性率较低,重复性较差,易漏检。涂片染色法,阳性率较高,重复性较好,可清晰地显示有形成分的结构,有利于细胞的识别和细菌的观察,有较高的临床应用价值。

4. 参考区间

正常痰液中,可见尘细胞、少量上皮细胞和中性粒细胞。无红细胞及心衰细胞,无寄生虫卵及致病菌,无原虫滋养体和包囊。

5. 有形成分形态和临床意义

（1）细胞

1）红细胞:正常人的痰涂片中无红细胞。脓性痰中可见少量红细胞,血性痰中可见大量红细胞。

2）白细胞：正常人的痰涂片中可见少量中性粒细胞。呼吸系统有炎症时痰中白细胞显著增加，常成堆存在，多为脓细胞；支气管哮喘、过敏性支气管炎、肺吸虫病时，患者痰中嗜酸性粒细胞增多；肺结核病患者痰中淋巴细胞常增多。

3）上皮细胞：正常痰液中，含少量上皮细胞，一般无临床意义。痰中常见的上皮细胞有：①鳞状上皮细胞：由口腔、咽喉部脱落而混入痰中。在急性喉炎和咽炎时可见大量鳞状上皮细胞。②柱状上皮细胞：来自气管和支气管，包括纤毛柱状上皮和黏液柱状上皮细胞。在支气管和支气管黏膜发炎或癌变时脱落较多。③肺泡上皮细胞：由单层上皮构成，含Ⅰ型肺泡细胞和Ⅱ型肺泡细胞。正常人痰中一般查不到肺泡上皮细胞，当肺组织遭到严重破坏时可出现。

4）肺泡巨噬细胞（pulmonary alveolar macrophage）：是一种较大的圆形或卵圆形细胞，较红细胞大 3~6 倍，含 1~2 个圆形细胞核，可通过肺泡壁进入肺泡内，肺泡吞噬烟尘颗粒和其他异物，形成灰尘细胞，随痰液排出体外，常见于炭末沉着症痰中。吞噬含铁血黄素的肺泡巨噬细胞称含铁血黄素细胞，又称心衰细胞，主要见于肺淤血、肺梗死、肺出血和心力衰竭患者痰中。

5）癌细胞：若非染色痰涂片中见到细胞核增大、形态异常的细胞，应进行巴氏或 HE 染色鉴别，注意寻找癌细胞。其形态详见第十章第三节肺脱落细胞病理学检查。

（2）结晶

1）夏科 - 雷登结晶（Charcot-Leyden crystals）：为无色或浅黄色透明菱形，两端锐利，折光性强，大小不一，常与嗜酸性粒细胞及库施曼螺旋体共存。新咳出的痰中往往查不到，稍放置后可大量出现，可能是由嗜酸性粒细胞崩解而来，见于支气管哮喘和肺吸虫病患者痰中。

2）胆固醇结晶：为缺角四方形平板状，无色透明；见于慢性肺脓肿、慢性肺结核、肺肿瘤等患者痰中。

3）胆红素结晶：为黄褐色针状或菱形结晶，有时排列成花束状，见于肺脓肿患者痰中。

（3）病原学检查

1）抗酸杆菌：痰液经抗酸染色后，发现抗酸杆菌，提示受检者可能患有肺结核。若痰液涂片用金胺等染料染色后在荧光显微镜下检查，可提高抗酸杆菌检出率，也可进行 PCR 检测，协助诊断。

2）卡氏肺孢子菌：是一种导致肺孢子菌肺炎（Pneumosystis jirovecii pneumonia，PJP）的机会性感染真菌，其形态有滋养体和包囊。在瑞氏染色标本中，滋养体呈云雾状、云朵状等多种形态，大小为 2~5μm，胞质为浅蓝色，胞核呈深紫红色（图 8-45）；包囊呈圆形或椭圆形，直径为 5~8μm，囊壁较厚不着色而透明，似晕圈状或环状，成熟包囊内含有 8 个囊内小体（亦称孢子），每个小体呈香蕉形，其内均有一个核，囊内小体的胞质为浅蓝色，核为紫红色（图 8-46A）。在六甲基四胺银染色标本中，包囊呈圆形、椭圆形或月牙形，直径 5~8μm，囊壁呈棕色或黑褐色，囊壁内子孢子不着色（图 8-46B）。卡氏肺孢子菌引起肺孢子菌肺炎，常见于早产儿、营养不良婴幼儿，随着艾滋病的出现，卡氏肺孢子菌肺炎的发病率明显上升，已成为 AIDS 患者最常见的机会感染与致死的主要原因；卡氏肺孢子菌肺炎检出率约为 30%。

3）放线菌：以色列放线菌感染肺部引起肺放线菌病，患者痰液中的放线菌在低倍镜下呈圆形，中央颜色较淡，排列成放射状，类似孢子；经革兰染色，可见革兰阳性 Y 形分支细菌丝。

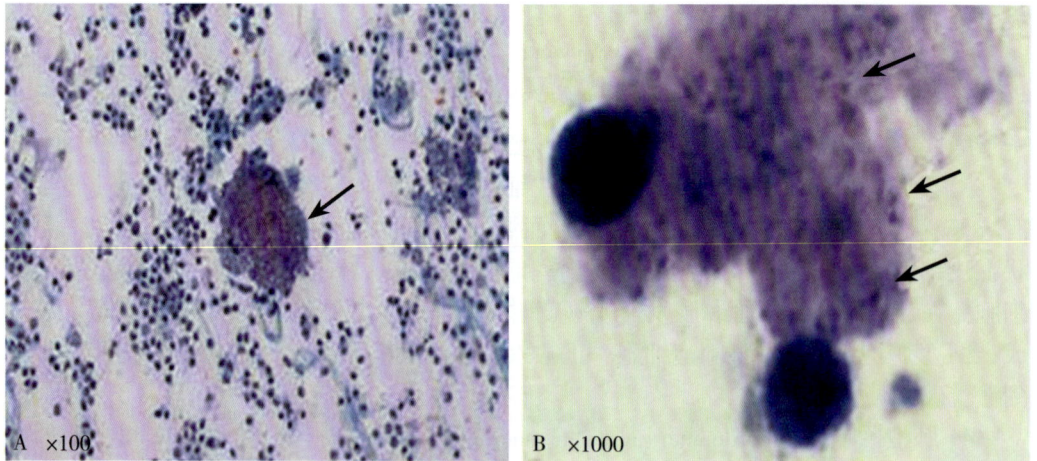

图 8-45　肺孢子菌滋养体(瑞氏染色)

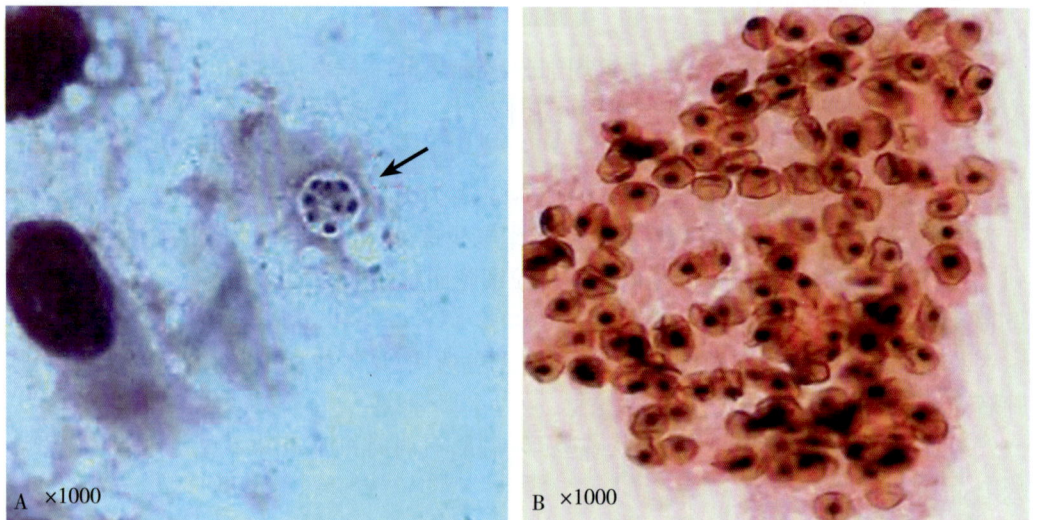

图 8-46　肺孢子菌包囊
A. 瑞氏染色;B. 六甲基四胺银染色

4) 寄生虫:在痰液中可检查到肺吸虫卵、广州管圆线虫、粪类圆线虫幼虫、蛔虫幼虫、钩虫幼虫、阿米巴滋养体、细粒棘球蚴、血吸虫卵、溶组织阿米巴滋养体等。

(4) 其他:①髓磷脂小体:为肺部表面活性物质,主要由肺泡Ⅱ型上皮细胞以胞吐的方式分泌到肺泡腔中转变而来,随呼吸运动以单分子层或多分子层的形式吸附在肺泡气液界面,可降低肺泡表面张力。它与脂肪滴的形态相似,呈油滴状、无色不规则小体,但较大的髓磷脂小体常含有同心柱或不规则的螺旋条纹。见于慢性支气管炎痰中,偶见于健康人清晨痰中。②弹性纤维(elastic fiber):为均匀细长、弯曲、折光性强、轮廓清晰的丝条状物,无色或呈微黄色,由小支气管壁、肺泡壁或血管等坏死组织脱落形成,见于肺脓肿、肺癌等患者的痰中。

四、痰液一般检查临床应用

呼吸道各器官的功能状态及器质性病变均可影响痰液的性状和组成,通过痰液检查可以获得受检者呼吸系统功能、病理变化以及微生物和寄生虫感染等信息。临床上主要用于以下几方面。

1. 协助诊断某些呼吸系统疾病　痰液检查可协助诊断支气管炎、支气管哮喘、支气管扩张、肺淤血、肺梗死和肺出血等呼吸系统疾病。支气管炎时,白细胞显著增加,可见较多脓细胞;支气管哮喘过敏性支气管炎时,白细胞总数增加,尤以嗜酸性粒细胞增多明显,有时可见夏科 - 雷登结晶及库施曼螺旋体;肺淤血、肺梗死和肺出血时,可见含铁血黄素细胞等。

2. 确诊某些呼吸系统疾病　①痰液细胞学检查可确诊呼吸系统恶性肿瘤:痰液涂片 H-E 染色或巴氏染色发现恶性肿瘤细胞,可确诊为肺癌;②痰液的病原体检查可确诊某些呼吸道疾病:痰涂片直接检查及革兰染色或抗酸染色检查,结合细菌培养与鉴定,可确定引起呼吸道疾病的病原体及其导致的疾病类型,如肺炎链球菌、葡萄球菌、肺炎杆菌见于肺炎,抗酸杆菌见于肺结核,阿米巴滋养体见于阿米巴肺脓肿,肺吸虫卵见于肺吸虫病,肺孢子菌见于肺孢子菌肺炎等。

（李树平）

本 章 小 结

粪便检查包括一般性状检查、显微镜检查和隐血试验等,主要用于对消化系统疾病的诊断与鉴别诊断。显微镜检查对寄生虫病的诊断具有重要价值;隐血试验对消化道肿瘤的早期筛检及判断消化系统出血具有重要的临床意义。隐血试验的检查方法有化学法和免疫法等,其中免疫法特异性和灵敏度均较好,目前国内外多采用单克隆抗体免疫胶体金法。粪便显微镜检查已逐渐由手工法过渡到自动分析,粪便分析工作站可实现自动加样、混匀、染色,并作出粪便有形成分检查的定量计数和图像报告。

精液检查是男性医学实验室必须检验的内容,为诊断男性不育症提供重要依据,是人工辅助生殖不可缺少的诊疗指标。目前,计算机辅助精子分析、精子功能检验、精浆化学和免疫学成分以及遗传基因的检验为男性不育症的诊断提供了新的技术。

前列腺液检查是前列腺炎、前列腺肿瘤等前列腺疾病诊断的良好指标。

阴道分泌物检查主要用于女性生殖道炎症、肿瘤的诊断与鉴别诊断。

痰液检查对肺结核、肺炎、肿瘤和寄生虫病有诊断价值,但标本采集及理学检查必须符合要求,确保检验结果的准确性。

？　思考题

1. 粪便中可能出现的有形成分有哪些,各有何特点?

2. 粪便隐血试验各检查方法优缺点如何,如何保证粪便隐血试验检验的质量?

3. 粪便检查有何临床应用?

4. 精液显微镜检查有哪些项目,如何做好质量保证?

5. 精液理学检查项目有哪些? 临床意义分别是什么?

6. 计算机辅助精子分析的原理是什么? 与传统精液分析方法比较有哪些优势?

7. 前列腺液常见的有形成分形态有何特点? 各有何临床意义?

8. 常用阴道分泌物检查有哪些项目? 各有何临床意义?

9. 痰液主要有形成分的形态有何特点? 各有何临床意义?

第九章

体腔积液一般检验

第一节　脑脊液一般检查

脑脊液（cerebrospinal fluid，CSF）主要是由脑室脉络丛通过主动分泌和超滤作用以及脑室的室管膜和蛛网膜下腔产生，循环流动于脑室、蛛网膜下腔和脊髓中央管中的一种无色透明液体。正常成人脑脊液的产生和重吸收保持动态平衡，总量维持在 120~180ml 左右，约占体液总量的 1.5%，新生儿约为 10~60ml。

脑脊液对维持中枢神经系统内环境的稳定具有重要作用，其主要的生理功能有：①保护脑和脊髓免受外力震荡损伤；②调节颅内压力变化；③供给脑、脊髓营养物质，运走代谢产物；④调节神经系统碱储量，维持正常 pH；⑤转运生物胺类物质，参与神经内分泌调节。

CSF 的化学成分基本与血液相似。CSF 是血液成分通过血 - 脑屏障（blood-brain barrier）的选择性过滤形成的，①最易通过的有：钠、氯、镁和二氧化碳；②部分通过的有：白蛋白、葡萄糖、尿素、钙、氨基酸、尿酸、肌酐、乳酸、丙酮等；③极难或不能通过的有：纤维蛋白原、胆红素、胆固醇、补体、抗体、毒物和药物等大分子物质。因此，在生理情况下，CSF 所含细胞极少，蛋白质等许多物质的含量也较血浆低，但在病理情况下，由于血 - 脑屏障通透性增大，脑脊液的成分和容量可发生改变。

中枢神经系统任何部位发生器质性病变时，如感染、肿瘤、外伤、水肿和阻塞等，由于血 - 脑屏障通透性增大等原因，脑脊液的容量和化学成分都可能发生改变。检测脑脊液中各项指标的变化，对中枢神经系统疾病的诊断和鉴别诊断、治疗效果观察和预后判断均具有重要价值。

一、脑脊液标本采集和处理

(一) 标本采集与运送

1. 标本采集　CSF 标本的采集由临床医师进行，于第三、第四或第四、第五腰椎之间穿刺（腰穿）获得，但在蛛网膜下腔阻塞时，则须在小脑延髓池穿刺（池穿）或侧脑室穿刺获得。穿刺成功后先进行压力测定，待压力测定后，分别收集各管。

2. 标本运送　标本采集后立即送检。

(二) 标本处理

脑脊液内可能含有各种病原生物，必须视为有潜在感染性的物质。标本的采集、运送、接收、检验及检验后处理等过程要符合实验室生物安全原则,实验过程中注意个人生物安全防护,检测过程中接触标本的器材及标本皆应按《病原微生物实验室生物安全管理条例》及《医疗卫生机构医疗废物管理办法》的相关规定处理。

(三) 质量保证

1. 容器　细菌培养容器应无菌。

2. 标本收集　根据检查目的,穿刺后分 3~4 管收集 CSF,每管采集量约 1~2ml。第 1 管用于化学或免疫学检测;第 2 管用于病原生物学检查,且必须留于无菌封口试管中;第 3 管用于常规检查;若怀疑为恶性肿瘤,另采 1 管用于脱落细胞学检查。

3. 标本抗凝　用于常规检查的标本应避免发生凝固。如遇易凝固的高蛋白标本时,可用 EDTA 抗凝。

4. 标本运送　标本放置过久可导致细胞破坏,影响细胞计数和分类计数结果,葡萄糖分解含量降低、病原菌溶解破坏等。因此,应立即由专人或专用的物流系统转运送检,并于 1 小时内检验完毕。病原微生物检验标本必须室温运送,以免冷藏导致某些微生物死亡。

二、脑脊液理学检查

(一) 颜色

1. 检查方法　肉眼观察。

2. 参考区间　无色。

3. 临床意义　当中枢神经系统有炎症、损伤、肿瘤或梗阻时,破坏了血 - 脑脊液屏障,使脑脊液成分发生改变,而引起颜色发生变化。常见脑脊液的颜色变化及临床意义见表 9-1。

表 9-1　脑脊液的颜色变化及临床意义

颜色	原因	临床意义
无色		正常脑脊液、病毒性脑膜炎、轻型结核性脑膜炎、脊髓灰质炎、神经梅毒
红色	出血	穿刺损伤出血、蛛网膜下腔或脑室出血
黄色	黄变症	陈旧性出血、黄疸、淤滞和梗阻、黄色素、黑色素、脂色素、胡萝卜素增高
乳白色	白细胞增高	脑膜炎球菌、肺炎球菌、溶血性链球菌引起的化脓性脑膜炎
淡绿色	脓性分泌物增多	铜绿假单胞菌、肺炎链球菌、甲型链球菌所引起的脑膜炎
褐色或黑色	色素增多	脑膜黑色素瘤、高胆红素血症

(二) 透明度

1. 检查方法　肉眼观察。

2. 参考区间　清晰透明。

3. 临床意义　脑脊液的透明度与其所含有的细胞和细菌数量有关。当脑脊液白细胞数超过 $300 \times 10^6/L$,可呈浑浊。脑脊液中蛋白质含量明显增高或含有大量细菌、真菌时,也可使其浑浊。化脓性脑膜炎时,脑脊液中细胞和细菌数量都极度增加,呈明显乳白色浑浊;结核性脑膜炎时细胞和细菌数量中度增加,脑脊液呈毛玻璃样浑浊;穿刺损伤可带入红细胞引起脑脊液呈轻微的红色浑浊。脑脊液新鲜出血与陈旧性出血的鉴别见表 9-2。

表 9-2　脑脊液新鲜出血与陈旧性出血的鉴别

项目	新鲜性出血	陈旧性出血
外观	浑浊	清晰、透明
易凝性	易凝	不易凝
离心后上清液	无色、透明	红色、黄褐色或柠檬色
红细胞形态	无变化	皱缩
上清液隐血试验	多为阴性	阳性
白细胞	不增高	继发性或反应性增高

(三) 凝固性

1. **检查方法**　肉眼观察脑脊液放置 24 小时是否有薄膜、凝块或沉淀。
2. **参考区间**　放置 12~24 小时后无薄膜、凝块或沉淀。
3. **临床意义**　脑脊液形成凝块或薄膜与其所含的蛋白质,尤其是与纤维蛋白原的含量有关。当脑脊液蛋白含量超过 10g/L 时,可出现薄膜、凝块或沉淀。①化脓性脑膜炎:脑脊液静置 1~2 小时内即可出现凝固或沉淀物;②结核性脑膜炎:脑脊液静置 12~24 小时,可见液面有纤细的薄膜形成;③神经梅毒及脊髓灰质炎:脑脊液可有小絮状凝块;④蛛网膜下腔梗阻:脑脊液呈黄色胶样凝固。脑脊液同时存在胶样凝固、黄变症和蛋白质 - 细胞分离(蛋白质明显增高,细胞正常或轻度增高)称为 Froin-Nonne 综合征,这是蛛网膜下腔梗阻的脑脊液特点。

(四) 比重

1. **测定方法**　常采用折射仪法。
2. **参考区间**　①腰椎穿刺:1.006~1.008;②脑室穿刺:1.002~1.004;小脑延髓池穿刺:1.004~1.008。
3. **临床意义**　比重增高见于各种颅内炎症、肿瘤、出血性脑病、尿毒症和糖尿病;比重降低见于脑脊液分泌增多。

三、脑脊液有形成分显微镜检查

(一) 细胞计数

1. 显微镜计数法

(1) 细胞总数计数

1) 直接计数法:混匀脑脊液→充池→低倍镜计数→计算。其中低倍镜计数 2 个计数池内四角和中央大方格共 10 个大方格内的细胞数。该法适于清亮或微浑的脑脊液。

2) 稀释计数法:如细胞过多、浑浊或血性的脑脊液,可采用红细胞稀释液稀释后再计数,最后换算成每升脑脊液中的细胞总数。

(2) 白细胞计数

1) 直接计数法:非血性标本,用吸管吸取冰醋酸后全部吹出,使管壁紧附着少许冰醋酸,然后用同一吸管吸取少量混匀的脑脊液标本,充入计数池内计数。

2) 稀释计数法:如白细胞过多,可用白细胞稀释液稀释后再计数,计数结果应乘以稀释倍数。

(3) 白细胞分类计数

1) 直接分类法:白细胞计数后,可直接转到高倍镜下,根据细胞体积和细胞核的形态分别计数单个核细胞和多核细胞。应计数 100 个细胞,并报告其百分率。若白细胞总数不足 100 个,则直接写出单个核细胞和多个核细胞的具体数字。若白细胞总数少于 30 个,可不做分类计数。

2) 染色分类法:脑脊液标本离心,取沉淀物 2 滴,加正常血清 1 滴,制片,室温或 37℃孵箱中待干,瑞氏染色,油镜下分类计数,结果以百分数表示。结果报告与外周血白细胞分类计数相同。如见内皮细胞、室管膜细胞应计入分类百分比中;若见白血病细胞或肿瘤细胞等异常细胞,应另行重点描述报告,以协助临床诊断。

2. 质量保证

(1) 及时检测:计数应在标本采集后 1 小时内完成。标本放置过久,细胞可能凝集成团或被破坏,影响计数结果。

(2) 冰醋酸影响:直接计数时吸管内的冰醋酸要尽量除去,否则结果偏低。

(3) 与新型隐球菌鉴别:细胞计数时,应注意红细胞、白细胞与新型隐球菌的鉴别。新型隐球菌不溶于乙酸,加优质墨汁后可见未染色的荚膜;白细胞也不溶于乙酸,加酸后细胞核和细胞质更加明显;红细胞加酸后溶解。

(4) 穿刺出血校正:因穿刺损伤血管,引起血性脑脊液,白细胞计数结果必须校正,以消除因出血带来的白细胞的影响。校正公式:

$$\text{WBC}_{(校正)} = \text{WBC}_{(未校正)} - \frac{\text{RBC}_{(脑脊液)} \times \text{WBC}_{(血液)}}{\text{RBC}_{(血液)}}$$

(5) 离心:不宜过快、时间过长,减少脑脊液细胞的破坏和变化。

(6) 结果报告:染色分类时,如见内皮细胞、室管膜细胞应计入分类百分比中;若见肿瘤细胞,则另行描述报告。

(7) 肿瘤细胞:可取 CSF 0.5ml 用玻片离心沉淀仪制片,染色后分类。

3. 方法学评价

(1) 细胞计数:显微镜计数法操作烦琐,但可作为校正仪器的参考方法。仪器计数法精密度高、速度快、报告及时。但是对于异常的细胞形态识别有偏差,若仪器出现形态学报警,必须进行显微镜计数法复查。

(2) 白细胞分类计数:脑脊液白细胞分类计数的方法学评价见表 9-3。

表 9-3　脑脊液白细胞分类计数的方法学评价

方法	评价
直接分类法	操作简便、快速,但准确性差。尤其是陈旧性标本,细胞变形,分类困难,误差较大
染色分类法	细胞识别率高,结果准确可靠,尤其是可以发现异常细胞,故为首选方法,但操作烦琐、费时
仪器分类法	简单、快速、自动化;组织和细胞碎片、凝块等影响因素多;无法识别异常细胞形态

4. 参考区间

(1) 细胞计数:①红细胞:无;②白细胞:成人为 $(0~8) \times 10^6/\text{L}$,儿童为 $(0~15) \times 10^6/\text{L}$,多为淋巴细胞及单核细胞(7∶3);③内皮细胞:偶见。

(2) 细胞分类:①成人:淋巴细胞 40%~80%,单核细胞 15%~45%,中性粒细胞 0~6%;②新生儿:淋巴细胞 5%~35%,单核细胞 50%~90%,中性粒细胞 0~8%。

5. 临床意义
脑室或蛛网膜下腔出血时,脑脊液内可见大量红细胞。白细胞增高多见于中枢神经系统病变,细胞数达 $(10~50) \times 10^6/\text{L}$ 为轻度增高, $(50~100) \times 10^6/\text{L}$ 为中度增高,>$200 \times 10^6/\text{L}$ 为显著增高。脑脊液各种细胞见图 9-1~ 图 9-5,脑脊液血细胞增高的程度及细胞种类的临床意义见表 9-4。

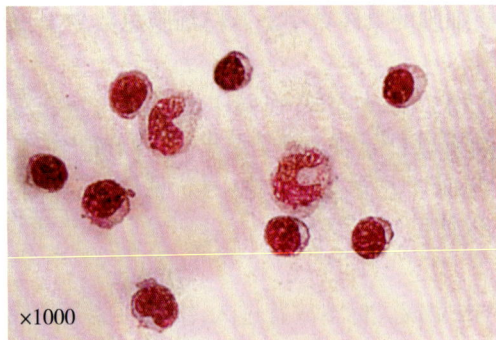

图 9-1　脑脊液淋巴细胞和单核细胞(瑞氏染色)

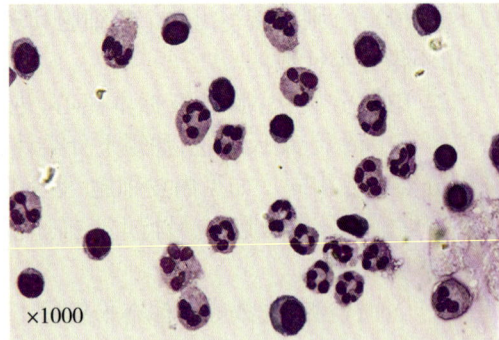

图 9-2　脑脊液中性粒细胞(瑞氏染色)

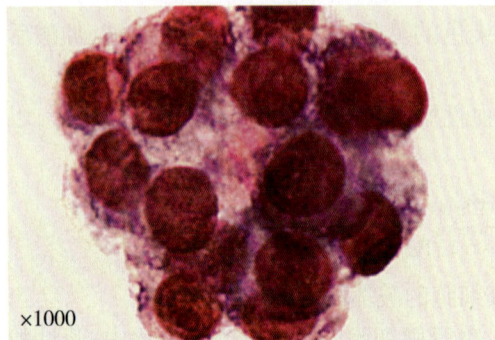

图 9-3　脑脊液脉络丛细胞(瑞氏染色)

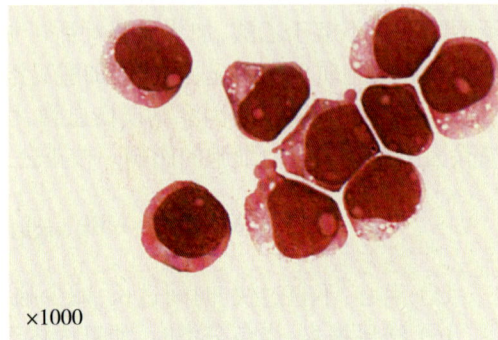

图 9-4　脑脊液原始粒细胞(瑞氏染色)

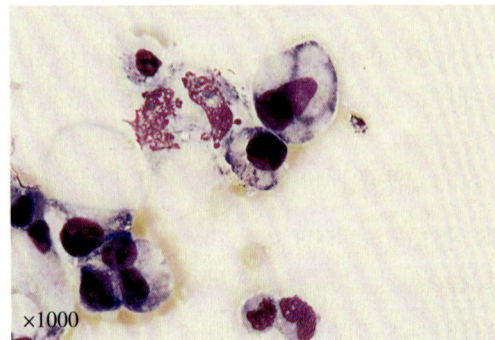

图 9-5　脑脊液肿瘤细胞(瑞氏染色)

表 9-4　中枢神经系统病变时脑脊液细胞分类计数的变化

疾病	细胞数量	细胞种类
化脓性脑膜炎	↑↑↑	中性粒细胞为主
结核性脑膜炎	↑↑	早期以中性粒细胞为主,中期中性粒细胞、淋巴细胞和浆细胞并存,后期以淋巴细胞为主
病毒性脑膜炎	↑	淋巴细胞为主
真菌性脑膜炎	↑	淋巴细胞为主
肿瘤性疾病	↑或↑↑	红细胞、肿瘤细胞
寄生虫性疾病	↑或↑↑	嗜酸性粒细胞
脑室或蛛网膜下腔出血	↑↑或↑↑↑	红细胞为主

注:↑:轻度增高;↑↑:中度增高;↑↑↑:显著增高

如怀疑脑肿瘤,可进一步用玻片离心法、沉淀室法、微孔薄膜筛滤法、纤维蛋白网细胞捕获法等收集脑脊液中细胞并染色,常用的染色方法有 May-Grunwald-Giemsa 染色法、PAS 染色法、过氧化酶染色法、脂类染色法、硝基四氮唑蓝(NBT)染色法和吖啶橙荧光染色法等,重点检查脑脊液腔壁细胞、肿瘤细胞和污染细胞,如果发现脑脊液肿瘤细胞,对临床确诊脑膜癌有重要价值。具体见脑脊液脱落细胞检查。

(二)病原生物学检查

1. 细菌检查

(1)显微镜检查:将脑脊液离心后取沉淀物涂片采用革兰染色或碱性亚甲蓝染色检查致病菌。如果怀疑为结核性脑膜炎,可采用抗酸染色,油镜下寻找抗酸杆菌(图 9-6)。

(2)细菌培养:主要适用于脑膜炎奈瑟菌、链球菌、葡萄球菌、大肠埃希菌、流感嗜血杆菌等。同时,对于一般培养为阴性的标本,也要注意厌氧菌、真菌的培养。

(3)ELISA 检查:结核分枝杆菌感染时,可产生特异性的抗结核分枝杆菌抗体,可采用 ELISA 检查该抗体。如果脑脊液中抗结核抗体水平高于血清,这对结核性脑膜炎的诊断及鉴别诊断具有特殊价值。

2. 真菌检查

(1)显微镜检查:新型隐球菌大小一般为 5~25μm,菌体外有宽厚荚膜,折光性强,并有出芽的球形孢子,菌体内有一个较大的或多个较小的反光颗粒。将脑脊液离心后取沉淀物涂片进行墨汁染色,先在低倍镜下观察,如发现黑色背景中有圆形透光小点,中间有一细胞大小圆形物质,转高倍镜下仔细检查其结构。可见圆形透亮菌体外包裹一较宽厚的空白带(图 9-7)。发现上述特征者,可报告"隐球菌属",并进一步做真菌培养、鉴定。另外,可以采用免疫学检查方法检测新型隐球菌的荚膜抗原。

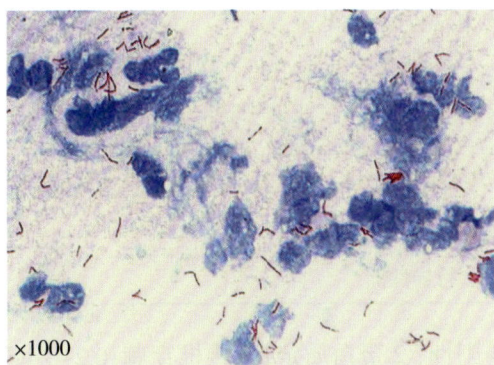

图 9-6　抗酸杆菌(抗酸染色)

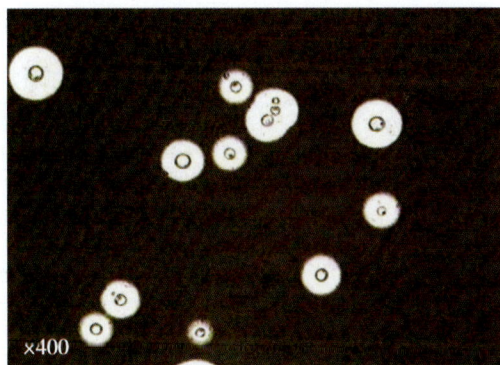

图 9-7　新型隐球菌(墨汁负染色)

(2)真菌培养:排除污染因素,若培养出真菌可确诊,并能确定真菌的种类以及进行药敏试验。缺点是耗时长,不能及时诊断。

3. 寄生虫检查

(1)显微镜检查:可发现血吸虫卵、肺吸虫卵、弓形虫、阿米巴滋养体等。

(2)脑囊虫检查:脑囊虫补体结合试验诊断脑囊虫的阳性率可达 88%;致敏乳胶颗粒玻片凝集试验诊断脑囊虫的符合率为 90%;ELISA 法对诊断脑囊虫病具有高度的特异性。

4. 梅毒螺旋体检查　首选螺旋体荧光抗体吸收试验,其灵敏度为 50%~60%,特异性为 90%。

5. 参考区间　阴性。

6. 临床意义　脑脊液中查找到病原生物,可为临床诊断提供病因学依据,有确诊价值。如果有细菌,结合临床特征,可以诊断为细菌性脑膜炎;如有新型隐球菌,则诊断为新型隐球菌性脑膜炎;如发现寄生虫虫卵,可以诊断为脑寄生虫病。

四、脑脊液化学与免疫学检查

(一) 蛋白质检查

1. 潘氏试验(Pandy test)

(1) 原理:脑脊液中球蛋白与苯酚结合,形成不溶性蛋白盐,产生白色混浊或沉淀。

(2) 试剂:5% 饱和苯酚溶液。

(3) 简要操作:试管中加入苯酚溶液 2ml →加脑脊液 1~2 滴→在黑色背景下观察结果。若出现白色混浊或沉淀即为阳性。

2. 硫酸铵试验　包括罗 - 琼试验(Ross-Jones test)和诺 - 爱试验(Nonne-Apelt test)。主要是利用半饱和硫酸铵沉淀球蛋白,出现白色混浊或沉淀。

3. 脑脊液蛋白质定量测定　主要有磺基水杨酸 - 硫酸钠比浊法、邻苯三酚红钼络合显色法和双缩脲法等方法。

4. 质量保证

(1) 标本:标本浑浊或含有大量细胞时,须离心沉淀,吸取上清液进行检测,否则可引起潘氏试验假阳性以及脑脊液蛋白定量测定结果偏高。

(2) 器材:潘氏试验所用器材均应十分洁净没有污染,以免潘氏试验出现假阳性。

(3) 试剂:饱和苯酚试剂如饱和度降低会出现假阴性,应定期检查、更换试剂,特别是室温较低时。

(4) 潘氏试验观察结果时应注意在黑色背景下进行,否则易引起假阴性。

5. 方法学评价　脑脊液蛋白质定性检测的方法学评价见表 9-5。

表 9-5　脑脊液蛋白质定性检测试验的方法学评价

方法	评价
潘氏试验	操作简便、快速,易于观察,灵敏度较高,临床上广泛应用;但假阳性率较高
罗 - 琼试验	检测球蛋白,特异性较高,但灵敏度低
诺 - 爱试验	检测球蛋白和白蛋白,操作烦琐,特异性低

6. 参考区间　①蛋白质定性:阴性或极弱阳性;②蛋白质定量:腰椎穿刺:0.2~0.4g/L;脑室穿刺:0.05~0.15g/L;小脑延髓池穿刺:0.1~0.25g/L。

7. 临床意义　脑脊液蛋白质增高可见于中枢神经系统的感染、梗阻和出血等多种疾病,其常见的原因见表 9-6。

表 9-6　脑脊液蛋白质增高常见的原因

原因	临床意义
感染	以化脓性、结核性脑膜炎脑脊液蛋白质增高最明显,病毒性脑膜炎则轻度增高
神经根病变	常见于急性感染性多发性神经根神经炎,有蛋白质 - 细胞分离的现象
梗阻	脊髓肿瘤、肉芽肿、硬膜外脓肿造成的椎管部分或完全梗阻,可有脑脊液自凝现象
出血	脑血管畸形、高血压病、脑动脉硬化症以及全身出血性疾病等
其他	肺炎、尿毒症等出现中枢神经系统症状时,脑脊液蛋白质含量也可增高

（二）葡萄糖

1. 测定方法　脑脊液葡萄糖测定的方法主要有葡萄糖氧化酶法和己糖激酶法。葡萄糖氧化酶法易受一些还原性物质干扰,特异性较低;己糖激酶法不受轻度溶血、脂血、黄疸、维生素 C 及药物的干扰,特异性、准确性都高于葡萄糖氧化酶法。

2. 参考区间　①成人:2.5~4.5mmol/L;②儿童:2.8~4.5mmol/L。

3. 临床意义　脑脊液中葡萄糖浓度的高低与血浆葡萄糖浓度、血 - 脑脊液屏障的通透性、葡萄糖酵解程度以及葡萄糖膜转运系统的功能有关。

（1）脑脊液葡萄糖降低:①化脓性脑膜炎、结核性脑膜炎和真菌性脑膜炎:葡萄糖含量越低,预后越差;②脑寄生虫病:如脑囊虫病、血吸虫病、肺吸虫病、弓形虫病等;③脑肿瘤,尤其是恶性肿瘤;④神经性梅毒;⑤低血糖等。

（2）脑脊液葡萄糖升高:①早产儿或新生儿:主要由于血 - 脑脊液屏障的通透性较高所致;②饱餐或静脉注射葡萄糖后,血液葡萄糖含量增高;③影响到脑干的急性外伤或中毒;④脑出血;⑤糖尿病等。

（三）氯化物

1. 测定方法　目前临床常用的方法有离子选择电极法、干化学分析法等。其中离子选择电极法变异系数小,准确度和精密度良好,易于自动化,为使用最广泛的常规方法。

2. 参考区间　①成人:120~130mmol/L。②儿童:111~123mmol/L。

3. 临床意义　脑脊液中氯化物含量受血氯浓度、血 pH、血 - 脑脊液屏障通透性及脑脊液中蛋白质含量等多种因素影响。正常情况下,由于脑脊液内蛋白质含量较低,为了维持脑脊液和血浆渗透压之间平衡,脑脊液中氯化物含量比血液中高 20% 左右,即 Donnan 平衡。

氯化物降低主要见于:①脑部细菌或真菌感染:如化脓性脑膜炎、结核性脑膜炎及真菌性脑膜炎。结核性脑膜炎时,脑脊液中氯化物降低尤为明显,比葡萄糖降低出现得还要早,故对结核性脑膜炎与化脓性脑膜炎鉴别有一定价值。②低血氯症:各种原因如体内氯化物的异常丢失、摄入氯化物过少等引起血氯降低时,脑脊液中氯化物可随之降低。③呕吐、肾上腺皮质功能减退症和肾脏病变。④病毒性脑膜炎、脊髓灰质炎、脑脓肿、神经梅毒氯化物稍减低或正常。

氯化物升高主要见于尿毒症、脱水、心力衰竭和浆液性脑膜炎等。

（四）其他

1. 化学检查

（1）酶学测定:脑脊液常见的其他化学检查项目、参考区问及临床意义见表 9-7。

表 9-7　脑脊液常见化学检查临床意义

项目	参考区间	临床意义
天门冬氨酸转氨酶（AST）	<20U/L	脑梗死、脑萎缩、中毒性脑病、急性颅脑损伤、中枢神经系统转移癌
丙氨酸转氨酶（ALT）	<15U/L	同 AST
乳酸脱氢酶（LD）	<40U/L	化脓性脑膜炎、脑组织坏死、蛛网膜下腔出血、脑出血、脑梗死、脑肿瘤、脱髓鞘病急性期
肌酸激酶（CK）	0.5~2U/L	化脓性脑膜炎、结核性脑膜炎、进行性脑积水、继发性癫痫、多发性硬化症、蛛网膜下腔出血、脑肿瘤、脑供血不足、慢性硬膜下血肿等
腺苷脱氨酶（ADA）	0~8U/L	结核性脑膜炎、脑出血、脑梗死、格林 - 巴利综合征等

续表

项目	参考区间	临床意义
神经元特异烯醇化酶（NSE）	(1.14±0.39)U/L	脑出血、脑梗死、癫痫持续状态
溶菌酶	无或含量甚微	结核性脑膜炎增高的程度明显高于细菌性脑膜炎,且与病情变化相一致

(2) 蛋白电泳:脑脊液蛋白电泳分析可较灵敏发现蛋白质各组分的变化。脑脊液蛋白电泳常用乙酸纤维薄膜电泳法及琼脂糖凝胶电泳法,电泳条件与血清蛋白电泳相同。若采用等电聚焦电泳可提高电泳图谱的分辨率。因脑脊液蛋白质含量少,在电泳前可将脑脊液标本在高分子聚乙二醇或右旋糖酐透析液中进行浓缩。脑脊液蛋白质电泳检查的临床意义见表9-8。

表 9-8　脑脊液蛋白质电泳检查的临床意义

项目	参考区间	临床意义
前白蛋白	3%~6%	增高见于脑积水、舞蹈症、帕金森病等;降低见于神经系统炎症
白蛋白	50%~70%	增高见于脑血管病如脑瘤、脑梗死、脑出血;降低见于脑外伤急性期
α_1 球蛋白	4%~6%	增高见于脑膜炎、脊髓灰质炎等
α_2 球蛋白	4%~9%	增高见于脑肿瘤、转移癌、胶质瘤等
β 球蛋白	7%~13%	增高见于退行性变疾病,如帕金森病、外伤后偏瘫等
γ 球蛋白	7%~8%	增高见于脑胶质瘤、重症脑外伤、癫痫、多发性硬化症、视神经脊髓炎以及急性脑膜炎慢性期

2. 免疫学检查

(1) 免疫球蛋白测定:健康人脑脊液中免疫球蛋白含量极少,病理情况下由于血-脑脊液屏障通透性增加,血中免疫球蛋白进入脑脊液中或中枢神经系统感染时激活免疫细胞分泌免疫球蛋白,引起脑脊液免疫球蛋白增加。目前临床上常用免疫比浊法检测脑脊液中免疫球蛋白含量。免疫比浊法具有灵敏度高、准确性和重复性好,快速且能自动分析等特点。脑脊液中免疫球蛋白检查的临床意义见表9-9。

表 9-9　脑脊液免疫球蛋白检查的临床意义

项目	参考区间	临床意义
IgG	10~40mg/L	增高见于神经梅毒,化脓性脑膜炎、结核性脑膜炎、病毒性脑膜炎,舞蹈症,多发性硬化症和神经系统肿瘤
IgA	0~6mg/L	增高见于化脓性脑膜炎、结核性脑膜炎、病毒性脑膜炎和脑肿瘤等
IgM	0~0.22mg/L	增高见于化脓性脑膜炎、病毒性脑膜炎、肿瘤和多发性硬化症
IgE	极少量	增高见于脑寄生虫病等

(2) 其他项目测定:脑脊液其他免疫学检查项目测定的临床意义见表9-10。

表 9-10　脑脊液其他免疫学检查项目测定的临床意义

项目	临床意义
髓鞘碱性蛋白	多发性硬化症的急性期显著增加,主要作为观察多发性硬化症患者疾病活动的指标。神经性梅毒、脑外伤、脑血管意外时也增高

续表

项目	临床意义
C-反应蛋白	在细菌和非细菌性脑膜炎鉴别诊断中有价值，前者升高程度明显大于后者
S-100 蛋白	中枢神经系统损伤特异和灵敏的化学指标
肿瘤标志物	检测脑脊液肿瘤标志物的浓度，如癌胚抗原（CEA）、β_2-微球蛋白（β_2-MG）、甲胎蛋白（AFP）、铁蛋白等可用于神经系统肿瘤的辅助诊断

五、脑脊液一般检查临床应用

1. 中枢神经系统感染性疾病　脑脊液一般检查对中枢神经系统疾病的诊断和鉴别诊断、疗效观察和预后判断都具有重要意义。随着影像诊断学，特别是 CT、磁共振成像技术的发展与应用，对颅内出血、梗阻、占位性病变的检出率越来越高，脑脊液检验在许多情况下并非首选项目。但脑脊液检验对中枢神经系统感染性疾病的诊断仍具有重要价值。

2. 脑血管疾病　头痛、昏迷或偏瘫的病人，其脑脊液为血性。首先要鉴别是穿刺损伤出血还是脑出血、蛛网膜下隙出血。若脑脊液为均匀一致的红色，则可能为脑出血、蛛网膜下隙出血；若第 1 管脑脊液为红色，以后逐渐变清，则多为穿刺损伤出血；若头痛、昏迷或偏瘫病人的脑脊液为无色透明，则多为缺血性脑病。另外，还可选用 LD、AST、CPK 等指标诊断或鉴别诊断脑血管病。

3. 脑肿瘤　大约 70% 恶性肿瘤可转移至中枢神经系统，此时的脑脊液中单核细胞增加、蛋白质增高、葡萄糖减少或正常。因此，脑脊液细胞计数和蛋白质正常，可排除肿瘤的脑膜转移。若白血病病人脑脊液发现白血病细胞，则可诊断为脑膜白血病。若脑脊液涂片或免疫学检查发现肿瘤细胞，则有助于肿瘤的诊断。β_2-M、LD、PHI、溶菌酶等指标也有助于肿瘤的诊断。

4. 脱髓鞘病　诊断脱髓鞘病是一类颅内免疫反应活性增高的疾病，多发性硬化症是其代表性疾病。除了脑脊液常规检查外，MBP、免疫球蛋白、AChE 等检查也有重要诊断价值。

常见脑或脑膜疾病的脑脊液检验结果见表 9-11。

表 9-11　常见脑或脑膜疾病的脑脊液检验指标及变化

疾病	外观	凝固	蛋白质	葡萄糖	氯化物	细胞增高	细菌
化脓性脑膜炎	浑浊	凝块	↑↑	↓↓↓	↓	显著，多核细胞	化脓菌
结核性脑膜炎	浑浊	薄膜	↑	↓	↓↓	中性，淋巴	结核分枝杆菌
病毒性脑膜炎	透明或微浑	无	↑	正常	正常	淋巴细胞	无
隐球菌性脑膜炎	透明或微浑	可有	↑↑	↓	↓	淋巴细胞	隐球菌
流行性乙脑	透明或微浑	无	↑	正常或↑	正常	中性，淋巴	无
脑出血	血性	可有	↑↑	↑	正常	红细胞	无
蛛网膜下隙出血	血性	可有	↑↑	↑	正常	红细胞	无
脑肿瘤	透明	无	↑	正常	正常	淋巴细胞	无
脑脓肿	透明或微浑	有	↑	正常	正常	淋巴细胞	有或无
神经梅毒	透明	无	正常	正常	↑	淋巴细胞	无

（贺红艳）

第二节 浆膜腔积液检查

人体胸膜腔、腹膜腔和心包腔统称为浆膜腔(serous cavity)。正常情况下,浆膜腔内仅含有少量液体,主要起润滑作用,以减少脏器间的摩擦,如胸膜腔液 <20ml,腹膜腔液 <50ml,心包膜腔液为 10~30ml。病理情况下,大量的液体在浆膜腔内潴留,从而形成浆膜腔积液(serous effusion)。根据积液部位不同,浆膜腔积液可分为胸膜腔积液(胸水)、腹膜腔积液(腹水)和心包膜腔积液;根据积液产生的原因及性质不同,浆膜腔积液可分为漏出液(transudate)和渗出液(exudate)。

漏出液多为双侧性、非炎性积液,常见于各种肾病、充血性心力衰竭、严重的营养不良、晚期肝硬化、肿瘤及静脉栓塞等疾病,形成的主要原因有:①毛细血管流体静压增高;②血浆胶体渗透压减低;③淋巴回流受阻;④钠水潴留。与漏出液相比,渗出液多为单侧性、炎性积液,病因比较复杂,常见于细菌性感染、转移性肺癌、乳腺癌、淋巴瘤、卵巢癌、消化液及血液刺激、外伤等。确定浆膜腔积液的性质,对疾病的诊断和治疗均有重要意义。

一、浆膜腔积液标本采集与处理

(一) 标本采集与运送

1. 标本采集 浆膜腔积液标本由临床相关科室的医师行浆膜腔穿刺术采集。采集中段液体于专用无菌管内,且根据需要采用适当的抗凝剂予以抗凝。

2. 标本运送 标本采集后尽快送检,最好在 30 分钟内送检。

(二) 标本处理

浆膜腔积液内可能含有各种病原生物,应按潜在生物危害物质处理。标本的采集、运送、检查及处理等过程要符合实验室生物安全原则,注意个人生物安全防护。

(三) 标本采集与处理质量保证

1. 容器 根据检查目的,选择专用容器收集标本,细菌培养容器应无菌。

2. 标本收集 浆膜腔积液标本由临床相关科室的医师行浆膜腔穿刺术采集。采集中段液体于无菌容器内,且根据需要采用适当的抗凝剂予以抗凝(表 9-12)。另外,采集 1 管不加抗凝剂的标本,用于观察积液有无凝固现象。

表 9-12 浆膜腔积液检查项目的标本采集要求

检查项目	标本量及抗凝剂
常规检查及细胞学检查	2ml,EDTA-K_2 抗凝
化学检查	2ml,肝素抗凝
厌氧菌培养	1ml
结核分枝杆菌检查	10ml

3. 抗凝 为防止积液凝固,进行细胞学检查的标本需加入 100g/L EDTA 钠盐或钾盐抗凝,每 0.1ml 抗凝剂可抗凝 6ml 积液。化学及 pH 测定采用肝素抗凝。

4. 标本量 常规检查、化学及免疫学检查可留取 2~10ml。为提高检出阳性率,细胞学检查、需氧及厌氧细菌培养需留取 10ml(最好专用培养瓶床边留取),结核分枝杆菌检测留取 10~100ml,离心后培养或涂片染色检查。

5. 标本运送 由于浆膜腔积液标本久置可出现纤维蛋白凝集成块,细胞变形、破坏,细菌自溶等,导致细胞分布不均,从而使细胞计数不准确。另外,葡萄糖酵解可造成葡萄糖含量假性减低。因此,标本采集后应及时送检,如不能及时检查,可加入10%的乙醇后置2~4℃保存,不超过24小时。

二、浆膜腔积液理学检查

(一)颜色

1. **检查方法**　肉眼观察法。

2. **临床意义**　通常漏出液呈清亮、淡黄色液体。渗出液的颜色因疾病而不同,见表9-13。

表 9-13　浆膜腔积液常见颜色变化及临床意义

颜色	临床意义
红色	穿刺损伤、结核、肿瘤、内脏损伤、出血性疾病、风湿性疾病等
黄色	各种原因引起的黄疸
绿色	铜绿假单胞菌感染
乳白色	丝虫病、淋巴结肿瘤、化脓性感染、肝硬化、恶性肿瘤等
咖啡色	内脏损伤、恶性肿瘤、出血性疾病、穿刺损伤及阿米巴脓肿破溃
黑色	曲霉菌、厌氧菌感染等

(二)透明度

1. **检查方法**　肉眼观察法,可用清晰透明、微浑、浑浊报告。

2. **临床意义**　浆膜腔积液的透明度与其所含的细胞、细菌数量和蛋白质浓度等有关。通常漏出液因含细胞、蛋白质少、无细菌而呈清晰透明或微浑;渗出液因含细胞、细菌及蛋白质呈不同程度浑浊。

(三)凝固性

1. **检查方法**　肉眼观察法。

2. **报告方式**　凝固或不凝固。

3. **临床意义**　漏出液一般不凝固;渗出液因含有较多的纤维蛋白原、细菌和凝血酶等物质而易凝固,但若其中含有大量纤溶酶时也可不凝固。

(四)比重

1. **检查方法**　比重计法。

2. **临床意义**　浆膜腔积液比重的高低与其所含溶质的多少有关。漏出液因含细胞、蛋白质少,比重常<1.015;渗出液因含细胞、蛋白质多而比重常>1.018。

(五)酸碱度

1. **检查方法**　精密pH试纸法。

2. **临床意义**　通常漏出液pH为7.40~7.50。①胸膜腔积液:pH<7.4提示炎性积液;如pH<7.3且伴有葡萄糖含量减低,提示类风湿积液、恶性积液或伴有并发症的炎性积液等;如pH<6.0,多因胃液进入胸膜腔使pH减低所致,见于食管破裂或严重脓胸。②腹膜腔积液:腹膜腔积液并发感染时,细菌代谢产生酸性物质增多,使pH减低。pH<7.3,见于自发性细菌性腹膜炎。③心包膜腔积液:pH明显减低可见于风湿性、结核性、化脓性、恶性、尿毒症性等心包炎,其中恶性、结核性积液pH减低程度较明显。

三、浆膜腔积液有形成分显微镜检验

(一) 细胞计数

1. 显微镜计数法

(1) 细胞总数计数:同脑脊液细胞计数方法,应计数全部有核细胞(包括间皮细胞)。

(2) 有核细胞计数:同脑脊液计数方法。

(3) 有核细胞分类计数:如有核细胞数量 <150×10⁶/L,可不分类计数,否则应分类计数。

1) 直接分类法:同脑脊液计数方法。在高倍镜下根据细胞形状和细胞核的形态分别计数单个核细胞(包括淋巴细胞和单核细胞)与多个核细胞,计数 100 个细胞,以百分比表示。

2) 染色分类法:直接分类难以区分细胞时,可以采用染色法进行分类。浆膜腔积液离心,取沉淀物推片 3~5 张,也可用细胞玻片离心沉淀仪收集细胞,进行瑞氏或瑞 - 吉染色,油镜下进行有核细胞分类,报告各种白细胞、间皮细胞所占百分率,瑞氏染色后间皮细胞、嗜酸性粒细胞、吞噬细胞形态(图 9-8~ 图 9-10)。渗出液中细胞种类较多,如有不能分类的细胞,应另行描述报告。

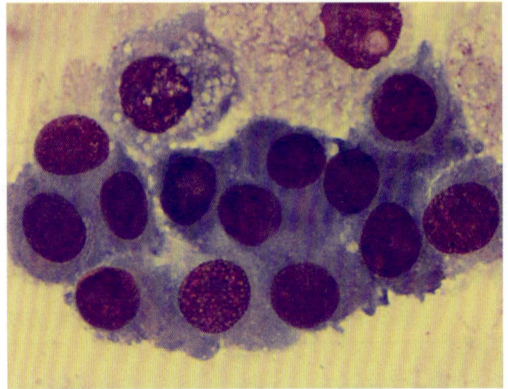

图 9-8　间皮细胞(瑞氏染色)

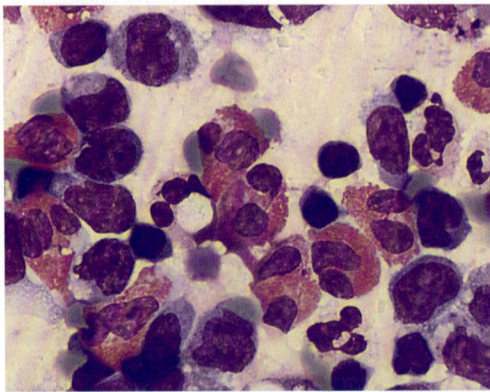

图 9-9　嗜酸性粒细胞(瑞氏染色)

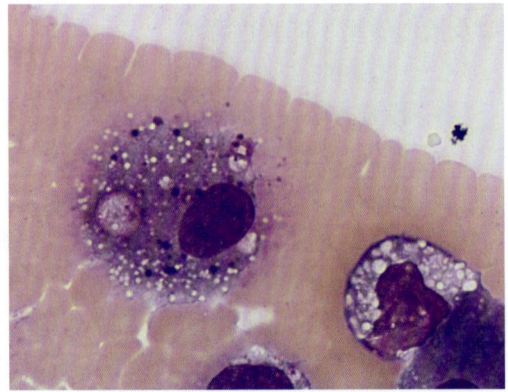

图 9-10　吞噬细胞(瑞氏染色)

2. 质量保证

(1) 即时送检:标本必须使用正确的抗凝剂抗凝并及时送检,防止浆膜腔积液凝固或细胞破坏导致结果不准确。

(2) 标本混匀:标本必须混匀,否则影响计数结果。

(3) 穿刺出血校正:因穿刺损伤引起的血性浆膜腔积液,白细胞计数结果必须校正。校正公式:

$$\mathrm{WBC}_{(校正)} = \mathrm{WBC}_{(未校正)} - \frac{\mathrm{WBC}_{(血液)} \times \mathrm{RBC}_{(积液)}}{\mathrm{RBC}_{(血液)}}$$

（4）涂片制备：需要离心的标本,离心速度不能过快,否则影响细胞形态;采用细胞玻片离心沉淀或细胞室沉淀法采集细胞效果会更好。涂片固定时间不宜过长,固定温度不宜过高。

3. 方法学评价 浆膜腔积液细胞计数有显微镜计数和仪器计数法,显微镜计数操作烦琐,结果准确性、重复性受主观因素影响较大,但可作为校正仪器的参考方法;血细胞分析仪的体液细胞分析模式,可自动进行细胞计数和分类计数,计数原理同全血计数,分别计数红细胞和白细胞。因体液细胞数量少,体液细胞分析模式计数细胞是全血模式的 3 倍,与显微镜计数法有良好的相关性。仪器法精密度高、速度快、报告及时。但对于异常形态细胞识别有偏差,必要时进行显微镜计数法复查。另外,标本如有少许凝固时,容易堵孔。

有核细胞分类有显微镜直接分类、涂片染色分类和仪器分类法。其中显微镜直接分类法相对染色分类法操作简单、快速,但准确性差,尤其是陈旧性标本,细胞容易变形,分类困难,误差较大,推荐采用涂片染色法。涂片染色分类法细胞识别率高,结果准确可靠,尤其是可以发现异常细胞,故为首选方法,但操作较复杂、费时。仪器分类法简单、快速,可自动化,但影响因素多(组织和细胞碎片、高蛋白质、凝块等),无法识别异常形态细胞。

4. 临床意义

（1）细胞计数:漏出液一般 <100×10⁶/L;渗出液一般 >500×10⁶/L。浆膜腔积液出现少量红细胞多因穿刺损伤所致,故少量红细胞对渗出液和漏出液鉴别的意义不大;但大量红细胞提示为出血性渗出液,浆膜腔积液出现大量红细胞及其他细胞增高的临床意义见表 9-14。

表 9-14 浆膜腔积液细胞增高的临床意义

细胞	数量(×10⁶/L)	临床意义
红细胞	>100 000	恶性肿瘤(最常见)、创伤(包括标本采集穿刺伤)、肺栓塞等
淋巴细胞	>200	结核性、肿瘤性积液
中性粒细胞	>1000	化脓性积液

（2）分类计数:漏出液中细胞较少,一般以淋巴细胞和间皮细胞为主;渗出液中细胞种类较多,依病因、病情不同而变化,积液中白细胞增多的临床意义见表 9-15。腹水有核细胞数量超过 500×10⁶/L,以中性粒细胞为主(>50%)提示为细菌性腹膜炎;癌细胞见于恶性肿瘤。以间皮细胞及组织细胞增多为主提示浆膜上皮脱落旺盛,可见于淤血、恶性肿瘤等。

表 9-15 浆膜腔积液中白细胞增高的临床意义

白细胞	临床意义
中性粒细胞	提示化脓性炎症(细胞总数常 >1000×10⁶/L)或早期结核性积液
淋巴细胞	主要见于结核、梅毒、肿瘤或结缔组织病所致渗出液
嗜酸性粒细胞	常见于变态反应和寄生虫病所致的积液;也见于多次反复穿刺、人工气胸、术后积液、结核性渗出液吸收期、系统性红斑狼疮、充血性心力衰竭、肺梗死、霍奇金病、间皮瘤等

（二）其他有形成分检查

1. 结晶 胆固醇结晶见于脂肪变性的陈旧性胸腔积液、胆固醇性胸膜炎积液;积液中伴嗜酸性粒细胞增多时,可见有夏科-雷登结晶;含铁血黄素颗粒可见于浆膜腔出血。

2. 病原生物

（1）细菌：根据浆膜腔积液理学和化学检查结果，如果积液性质为漏出液，则不需做细菌检查；对怀疑为渗出液的标本，应进行无菌操作，离心沉淀后涂片做革兰和抗酸染色检查及细菌培养。正常情况下，浆膜腔积液中是没有细菌的，若发现细菌，则可以为临床诊断提供病因学依据，有确诊价值。临床上常见的细菌有结核分枝杆菌、大肠埃希菌、铜绿假单胞菌等。

（2）寄生虫：浆膜腔积液离心后取沉淀物镜检，观察有无蠕虫虫卵或原虫滋养体，若发现虫卵或滋养体，可为临床诊断提供病因学依据，有确诊价值。乳糜样积液离心后沉淀物中可见微丝蚴；包虫病患者积液中可见棘球蚴头节和小钩；阿米巴积液可见阿米巴滋养体。

四、浆膜腔积液化学与免疫学检查

（一）黏蛋白定性试验

1. 原理　黏蛋白是一种酸性糖蛋白，浆膜间皮细胞受炎症刺激时分泌增加，其等电点为 pH 3.0~5.0，在酸性条件下可产生白色雾状沉淀，即 Rivalta 试验阳性。

2. 试剂　冰醋酸和蒸馏水。

3. 简要操作　100ml 蒸馏水至量筒中→加约 0.1ml 冰醋酸→混匀→静置→逐滴加积液→黑色背景下观察白色雾状沉淀的发生及变化情况。

4. 质量保证

（1）标本：积液中细胞数目较多时，应将积液离心后取上清液进行试验。

（2）冰醋酸：在蒸馏水中加冰醋酸后应充分混匀，否则可能产生假阴性。

（3）结果观察：加标本后立即在黑色背景下观察结果。如产生浑浊不明显、下沉缓慢、中途消失等，一般为阴性。

（4）干扰物：球蛋白不溶于水且可呈云雾状混浊，肝硬化腹膜腔积液时可因积液中球蛋白增高而呈假阳性。可将积液滴入未加乙酸的蒸馏水中，因球蛋白不溶于水可出现白色雾状沉淀，借以鉴别。

5. 方法学评价　Rivalta 试验是一种简单的黏蛋白过筛试验，简便、快速，不需特殊仪器和设备，临床实验室常用，能粗略的区分炎性积液和非炎性积液。

6. 临床意义　主要用于漏出液和渗出液的鉴别，漏出液为阴性，渗出液为阳性。但腔内漏出液经长期吸收蛋白质浓缩后，亦可呈阳性反应。

（二）其他检查

1. 化学检查　浆膜腔积液化学检查主要包括蛋白、糖、脂及酶的测定等，具体见表9-16。真性和假性乳糜性积液的鉴别见表9-17。

表 9-16　浆膜腔积液常用化学指标检查及临床意义

检测指标	检测方法		临床意义
蛋白质	蛋白定量	双缩脲法	漏出液:<25g/L;渗出液:>30g/L,用于鉴别积液形成原因
	蛋白电泳	乙酸纤维素薄膜电泳	漏出液:α、γ 球蛋白低于血浆,白蛋白相对较高;渗出液:与血浆蛋白接近
葡萄糖	葡萄糖氧化酶-过氧化物酶比色(GOD-POD)法、己糖激酶法		漏出液:与血糖接近或略低;渗出液:明显低于血糖,若积液葡萄糖/血糖 <0.5,见于风湿性积液、积脓、恶性积液、结核性积液、狼疮性积液或食管破裂等
胆固醇	胆固醇氧化酶法		恶性积液:>1.6mmol/L;肝硬化积液:<1.6mmol/L

续表

检测指标	检测方法	临床意义
甘油三酯	磷酸甘油氧化酶法	乳糜性积液:>1.26mmol/L;非乳糜性积液:<0.57mmol/L
乳酸脱氢酶(LD)	酶速率法	漏出液 <200U/L,$LD_{积液}/LD_{血清}$<0.6;渗出液 >200U/L,$LD_{积液}/LD_{血清}$>0.6
		渗出液 LD 活性:化脓性感染积液 > 恶性积液 > 结核性积液
腺苷脱氨酶(ADA)	比色法	ADA 活性:结核性 > 恶性 > 非炎症性积液,>40U/L 应考虑结核性积液
淀粉酶(AMY)	酶偶联比色法	腹膜腔积液 AMY 活性明显增高:见于胰腺炎、胰腺肿瘤等;胸膜腔积液 AMY 活性明显增高:见于食管穿孔、胰腺外伤合并胸腔积液
溶菌酶(LZM)	ELISA 法	感染性和结核性积液:LZM 增高
		结核性积液:$LZM_{积液}/LZM_{血清}$>1.0
		恶性积液:$LZM_{积液}/LZM_{血清}$<1.0
碱性磷酸酶(ALP)	酶速率法	恶性积液:$ALP_{积液}/ALP_{血清}$<1.0;浆膜表面癌:$ALP_{积液}/ALP_{血清}$>1.0

表 9-17　真性和假性乳糜性积液的鉴别

鉴别点	真性乳糜性积液	假性乳糜性积液
病因	胸导管阻塞或梗阻	慢性胸膜炎症所致积液
外观	乳糜性	乳糜性
乙醚试验	变清	无变化
脂肪含量(%)	>4	<2
脂蛋白电泳	乳糜微粒区带明显	乳糜微粒区带不明显或缺如
胆固醇	低于血清	高于血清
甘油三酯(mmol/L)	>1.26	<0.57
蛋白质含量(g/L)	>30	<30
脂肪	大量,苏丹Ⅲ染色阳性	少量,有较多脂肪变性细胞
胆固醇结晶	无	有
细菌	无	有
细胞	淋巴细胞增高	混合性细胞

2. 肿瘤标志物和其他免疫学指标检查　浆膜腔积液肿瘤标志物及其他一些指标的检查有助于积液性质的判断(表 9-18)。

表 9-18　浆膜腔积液肿瘤标志物和其他指标的临床意义

指标	临床意义
癌胚抗原(CEA)	参考区间:0~5μg/L(CLIA);CEA>20μg/L,$CEA_{积液}/CEA_{血清}$>1.0 时,有助于恶性积液的诊断(对腺癌所致积液诊断价值最高)
甲胎蛋白(AFP)	参考区间:0~8.1μg/L(CLIA);积液 AFP 与血清浓度呈正相关;腹膜腔积液 AFP>300μg/L 时,有助于诊断原发性肝癌
糖链抗原 125(CA125)	增高提示可能卵巢癌转移

续表

指标	临床意义
组织多肽抗原(TPA)	诊断恶性积液的特异性较高。肿瘤治疗后,若 TPA 再增高,提示肿瘤可能复发
鳞状细胞癌抗原(SCC)	对诊断鳞状上皮细胞癌有价值,积液中 SCC 增高与宫颈癌侵犯或转移程度有关
γ- 干扰素(INF-γ)	恶性积液 INF-γ 明显增高;类风湿积液 INF-γ 降低
肿瘤坏死因子(TNF)	TNF 明显增高见于结核性积液,也见于风湿病、子宫内膜异位所致腹膜腔积液,但增高程度低
C 反应蛋白(CRP)	<10mg/L 为漏出液,>10mg/L 为渗出液
类风湿因子(RF)	积液 RF 效价 >1 ： 320,且高于血清,可做为辅助诊断类风湿积液的依据
铁蛋白	①癌性积液铁蛋白 >600μg/L,积液铁蛋白 / 血清铁蛋白 >1.0,且 LZM 水平不高;②结核性积液铁蛋白增高,同时 LZM 明显增高
纤维连接蛋白(FN)	恶性腹膜腔积液明显高于非恶性腹膜腔积液

五、浆膜腔积液一般检查临床应用

浆膜腔积液检查的目的在于鉴别积液的性质和明确积液的原因。常规检查项目仅限于理学、化学和细胞学检查,鉴别积液性质的符合率较低;随着特异性化学和免疫学检测指标的增加,浆膜腔积液性质诊断的符合率得到提高。

1. **浆膜腔积液检查项目分级**　20世纪90年代以来,浆膜腔积液检查发展到细胞学、生物学、微生物学、免疫学、遗传学等多项指标优化组合检查。除了提供鉴别漏出液与渗出液的依据外,还提供鉴别良性和恶性、结核性和化脓性积液的依据。目前,根据诊断需要,将积液检查项目分为 3 级,见表 9-19。

表 9-19　浆膜腔积液检查项目分级

分级	检查项目
一级检查	颜色、透明度、比重、Rivalta 试验、酸碱度、总蛋白、细胞计数及分类、微生物学检查等
二级检查	CRP、FDP、LD、ADA、AMY、糖蛋白等
三级检查	CEA、AFP、肿瘤特异性抗原、hCG、同工酶、蛋白质组分分析等

2. **漏出液和渗出液的鉴别**　原因不明的浆膜腔积液,经检查大致可分为渗出液或漏出液。但是,有些浆膜腔积液既有渗出液的特点,又有漏出液的性质,这些积液称为“中间型积液”。其形成的原因可能是①漏出液继发感染;②漏出液长期滞留在浆膜腔,致使积液浓缩;③漏出液混有大量血液。因此,判断积液的性质除了依据实验室的检查结果外,还应结合临床其他检查结果,进行综合分析,才能准确诊断。漏出液与渗出液的鉴别见表 9-20。

表 9-20　漏出液和渗出液的鉴别

鉴别点	漏出液	渗出液
病因	非炎症	炎症、外伤、肿瘤或理化刺激
颜色	淡黄色	不定,可为黄色、红色、乳白色
透明度	清晰透明或琥珀色样	多为浑浊或乳糜样

续表

鉴别点	漏出液	渗出液
比重	<1.015	>1.018
凝固性	不易凝固	易凝固
pH	>7.3	<7.3
Rivalta 试验	阴性	阳性
总蛋白定量(g/L)	<25	>30
积液／血清总蛋白比值	<0.5	≥0.5
葡萄糖(mmol/L)	与血糖相近	可变化,常低于血糖(<3.33mmol/L)
LD(U/L)	<200	>200
积液／血清 LD 比值	<0.6	>0.6
有核细胞计数(×10^6)	<100	>500
有核细胞分类	以淋巴为主,可见间皮细胞	急性炎症以中性粒细胞为主,慢性炎症或恶性积液以淋巴细胞为主
细菌	无	可找到病原菌
白蛋白梯度	胸水 >12g/L,腹水 >11g/L	胸水 <12g/L,腹水 <11g/L
肿瘤细胞	无	可有

3. 良性与恶性浆膜腔积液的鉴别　浆膜腔积液检查对良性或恶性浆膜腔积液鉴别有一定价值,尤其是积液中的脱落细胞检查和染色体检查对鉴别良性与恶性浆膜腔积液非常重要,主要鉴别指标见表 9-21。

表 9-21　良性与恶性浆膜腔积液的鉴别

项目	良性积液	恶性积液
外观	血性少见	血性常见
总蛋白(g/L)	多 >40	20~40
铁蛋白(μg/L)	<500	>500
积液 LD/ 血清 LD	<0.6	>0.6
积液 CEA/ 血清 CEA	<1.0	>1.0
AFP(μg/L)	<100	>100
细胞学检查	仅为炎性细胞	多可找到肿瘤细胞
染色体检查	多数为二倍体细胞	多为非整倍体并有畸变

4. 寻找积液病因　浆膜腔积液是临床常见的体征,其病因比较复杂。胸膜腔积液主要病因为结核性胸膜炎和恶性肿瘤,且有向恶性肿瘤为主发展的趋势;腹膜腔积液主要病因有肝硬化、肿瘤和结核性腹膜炎等,约占 90% 以上;心包膜腔积液主要病因为结核性、非特异性和肿瘤性,结核性仍占首位,但呈逐年降低趋势,而肿瘤性则呈逐年上升趋势。结核性和恶性胸膜腔积液的鉴别见表 9-22。

表 9-22 结核性和恶性胸膜腔积液鉴别

鉴别点	结核性	恶性
外观	黄色、血性	血性多见
ADA（U/L）	>40	<25
积液 ADA/ 血清 ADA	>1.0	<1.0
LZM（mg/L）	>27	<15
积液 LZM/ 血清 LZM	>1.0	<1.0
CEA（μg/L）	<5	>15
积液 CEA/ 血清 CEA	<1.0	>1.0
铁蛋白（μg/L）	<500	>1000
LDH（U/L）	>200	>500
细菌	可见结核分枝杆菌	无
细胞	淋巴细胞	可见肿瘤细胞

（李　静）

第三节　关节腔积液一般检查

关节腔是由关节面与滑膜围成的裂隙，在正常情况下，滑膜内血管和毛细淋巴管可分泌极少量滑膜液（synovial fluid，SY），起营养、润滑关节面，保护关节、增强关节效能的作用；当关节有炎症、损伤等病变时，滑膜液增多，称为关节腔积液（articular cavity effusion）。关节腔积液检查为诊断和鉴别诊断关节疾病提供依据。

一、关节腔积液标本采集与处理

（一）标本采集与运送

1. 标本采集　关节腔积液由临床医师在严格无菌条件下进行关节腔穿刺术采集。标本采集时应记录采集量，并根据需要分装于 3 支无菌试管中，第 1 管用于理学和微生物学检查；第 2 管加肝素抗凝（肝素钠 25U/ml）用于细胞学和化学检查；第 3 管不加抗凝剂用于观察积液有无凝固。积液抗凝时不宜选用草酸盐和 EDTA 粉剂抗凝剂，以免影响积液结晶检查。

2. 标本运送　标本采集后尽快送检。

（二）标本处理

关节腔积液可能含有各种病原生物，必须视为有潜在感染性的物质。标本的采集、运送、检验及检验后处理等过程要按《病原微生物实验室生物安全管理条例》及《医疗卫生机构医疗废物管理办法》的相关规定处理。

（三）质量保证

采集的标本应及时送检，如需保存，必须离心除去细胞，因细胞内酶释放会改变滑膜液成分。2~4℃环境下可保存数天；用于检测补体或酶等指标的标本置于 −20℃保存。

二、关节腔积液理学检查

（一）量

1. 测量方法　可用吸管量取。

2. 临床意义　关节腔积液一般只有 0.1~2.0ml,在关节发生炎症、创伤和化脓性感染时,关节腔积液增多,且增多程度与疾病严重程度呈正相关。

(二)颜色

1. 检查方法　肉眼观察。

2. 临床意义　健康人关节腔积液为无色或淡黄色液体。病理情况下,关节腔积液可出现不同的颜色变化见表 9-23。

表 9-23　关节腔积液常见颜色变化及临床意义

颜色	临床意义
淡红色	穿刺损伤出血
红色	创伤、全身出血性疾病、恶性肿瘤、关节置换术后及血小板减少症
脓性黄色	细菌感染性关节炎
乳白色	结核性、慢性类风湿关节炎、痛风、SLE、丝虫病、大量结晶等
绿色	铜绿假单胞菌性关节炎
黄褐色	陈旧性出血

(三)透明度

1. 检查方法　肉眼观察。

2. 临床意义　关节腔积液的浑浊程度主要与细胞成分、细菌、蛋白质增多有关。浑浊多见于炎性积液,炎性病变越重,浑浊越明显,甚至呈脓性积液。当积液内含有结晶、脂肪小滴、纤维蛋白或退化的滑膜细胞时,也可出现浑浊。

(四)黏稠度

1. 检查方法

(1)玻棒法:将玻璃棒插入关节腔积液标本,提拉玻棒,观察拉起的黏丝及其长度。

(2)滴管法:用滴管吸入关节腔积液,然后让关节腔积液依靠重力滴落,并观察其拉丝长度。

2. 临床意义　健康人滑膜液中,因含有丰富的透明质酸而富有高度的黏稠性,拉丝长度可达 3~6cm。关节炎症时,因积液中透明质酸被中性粒细胞释放的酶降解,以及因积液稀释均可使积液黏度降低,降低程度与炎症严重程度正相关。黏稠度增高,见于甲状腺功能减退、系统性红斑狼疮、腱鞘囊肿及骨关节炎引起的黏液囊肿等。

(五)凝块形成

1. 检查方法　肉眼观察。

2. 临床意义　健康人滑膜液不含纤维蛋白原和其他凝血因子,因此不凝固。关节炎症时,血浆中凝血因子渗入关节腔积液中可形成凝块,凝块形成的速度、大小与炎症程度呈正相关。根据凝块占试管中积液体积的多少,可将凝块形成程度分为轻度凝块、中度凝块、重度凝块,其临床意义见表 9-24。

表 9-24　关节腔积液凝块形成的程度及临床意义

程度	判断标准	临床意义
轻度	凝块占试管中积液体积的 1/4	系统性红斑狼疮、骨关节炎、骨肿瘤等
中度	凝块占试管中积液体积的 1/2	类风湿关节炎、晶体性关节炎
重度	凝块占试管中积液体积的 2/3	结核性、化脓性、类风湿关节炎

三、关节腔积液有形成分显微镜检查

关节腔积液显微镜检查时应充分混匀标本,如标本黏稠度高不易混匀时可用生理盐水或白细胞稀释液稀释。

(一)细胞计数

1. 计数方法   清晰透明或微浑关节腔积液可直接充池计数。外观明显浑浊的标本,可用生理盐水稀释后计数。

2. 临床意义   健康人关节腔积液无红细胞,白细胞极少,约为$(200\sim700)\times10^6/L$。虽然白细胞计数对诊断关节炎无特异性,但可初步区分炎症性和非炎症性积液。关节炎时白细胞总数增高,化脓性关节炎的细胞总数往往超过$50\,000\times10^6/L$。急性痛风、风湿性关节炎时细胞总数可达$20\,000\times10^6/L$。

(二)细胞分类计数

1. 检查方法   取关节腔积液直接涂片,瑞-吉复合染色,也可离心后取沉淀涂片染色。

2. 临床意义   健康人关节腔积液的中性粒细胞约占20%;淋巴细胞约占15%;单核-吞噬细胞约占65%;偶见软骨细胞和组织细胞。炎症性积液的中性粒细胞比例可达80%以上,化脓性关节炎积液时比例可达95%以上;风湿、痛风、类风湿关节炎时关节腔积液中性粒细胞比例>50%。淋巴细胞增高主要见于类风湿关节炎早期、慢性感染、结缔组织病等。嗜酸性粒细胞增高主要见于风湿性关节炎、滑膜转移癌、风湿热、寄生虫感染及关节造影术后。

(三)特殊细胞

关节腔积液涂片,采用瑞氏或瑞-吉复合染色后显微镜检查,以检查有无特殊细胞。常见的特殊细胞有:①类风湿细胞:又称包涵体细胞,是吞噬有抗原抗体复合物的一种带有折射周边的多核白细胞,主要见于类风湿关节炎,也可见于痛风、化脓性关节炎;②赖特(Reiter)细胞:为吞噬了退化变性的中性粒细胞的吞噬细胞,主要见于Reiter综合征、痛风、类风湿关节炎等;③狼疮细胞(LEC):在狼疮因子的作用下,受累的白细胞核变成肿胀的"游离均匀体",吞噬了1个或多个淡红色"均匀体"的中性粒细胞即为狼疮细胞(图9-11),主要可见于系统性红斑狼疮、类风湿关节炎、药物性狼疮关节炎,不具特异性。

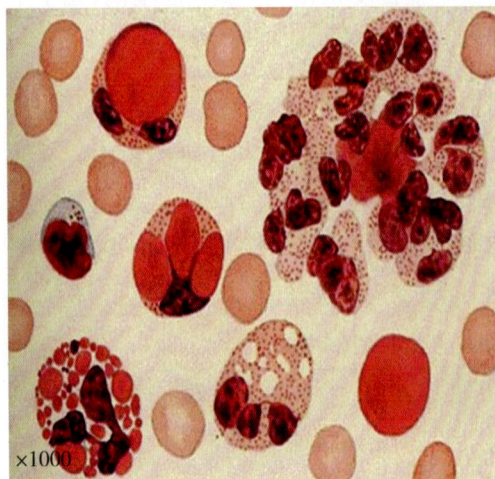

图 9-11   狼疮细胞(瑞氏染色)

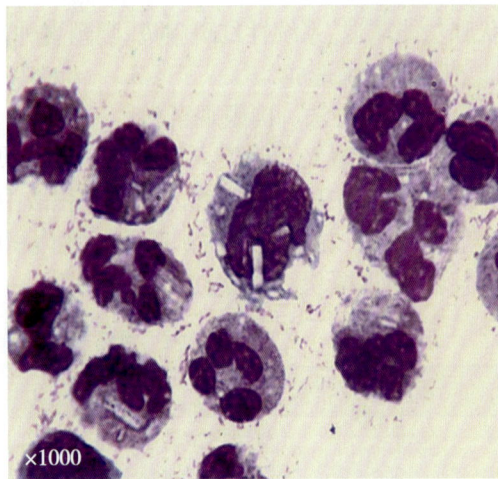

图 9-12   吞噬细胞吞噬焦磷酸钙结晶(瑞氏染色)

（四）结晶

关节腔积液涂片后，光学显微镜或偏振光显微镜下观察判断结晶种类。健康人滑膜液中无结晶。关节腔积液中可见尿酸盐结晶、焦磷酸钙结晶（图 9-12）、磷灰石结晶、草酸钙结晶等。关节腔积液结晶检查主要用于鉴别痛风和假性痛风，痛风患者主要是尿酸盐结晶（图 9-13），而假性痛风主要是焦磷酸钙结晶。几种关节腔积液结晶特性及临床意义见表 9-25。

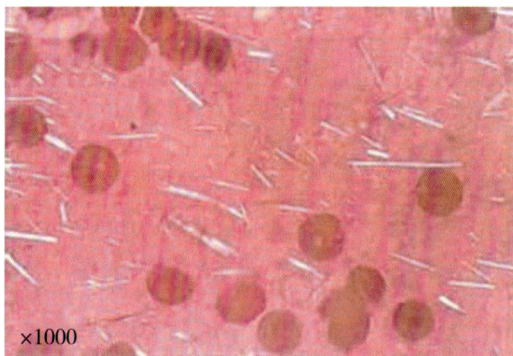

×1000

图 9-13　痛风患者尿酸钠结晶（瑞氏染色）

表 9-25　关节腔积液各种结晶特性及临床意义

结晶	光强度	形状	大小（μm）	临床意义
尿酸钠	强	细针状或短棒状	5~20	痛风
焦磷酸钙	弱	棒状或菱形	1~20	假性痛风，骨性关节炎
磷灰石	—	六边形，成簇光亮钱币形	1.9~15.6	急性或慢性关节炎，骨性关节炎
草酸钙	弱，不定	四方形，哑铃形	2~10	慢性肾衰竭，草酸盐代谢障碍
胆固醇	弱	盘形，少数棒状	5~40	类风湿关节炎，骨性关节炎
类固醇	强	针形、菱形	1~40	注射皮质类固醇
滑石粉	强	十字架	5~10	手术残留滑石粉

（五）病原学检查

关节腔积液可作革兰染色检查或细菌培养。约 30% 细菌性关节炎查不出病原菌，因此，需氧培养阴性时，不能排除感染，建议加做厌氧培养和真菌培养。如怀疑结核性关节腔积液时可作抗酸染色、结核分枝杆菌培养或分子生物学方法（如 PCR）检查。

四、关节腔积液化学和免疫学检查

（一）黏蛋白凝块形成试验

1. 参考区间　阳性。

2. 临床意义　健康人滑膜液中含大量黏蛋白，为透明质酸与蛋白质的复合物，在乙酸作用下可形成坚实的黏蛋白凝块。该试验有助于反映透明质酸、蛋白质含量和聚合作用情况。凝块形成不良可见于化脓性关节炎、结核性关节炎、类风湿关节炎及痛风等。

（二）关节腔积液其他检查

关节腔积液其他化学和免疫学检查指标及临床意义见表 9-26。

表 9-26　关节腔积液其他化学和免疫学检查

指标	测定方法	参考区间	临床意义
蛋白质	磺基水杨酸-硫酸钠比浊法	11~30g/L	增高主要见于化脓性关节炎，其次是类风湿关节炎和创伤性关节炎。蛋白质高低反映关节感染的程度
葡萄糖	己糖激酶法	3.5~5.5mmol/L	化脓性关节炎葡萄糖含量明显减少，其次是结核性关节炎、类风湿关节炎

续表

指标	测定方法	参考区间	临床意义
乳酸	酶比色法	1.0~1.8mmol/L	可作为关节感染早期诊断的指标之一。化脓性关节炎乳酸含量增高,类风湿关节炎乳酸含量轻度增高
类风湿因子	胶乳凝集试验或双抗原夹心 ELISA 法	阴性	类风湿关节炎患者关节腔积液的类风湿因子阳性率较血清高,类风湿因子阳性也见于感染性(如结核性)和其他非感染性关节炎
抗核抗体		阴性	70% 系统性红斑狼疮和 20% 类风湿关节炎患者关节腔积液中抗核抗体阳性
补体	免疫溶血法或免疫化学法	约为血清补体10%	活动性系统性红斑狼疮病人血清和关节腔积液补体均减低;感染性关节炎、痛风、Reiter 综合征病人关节腔积液补体可增高,且与关节腔积液蛋白质含量呈正相关

五、关节腔积液一般检查临床应用

在不同的关节疾病时,关节腔积液的变化也各不相同。关节腔积液检查主要用于常见关节病变的辅助诊断、疗效观察及预后判断。临床上常见的关节疾病有损伤性关节炎、骨关节炎、类风湿关节炎、风湿热、痛风、结核性关节炎、化脓性关节炎等,各类型关节病的积液理学检查、化学检查及显微镜检查等结果各异。常见关节病变的积液特征见表9-27。

表 9-27　常见关节病变的积液特征

疾病	外观	黏度	黏蛋白凝块	细胞计数及分类	蛋白质	葡萄糖	结晶	细菌
损伤性关节炎	黄、血色,常浑浊	高	良好	增高,淋巴细胞(L)为主	增高	正常	无	无
骨关节炎	黄,清亮	高	良好	增高,L 为主	增高	正常	无	无
类风湿关节炎	黄、浅绿色,浑浊	低	一般,差	中度增高,中性粒细胞(N)为主	增高	正常	偶见胆固醇结晶	无
风湿热	黄,稍浑浊	低	良好,一般	中度增高,N 占50%	增高	正常	无	无
痛风	黄、乳白色,浑浊低	低	一般,差	增高,N 为主	增高	正常	尿酸盐结晶	无
结核性关节炎	黄,浑浊	低	差	增高,早期 N 为主,后期 L 为主	增高	中度减低	无	阳性
化脓性关节炎	浅灰、白色,浑浊,脓样	低	差	明显增高,N 为主	明显增高	中度减低	无	阳性
关节创伤、出血性疾病、过度治疗	红色,浑浊	低	一般	增高,N 为主	增高	正常	无	无

(李树平)

第四节　羊水检查

妇女妊娠期羊膜腔内的液体称为羊水(amniotic fluid,AF)。妊娠早期,羊水主要是母体血浆经胎膜进入羊膜腔的透析液,因此,羊水的成分与母体血浆基本相似;妊娠中期以后,由于胎儿的吞咽、呼吸及排尿功能的建立,羊水的主要来源是胎儿尿液。羊水中水分占98%~99%,溶质仅占1%~2%,主要是无机盐和有机物,包括电解质、葡萄糖、脂肪、蛋白质、酶、激素、肌酐、尿酸、尿素等代谢产物;妊娠晚期,胎儿肺开始参与羊水的生成,使得羊水量达600~800ml,羊水内可见小片状物悬浮,包括胎脂细胞及毳毛等有形物质。妊娠不同时期,羊水的来源、容量、组成成分均有明显的改变。因此,羊水检查对产前疾病的诊断具有重要价值。

一、羊水标本采集与处理

(一) 标本采集

由临床医师行羊膜腔穿刺术抽取获得。根据不同的检查目的,选择适宜的穿刺时间。临床上穿刺抽取羊水的时间选择见表9-28。

表 9-28　羊水采集的最佳时间

检查目的	采集时间
诊断胎儿遗传性疾病	妊娠 16~20 周
判断母婴血型是否不合	妊娠 26~36 周
判断胎儿成熟度	妊娠晚期(多35周后)

(二) 标本处理

应按照《临床实验室废物处理原则》(WS/T/249-2005)的方法处理实验后的残余标本,一般将残余标本与消毒液混合放置一定时间后再废弃。

(三) 质量保证

(1) 采集与送检:采集标本量一般为20~30ml,立即送检,否则应置于4℃保存,保存时间不宜超过24小时,以避免细胞及化学成分受影响。

(2) 标本处理:用于细胞培养和染色体分析的标本,采集后需立即离心,取其沉淀物经细胞培养后做染色体核定型分析。

(3) 保存器皿:避免使用玻璃容器采集标本,以防细胞黏附在玻璃壁上。

(4) 避光保存:用于胆红素测定的羊水标本需用棕色容器收集,并避光保存。

(5) 离心后处理:离心后的羊水标本,其沉淀物可做脂肪细胞及其他细胞检查,上清液可做化学分析,并在冷冻下转运。

二、羊水理学检查

(一) 量

1. 检测方法　B超诊断法　不仅能测量羊水的量,同时,还可观察胎儿是否畸形。此法简便易行,无创伤无疼痛,准确性高,检测安全,已广泛使用。

2. 参考区间　①妊娠8周5~10ml;②妊娠10周约30ml;③妊娠20周约400ml;④妊娠36~38周时达高峰1000~1500ml,此后逐渐减少;⑤妊娠足月时约800ml;⑥过期妊娠减少至300ml。

3. 临床意义

（1）羊水过多：妊娠任何时期羊水量 >2000ml 为羊水过多。羊水过多的病因十分复杂，最常见的原因有胎儿畸形、多胎妊娠、妊娠糖尿病、母婴血型不合、胎盘因素等。

（2）羊水过少　妊娠足月时羊水量 <300ml 为羊水过少。常见的原因有胎儿先天性泌尿系统异常、肺发育不全、染色体异常、胎膜早破、药物影响等。

（二）颜色和透明度

1. 检查方法　肉眼观察。

2. 参考区间　①妊娠早期：无色或淡黄，清晰、透明；②妊娠晚期：乳白色，浑浊。

3. 临床意义　①深黄色：羊水中胆红素含量高，见于胎儿溶血病、胎儿出血、胎盘功能减退等；②绿色：羊水中混有胎粪，见于胎儿窘迫；③红色：有出血，见于胎儿出血、胎盘早剥或穿刺出血；④棕红或褐色：宫内陈旧出血，多为胎儿已经死亡；⑤脓性浑浊：细菌、白细胞增多，见于宫内化脓性感染。

三、羊水有形成分显微镜检查

（一）羊水脂肪细胞计数

1. 显微镜计数　羊水脂肪细胞是胎儿皮脂腺及汗腺脱落的细胞，羊水中脂肪细胞出现率与胎龄有着密切关系。随着妊娠的进展，胎儿皮脂腺逐渐成熟，羊水中脂肪细胞逐渐增多，将羊水涂片用尼罗蓝（nile blue）水溶液染色后，显微镜下观察并计数 200~500 个细胞，计算脂肪细胞阳性率。

2. 参考区间　①妊娠 34 周前羊水脂肪细胞≤1%；②34~38 周为 1%~10%；③38~40 周为 10%~15%；④40 周以后 >50%。

3. 临床意义　羊水脂肪细胞 <10% 为皮肤不成熟，10%~20% 为临界值，>20% 为胎儿皮肤成熟，>50% 为皮肤过度成熟。

（二）羊水快速贴壁细胞检查

1. 羊水快速贴壁细胞计数　正常羊水细胞需要经过 4~5 天才能贴壁生长。胎儿畸形（神经管缺陷及脐疝畸形等）时，羊水细胞仅需 20 小时即可贴壁生长，此种细胞称为快速贴壁细胞（rapidly adhering cell，RAC）。RAC 为神经组织中的吞噬细胞，当胎儿神经管缺陷时，神经组织中的 RAC 暴露于羊水中。通过计算活细胞贴壁率评估胎儿有无畸形。

2. 参考区间　<4%。

3. 临床意义　RAC 主要用于胎儿畸形的诊断，脐疝畸形 RAC 为 9%~12%，无脑儿 RAC 为 100%。

四、羊水胎儿成熟度检查

胎儿成熟度检查可作为高危妊娠选择有利分娩时机和采取措施的参考。判断胎儿成熟度的指标有胎儿肺成熟度、胎儿肾成熟度、胎儿肝脏成熟度、胎儿皮肤成熟度、胎儿唾液腺成熟度等，具体情况见表 9-29。

表 9-29　胎儿各脏器成熟度的判断指标及判断方法

项目	判断指标	判断方法
肺成熟度	羊水泡沫试验	羊水中的肺泡表面活性物质具有亲脂性和亲水性，加入抗泡剂乙醇经震荡后，在试管液面上可形成稳定的泡沫层。阳性提示肺已成熟
	羊水卵磷脂/鞘磷脂（L/S）	L/S≥2：提示肺已成熟

续表

项目	判断指标	判断方法
	羊水磷脂酰甘油（PG）	PG 主要参与稳定肺泡表面活性物磷脂酰胆碱的活性。妊娠 35 周后在羊水中出现，并随妊娠时间的延长而增加。妊娠 35 周后羊水 PG 阳性，提示肺已成熟
	羊水吸光度测定	羊水中磷脂类物质的含量与其浊度呈正比。A650≥0.075 为阳性，提示肺已成熟
	荧光偏振（FPA）	待检物中的表面活性磷脂含量与荧光偏振值呈负相关。正常妊娠末期荧光染料 NBD-PC 的荧光偏正值 <260mP 提示肺已成熟
	板层小体计数（LB）	LB 为肺泡Ⅱ型物质中的特殊结构，是肺泡表面活性物的储存场所，其颗粒大小为 2~20fl 不等，采用血细胞分析仪，经血小板通道进行 LB 的定量检测。LB≥50 000/μl 提示肺已成熟。
肾脏成熟度	羊水肌酐	>176.8μmol/L，提示肾脏已成熟 132.6~176.7μmol/L，提示肾脏成熟可疑 <132.5μmol/L，提示肾脏未成熟
	羊水葡萄糖	<0.56mmol/L，提示肾脏成熟 >0.80mmol/L，提示肾脏未成熟
肝脏成熟度	羊水 ΔA_{450}	<0.02，提示肝脏已成熟 0.02~0.04，提示肝脏成熟可疑 >0.04，提示肝脏未成熟
皮肤成熟度	羊水脂肪细胞	>20%，提示皮肤已成熟 10%~20%，为临界值 <10% 提示皮肤未成熟 >50%，提示皮肤过成熟
唾液腺成熟度	羊水淀粉酶	>120U/L 提示唾液腺成熟

五、羊水细胞遗传学和分子生物学检查

细胞遗传学及分子生物学技术对胎儿染色体病、遗传性代谢性疾病及先天畸形的产前诊断有重要价值，可弥补羊水常规检查的缺陷。产前诊断的疾病种类繁多，目前，主要通过以下检测指标进行羊水的产前诊断。

1. **染色体核型显微水平分析**　检测整条染色体异常或大范围染色体变异。①染色体数目异常：如 21- 三体，18- 三体，13- 三体；②染色体结构异常：平衡易位是导致不良孕产最常见的染色体异常，由于未造成遗传物质的增多与减少，胎儿出生后通常表型正常，但作为携带者有生育畸形后代的风险。

2. **染色体核型亚显微水平分析**　基因组结构变异长度在 10kb 至 5Mb 之间的为亚显微水平，常规染色体分析技术难以检测，其异常包括重复、缺失、插入、倒位及 DNA 拷贝数目变化（copy number variation，CNV），统称 CNVs。研究表明，儿童复杂、罕见遗传病如智力障碍、生长发育迟缓、多发畸形、自闭症谱系障碍的全基因组 CNVs 检测，阳性率可高达 20%~25%。同时，CNVs 可导致自然流产、胎死宫内、新生儿死亡等病情。

3. **单基因测序**　基因的缺失、重复、突变等会导致单基因病的发生。由于基因是位于染色体上，而染色体有常染色体和性染色体之分，基因也有显性基因与隐性基因之别，

因此,单基因病又可分常染色体显性遗传病、常染色体隐性遗传病、X 伴性显性遗传病、X 伴性隐性遗传病、Y 伴性遗传病等几类。常见的单基因病有短指症、β- 地中海贫血、慢性进行性舞蹈病、白化病、苯丙酮尿症、色盲、血友病、G-6-PD 缺乏症、抗维生素 D 缺乏病、遗传性慢性肾炎、假肥大型肌营养不良症、马方综合征、软骨发育不全、成骨发育不全、遗传性家族性结肠息肉、黑蒙性痴呆、肝豆状核变性、小头畸形、视网膜色素变性、先天性聋哑等。

常见细胞遗传学及分子生物学技术在产前诊断中的应用及评价见表 9-30。

表 9-30　细胞遗传学及分子生物学技术在羊水产前诊断中的应用及评价

诊断方法	方法学评价
细胞培养 + 染色体核型分析	检查染色体数目和结构异常。常用于检查染色体数目的异常及显微层面的结构异常,如 21- 三体综合征的诊断。结果直观、准确、是诊断染色体异常的"金标准"。但标本要求高,受取材时间限制(16~20 周),细胞培养周期长(10~21 天出结果),技术要求高,对染色体微小异常及多基因病的检测受限。虽可以检测整套染色体的数目和明显的结构异常,但其分辨率有限,对于片段长度小于 5Mb 的异常则难以检出
荧光原位杂交技术(FISH)	检查染色体数目和结构异常。可检查染色体微小缺失。间期 FISH 可用于非整倍体检测,主要检测 21、18、13- 三体、X 及 Y 染色体的基因座。妊娠 16 周后可直接取羊水,无需细胞培养,1~2 天出结果。用已知序列的核苷酸探针检测,结果直观、易判读。适用于验证已知的或疑似的亚显微缺失和重复,但无法诊断没有任何确定条带模式的未知染色体异常。探针种类不足制约了对复杂染色体病的诊断
多重连接探针扩增技术(MLPA)	用于染色体片段分析,单项分析能分析 50 个基因座,无需细胞培养,分析周期短(2 天),精确度高,重复性好,操作简便。但需要测序仪等特殊设备,不能查出探针以外的染色体片段异常
微阵列比较基因组杂交技术(array-CGH)	全基因组芯片,可检测所有染色体位点的异常,精确的判断样本全基因组 DNA 拷贝的多寡,并准确定位在染色体上,清楚显示 DNA 变异区段内的基因含量。 适合对产前诊断中核型分析结果异常,但无法确认异常片段的来源和性质的待检者进行 DNA 水平的更精细分析。通量高、分辨率高,自动分析结果,客观,省时(1 天)。但设备昂贵,费用高
Sanger 测序法	确认基因突变的金标准,主要适用于单基因病的检测。但其高成本及低通量限制了其大规模测序的应用。

六、羊水一般检查临床应用

羊水检查对胎儿宫内发育状况评估、胎儿宫内感染情况判断和先天性、遗传性疾病的产前诊断具有重要价值,是优生优育的重要检查方法。

1. **产前诊断**　产前诊断(prenatal diagnosis)是在胎儿出生前,在遗传咨询的基础上,通过影像学、遗传学、分子生物学及生物化学等检查技术,观察胎儿外形,分析胎儿染色体核型,检测羊水生化项目及胎儿脱落细胞,判断胎儿是否存在发育异常,罹患先天性、遗传性疾病,对妊娠风险作出评估的过程。产前诊断可有效降低出生缺陷率。羊水是产前诊断的重要检查材料。产前羊水检查的疾病主要包括:①染色体病:由于染色体数目或结构异常引起的疾病,如唐氏综合征(21- 三体综合征)、先天性卵巢发育不全(45,XO)等;②单基因病:由一对等位基因突变或异常引起的疾病,多数表现为酶缺陷引起的代谢素乱,如脂代谢病、黏多糖沉积病、氨基酸代谢病等;③多基因病:由两对以上的基因突变所致的遗传性疾病,主要见于先天畸形。这些疾病目前尚无有效治疗手段,产前诊断是其主要预防措施。

2. 诊断 TORCH 感染　TORCH 是弓形虫(toxoplasma gondii)、其他病原微生物(others)、风疹病毒(rubella virus)、巨细胞病毒(cytomegalovirus)、和单纯疱疹病毒(herpes simplex virus)的总称。这组病原体可通过胎盘垂直传播给胎儿,导致流产、早产、畸形、死胎及中枢神经系统发育障碍,称为 TORCH 综合征。怀疑 TORCH 感染的高危孕妇可采集母血或羊水、胎盘绒毛、脐血等标本进行检测来评估妊娠风险。

3. 其他　除了上述检测,羊水还可以用于胎儿成熟度的检测,由于羊水检查属于有创性检测,加之其临床的符合性率较低,羊水胎儿成熟度检查现在已经很少使用,逐渐由 B 超等其他方法替代。由于周围血 ctDNA(circulating tumor DNA)等技术的发展与应用,现在流行的羊水细胞遗传学和分子生物学检查方法也可能逐步被替代。

(伍　勇)

本 章 小 结

脑脊液检验是中枢神经系统疾病诊断与鉴别诊断、疗效观察和预后判断的重要依据。常用的临床检验包括:脑脊液一般检验,脑脊液的化学、免疫学和病原生物学检验等。其中脑脊液蛋白质检查、脑脊液细胞计数及分类等是中枢神经系统疾病诊疗中最基本最常用的检查。

浆膜腔积液分为漏出液和渗出液,其产生的机制和原因不同,前者为非炎性,后者为炎性。浆膜腔积液检验常规检查包括:理学检查、细胞学和化学检查以及肿瘤标志物检测等。通过这些检验可以鉴别漏出液和渗出液,可以鉴别良性和恶性积液,为临床查找积液原因提供重要依据。

关节腔积液检验主要用于常见关节病变的辅助诊断、疗效观察及预后判断。临床上常见的关节疾病有损伤性关节炎、骨关节炎、类风湿关节炎、风湿热、痛风、结核性关节炎、化脓性关节炎等,各类型关节病的积液理学检查、化学检查及显微镜检查等结果各异。

羊水检验主要用于了解胎儿宫内发育状况和先天性、遗传性疾病的产前诊断。由于羊水穿刺采集的风险性,目前羊水常规检查及成熟度的检查正逐渐被低风险的影像学技术代替。利用细胞遗传学及分子生物学技术进行羊水细胞染色体核型分析和基因检测,对常见的胎儿染色体病、遗传性代谢性疾病及先天畸形的产前诊断有重要意义。

？ 思考题

1. 脑脊液标本应如何采集与处理?
2. 脑脊液显微镜检查的质量控制有哪些?
3. 常见中枢神经系统疾病脑脊液改变如何?
4. 漏出液和渗出液产生的机制和原因是什么?
5. 如何鉴别真性与假性乳糜性积液?
6. 如何鉴别漏出液与渗出液?
7. 哪些检验项目可以鉴别结核性和恶性胸腔积液?
8. 常见关节炎的关节腔积液检查有哪些特征?

第十章

脱落细胞病理学检验

细胞病理学(cytopathology)是在病理学基础上发展起来的一门新兴学科,包括脱落细胞病理学(exfoliative cytopathology)和细针吸取细胞病理学(fine needle aspiration cytopathology),是一门通过观察细胞的形态变化对疾病进行诊断的形态学检验学科。其最突出的特点是标本来源广,对待检者造成的痛苦小,可重复取材,还可对组织学、影像学尚不能发现的一些肿瘤进行早期诊断。因此,被许多国家和地区运用于大规模防癌普查和高危人群的随访观察。近几十年来细胞病理学已发展成为诊断癌瘤的主要方法之一,而聚合酶链反应(PCR)技术、超微结构分析技术、免疫细胞化学技术、基因测序分析技术等,使细胞病理学诊断已经达到分子生物学水平。

本章主要介绍脱落细胞病理学,其通过采集人体管腔器官表面、体液、分泌物或排泄物中的脱落细胞进行检查,而这些标本正是临床基础检验工作中的常规标本。因此,学习脱落细胞的正常形态,掌握良、恶性病变细胞学的基本知识,及各种标本的采集、制备、固定、染色等基本技术是临床基础检验工作的重要任务。

▶ 知识拓展 ◀

1838 年 Miiller 首先描述了从肿瘤组织中取下的细胞在光学显微镜下的形态变化。1847 年 Pouchet 介绍了用阴道细胞涂片的方法观察月经周期的细胞学改变。1858 年,德国病理学家鲁道夫·魏尔啸(Rudolf Virchow)的《细胞病理学(cytopathology)》出版,该书系统论述了细胞病理学理论,引起了医学生物学基础的一次革命,被称为医学的经典。自从细胞病理学说创建以来,人们得以在常规光学显微镜下,直接观察疾病时细胞的变化,显著提高了诊断的准确率,并相继不断的出现了细胞病理学在临床应用中的报告,如从痰液中找到咽喉癌细胞、尿液中发现膀胱癌细胞、脑脊液中发现恶性细胞及用碱性溶液插管冲洗法成功从胃和食道中发现癌细胞等等。但由于当时细胞学染色技术不佳,诊断的准确率不高,未在临床上引起重视。

直到 1917 年,被称为现代细胞学之父的巴氏(George N. Papanicolaou)发明了多彩染色法,俗称巴氏染色,突破了细胞学的技术难关,为细胞学的发展奠定了技术基础。1943 年巴氏出版《宫颈癌阴道涂片诊断(The diagnosis of uterine cancer by viginal smear)》一书,用阴道涂片的方法诊断宫颈癌。1954 年编著了《脱落细胞学图谱》,从而开辟了脱落细胞学对癌的早期诊断的新纪元,使细胞学成为一门真正的学科。至今巴氏涂片仍是早期诊断宫颈癌的关键手段,对防治宫颈癌起了重要作用。

1974 年 J.Zajiecek 出版了针吸细胞学专著《aspiration biopsy cytology》,使细胞学从单纯脱落细胞学发展为应用范围更加广泛的一门学科。

第一节　脱落细胞病理学检验基本技术

一、脱落细胞标本采集

脱落细胞病理学检验标本一般由临床医生完成,包括宫颈细胞涂片、内窥镜细胞涂片、浆膜腔积液标本等。正确的标本采集是保证细胞病理诊断结果准确的前提,而这些标本同样具有潜在生物医学安全危险,应按照相关规范进行妥善的消毒处理。脱落细胞检查根据标本采集方式,有下面几种类型:

1. 自然脱落细胞标本　即上皮表面自然脱落的细胞标本,如痰液、尿液、阴道后穹隆吸取液、乳头分泌物等,这类标本收集方式简单、无创或微创、可多次采集,标本中细胞常单个散在或有小团块,细胞可有不同程度退化变性,易见较多的炎症细胞、巨噬细胞、微生物等。

2. 刮擦标本　即通过机械方式刮擦下来的细胞,包括刷取(支气管刷、食管镜刷、输尿管刷等)、刮擦(宫颈、食管、鼻咽部、乳头、皮肤等)、灌洗(支气管、膀胱、盆腔等),这类标本细胞比较新鲜、形态保存好,细胞常成群成团出现。

二、脱落细胞标本制备

标本制备包括载玻片的准备、标本的预处理、制片、标本固定等步骤。

(一)玻片准备

载玻片的厚薄,清洁光滑和陈旧程度都会影响检查的结果,推荐使用厚度0.95~1.06mm,长宽为 76.2mm×25.4mm 的载玻片。新玻片表面有游离碱质及油脂类物质,必须用酸性洗液(如重铬酸钾清洁液)浸泡 24h,清水清洗后再放入 95% 酒精溶液的容器内浸泡 12h 以上,然后用干净的毛巾或纱布擦拭干净后备用。为使涂片中的细胞黏附牢固,防止染色过程中细胞脱落,对于缺乏蛋白的标本,涂片前先在载玻片上涂一薄层黏附剂,如蛋清甘油(由生鸡蛋蛋清和甘油等量混合而制成)、Mayer 蛋白黏附剂、多聚赖氨酸黏附剂等。需要注意的是,黏附剂可造成背景红染,不清晰,特别是做一些特殊染色时,有时可造成一些干扰。

(二)标本预处理与制片

1. 标本的预处理　主要是对黏液标本进行液化及对液体标本进行离心浓缩的过程。其目的是去除标本中的干扰成分,使细胞浓集,以便于观察,提高阳性细胞的检出。

(1)黏稠标本(viscous samples):如痰液、宫颈黏液、黏稠的脓液等。这一类标本中因含有大量的黏液,标本中的有形成分常被黏液包裹或遮盖,不利细胞的形态观察。常用 Saccomanno 液与二硫苏糖醇(DTT)液等体积混合,标本与试剂量以 1:1~2 倍为宜,振摇液化 30~60 分钟,离心取沉淀备用。

(2) 液体标本(liquid samples):液体量≥10ml 的标本,如尿液、浆膜腔积液、各种灌洗液等,这一类标本可因液体量较多、标本中有凝块,或血性标本等,均可干扰阳性细胞的检出。①液体量较多的标本,常采用普通离心机离心标本,细胞含量少的标本可采用二次离心法,以获得较多的细胞。对于液体量少的标本,可采用细胞离心机法获取细胞。②有凝块的标本,用敷药棒取出凝块弃掉,剩余液体按上述离心法取沉淀备用。③血性标本,在 25~50ml 标本中加入 Cytorich Red 或 Cytolyte 试剂 1ml,不仅能溶解红细胞,还能固定相关细胞成分。

2. 标本制片

(1) 直接涂片法(direct smear technique):适用于没有做预处理的黏液标本。用竹签在玻片上由玻片中心以顺时针方向向外转圈涂抹,不能来回转圈。或从玻片一端开始沿一个方向,一次涂抹而成,不要重复,涂布至玻片的 1/2~2/3 范围。

(2) 压拉涂片法(crush technique):适用于没有做预处理的黏液标本。将标本放在玻片右侧约 1/3 交界处,另取一张玻片与标本重叠,手持各玻片两端稍加压力,快速反向拉开,即成 2 张厚薄均匀的涂片(图 10-1)。

(3) 液基薄层制片法(liquid based cytology,LBC):适用于各种标本。将刷取或灌洗法采集的标本,收集在特殊的保存液中,制成细胞悬液,除去其中的血液、蛋白质及炎性渗出物,将上皮细胞收集到滤膜上,最后转移到载玻片上制成细胞涂片。其主要特点是:①将阅片范围缩小到直径 <20mm 内,这样可使标本筛查简便、快速;②涂片上的细胞集中、分布均匀、背景清晰,明显降低假阴性率,提高诊断的灵敏度和特异度;③可用于原位杂交和免疫细胞化学染色。但对于一些非妇科标本,采用 LBC 技术制作的涂片,因缺乏背景成分的相关信息,会影响细胞学诊断。

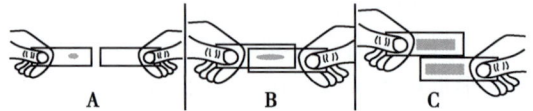

图 10-1 压拉涂片法(常用于黏液标本)

A. 将一滴标本加在载玻片上;B. 将另一张载玻片盖在上面,施加压力;C. 将两张载玻片水平分开

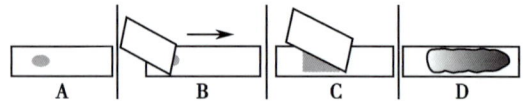

图 10-2 推片法(常用于非黏液标本)

A. 将一滴标本加在载玻片一端;B. 取一张推片向后接触标本;C. 小心将推片向前移动制成涂片;D. 成群细胞分布在涂片周边和末端

(4) 推片法(pull-push technique)或涂抹法(smear technique):适用于预处理后的标本。推片法同血涂片制备,注意尾部不要推出片外,如图 10-2 所示。涂抹法即将吸出的沉淀物滴在玻片一端,用吸管将其均匀摊开即可。

(5) 滤过膜过滤法(membrane filtration technique):适用于液体量大、细胞含量少、没有做预处理的标本。该法能最大程度地捕获标本中的细胞。通常采用各种孔径的滤膜,如醋酸纤维薄膜、聚碳酸酯微孔膜等,然后施加一定压力使标本通过滤膜,细胞被截留收集到滤膜上,将吸有截留物一面于载玻片上来回拖动数次制成涂片。

(6) 印片法(impression technique):对有糜烂、溃疡的组织可采用印片法,将玻片在病变部位轻轻按压即可,或将切取的病变组织块,用小手术刀切开,立即将切面平放于玻片上,轻轻按印也可。

3. 质量保证

(1) 取材:标本内的血、脓、黏液等会遮盖有效细胞成分,降低阳性细胞检出,应尽可能除去,选材时,应注意检取标本的各个部位,以减少漏诊。

(2) 离心:液体标本离心速度不宜太快、时间不宜过长,以免人为造成细胞聚积成团,不利形态观察。

（3）制片：①标本要新鲜，采集标本后应立即制片固定，以免细胞破坏和污染细菌；②涂片操作需轻巧，以免损伤细胞或造成细胞变形，涂片厚薄应适宜、均匀，玻片一端应留有贴标签处，涂片四周均应留有间隙，以免漏诊；③每一种标本应尽量多涂片，提高异常细胞检出率，或用于做特殊染色检查。

（三）标本固定

固定（fixation）能沉淀和凝固细胞内的蛋白质并能破坏细胞内的溶酶体酶，使细胞结构清晰并易于着色和长期保存，防止细胞自溶和细菌的腐败。固定越及时，标本越新鲜，细胞结构越清晰，染色效果越好。细胞学检查常用的固定液及评价见表10-1。

表 10-1　脱落细胞学检查常用固定液与评价

固定液	配制	评价
乙醚乙醇	乙醚、乙醇按 1∶1 比例混合，冰醋酸 10ml/1000ml	渗透性较强，固定效果好，适用于一般细胞学常规染色
95% 乙醇	商品	制备简便，渗透能力稍差，适用于大规模防癌普查
氯仿乙醇	无水乙醇 600ml、氯仿 300ml、冰醋酸 100ml	适合固定血多的标本，醋酸能够溶解红细胞并可防止细胞由乙醇所引起的收缩，特别适用于核酸（如 DNA 和 RNA）、糖原和黏蛋白等的染色。此液穿透力强，固定时间在 3~5 分钟，不宜过长，之后可以再放入 95% 乙醇内继续固定

1. 湿固定（wet fixation）　即在标本制片后即刻固定。在固定过程中细胞不与空气接触，能使细胞质脱水、蛋白质凝固。适用巴氏或 HE 染色的痰液、阴道分泌物及食管拉网等黏液多的涂片。此法固定细胞染色鲜艳，结构清楚。固定时间一般为 25~40 分钟。

2. 干固定（drying fixation）　即在标本制片后待其自然干燥再固定。以逆气流方向挥动载玻片可加速标本干燥，然后立即将其浸入固定液中。适用于吉姆萨和瑞氏染色的液体标本如浆膜腔积液、胃冲洗液、尿液等标本。固定时间一般为 15~30 分钟。

3. 质量保证

（1）固定液：使用过的固定液必须过滤后才能再次使用，以防止细胞交叉污染，当乙醇浓度低于 90% 时应及时更换新液。

（2）固定要求：一般标本制片后应立即固定，液体标本需待其自然干燥后再固定。

（3）液体标本：①液体标本切不可用电吹风热风直接风干，以免细胞变形影响染色效果，造成错误诊断；②液体标本由于容易出现退化变性，可用瑞 - 吉复合染色，其染色后核结构疏松，染色质结构清晰，但细胞及核体积大于用巴氏和 HE 染色后的细胞。

（4）含血标本：含血多的标本需要用溶解红细胞的固定液，否则易掉片或病理细胞被红细胞遮盖。

三、脱落细胞涂片染色

（一）巴氏染色法

1. 原理　细胞染色是使染料透入被染物，并与之牢固结合而使其着色的一种过程。细胞成分对各种染料的反应取决于其化学结构对染料的吸附与亲和力。因而染色后在同一张标本上可以看到不同的着色，从而区分各种细胞。巴氏染色（Papanicolaou staining）液中含有阳离子，阴离子和二性离子，具有多色性染色效能，因此，染出的细胞具有多彩鲜艳、染色透明性好、细胞核结构清晰及显示细胞分化程度等特点。适用于来自鳞状上皮组织的标本及观察雌激素水平对阴道上皮细胞的影响。

2. **试剂**　巴氏染色中主要试剂有下列几种。

(1) 苏木素染液：用于染细胞核。

(2) 橘黄 G 染液（orange G，OG）：主要作用于角化的细胞，对于宫颈、阴道上皮中非正常角化细胞和角化型鳞癌细胞的胞质都可染成鲜艳的橘黄色。

(3) 乙醇伊红染液（eosin-alcohol，EA）：由多种染料混合配制而成，包括伊红、淡绿和俾士麦棕。伊红染料作用于成熟的鳞状细胞的胞质、核仁和纤毛，颜色呈粉红色；淡绿染料作用于代谢活跃的细胞，如鳞状上皮副基底层和中层细胞、柱状细胞，颜色呈绿色或蓝绿色；俾士麦棕染料在胞质中不显示出特殊的颜色。

(4) 盐酸乙醇液：将胞质内黏附多余的苏木素染料去掉，使胞质染色更为鲜艳、清晰。

(5) 稀碳酸锂：使苏木素及早显色。

(6) 乙醇：50%、70%、80%、95%、100% 浓度，染色过程中起脱水作用。

(7) 二甲苯：为透明溶剂，二甲苯的折射率在 1.494，载玻片的折射率为 1.515，两者较为匹配。如果二甲苯溶液出现颜色或变得浑浊，一定要更换新液。

(8) 光学树脂胶：封片用。

3. **简要操作**　固定（乙醚乙醇）→水化（依次从高浓度到低浓度乙醇、蒸馏水）→染核（苏木素）→分色（盐酸乙醇）→蓝返（稀碳酸锂）→脱水（依次从低浓度到高浓度乙醇）→染胞质（依次放橘黄、乙醇、EA、乙醇）→脱水（乙醇）→透明（二甲苯）→封片（光学树脂胶）。

4. **染色结果**　上皮细胞的核染深蓝或紫蓝色，核仁红色。鳞状上皮过度角化细胞胞质呈橘黄色；角化细胞胞质呈粉红色；角化前细胞胞质呈浅蓝色或浅绿色；柱状上皮细胞胞质呈淡绿色；红细胞染成鲜红色；白细胞染成淡蓝色而核呈深蓝黑色；黏液染成粉红色或淡蓝色。

5. **质量保证**

(1) 载玻片：要保证涂片标本必须使用新的经处理后清洁、干燥、无尘、无油脂的载玻片。

(2) 苏木素染液：①染细胞核的时间随染料情况和室温而定。夏季或放置过久的染液容易着色，染色时间要略短，冬季或应用已久较稀释的苏木素染液及新配制的苏木素染液不易着色，染色时间要略长。通常苏木素染液可以使用较长的时间，每天增加少量的新鲜染液即可。②苏木素染液经过放置后，表面常浮有一层带金属色泽的染料膜，故在染色前需用滤纸滤过或粘去，防止染料膜黏附于标本表面妨碍检查。

(3) 盐酸分色：因分色作用在瞬间完成，时间切勿过长，完成后，随即用流水彻底冲洗，以防细胞核褪色。若苏木素染色太深时，可以适当延长分色时间。盐酸乙醇溶液至少每天要更换新染液。

(4) 蓝返：蓝返后需充分冲洗才不会妨碍标本制成后颜色的保存及胞质着色。稀碳酸锂溶液需每天更换新染液。

(5) EA 染液和橘黄染液：使用的时间要短于苏木素染液，最好每周更换新染液，否则胞质染色灰暗，缺乏鲜艳色彩，也不易永久保存。

(二) 苏木素 - 伊红染色法

1. **原理**　苏木素染胞核，伊红染胞质，试剂配制及染色过程与巴氏法相似。苏木素 - 伊红染色法（hematoxylin-eosin stain，HE）透明度好，核与胞质对比鲜明，染色效果稳定，且方法较简便，易掌握，染液渗透性强，广泛用于各种脱落细胞染色。

2. 试剂　HE 染色主要试剂有：①苏木素染液、1% 盐酸乙醇液、稀碳酸锂、各种浓度乙醇等与巴氏法相同；②伊红染液，有水溶液和醇溶液，染胞质。

3. 简要操作　固定→染核（苏木素）→分色（盐酸乙醇）→蓝化（稀碳酸锂）→染胞质（伊红）→脱水（乙醇）→透明（二甲苯）→封片（光学树脂胶）。

4. 染色结果　上皮细胞核染成深紫蓝色，胞质染成淡玫瑰红色；白细胞核染成蓝黑色，胞质染成红色，红细胞染成淡红色。

5. 质量保证　同巴氏染色。

(三) 瑞 - 吉复合染色法

1. 原理　同血涂片染色。

2. 试剂　①瑞氏染液，染细胞核和胞质，但对细胞质内的颗粒染色效果更好；②吉姆萨染液，染细胞核和胞质，对细胞核和寄生虫着色优于瑞氏染液，对胞质颗粒着色较差；③磷酸盐缓冲液（pH6.4~6.8）。

3. 简要操作　脱落细胞涂片→瑞氏染色液→吉姆萨 - 磷酸盐缓冲液混合液→流水冲洗→自然干燥→镜检。

4. 染色结果

(1) 涂片外观及各种血细胞着色同血涂片染色。

(2) 上皮细胞：上皮细胞胞核染紫红色，核仁深紫红色。不同上皮细胞的胞质呈现不同的颜色：①鳞状上皮细胞：基底层细胞胞质呈深蓝色，副基底层细胞、中层细胞及角化前细胞胞质呈淡蓝色，不全角化细胞胞质呈淡红色，完全角化细胞胞质呈粉红色；②柱状上皮细胞：胞质染淡蓝色，纤毛染淡粉红色；③间皮细胞：胞质染淡蓝或深蓝色；④移行上皮细胞：胞质呈浅蓝色。

5. 质量保证　同血涂片染色。

(四) 方法学评价

1. 巴氏染色法　具有色彩鲜艳多样的特点，细胞核结构清晰，显示鳞状上皮细胞分化程度，胞质颗粒分明，对角化型癌细胞较易识别，适用于上皮组织的标本及阴道涂片观察女性激素水平对上皮细胞的影响。但该法染色步骤较复杂，染色效果较难掌握。

2. HE 染色法　步骤较简便，适用于各种上皮组织涂片标本。胞核与胞质对比鲜明，核染色清晰，染色效果稳定。

3. 瑞 - 吉复合染色法　融合了瑞氏染色和吉姆萨染色两种染色方法的长处，细胞核染色质结构和细胞质内颗粒较清晰，操作简便，可以快速得到检验结果。该法在细胞学中多适用于液体标本、穿刺细胞标本等。

常用染色方法比较见表 10-2。鳞状上皮细胞三种染色结果形态比较见图 10-3。

表 10-2　常用染色方法比较

项目	巴氏染色	HE 染色	瑞 - 吉染色
固定要求	湿固定	湿固定	自然干燥
细胞核	核结构清楚	胞核容易过染	染色质细致结构清晰
核仁	红色或蓝色	红色或蓝色	浅染，淡灰色或淡蓝色
细胞质	显示细胞质角化状况	不能显示胞质分化程度	显示胞质颗粒及包涵体，能清晰显示胞质分化程度
黏液及类胶质	需要特殊染色	需要特殊染色	易观察
操作	步骤多，复杂，需要 1 小时左右	适中，30~40 分钟	简便快速，需要 10~15 分钟

续表

项目	巴氏染色	HE 染色	瑞 - 吉染色
特点	细胞病理常规染色法，特别适合鳞状上皮细胞标本	为组织病理、细胞病理常规染色法	为血液及骨髓细胞标本、浆膜腔积液、穿刺标本等常规染色，尤其适于鉴别淋巴组织肿瘤，对胞质中颗粒与核染色质结构显示较清晰

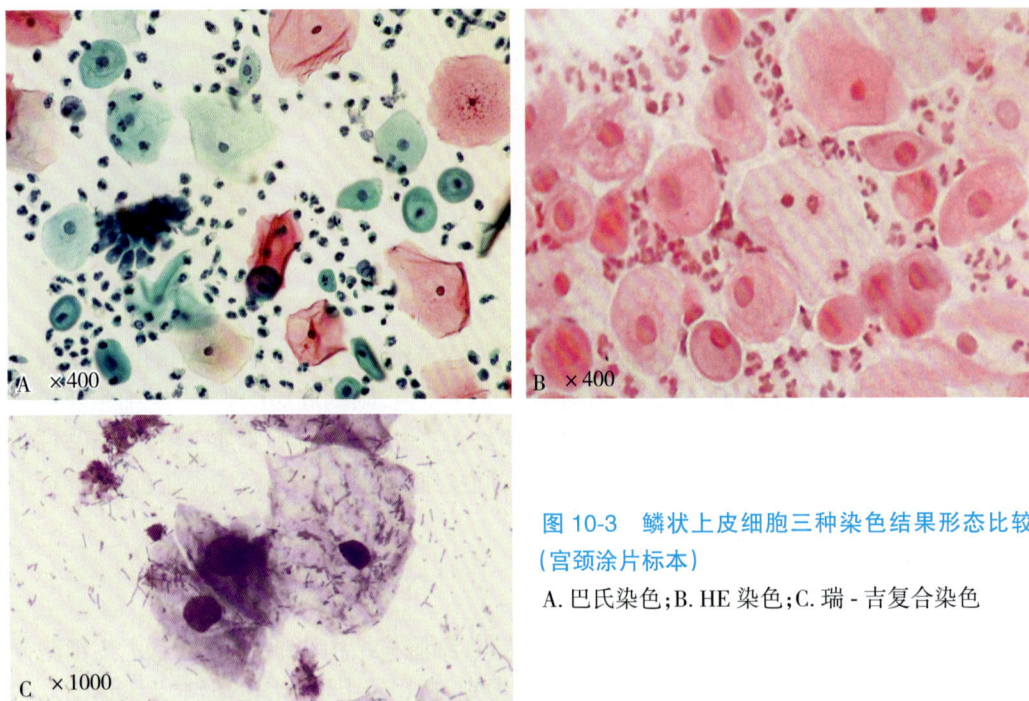

图 10-3　鳞状上皮细胞三种染色结果形态比较（宫颈涂片标本）
A. 巴氏染色；B. HE 染色；C. 瑞 - 吉复合染色

四、脱落细胞病理学诊断方法及临床应用

（一）涂片显微镜阅片原则

1. 核对申请单与涂片是否一致，了解待检者信息　阅片前应认真核对送检申请单与涂片，熟悉申请单上填写的所有信息，尤其需要详细了解待检者临床基本情况。

2. 先低倍镜观察，再高倍镜或油镜观察　在细胞病理涂片中细胞的分布是随机的。所以，需先用低倍镜做全片观察，当发现异常细胞时，再转换为高倍镜或油镜仔细观察细胞结构，明确性质做出诊断。

3. 按一定顺序观察涂片，避免漏检　必须按顺序观察整个涂片，一般从左至右、自上而下的移动玻片，仔细观察涂片的每一个部位，每移动视野及换行时，应与前一视野有适当的重叠，以免漏检。同时对具有诊断意义的异常细胞进行有效的标记。

4. 观察重点是上皮细胞形态及细胞间相互关系　阅片时要重点观察涂片中的上皮细胞形态，如细胞的排列方式，细胞群的毗邻关系，单个细胞的大小、形状，胞核形态、大小、染色、核膜、核仁及染色质结构，核胞质比例，胞质形状、颜色、含空泡及颗粒，细胞的退变情况等。同时还要注意涂片背景细胞及非细胞成分的变化。

（二）细胞病理学诊断报告方法

细胞病理学诊断报告方式归纳起来分为两大类：①妇科细胞学报告方式，如 TBS 报告法;②非妇科细胞学报告方式,如改良巴氏五级分类报告法、直接报告法和描述性诊断报告方法。

1. 改良巴氏五级分类报告法

Ⅰ级:涂片内无非典型细胞或异常细胞。

Ⅱ级:(a)涂片内有非典型细胞(轻度增生),细胞改变属炎症范围或异型性不明显。(b)涂片内有非典型细胞(重度增生),细胞异型性较明显,但肯定属于良性范围。

Ⅲ级:有可疑癌(恶性)细胞。涂片内细胞形态异型性明显,但难于肯定良恶性,需要进一步检查证实或近期复查核实。

Ⅳ级:高度可疑癌(恶性)细胞。涂片内细胞形态尚欠典型,或考虑是癌细胞,但数目太少,需要作其他检查确定。

Ⅴ级:有癌(恶性)细胞。涂片内细胞形态典型且数量较多。如有可能,进一步区分其组织学类型。

2. 直接报告法　即根据涂片中细胞形态特征可直接明确诊断者,包括三种情况:

(1) 可确定取材的解剖学部位,以及病变的疾病学分类,表达形式为:器官(或组织)名称 + 疾病分类学名称:如原发性肝细胞癌、淋巴结结核、脂肪瘤等。

(2) 病变性质明确,但无法辨认其器官或组织来源,可将靶组织的部位用括号表明:如(右颈淋巴结)转移性鳞状细胞癌、(左肾)结核性炎症等。

(3) 病变性质明确,但不能确定其组织学类型:如恶性淋巴瘤,可建议活检,以进一步确定其组织学类型。

3. 描述性诊断报告(非妇科细胞学的报告方式)

(1) 不能作出完全明确、肯定的疾病分类学诊断时:所见的细胞变化不够典型,或病变的细胞数量太少,或无特异性,因而不能作出明确诊断,只能提出细胞学可能的诊断意见或倾向。常用"考虑为""可能为""倾向于""不除外"等可疑诊断来表示。其结果的可信程度与上述略有差异,必要时可重复检查。如:"考虑为附睾结核""可能为软组织肉瘤"等。这种诊断形式虽然是不可避免的,但应把这种诊断形式压缩在 5% 以下。

(2) 不能归结为明确的疾病或病理过程,只能对涂片病变的特征进行描述:如淋巴结涂片"在淋巴细胞的背景上,散在少量多核巨细胞",这意味着,病变可能是结核、可能是异物反应或寄生虫病、不是恶性肿瘤引起的肉芽肿性反应等。而多核巨细胞出现有一定的病理意义,可提示临床作进一步检查。

(3) 因标本未及病灶、固定不好或病变细胞过少等原因的描述:如临床拟诊为乳腺癌,但在针吸涂片中,只见非增生的乳腺上皮细胞者,可报告"乳腺上皮细胞,未见恶性肿瘤细胞"。标本固定不好者可报告"标本未及时固定,不能诊断";标本血液含量过多或未见足够诊断细胞成分者可报告"血细胞(或坏死物)太多,涂片不满意"等。

4. 妇科细胞学 TBS 报告法　1988 年,在马里兰州的 Bethesda 城,提出了宫颈 / 阴道细胞学诊断报告方式(The Bethesda System,TBS),使宫颈 / 阴道细胞学的诊断报告与组织病理学术语一致。该诊断性报告的内容如下:

(1) 标本类型:巴氏涂片或液基制片。

(2) 标本评估

1) 满意标本:①送检标本贴标签和标志,有申请目的;②有关临床病史填入送检单中(例如年龄、末次月经、阴道宫颈和盆腔检查主要发现);③有足够量保存好并结构清晰鳞状上皮细胞,巴氏涂片达 8000~12 000 个(包括鳞化细胞),液基涂片至少 5000 个;④足够量颈管柱状上皮细胞团(1 或 2 团,每团不少于 5 个细胞),或有移行区细胞成分(化生细胞)。液基制片,除上述外,结构完整鳞状上皮细胞达 5000 个以上即可。

2) 不满意标本:①标本没有识别标志和申请目的;②载玻片破裂而不能修复;③缺乏足够、结构完整和清晰的鳞状上皮细胞,覆盖面少于 10%;④血细胞和炎性细胞过多,细胞重叠,过厚,固定欠佳,自然干燥和污染等因素,影响了 75% 或更多上皮细胞的观察。

(3) 描述性诊断

1) 阴性(无上皮内病变或恶性细胞):不管有无病原体或其他的非肿瘤所见,当涂片中未发现异常的上皮细胞时,则可以报告"阴性"。见到以下成分也应报告:①病原体:滴虫感染、真菌、阴道嗜血性杆菌感染、放线菌属感染、单纯疱疹病毒感染、衣原体感染等。HPV 感染包括在低度鳞状上皮内病变(LSIL)中。②其他非肿瘤性改变:反应性细胞改变,包括炎症、宫内节育器、放射治疗等,萎缩性改变,子宫切除后是否有腺细胞,子宫内膜细胞(见于≥45 岁以上的妇女)。

2) 上皮细胞异常:①鳞状上皮细胞异常,包括非典型鳞状细胞(atypical squamous cells,ASC),包括意义不明确的非典型鳞状细胞(atypical squamous cells of undetermined significance,ASC-US)和非典型鳞状细胞不除外高度鳞状上皮内病变(atypical squamous cells,cannot exclude high-grade squamous intraepithelial lesion,ASC-H);鳞状上皮内病变(squamous intraeaepithelial lesion,SIL),包括低度鳞状上皮内病变(low-grade squamous intraepithelial lesion,LSIL)、高度鳞状上皮内病变(high-grade squamous intraepithelial lesion,HSIL);鳞状细胞癌(squamous cell carcinoma,SCC),包括角化型鳞状细胞癌(keratinizing squamous cell carcinoma)、非角化型鳞状细胞癌(nonkeratinizing squamous cell carcinoma)。②腺上皮细胞异常:非典型腺细胞(atypical glandular cells,AGC),包括子宫颈管 AGC〔含非典型腺细胞非特异(AGC-NOS)、非典型腺细胞倾向于肿瘤(AGC-FN)〕和子宫内膜 AGC;子宫颈管原位腺癌(adenocarcinoma in situ of endocervix,AIS);腺癌(adenocarcinoma),子宫颈管腺癌、宫内膜腺癌。

3) 其他恶性肿瘤:指出其特征。

(4) 解释和建议:解释和建议必须简要,且符合最新诊断方法和原则。

(三) 临床应用

脱落细胞学检验在临床医学中的地位及应用评价见表 10-3 和表 10-4。

表 10-3　脱落细胞学检验的地位评价

优点	评价
安全简便	病人痛苦少,无不良反应,可重复取材;无需特殊设备,费用低廉,操作简便易行
快速准确	诊断迅速,准确性和检出率均较高
标本取材范围广	全身所有组织器官均可做细胞病理检查,且采集的细胞代表范围大
应用广泛	筛查和诊断各种肿瘤,适于大范围的防癌普查,对非肿瘤性疾病可以诊断和鉴别诊断。也是观察癌前病变、癌变过程及用药或干预实验的随访观察指标

表 10-4　脱落细胞学检验的局限性评价

局限性	评价
有一定误诊率	脱落细胞学检验还有一定的假阴性和极少的假阳性
肿瘤难以定位	脱落细胞学诊断通常不能对肿瘤定位,需结合组织活检或影像诊断才能定位
肿瘤分型有局限	由于标本量少,对肿瘤的分类和分型仍不够准确,特别是对一些低分化的肿瘤分型准确性较低
非肿瘤性疾病研究	细胞学诊断对非肿瘤性疾病的研究少

(葛晓军)

第二节 脱落细胞病理学基本知识

一、正常脱落细胞形态

人体有四种基本组织,即上皮组织、结缔组织、神经组织和肌肉组织,每种基本组织都有其特殊的细胞构成。细胞病理学常将上述组织划分为上皮组织和非上皮组织两大类。

(一)上皮组织细胞

上皮组织按其功能和结构不同,主要分为被覆上皮、腺上皮两大类,是细胞病理学研究的主要内容。其中,在脱落细胞标本中又以被覆上皮组织来源的细胞最常见,其大致分为复层鳞状上皮细胞、柱状上皮细胞、假复层柱状上皮细胞、移行上皮细胞和间皮细胞等五种。这里主要对复层鳞状上皮细胞、柱状上皮细胞加以叙述,其他上皮细胞将在各论中介绍。

1. 复层鳞状上皮细胞(stratified squamous epithelium) 其被覆于全身皮肤、口腔、喉部、鼻咽的一部分、食管、阴道及子宫颈外口。一般有 10 多层细胞,从底层到表面分为底层、中层和表层。其形态变化总的规律为:体积由小到大;细胞核由大到小,最后消失;核染色质从疏松到致密、固缩;细胞质由少到多;核胞质比由大到小,最后固缩消失。

(1)底层细胞(cell of basal layer):分为基底层和副基底层细胞。

1)基底层细胞(basal cell):是上皮的最深层,紧接基底膜,是单层立方或低柱状细胞,具有很强的增殖能力,不断补充表层脱落的衰老细胞,故又称生发层细胞。此层细胞很少脱落,细胞体积最小,直径 12~15μm,呈圆形;核圆形或椭圆形,居中,核直径 8~10μm,染色质呈均匀细颗粒状,核胞质比为 1:(0.5~1);胞质巴氏染色呈深蓝、暗绿或灰蓝色,HE 染色呈暗红色,瑞-吉复合染色呈深蓝色。

2)副基底层细胞(parabasal cell):在基底层之上,有 2~3 层。在涂片中呈圆形,直径 15~30μm;核圆形或椭圆形,直径 8~10μm,染色质呈均匀细颗粒状,核胞质比为 1:(1~2);胞质巴氏染色淡绿或灰色,HE 染色呈暗红色,瑞-吉染深蓝色。在黏膜萎缩、溃疡、糜烂等病变时常见。

(2)中层细胞(intermediate cell):位于鳞状上皮中部,由多层细胞组成,细胞呈圆形、多边形、菱形,直径 30~40μm;核圆形或椭圆形,核直径与副基底层细胞相似,染色质呈均匀细颗粒状,核胞质比为 1:(2~3);胞质巴氏染色呈淡绿或灰蓝色,HE 染色呈淡红色,瑞-吉染浅蓝色。

(3)表层细胞(superficial cell):位于鳞状上皮的表层,该层细胞扁平。在涂片中呈多角形,直径 40~60μm;核小而深染,胞质透明,边缘可卷褶。根据细胞角化程度,又分为 3 个亚型。

1)角化前细胞(prekeratiocyte):细胞核直径 6~8μm,染色稍深,染色质呈均匀细颗粒状,核胞质比为 1:(3~5);胞质巴氏染色呈浅蓝或淡绿色,HE 染色呈浅红色,瑞-吉染淡蓝色。

2)不全角化细胞(parakeratosis cell):细胞核明显固缩,致密,深染,直径约 4μm,核周可见白晕,有时近核处可见棕色小点,核胞质比为 1:5 以上;胞质巴氏染色呈粉红色,HE 染色呈浅红色,瑞-吉染淡红色。

3)完全角化细胞(hyperkeratinization cell):此种细胞为衰老死亡细胞,细胞核消失,胞质极薄,出现皱褶或卷角。胞质巴氏染色呈杏黄或橘黄色,HE 染色呈浅红色,瑞-吉染粉红色。完全角化细胞除皮肤外，其他部位正常情况下均无此细胞。

各层鳞状上皮细胞形态及三种染色方法形态特点(图 10-3)。

2. 柱状上皮细胞 柱状上皮(columnar epithelium)，在组织学上分为单层柱状上皮细胞、假复层纤毛柱状上皮细胞和复层柱状上皮。主要被覆于鼻腔、鼻咽、气管、支气管树、胃、肠道、子宫颈管、子宫内膜及输卵管等部位。细胞学按功能分为下列 3 种(图 10-4)。

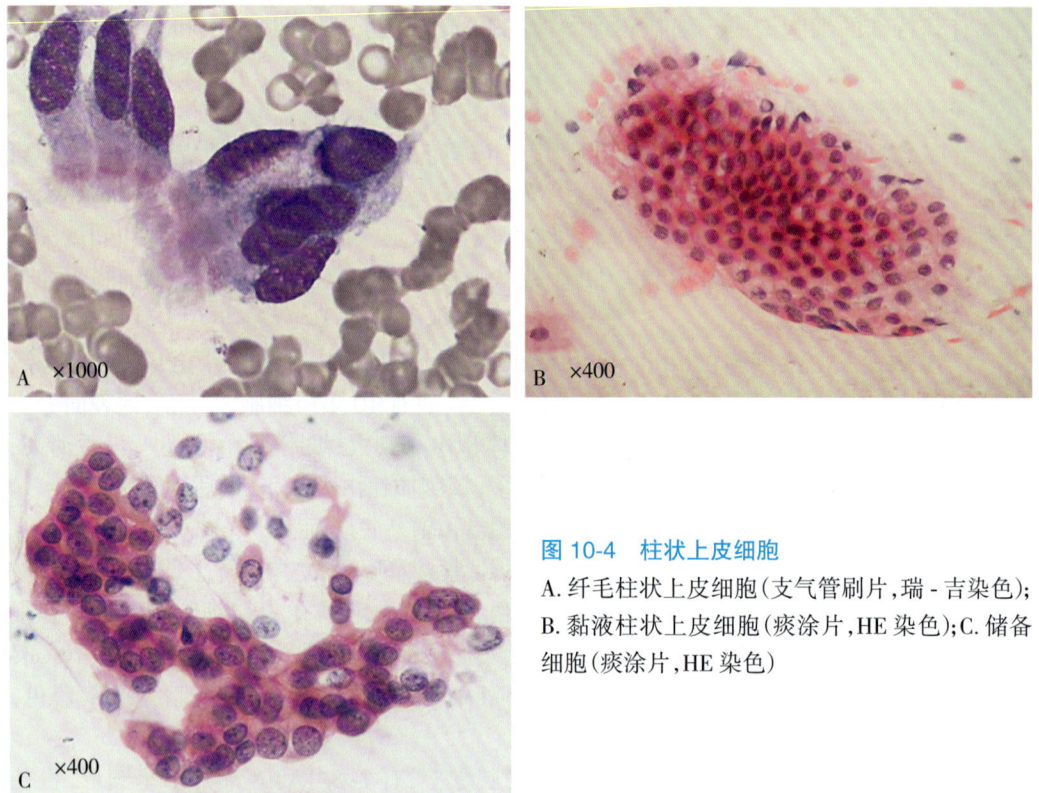

图 10-4 柱状上皮细胞
A. 纤毛柱状上皮细胞(支气管刷片，瑞-吉染色);
B. 黏液柱状上皮细胞(痰涂片，HE 染色);C. 储备细胞(痰涂片，HE 染色)

(1) 纤毛柱状上皮细胞(ciliated columar epithelium cell):细胞呈圆锥形，顶端宽平，表面有密集纤毛，胞质巴氏染淡绿色、HE 染淡红色、瑞-吉染淡蓝色，纤毛均为淡红色。细胞底部尖细像豆芽根。细胞核位于细胞中下部，直径 8~12μm，核圆形或椭圆形，顺细胞长轴排列，染色质细颗粒状均匀分布，染色较深，核边界清晰，常与细胞边界重合。

(2) 黏液柱状上皮细胞(mucus columnar epithelium cell):细胞肥大，呈卵圆形、锥形或圆柱形。胞质丰富，含大量黏液，着色浅淡而透明，胞质着色同上。细胞核卵圆形，位于基底部，其大小、染色和纤毛柱状上皮细胞相似，有时可见核被黏液空泡挤压呈月牙形或戒指形。

(3) 储备细胞(reserve cell):是具有增生能力的幼稚细胞(未分化)。位于假复层柱状上皮的基底部，体积小，呈圆形、卵圆形或多角形，染色质呈均匀细颗粒状，核边清晰，常见核仁。胞质量少，略嗜碱性，巴氏染深绿色、HE 染深红色、瑞-吉染深蓝色。

3. 成团脱落的上皮细胞形态

(1) 成团脱落的底层鳞状上皮细胞:细胞呈大小一致的多边形，核大小、形态一致，核距相等呈蜂窝状结构。

(2) 成团脱落的纤毛柱状上皮细胞:细胞融合成团，细胞核聚合在中央、重叠形成核团，核团周围为胞质融合带，细胞团表面可见纤毛。

(3) 成团脱落的黏液柱状上皮细胞:密集成团，呈蜂窝状，胞质内因含大量黏液，使胞质透明而淡染,细胞体积较大,核距较远,也呈蜂窝状,在细胞团边缘部分的细胞有时呈典型的栅栏状排列。

(二) 非上皮细胞及其他成分

涂片中除脱落上皮细胞以外的成分统称为背景成分(constituent of background)。识别非上皮细胞成分的形态有助于细胞病理学诊断。

1. **红细胞**　采集标本时的损伤可见新鲜的红细胞,陈旧性出血可见棕色的含铁血黄素或染成黄色的丝状纤维蛋白。在恶性肿瘤及结核的涂片中,常见大量的红细胞。

2. **白细胞**

(1) 中性粒细胞:瑞氏染色下 $10\sim12\mu m$,HE 染色约为 $8\mu m$。易发生变性成裸核样,因核有分叶,使细胞核像蚂蚁样、花生样、哑铃形状。在涂片中常成团出现,与黏液或坏死物混在一起。常见于急、慢性炎症、癌组织坏死继发感染及放疗、化疗后,也称为炎症细胞。

(2) 淋巴细胞:瑞氏染色下 $6\sim15\mu m$,HE 染色 $4\sim5\mu m$,核圆形、肾形或有切迹,染色质呈粗块状,染色较深,大淋巴胞质量稍多,小淋巴胞质量少,似裸核样。淋巴细胞增多,常见于慢性炎症、癌肿、结核等。淋巴细胞因胞体大小比较恒定,可作为涂片中的"标尺"。

(3) 嗜酸性粒细胞:瑞氏染色下 $10\sim15\mu m$,HE 染色约 $9\mu m$。核呈分叶状,胞质含大量嗜酸性颗粒而染成红色。增多见于炎症、变态反应、寄生虫感染或淋巴瘤等疾病。

3. **浆细胞**　细胞圆形或卵圆形,核圆形、偏位,染色质呈块状,排列呈车轴状,胞质量多,可见有空泡,近核处有一淡染区。常见于结核或慢性炎症。

4. **组织细胞或巨噬细胞**　为血液中的单核细胞进入组织,并在各个器官中分化成熟。多核巨噬细胞由多个巨噬细胞融合而成,胞体巨大,核多个、大小一致,成堆、重叠排列,称之为 Langhans 细胞或 Touton 细胞。巨噬细胞可因吞噬脂类而变成泡沫细胞;吞噬结核分枝杆菌形成类上皮细胞。单个核巨噬细胞大小不等,细胞核偏位,呈圆形、肾形或不规则形,细胞质呈泡沫样常有吞噬异物。组织细胞源自巨噬细胞,具有吞噬外来物质的能力,如细菌、真菌、原虫和异物等。在涂片中,组织细胞比中性粒细胞略大,比基底层细胞小,呈圆形、卵圆形、长形或不规则形,核呈圆形、卵圆形、长形或肾形,偏于细胞一侧,染色质细致均匀,着色淡,胞质内可见许多细小空泡,染淡红色(图 10-5)。

5. **坏死物**　HE 染色为红染的絮状、无定型的坏死物,多见于癌性坏死物,其周边为残存固缩的癌细胞核。也可见于结核性坏死物,同时伴有类上皮细胞及朗汉斯巨细胞。

6. **其他背景成分**　涂片中还可见黏液、真菌团、细菌团、植物细胞、棉花纤维和染料沉渣等。

涂片背景成分在细胞病理诊断中的意义:背景细胞是上皮组织病变时伴随出现的细胞,对病变性质有协助诊断作用。当有出血、大量中性粒细胞和坏死物出现,使涂片背景显脏时,常提示有恶性细胞存在,此时也称"阳性背景";背景细胞大量出现可造成误认,如淋巴细胞与未分化癌细胞、吞噬细胞与腺癌细胞、多核巨噬细胞与多核癌细胞等,要注意区分。

(三) 细胞的退化变性

细胞因营养不良、缺乏氧气和养料加上酶的作用下,很快发生变性直至坏死,简称退变(degeneration)。脱落细胞标本在取材时多已无生命,其形态逐渐发生变化。标本放置过久、固定不佳或制片中用力不当等,细胞均易发生退化变性,需要重新取材制片。标本中出现退化变性提示细胞死亡,无论良性或恶性细胞均不能用于诊断。细胞退变可分为肿胀性和固缩性退变两种。

1. **肿胀性退变(swelling degeneration)**　是由于细胞内钠、水滞留和酸度增加,表现为胞体肿胀,胞质内出现液化空泡,胞核肿胀、淡染,呈云雾状核,最后细胞膜溶解消失,胞质溢出,肿胀的裸核亦逐渐溶解消失(图 10-6A)。多见于鳞状上皮底层、中层细胞、

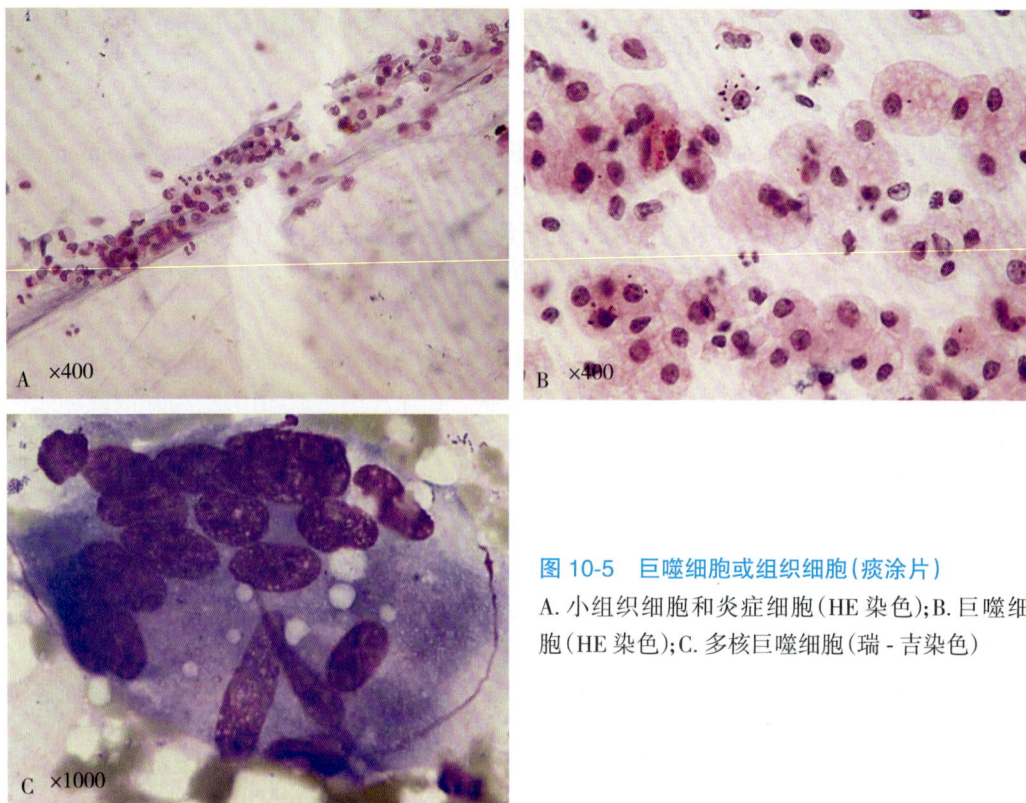

图 10-5　巨噬细胞或组织细胞（痰涂片）
A. 小组织细胞和炎症细胞（HE 染色）；B. 巨噬细胞（HE 染色）；C. 多核巨噬细胞（瑞 - 吉染色）

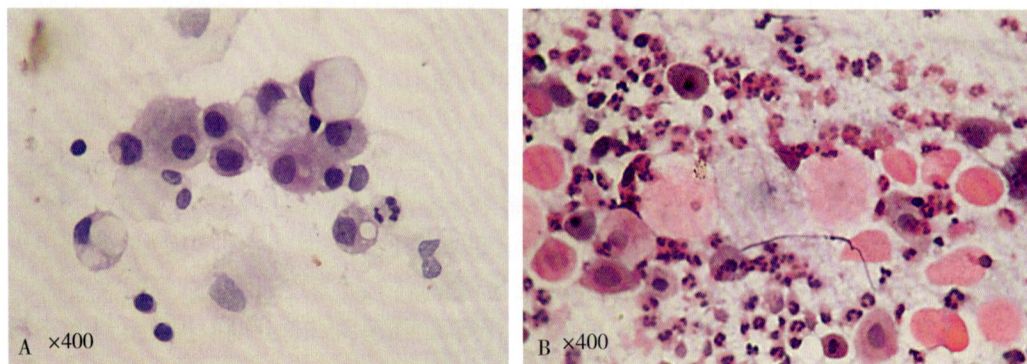

图 10-6　退化变性（HE 染色）
A. 肿胀性退化变性（胸水涂片）；B. 固缩性退化变性，影细胞（宫颈传统巴氏涂片）

柱状上皮细胞及各种非上皮细胞。

2. **固缩性退变**（pykotis degeneration）　与细胞器和染色质脱水有关。表现为胞质脱水，细胞变小染成深红色。核固缩，形成深染团块，最后核碎裂、溶解消失成无核细胞，称影细胞（ghost cell）（图 10-6B）。表层鳞状上皮细胞以固缩性退变为主，纤毛柱状上皮细胞、鳞状上皮底层、中层细胞也可出现固缩性退变。

二、良性病变脱落细胞形态

良性病变是相对于恶性肿瘤病变而言的疾病，组织器官上的细胞可因各种内在因素或外界环境的作用，造成细胞形态的改变。表现为细胞变性、死亡、增生、再生、化生及非典型增生等细胞学变化。

（一）炎症病变时脱落细胞特征

由炎症引起的增生、再生、化生及核异质的脱落细胞学改变，需与癌细胞进行鉴别。上皮细胞在不同的炎症时有不同的反应。急性炎症时，涂片主要表现为上皮细胞退化变性和坏死，背景大量坏死细胞碎屑、中性粒细胞和巨噬细胞。慢性炎症时，涂片主要表现为增生、再生和化生，见较多成团的增生上皮细胞，细胞核肥大、核固缩和核碎裂等，胞质有变形，背景细胞则以淋巴细胞、浆细胞或单核 - 巨噬细胞为主，还有不同程度退化变性。

（二）上皮细胞的增生、再生和化生

1. 增生（hyperplasia） 是指上皮细胞分裂繁殖增强，数目增多，伴有细胞体积增大。细胞增生可为弥漫性或局限性，表现为增生组织、器官弥漫性增大，或者在组织、器官中形成单发或多发增生性结节。非肿瘤性增生，多由慢性炎症或理化因素刺激所致。

涂片中脱落细胞表现为基底层细胞成团脱落，细胞密集，核增大，是正常细胞核的0.5~2倍，核胞质比略大，染色质均匀细颗粒状，可见少数染色质结块，核形态正常，增生活跃时，可有轻度 ~ 中度不规则，可见核仁、双核、核分裂活跃，胞质相对减少。鳞状上皮细胞增生除上述改变外，在高度角化时，可出现良性角化珠（图10-7），即表层细胞成团环绕呈洋葱头状，核胞质比正常，见于口腔、宫颈 / 阴道、痰涂片中。柱状上皮细胞增生时储备细胞增多，纤毛柱状上皮核有上述改变，细胞游离缘仍可见纤毛。

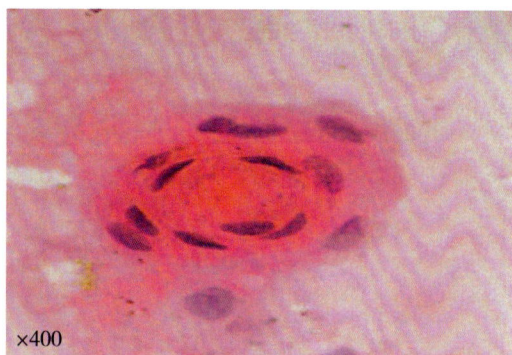

×400

图 10-7 良性角化珠（痰涂片，HE 染色）

2. 再生（regeneration） 组织损伤后，由邻近正常组织的生发层细胞分裂增生修复称为再生。再生上皮细胞未完全成熟，易于脱落。涂片中除见再生上皮细胞外，还可见增生活跃的基底层细胞。再生细胞在形态上与增生细胞基本相同，表现为核增大，染色较深，可见染色质结块，核仁增大、增多，胞质略嗜碱性，常伴有炎症细胞。

3. 化生（metaplasia） 一种已分化成熟的组织，在慢性炎症或理化因素刺激下被另一种分化成熟的组织所取代的过程，称为化生。化生的产生是由于该组织中处具有干细胞样的分裂增殖和多向分化能力的幼稚未分化细胞、储备细胞等发生转分化（transdifferentiation）的结果。通常发生于同源性细胞之间，即上皮细胞之间或间叶细胞之间，如气管、支气管的纤毛柱状上皮可化生为鳞状上皮，膀胱的移行上皮化生为柱状上皮等。化生的意义在于预防性适应，增强组织对环境改变的抵抗力。但另一方面支气管鳞化，纤毛丧失，自净功能降低、防御能力降低；如果引起化生的因素持续存在，则可能引起细胞恶变。

（1）鳞状上皮化生（squamuos metaplasia）：即由柱状上皮的储备细胞转变为鳞状上皮细胞的过程，简称鳞化。鳞状化生由基底层开始逐渐推向表层，因此，有时表面还可见部分原来的成熟柱状上皮细胞（图10-8）。常见于鼻腔、鼻咽、支气管、子宫颈外口等部位。如吸烟者支气管假复层纤毛柱状上皮易发生鳞化。未成熟的鳞化细胞，其形态与正常鳞状上皮基底层细胞不同，在涂片中尚能识别，当鳞化细胞发育到中层，特别是表层后，即与正常鳞状细胞表层很相似，难以区分。

鳞化细胞的特征：鳞状化生细胞可单个散在，多成群或小片状出现，细胞间可见间桥，细胞大小与副基底层细胞相似，多边形，有"蜘蛛样"突起，也可呈圆形或椭圆形。细

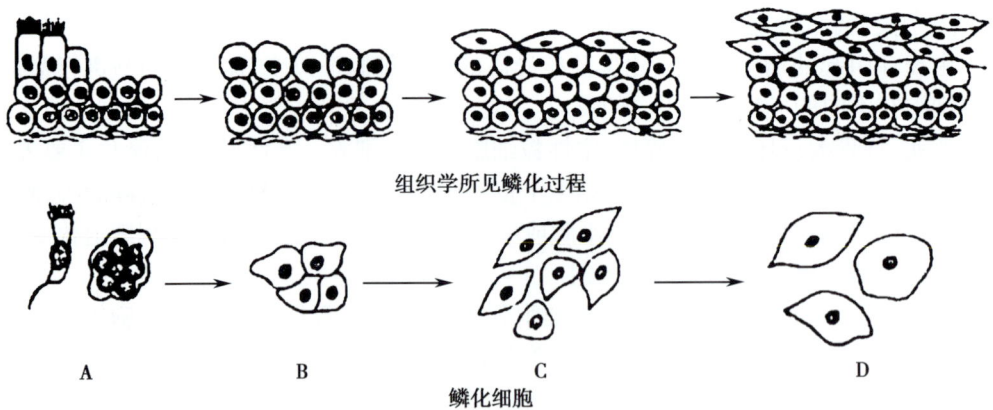

图 10-8 鳞状化生过程示意图

A. 纤毛柱状上皮细胞、储备细胞增生;B. 储备细胞化生为基底层细胞即未成熟鳞化细胞;C. 中层鳞化细胞;D. 表层鳞化细胞

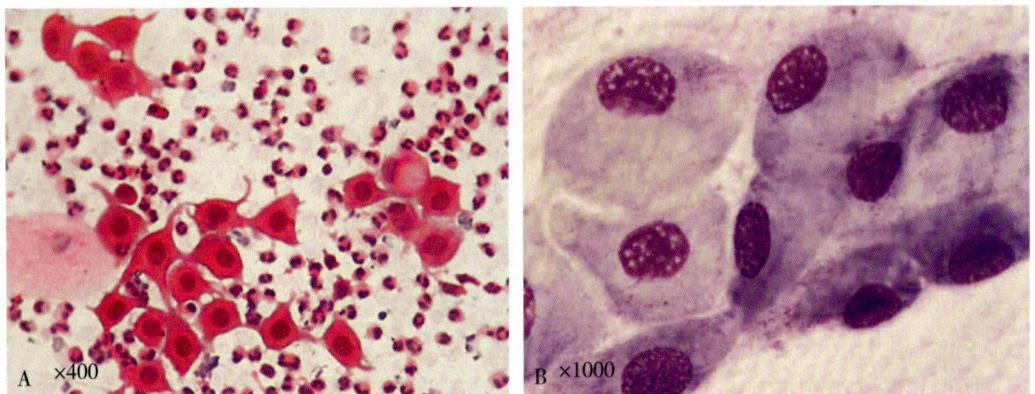

图 10-9 鳞状化生细胞

A. 宫颈涂片(HE 染色);B. 痰涂片(瑞 - 吉染色)

胞核圆形,染色质均匀细颗粒状,常有染色质集结,有时可见核仁。胞质厚实,核胞质比1∶(1~2),强嗜酸性,有时含有少量黏液(图 10-9)。

(2) 柱状上皮化生:即由一种柱状上皮变为另一种柱状上皮,或由移行上皮、鳞状上皮转变为柱状上皮,称为柱状上皮化生。如慢性胃炎时,胃黏膜被肠上皮所代替,称肠上皮化生;食管下段的鳞状上皮化生为胃型或肠型柱状上皮;移行上皮可化生为分泌黏液的柱状上皮,称为腺性膀胱炎。

三、上皮细胞非典型增生

组织学的上皮非典型增生(atypical hyperplasia)在细胞病理学称为核异质(dyskaryosis)细胞、非典型细胞(atypical cell),是指细胞核出现一定程度的异常,表现为核形态、大小和染色质分布异常,核仁增大或增多,细胞排列紊乱失去极性等改变。根据非典型增生细胞形态变化的程度,分为轻、中、重度非典型增生,在细胞学报告中,将中度非典型增生归入到重度非典型增生内。

1. **轻度非典型增生(又称轻度核异质)** 为慢性炎症等刺激所致,又称炎性核异质(inflammatory dyskaryosisz),多数在外因去除后还能恢复正常,少数有可能发展为重度核异质。这类细胞在涂片中出现时数量较多,但核的异型程度较轻,多见于鳞状上皮的中、表层细胞。表现为:核比正常增大半倍至一倍,染色质增粗伴轻至中度畸形,若核增大明显时核染色较淡,畸形较轻(图 10-10A)。轻度非典型增生与一般"炎症增生"细胞的区别在于:后者在胞核增大时不伴有核畸形和深染;而畸形、深染的核固缩变小。

2. **中、重度非典型增生(又称中、重度核异质)**　中度不典型增生细胞分界尚清楚,核中度增大,大小不一,形态略畸形,染色质分布不均、深染、核分裂象相对多。重度非典型增生由慢性炎症刺激,少数可发展为癌,或本身就是疑癌细胞。这类细胞在涂片中出现时数量较少,但核的异型程度很明显。表现为:核增大 1~2 倍,核胞质比轻度增大;核有中度以上畸形,染色质颗粒较粗(偶见小团块),有聚集,分布略有不均,染色较深;核边增厚,核仁增大,增多(图 10-10B)。重度非典型增生见于癌前病变及原位癌,或浸润癌的癌旁细胞。

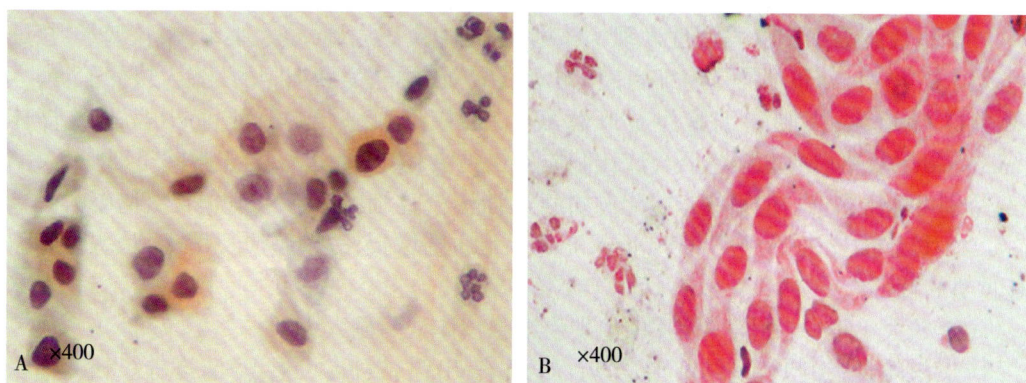

图 10-10　非典型增生细胞
A.轻度非典型增生(痰涂片,巴氏染色);B.重度非典型增生(宫颈涂片,HE 染色)

四、角化不良(异常角化)

角化不良(dyskeratosis)又称异常角化、未成熟角化或非典型角化。是指鳞状上皮细胞胞质的分化程度超过了细胞核的分化程度而过度成熟。此时常伴有上皮非典型增生。形态特点:巴氏染色中表现为上皮细胞的核尚幼稚而胞质已变成红色或橘黄色。这种表现出现在中底层细胞称早熟角化,若出现在表层角化前细胞时称假角化(图 10-11)。HE 和瑞 - 吉复合染色不能表达这种异常,仅表现为胞质嗜酸性增强。

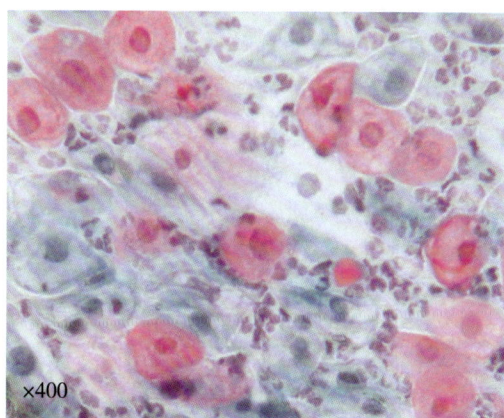

图 10-11　早熟角化细胞(宫颈涂片,巴氏染色)

五、肿瘤脱落细胞形态

(一) 肿瘤定义和分类

肿瘤(tumor,neoplasm)是指细胞在致瘤因素作用下,局部组织细胞在基因水平上失去对其生长和分化的正常调控,导致其克隆性异常增生而形成的新生物。根据肿瘤生物学特性及其对机体的危害不同,一般将肿瘤分为良性和恶性两大类。

来源于上皮组织的恶性肿瘤统称为癌(carcinoma),如鳞癌、腺癌、未分化癌。由间叶组织(包括纤维结缔组织、脂肪、肌肉、脉管、骨、软骨组织等)发生的恶性肿瘤统称为肉瘤

(sarcoma),如纤维肉瘤、横纹肌肉瘤、骨肉瘤等。如一个肿瘤中既有癌的成分又有肉瘤的成分,则称为癌肉瘤(carcinosarcoma)。

肿瘤的分化(differentiation)是指肿瘤组织在形态和功能上与其来源的组织相似之处;相似的程度称为肿瘤的分化程度(degree of differentiation)。肿瘤的组织形态与功能越是类似其来源的组织,说明肿瘤分化程度高或分化好;与正常组织相似性越小,则分化程度越低或分化差;分化极差,以致无法判断肿瘤分化类型时称未分化肿瘤。

(二) 恶性肿瘤细胞的一般形态特征

细胞病理学诊断良恶性细胞,主要根据涂片中细胞的异型性来作出判断,而肿瘤细胞的异型性主要表现在细胞核染色质,故细胞核的改变是诊断肿瘤、区别良恶性细胞的主要依据,胞质的变化多用以鉴别肿瘤类型和分化程度。

1. 恶性肿瘤细胞核异型性表现　核增大,核胞质比失调,核大小不一,核畸形,核染色质增多、增粗、分布不均是癌细胞最常出现的特征,称之为癌细胞的"五大特征"。

(1) 核增大:因肿瘤细胞生长旺盛而紊乱,核形成多倍体(polyploid)及非整倍体(aneuploidy),故蛋白质和染色质合成比胞质增长更快,核显著增大,为正常同类细胞的 1~5 倍,个别可达十多倍。但某些未分化癌如燕麦细胞癌,癌细胞核小,仅比淋巴细胞略大。

(2) 核胞质比失调:由于核增长速度快于胞质的增长,故核胞质比增大,是恶性肿瘤最重要的特征之一。

(3) 核大小不一:在同一涂片中出现癌细胞核体积明显大小不一。

(4) 核畸形:细胞核呈结节形、分叶状、凹陷、出芽、皱折、长形、炉渣样等。核畸形以鳞癌最常见,有的腺癌畸形不明显。

(5) 核染色质增多、增粗、分布不均:由于 DNA 含量增多,蛋白质合成旺盛,有多倍体形成,染色质增多,颗粒增粗,核着色深,甚至整个核呈墨水滴样。染色质分布不均,在染色质颗粒或团块状之间留有空隙即出现副染色质区。染色质常呈离心性分布,集结于核膜,使核中央染色质稀疏,核边不规则增厚。

(6) 多核:是由于癌细胞分裂时胞质体未分开或几个细胞融合而成。同一细胞内核的大小形态很不一致,染色质增多及结构异常,与多核吞噬细胞可以区别。

(7) 核仁增大、增多:核仁产生 rRNA,与蛋白质合成有关,而癌细胞生长快,故核仁明显增大,常伴有畸形,数目多,可超过 3~4 个,当核仁直径大于 5μm 时强烈提示为恶性。核仁被 HE 染成红色或紫蓝色。

(8) 异常核分裂:又称病理性核分裂(图 10-12)。表现为不对称的核分裂、多级分裂、

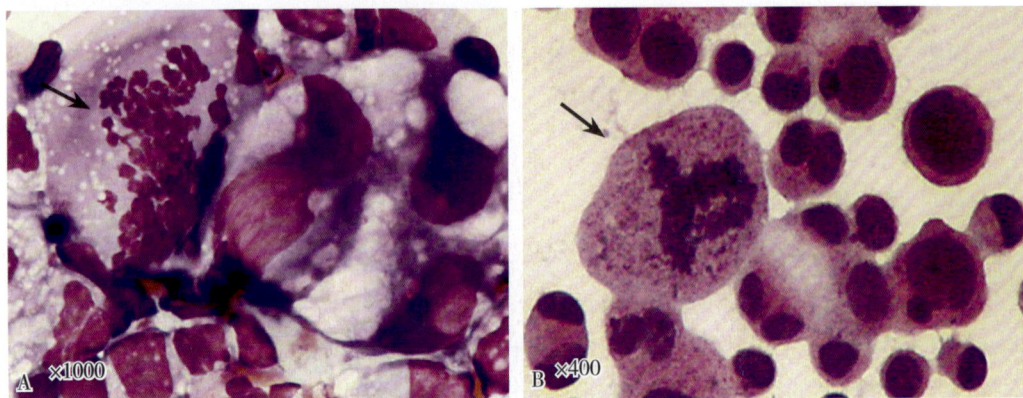

图 10-12　病理性核分裂(胸腹水)
A. 瑞 - 吉染色;B. HE 染色

环状分裂及多倍体或染色体畸形等。异常核分裂是恶性细胞的特征,但放射损伤时也可出现。

(9) 裸核:由于肿瘤恶性增生,营养供给不足,或继发细菌感染,细胞容易退化,胞质溶解消失而呈裸核。早期裸核尚有核的恶性特征,可作为诊断参考或依据。但退变后期,即失去诊断价值。

2. 恶性肿瘤细胞质异型性表现　细胞质的改变反映了肿瘤细胞的类型及分化程度,并决定细胞大小和形态。所以,胞质改变在诊断中有重要参考价值,是识别恶性细胞类型的主要依据。

(1) 胞质量的改变(提示分化程度):分化好的癌细胞胞质含量多,细胞体积大,分化差的癌细胞胞质含量少,细胞体积小,分化愈差,胞质量愈少。

(2) 细胞多形性改变(提示癌细胞类型):分化好的鳞癌胞质丰富,癌细胞可呈圆形、卵圆形、纤维形、蝌蚪形、梭形、星形、癌珠(图 10-13A)等多种形态。

(3) 胞质内出现特征性分化物资(提示癌细胞类型):分化好的鳞癌胞质内有角蛋白可产生角化,染鲜红色;腺癌分泌黏液,因无腺管相通而出现大空泡,甚至形成印戒样癌细胞。

(4) 出现"同类相食"(提示恶性特征):癌细胞有吞噬现象,可吞噬血细胞、细胞碎片等,并可出现一个癌细胞吞噬另一个癌细胞现象,称同类相食(cannibalism),形态呈鸟眼状,称鸟眼细胞或枭眼细胞(图 10-13B)。

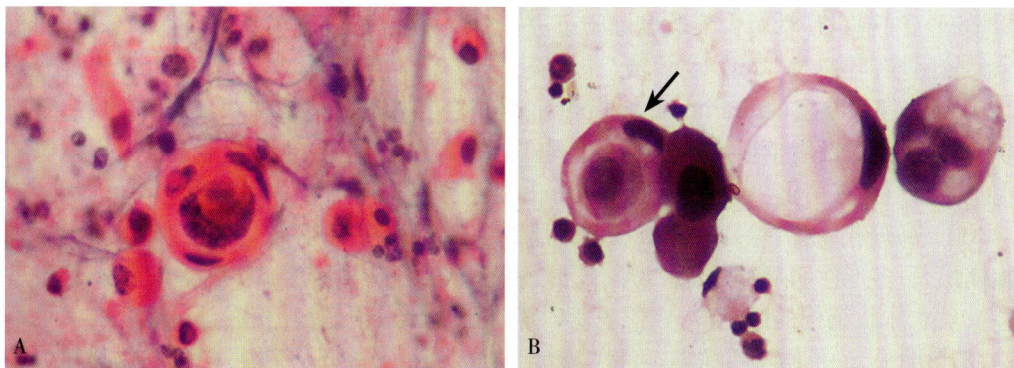

图 10-13　恶性肿瘤细胞质异型性表现(HE 染色 ×400)
A. 癌珠(痰涂片);B. 枭眼细胞(箭)和印戒样癌细胞(胸水涂片)

3. 恶性肿瘤细胞团　癌细胞间黏附性差,有成团脱落的倾向。涂片中可见单个散在癌细胞,还可见成团脱落的癌细胞。成团脱落的癌细胞团,比散在的癌细胞更具有诊断意义,常常是确诊癌细胞的重要依据。①细胞大小不一、形态不一,同一团癌细胞中,细胞和细胞核的大小相差悬殊,而且核形态和染色也不一致,这是癌细胞的重要特征;②细胞排列紊乱,失去极性,成团脱落的癌细胞失去了正常蜂窝状结构;③细胞团呈三维立体结构,胞质界限不清,甚至无边界,细胞互相重叠而有立体感;④有特殊排列,癌细胞团呈菊花形、腺腔样、桑葚状、条索状、镶嵌状、乳头状、列队样等排列,这些特殊排列,常出现在腺癌和未分化癌涂片中。

4. 涂片背景　恶性肿瘤容易发生出血和坏死,常见较多的红细胞和坏死细胞,在此背景下较易找到癌细胞,故称"阳性背景"(positive background)。但必须要找到肯定的恶性细胞后才能作出阳性诊断。

恶性肿瘤细胞与良性细胞、非典型增生细胞的鉴别见表 10-5。

表 10-5　恶性肿瘤细胞与良性细胞、非典型增生细胞的鉴别

细胞结构	恶性细胞	良性细胞	非典型增生细胞
核胞质比	显著增大	在生理变化范围内	轻~中度增大
染色质结构	不规则粗颗粒状、结块、分布不均,其间有间隙,有时呈墨水滴状	细颗粒状分布均匀	少数结块,细颗粒或粗颗粒状,分布可不均,不呈墨水滴状
核膜	明显增厚,厚薄不均	不增厚	轻度增厚
核大小、形态不一	显著	在细胞周期变化范围内	轻~中度
核畸形	多数较显著,部分腺癌畸形不明显	多呈圆形、卵圆形或肾形	轻~中度
核仁	增多、增大,可达 4μm 以上	小,形态规则,多见于幼稚阶段细胞	轻度增大,1~2 个
异常核分裂	有	无	无
胞质	依据分化程度胞质量多少不一,细胞大小形态不一	在生理变化范围内	质与量尚正常,可有核周晕

(三) 几种常见癌细胞的形态特征

癌是源于上皮细胞的恶性肿瘤,病理学上分为鳞状细胞癌、腺癌及未分化癌三个主要类型。细胞病理学对大多数癌细胞可进行分型,但在癌细胞很少或癌细胞分化差时,分型较困难,可列为"类型不明"或"未分类"。

1. **鳞状细胞癌(squamous cell carcinoma)**　由鳞状上皮或柱状上皮鳞化后恶变而来,简称鳞癌。细胞学根据癌细胞分化程度分为高分化鳞癌和低分化鳞癌。又根据癌细胞胞质内是否有角化,分为角化型和非角化型鳞癌。

(1) 高分化鳞癌:涂片中以表层癌细胞为主,中底层癌细胞较少。主要表现为:癌细胞体积大,多形性明显,即呈纤维形、蛇形、蝌蚪形癌细胞,偶见癌珠;常单个散在,很少重叠或呈立体状结构的细胞群,成团脱落时癌细胞边界较清楚,互相嵌合;核增大,大小不一,畸形明显,染色质增粗深染,可呈"墨汁"样核,核仁较少见。胞质丰富,核胞质比失调不明显,无角化的癌细胞胞质着深红色(巴氏染色为蓝色,瑞-吉染深蓝色),有角化的癌细胞呈鲜红色(巴氏染色为桔黄色,瑞-吉染淡粉红色),见图 10-14。角化型鳞癌可见大量坏死、染鲜红色的胞质碎片,与黏液、炎症细胞、红细胞等混杂在一起,构成了特有的背景(图 10-15)。

(2) 低分化鳞癌:涂片中以中层和基底层癌细胞为主,表现为:胞体小,相当于副基底层细胞大小,多数呈圆形或不规则形,成团或散在分布。成团脱落的癌细胞胞质较少,有角化癌细胞胞质嗜酸性;无角化癌细胞嗜碱性,可堆叠。胞核畸形、居中,染色质呈粗颗粒状,且分布不均,有时可见核仁,背景伴炎性细胞、出血、坏死物等(图 10-16)。

2. **腺癌(adenocarcinoma)**　是由腺上皮和柱状上皮恶变而来。细胞学根据腺癌细胞大小、细胞内黏液的多少和癌细胞排列方式,可分为高分化和低分化腺癌。

(1) 高分化腺癌:癌细胞较大,可单个散在或成群分布,群内细胞互相重叠呈立体结构,常有特殊排列。核圆形或卵圆形,核膜明显,常折叠或锯齿状,双核或多核细胞常见;核染色质丰富,分布不均,粗颗粒或粗块状,染色深浅不一,也有呈墨水滴样;常见 1~2 个显著核仁,直径可达 3~5μm。胞质丰富略嗜碱性,染成深红色,若胞质含有黏液则不着色,呈透明空泡样,有时黏液多将核挤压在一边,形成"印戒样细胞"(图 10-17)。

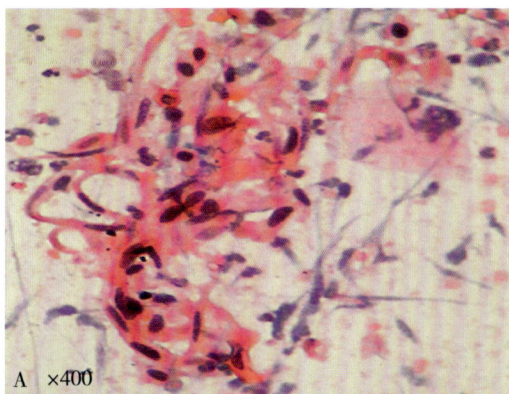

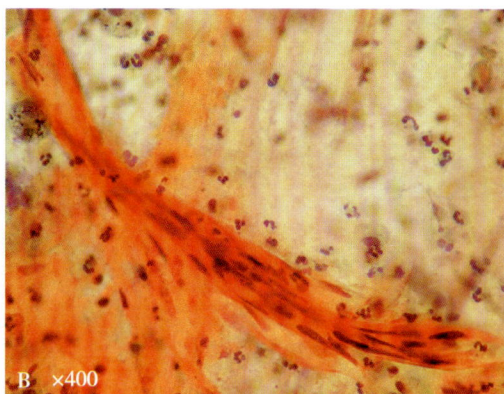

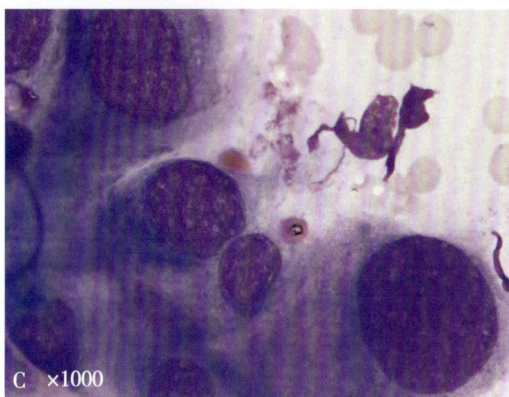

图 10-14　高分化鳞癌
A. 痰涂片（HE 染色）；B. 痰涂片（巴氏染色）；C. 痰涂片（瑞 - 吉染色）

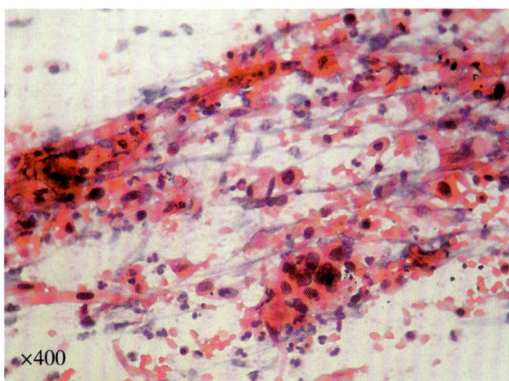

图 10-15　角化型鳞癌背景（痰涂片，HE 染色）

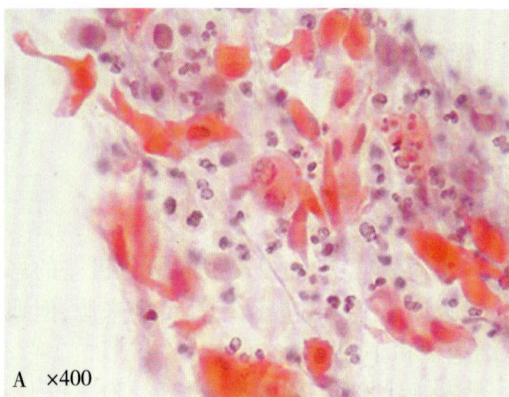

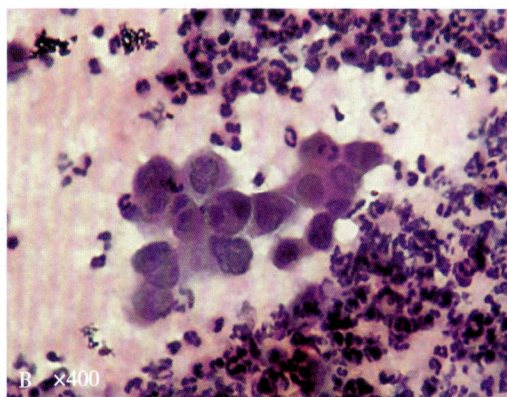

图 10-16　低分化鳞癌
A. 有角化型（痰涂片，巴氏染色）；B. 无角化型及涂片背景（宫颈涂片，HE 染色）

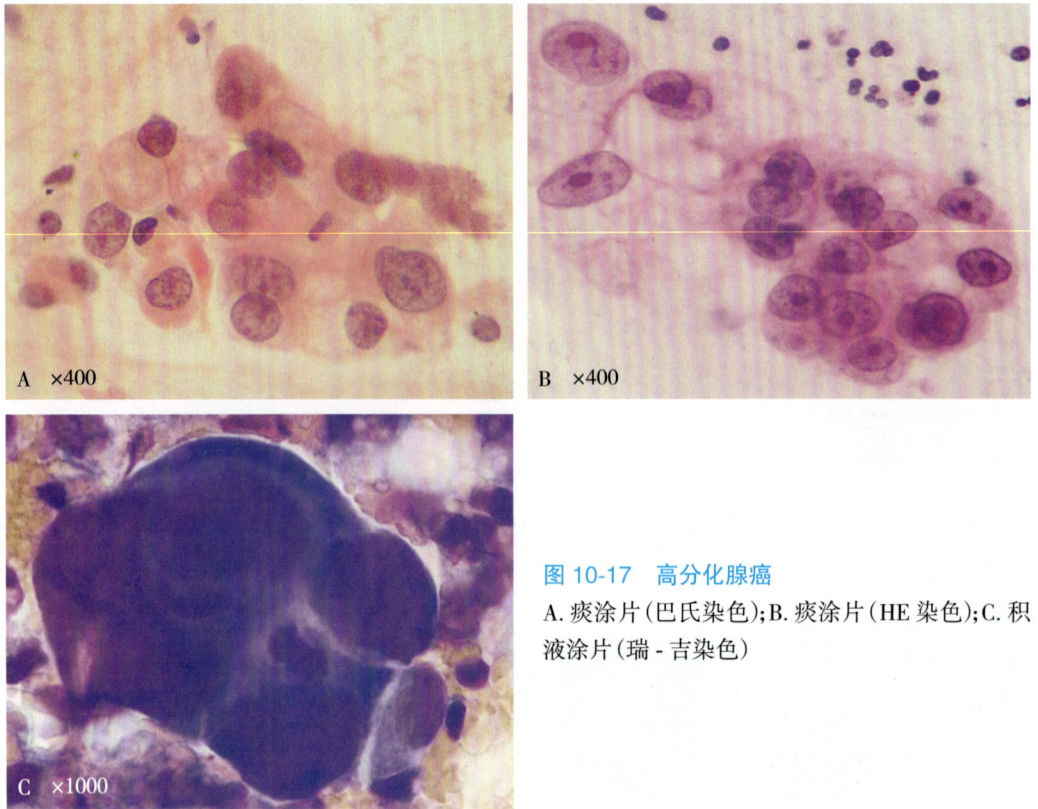

图 10-17 高分化腺癌
A.痰涂片(巴氏染色);B.痰涂片(HE 染色);C.积液涂片(瑞-吉染色)

(2) 低分化腺癌:癌细胞小如基底层细胞,常成团脱落,边界不清,呈桑葚状、条索状、镶边样结构排列;核偏位,核较小,圆形、不规则圆形,畸形较明显,核膜增厚,染色质增粗,分布不均,可见核仁;胞质内黏液少或无黏液,嗜碱性暗红色(图 10-18)。

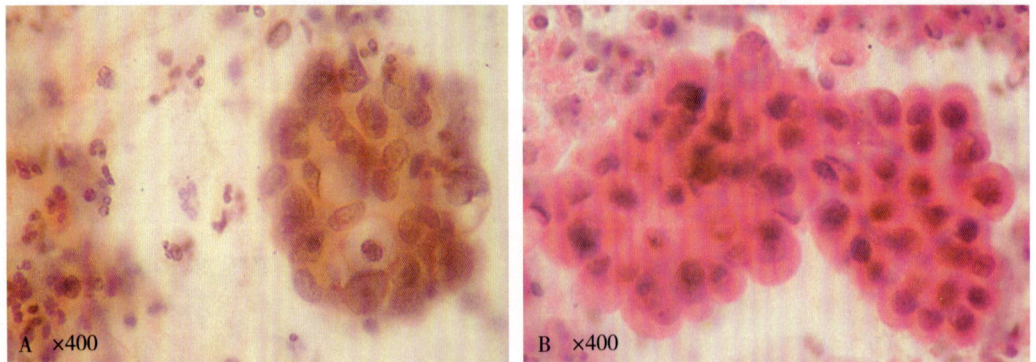

图 10-18 低分化腺癌
A.痰涂片(巴氏染色);B.痰涂片(HE 染色)

3. 未分化癌(undifferentiated carcinoma) 是各种上皮组织发生的分化极差的恶性肿瘤。组织学上无鳞癌或腺癌分化倾向,从细胞形态上常难以确定其组织来源,但恶性程度却较高。细胞学根据细胞大小,分为大细胞型和小细胞型。

(1) 大细胞癌:细胞约副基底层细胞大小,呈不规则圆形、卵圆形或长形;胞核较大,呈圆形、不规则圆形,畸形明显,染色质增多,呈粗网状或粗颗粒状深染,有的可见较大核仁;胞质中等量,嗜碱性。涂片中癌细胞可单个散在,也可集合成团(图 10-19)。

（2）小细胞癌：癌细胞生长繁殖快，容易侵入血管、淋巴管而早期发生转移，是一种高度恶性的肿瘤。细胞学涂片表现为：细胞小，约 8~10μm，是淋巴细胞的1.5~2 倍，胞质量少、嗜碱性，常呈裸核样；核形态不规则，呈圆形、卵圆形、长形、三角形、多角形、瓜子仁形等，燕麦细胞癌是指细胞核一端钝圆，另一端尖细，形似燕麦的癌细胞；核染色质不规则粗颗粒或粗块状，分布不匀，有时染色很深呈墨水滴样，核仁罕见；癌细胞可散在，但常成群出现，似一串互相连接的葡萄状，排列成带

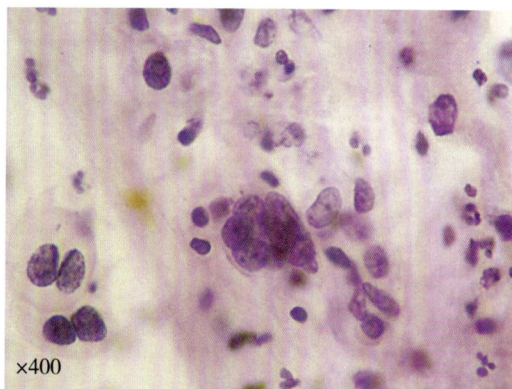

图 10-19　大细胞未分化癌（痰涂片，巴氏染色）

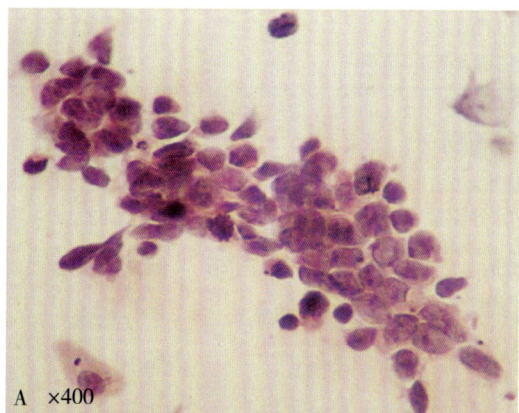

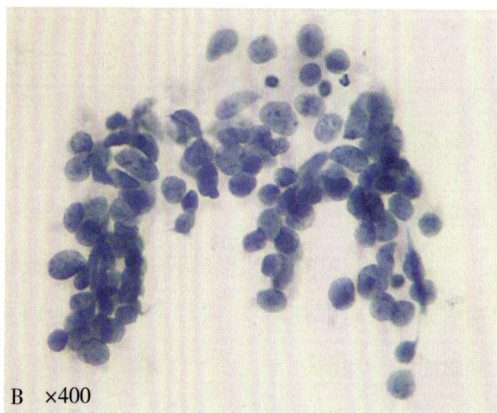

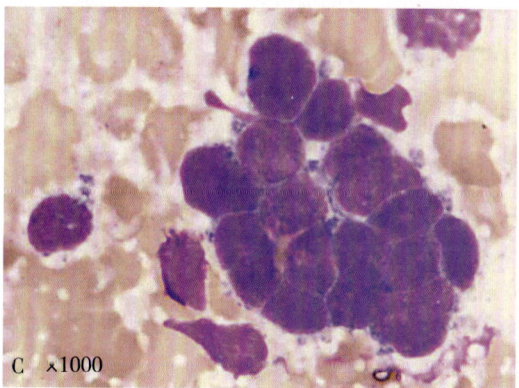

状、索状或镶嵌状排列（图 10-20）。小细胞未分化癌需与淋巴细胞、增生储备细胞鉴别，其鉴别点见表 10-6。

图 10-20　小细胞未分化癌
A. 痰涂片（巴氏染色）；B. 痰涂片（HE 染色）；C. 支气管刷片（瑞 - 吉染色）

表 10-6　小细胞未分化癌与淋巴细胞、增生储备细胞鉴别

细胞形态	小细胞未分化癌	淋巴细胞	增生储备细胞
胞质	很少，大部分呈裸核样	多数有少量胞质，少数呈裸核样	少量，比前面二者多
核的大小	比淋巴细胞大 0.5~1 倍左右，少数细胞比淋巴细胞核小或超过 1 倍以上	核较小，大淋巴细胞核略大	比淋巴细胞大一倍

续表

细胞形态	小细胞未分化癌	淋巴细胞	增生储备细胞
核的一致性	大小不一,相差悬殊	大小一致,可有少数大淋巴细胞	大小较一致
核的畸形	明显	一般为圆形,退化者略呈畸形	圆形、卵圆形,核边光滑
染色质	深,但深浅不一致	深,各细胞深浅一致	染色质细颗粒状,分布均匀
有丝分裂	罕见	不见	不见
细胞排列	长条、带状、镶嵌状,多无重叠	杂乱,可重叠	细胞团排列较紧密,平铺,边缘可见柱状细胞。
细胞群	细胞间大小、形态不一,核深浅不一	细胞大小、形态,染色较一致	细胞大小、形态、染色较一致

三种癌细胞类型的鉴别表 10-7。

表 10-7　三种癌细胞类型的鉴别

特点	鳞癌细胞	腺癌细胞	未分化癌细胞	
			小细胞癌	大细胞癌
细胞形态	有细胞间桥	腺腔样排列,分泌黏液	裸核,多角形	癌巨细胞
	细胞多形性、形态不一	圆形或卵圆形	小圆或瓜子形	圆或卵圆形
细胞大小	明显不一	不太明显	不太明显	十分悬殊
细胞核	居中	偏位	居中	居中
	畸形明显	多数不明显	畸形明显	畸形明显
	核膜增厚不明显	核膜明显增厚	略厚	略厚
染色质	不规则,粗块状,可呈墨水滴样	粗颗粒状,不均匀	粗颗粒状,可呈墨水滴样	粗颗粒状,粗块状
核仁	可见,比腺癌少	易见	罕见	易见
核胞质比	相对较小	中等	最大	较小
胞质	无角化嗜碱染蓝色、有角化嗜酸染红或橘黄色(巴氏染色)	蓝、绿色,有黏液空泡	不见或极少	丰富,嗜碱性,有颗粒或空泡
细胞排列	少见特殊排列,高分化可有癌珠,成团时很少重叠或呈立体状结构,细胞边界较清楚,分化差时易成团	易见特殊排列, 排列紧密、堆叠,有腺腔样、菊花样、桑葚样、小血管样等排列	易见特殊排列 排列紧密、呈带状、镶嵌样、葡萄样等	少见特殊排列 稀松散在

（代　洪）

第三节　脱落细胞病理学检查

一、宫颈/阴道脱落细胞病理学检查

(一) 标本采集

1. 标本采集要求　①传统涂片法标本制片后应立即固定,浸入法固定优于滴片法,后者固定液易挥发使固定效果不佳;②涂片时刷子应转动,尽量将所有标本涂于玻片上;③取样时尽量避免黏液块;④若为液体标本,要迅速将标本放入保存液中,并快速旋转(不少于旋转 10 次),使宫颈黏液尽量涮在保存液中;⑤标本要做好标记。

2. 标本采集方法

(1) 子宫颈刮片法:采集标本时必须充分暴露子宫颈外口,以棉签拭净黏液,然后用木制宫颈小刮板或宫颈毛刷在移行带(转化区)作 360 度旋转拭刮。

(2) 其他方法:①阴道后穹隆液吸取法,生殖道各部脱落细胞均可汇集于阴道后穹隆部,但此法采集的癌细胞常较刮片少,且有不同程度的退化变性,炎症细胞多;②子宫颈管腔吸取法,用于诊断子宫颈管内膜癌及子宫腔内肿瘤。

(3) 雌激素水平测定的标本采集:扩张阴道后,以清洁的小木片,在阴道上 1/3 段侧壁轻轻刮取,将所得分泌物涂片立即固定。注意不可用力刮,以避免非自然脱落的细胞混入标本。老年和未婚妇女则可吸取后穹隆液作薄涂片。

(二) 宫颈正常脱落细胞形态

1. 鳞状上皮细胞　女性生殖道鳞状上皮细胞的生长与分化受卵巢分泌激素的影响,在不同年龄,其厚度也不同。在性成熟期的女性生殖道鳞状上皮细胞可分为底层、中层及表层,其形态特点详见第二节所述(图 10-3)。

(1) 基底层细胞:基底层细胞一般不见于涂片,仅在哺乳期、闭经后、阴道严重萎缩时或有损伤时才出现。

(2) 副基底层细胞:根据其来源不同,分为 3 型。①宫颈型,见于育龄期女性,因含糖原多少不一,使细胞大小相差悬殊,大者几乎与表层细胞相似,胞质内有糖原空泡,环形于核周或呈小空泡散在,核可挤压变形。②萎缩型,见于绝经后、原发性无月经、卵巢切除患者,细胞多散在,或三五成群,呈圆形、卵圆形,不含糖原,核小固缩居中,核胞质比 1 : (2~3),高度萎缩时,易见早熟角化细胞。副基底层细胞在涂片中大量出现时,表示雌激素、黄体酮、肾上腺皮质激素等缺乏。当阴道或子宫颈有炎症,导致鳞状上皮表层或中层损伤时,涂片中副基底层细胞也增多。③产后型,见于产妇或晚期流产患者,显示上皮增生。细胞常多个成群,形态大小很不一致,部分胞核增大,出现核大小不等、核致密现象,胞质内的空泡多显著,常将核挤到一边,压成偏长形,或凹陷成瓢形等产后特征细胞。

(3) 中层细胞:妊娠期鳞状上皮受妊娠黄体酮影响,中层细胞特别发达,细胞呈船形,常数个相连,核大而长,偏于一边,胞质丰满,含大量糖原,胞膜厚,像厚边玻璃砖,这种细胞称为“妊娠细胞”。

(4) 表层细胞:阴道上皮的角质层又称为功能层,在月经周期变化中,受卵巢激素的控制,主要表现为角化前细胞与角化细胞所占比率的改变,最能反应雌激素水平,其中,表层细胞核固缩是反映雌激素活性高的形态学依据。在宫颈白斑症和子宫脱垂时可出现较多的完全角化细胞。

2. 柱状上皮细胞　子宫颈管、子宫和输卵管内膜被覆的均是单层柱状上皮,包括黏

液柱状上皮细胞、纤毛柱状上皮细胞以及储备细胞。宫颈外口处，单层柱状上皮移行为复层鳞状上皮。

子宫颈管主要是黏液柱状上皮细胞，纤毛柱状上皮细胞较少，绝经后增多。如果涂片中见大量纤毛柱状上皮细胞提示子宫颈或子宫有输卵管上皮化生（图10-21）。子宫内膜细胞常成群脱落，呈乳头状或团块状，因胞质极易被破坏，仅留下一群裸核，大小形状一致，排列紧密而重叠，在核群的周围，可看到胞质残影（图10-22）。子宫内膜细胞常见于月经期、月经前期、产后及流产后女性，在绝经后女性出现应警惕。≥45岁女性宫颈涂片发现子宫内膜细胞应予报告。

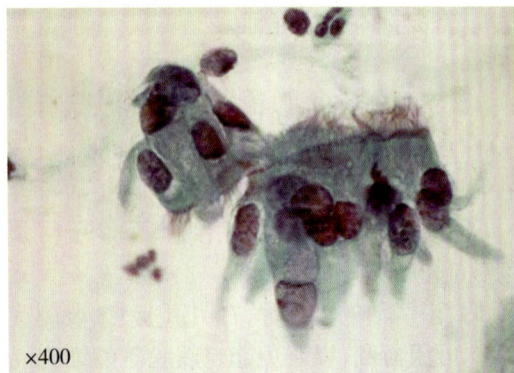

图10-21　输卵管上皮化生（巴氏染色）

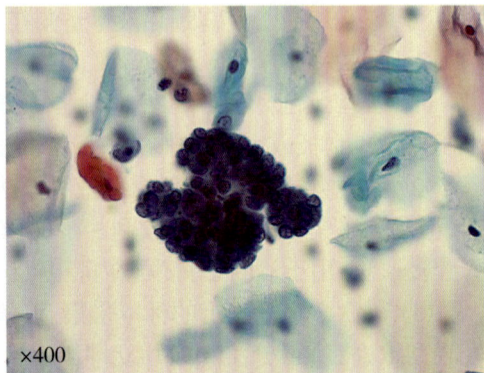

图10-22　子宫内膜细胞（巴氏染色）

3. 非上皮细胞成分　可见血细胞、吞噬细胞、浆细胞、阴道杆菌、精子、黏液和纤维素等。

（三）宫颈良性病变脱落细胞形态

在子宫颈外口，清楚的原始鳞-柱状上皮交界只存在一个短时期。当接受外界的刺激后，阴道的酸性环境和pH都会发生改变，宫颈柱状上皮迟早都会发生鳞状上皮化生，这是一种生理活动。化生上皮是一种新的鳞状上皮，与子宫颈管内紧邻的柱状上皮的交界线又称新的鳞-柱状上皮交界，以表示与原始鳞-柱状上皮交界的区别。原始鳞-柱状上皮交界与新的鳞-柱状上皮交界限之间的化生区也称为转化区（transformation zone），因长年受炎症等因素的刺激，是癌瘤的好发部位。引起生殖器良性病变常见原因有细菌、病毒、梅毒、真菌、滴虫等感染及理化损伤。

1. 反应性细胞改变

（1）炎症反应性细胞改变（包括典型的修复）：主要指慢性炎症时鳞状上皮细胞的改变。细胞核增大为中层鳞状细胞核面积的1.5~2倍或更大。细胞核大小一致，可见双核或多核，核可轻度深染，染色质均匀细颗粒状。核膜光滑，可见单个或多个核仁，细胞质可嗜多色性，可见鳞状上皮化生细胞和修复细胞。修复细胞常单层平铺，伴清楚的细胞边界，核大小不等，椭圆形或圆形，核呈水流状极向排列，可见典型的核分裂象，染色质均匀细颗粒状，核仁明显，胞质较丰富，嗜碱性。核有改变的单个核细胞通常不见。图10-23示修复细胞，箭头示核分裂象。

（2）放射反应性细胞改变：细胞明显增大，胞核和胞质亦一致增大，核胞质比例无明显改变，细胞异形性大。核大小不一，常见双核和多核，核增大呈退变表现，出现核淡染、皱缩、染色质模糊不清及核内空泡改变，一些核可有轻度深染，胞质出现空泡化或多染性。图10-24示与放射有关的反应性细胞变化，细胞核增大、胞质丰富、内有空泡、多染性，

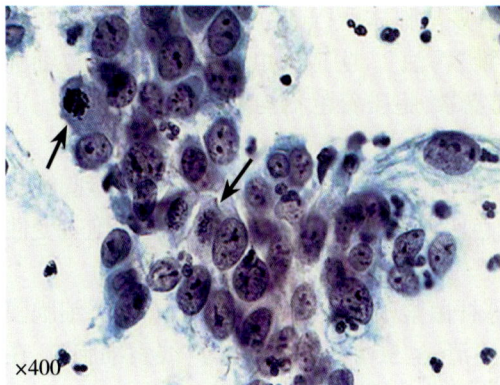

图 10-23 修复细胞(巴氏染色)

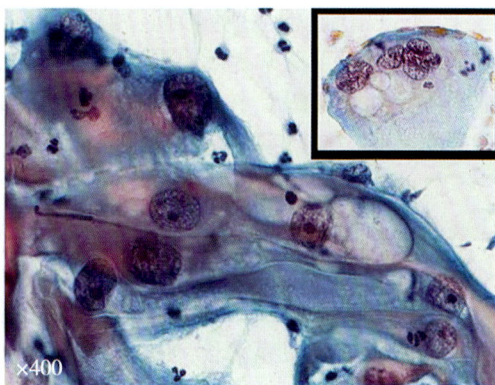

图 10-24 放射反应性细胞改变,右上角小图示多核细胞(巴氏染色)

核轻度深染,但染色质不粗大,核仁明显。

(3) 宫内节育器反应性细胞改变:细胞可单个或成簇出现,一般腺细胞 5~15 个呈小团簇,偶见核增大、核胞质比增大的单个细胞,胞核常退变,核仁可见。胞质量多少不等,充满黏液空泡,可呈"印戒样细胞",涂片背景干净。图 10-25 示与宫内节育器有关的反应性细胞变化,小簇的腺细胞,其胞质空泡将核挤到一侧。

(4) 淋巴细胞性(滤泡性)宫颈炎细胞改变:为非炎症性病变,绝经后患者多见。见大量多形性的淋巴细胞,多为成熟淋巴细胞及不同分化阶段的转化淋巴细胞,伴有或没有易染小体的巨噬细胞,淋巴细胞呈簇状或水流状。

2. 萎缩伴炎症或不伴炎症细胞改变 涂片以副基底层细胞为主,散在或呈有极性的单层平铺。核增大而不深染,染色质分布均匀。高度萎缩时出现萎缩型副基底层细胞,体积较小,大小不一,多为圆形或卵圆形,易见裸核、核碎裂,出现早熟角化。在刮片时极易刮下成片副基底层细胞,中、表层细胞明显减少,有时可见成片刮下的大量分化不良的表层细胞,相当于正常的中层细胞。发生萎缩性阴道炎时,底层细胞有增生及化生,出现纤维形、蝌蚪形、星形等变性副基底层细胞,核浓缩、深染,胞质嗜橘黄或嗜酸性,易误为癌细胞,常伴组织细胞出现,可出现大量炎性细胞和嗜碱性颗粒状碎屑背景(图 10-26)。

3. 病原体感染

(1) 滴虫感染:滴虫呈梨形,死后呈圆形或椭圆形,15~30μm,因退变常无鞭毛。胞核

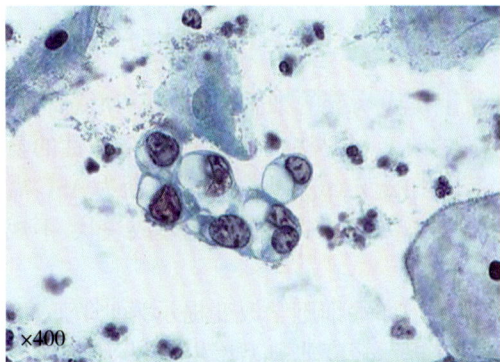

图 10-25 宫内节育器反应性细胞改变(巴氏染色)

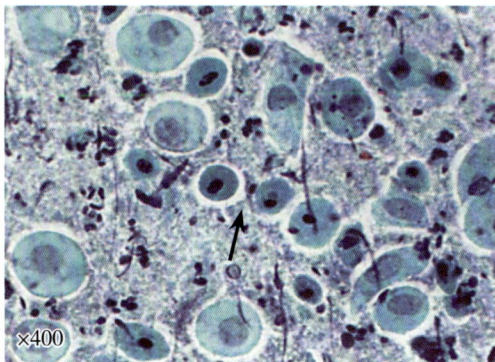

图 10-26 萎缩性阴道炎细胞改变,指针示萎缩细胞(巴氏染色)

淡染、不甚清晰,梭形或卵圆形,偏心位,其长轴多与胞体平行,胞质灰蓝色,常有嗜酸性胞质颗粒。纤毛菌常提示有阴道滴虫感染,背景"污浊"。阴道滴虫可引起鳞状上皮细胞非典型增生,核增大,核胞质比不正常,有核周空晕,胞质着色不均匀,红染或嗜双色,出现异常角化,甚至癌变。诊断困难时,应先治疗滴虫后再复查。

(2) 真菌感染(形态符合念珠菌属):竹节状的假菌丝和长形芽胞沿其纵轴排列,鳞状上皮细胞可沿菌丝"串起",孢子染色后呈亮红色小点状,周围有小空晕,上皮细胞有变性坏死改变。

(3) 阴道嗜血性杆菌(或加德纳菌)感染:球杆菌紧密地吸附于鳞状细胞表面,细胞膜边缘排列更密集似线索状,使细胞膜边缘模糊不清,呈虫嗜样外观,称为"线索细胞"。在上皮细胞之间可见小的球杆菌薄膜似的背景,缺乏乳酸杆菌。

(4) 放线菌感染:为具锐角分枝状的细丝样微生物,纷乱缠绕成团,低倍镜下似破棉絮球。大量白细胞黏附到放线菌的小集落上,呈"硫黄颗粒"状外观,在放线菌纷乱团周围可见到肿胀的细丝或"小棒"。

(5) 单纯疱疹病毒感染:主要为HSVⅡ型感染。①受累细胞早期增大并大小不一。②细胞多核,呈镶嵌排列、拥挤而几乎不重叠。核呈胶质状似毛玻璃样,核边缘部深染似核套。③后期核内可见嗜深伊红色大小不一、形状不规则的包涵体,几乎占据整个核,其周围有空晕或透明窄区(图10-27)。

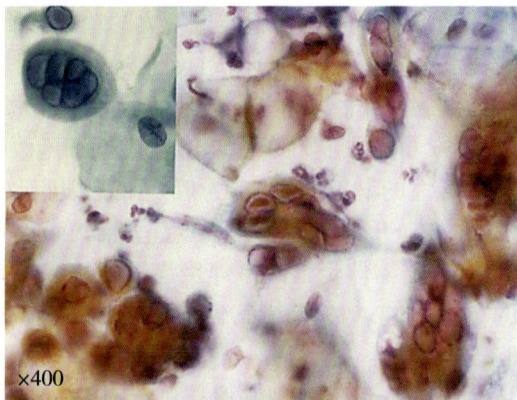

图10-27　单纯疱疹病毒感染,左上角小图示液基涂片(巴氏染色)

(四) 宫颈上皮细胞异常

在新的宫颈/阴道细胞学诊断报告方法中,Bethesda系统(The Bethesda System,TBS)将宫颈上皮细胞异常分为二大类:

鳞状上皮细胞异常,包括:①非典型鳞状细胞:意义不明确的非典型鳞状上皮细胞和不除外高度鳞状上皮内病变;②鳞状上皮内病变:低度鳞状上皮内病变和高度鳞状上皮内病变;③鳞状细胞癌:角化型和非角化型。

腺上皮细胞异常,包括:①非典型腺细胞:子宫颈管非典型腺细胞非特异、非典型腺细胞倾向于肿瘤和子宫内膜非典型腺细胞;②子宫颈管原位腺癌;③腺癌:子宫颈管腺癌和子宫内膜腺癌。

1. 鳞状上皮细胞异常

(1) 非典型鳞状细胞(ASC):是指提示为鳞状上皮内病变的细胞改变,但从形态和数量上不足以做出明确诊断。ASC包括与肿瘤无关的改变(如炎症、自然干燥、伴变性的萎缩以及其他人工假象)、提示肿瘤型HPV感染、上皮内瘤变、或极少数癌。诊断为ASC需要具备3个基本特点:①鳞状分化;②核胞质比增高;③轻度核深染,染色质成块状、不规则、模糊不清,或者为多核。

1) 意义不明确的非典型鳞状细胞(ASC-US):是指那些细胞学改变提示为LSIL或不能确定级别的鳞状上皮内病变的改变。①细胞改变提示轻度非典型增生,鳞状细胞核面积是正常中层细胞核面积的2.5~3倍;②核胞质比轻度增加,核大小和形态轻度不规则,可见双核或多核,染色质轻度增多,颗粒状分布可不均;③核仁无或不清晰,提示细胞的改变不应考虑为反应性改变。ASC-US 包括非典型角化不良细胞和诊断 HPV 感染证据不足,又不能除外者。液基涂片与传统涂片表现相似。

2) 非典型鳞状细胞,不除外高度鳞状上皮内病变(ASC-H):是指那些细胞学改变提示为 HSIL 的少数非典型鳞状细胞病例。主要包括:①重度非典型不成熟化生细胞,常常单个散在或不超过 10 个细胞小片状排列,核比正常增大 1.5~2.5 倍,核胞质比近似 HSIL 并伴核染色质灶性分布不均;②储备细胞重度非典型增生,少数非典型小细胞,诊断 HSIL 证据尚不充足;③非典型修复细胞与癌难鉴别时;④不规则形状的组织碎片,细胞排列紧密,极性紊乱,核增大(液基涂片中胞核为中性粒细胞核的 2~3 倍),染色质稍深染,胞质较少,或有角化;⑤放疗后不能分辨出是 HSIL 还是癌时;⑥裸核较多,难以肯定为 HSIL。

(2) 鳞状上皮内病变(SIL):

1) 低度鳞状上皮内病变(LSIL):LSIL 是指中、表层鳞状上皮细胞低度危险的上皮内病变,由低危或高危型 HPV 感染所致。LSIL 包括"HPV 感染的细胞病理改变"和轻度非典型增生,相当于 CIN1。①细胞核不正常仅限于中、表层型鳞状细胞,细胞大、边界清楚,单层平铺或单个散在;②细胞核面积至少是中层细胞核面积的 3 倍,核胞质比轻度增高;③核大小形状中度不一致,可有双核或多核,核不同程度深染,染色质粗颗粒状但分布均匀,核膜轻度不规则,核仁无或不明显。

HPV 感染有下列细胞学形态改变:①挖空细胞,又称核周空穴细胞,中、表层细胞核周有胞质退变和液化所致的超过一个红细胞大小的大空泡,呈"空洞"样,近胞膜处胞质致密,有 1~2 个核,核增大,居中或偏位,染色质致密、深染,核内或胞质内无包涵体,无核仁;②大量非典型异常角化细胞;③湿疣副基底层细胞,即化生型副基底层细胞,可出现非典型副基底层细胞。HPV 感染可出现上述变化,但这些变化并非 HPV 感染所特有。图 10-28A 示低度鳞状上皮内病变细胞。

2) 高度鳞状上皮内病变(HSIL):主要由高危型 HPV 感染所致,有高危险发展为浸润癌。HSIL 包含中、重度非典型增生和原位癌,相当于 CIN2、CIN3。①细胞体积多较小,为较不成熟鳞状细胞病变;②细胞核增大程度与 LSIL 相同或稍小,但核胞质比例明显增高;③细胞核深染、染色质粗颗粒状和核膜不规则,均较 LSIL 严重;④可见核分裂象,无核仁,但当病变累及子宫颈管腺体时可见核仁;⑤胞质量多少不一,胞质淡染或化生性浓染、多边形,或胞质空泡状或出现浓染角化;⑥细胞单个散在或成团排列,细胞极性紊乱、拥挤重叠,胞核深染,胞质含量少,胞界不清。图 10-28B 示高度鳞状上皮内病变细胞。

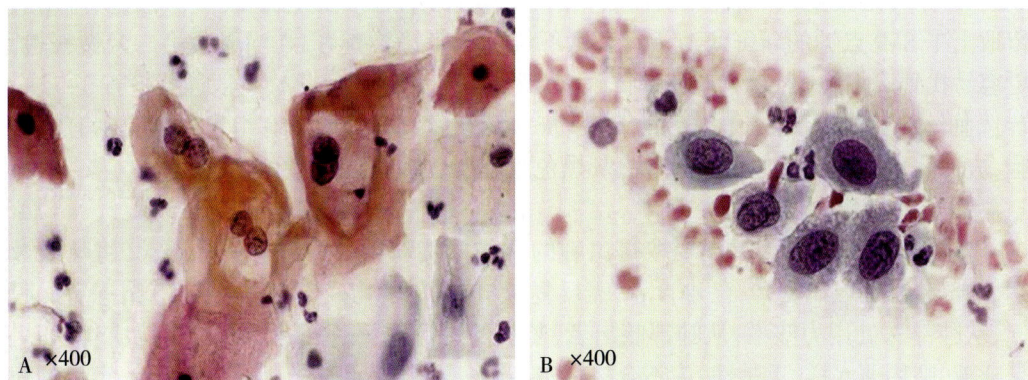

图 10-28　子宫颈鳞状上皮内病变细胞(巴氏染色)
A. 低度鳞状上皮内病变细胞;B. 高度鳞状上皮内病变细胞

（3）鳞状细胞癌：子宫颈鳞状细胞癌分为角化型和非角化型，形态如图 10-14~ 图 10-16。

1）角化型鳞癌：鳞癌细胞是否出现角化，与癌细胞的分化程度无关，高分化鳞癌和低分化鳞癌均可出现有角化。角化型鳞癌细胞形态与第二节鳞癌中所述基本相同。

2）非角化型鳞癌：细胞多成群或成团排列，或单个散在，核深染，染色质粗，呈块状、不规则分布，核仁易见，胞质嗜碱性，巴氏染蓝色，癌性背景明显。液基涂片癌性背景不如传统涂片明显，坏死物常集中在细胞团的周围，称为"黏附的肿瘤素质"，而传统涂片中的肿瘤素质一般分布在背景中。

2. 腺上皮细胞异常

（1）非典型腺细胞（AGC）：指腺细胞非典型程度改变不足以诊断为腺癌。

1）非典型子宫颈管细胞：①AGC-NOS，细胞呈片状或索状排列，轻度拥挤，核有重叠，核增大，为正常子宫颈管细胞核的 3~5 倍，核胞质比增高，细胞核大小、形状轻度不一致，核轻度深染，可见核仁，核膜轻度不规则，胞质尚丰富，细胞界限清晰；②AGC-FN，细胞呈片状或条带状排列，核拥挤、重叠，偶见细胞呈菊蕊团或羽毛状排列，核增大、深染，核胞质比增高，染色质稍增多，胞质量少，细胞边界不清。

2）非典型子宫内膜细胞：细胞小团排列，每团常为 5~10 个细胞，核轻度增大、稍深染，核胞质比轻度增加，可见小核仁。胞质少，偶见空泡，细胞边界不清。

（2）子宫颈管原位腺癌（AIS）：细胞学诊断原位腺癌难度较大，诊断困难时可列入 AGC-FN，约半数患者伴有鳞状上皮内病变，多为 HSIL。原位腺癌细胞学的特征性改变表现在：①细胞多呈片状、带状、扇形或菊蕊团排列，单个异常细胞少见。②细胞核拥挤重叠、复层化，失去蜂窝状结构。细胞核增大、大小不一，呈卵圆形或雪茄样，向细胞群周边突出，形成羽毛状、鸡毛掸样、手风琴样外观。③细胞核深染，染色质粗颗粒状、均匀分布，核仁小或不明显，常见核分裂象。④涂片背景干净。

（3）腺癌：子宫颈腺癌（endocervical adenocarcinoma），有高分化和低分化，其形态特点如第二节中腺癌所述，形态如图 10-17 和图 10-18。子宫内膜腺癌（extranterine adenocarcinoma）与子宫颈腺癌鉴别往往困难，除结合病史外，子宫内膜腺癌细胞较小，缺乏胞质，癌细胞多拥挤重叠，核仁可能不够明显，而子宫颈腺癌排列成片状多见，胞质空泡更为明显，可见明显大核仁。还可出现子宫外腺癌，一般多见来源于卵巢癌。

二、肺脱落细胞病理学检查

（一）标本采集

1. 标本采集要求　晨痰在体内停留时间较长，细胞常发生退变。应将晨痰排出后留取上午 8~9 点钟的新鲜痰液为宜。做纤维支气管镜检查者，在当天或第二天做痰检，更容易找到癌细胞。脓痰者应使用抗生素和祛痰药后再检查。痰检一般连续检查 3~5 次，首选血丝及其附近痰液、鲜血旁的黏液、灰白及细丝线样痰液。有组织块常提示有癌细胞，应送病理组织检查。血块、脓块、灰黑色胶冻痰、泡沫痰等常无癌细胞。

2. 标本采集方法

（1）自然咳痰法：①首先要取得患者的合作才能获得较为满意的标本；②将唾液及咽、喉部分泌物咳出弃掉，已进食者，需反复嗽口，以免食物残渣混入痰内；③嘱患者深吸气，从肺部深处用力咳嗽，从肺部咳出者，咳痰的声音深沉、痰液黏稠、可牵拉成丝，如果是唾液，则稀薄水样，无黏性，为不合格标本；④每次咳痰 2~3 口，总量 2~3ml，一定量的痰液有利于判断痰液的性状，而痰的性状可提示诊断线索；⑤采用一次性培养皿式痰盒（直径 7cm 大小）收集标本。

（2）诱导咳痰法：某些患者很少或没有自然排痰，可采用雾化吸入法促进排痰。

（二）肺正常脱落细胞形态

1. 鳞状上皮细胞　痰液中的鳞状上皮细胞多来自口腔，主要是表层细胞，中层细胞少见。当口腔或咽部有炎症或溃疡时，可见少量基底层细胞。

2. 柱状上皮细胞

（1）纤毛柱状上皮细胞：来自鼻咽部、气管、支气管等部位。痰涂片中纤毛柱状上皮细胞易蜕变，纤毛脱落只残留终板，或胞质崩解。支气管刷片中则多保存完好，细胞可单个、成簇或成片出现。

（2）黏液柱状上皮细胞：健康人痰涂片中较少见，支气管刷片中易见，慢性炎症刺激或哮喘时细胞明显增多。

（3）储备细胞：又称生发细胞，正常痰液中很少脱落，但在支气管刷片中易见到。当支气管黏膜因炎症而高度增生时，可见成堆的储备细胞脱落。

3. 非上皮细胞成分

（1）肺泡巨噬细胞：痰液中出现此细胞提示标本来源于肺深部，故无肺泡巨噬细胞的痰标本无诊断价值。细胞常单个散在或随黏液丝成群分布，细胞之间关系松散，有明显的间隙。

1）尘细胞（dust cell）：指吞噬了灰尘颗粒的巨噬细胞，胞质中见黑色或棕色的粉末状颗粒，使细胞结构模糊不清（图 10-29）。

2）心衰细胞（heart failure cell）：吞噬细胞吞噬了红细胞后，将血红蛋白分解为含铁血黄素，呈大量粗大的棕色颗粒，有折光性，铁反应阳性，常见于左心衰竭所致肺淤血。

3）泡沫细胞（foam cell）：巨噬细胞若吞噬了脂质，胞质丰富呈泡沫状，即为泡沫细胞，或称脂质吞噬细胞（lipophagocyte）。

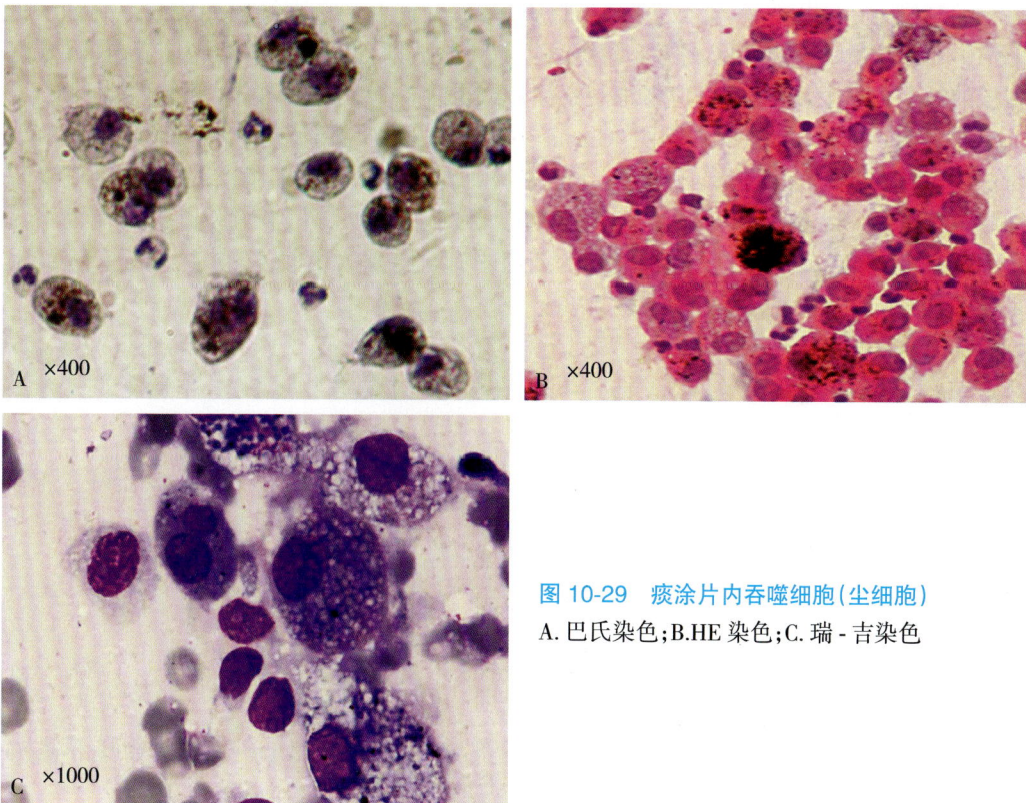

图 10-29　痰涂片内吞噬细胞（尘细胞）
A. 巴氏染色；B.HE 染色；C. 瑞 - 吉染色

4) 多核巨（噬）细胞：肺慢性炎症、病毒感染、结节病或肺间质病变时，肺泡巨噬细胞体积增大，常形成双核或多核细胞，甚至可达到几十个核，称为多核巨细胞。

（2）血细胞：中性粒细胞增多，见于呼吸道炎症病变、肺内恶性病变；慢性支气管炎患者痰中常见淋巴细胞散在分布，如果淋巴细胞群集出现，则往往提示患者可能为滤泡性支气管炎、肺癌、转移癌或淋巴瘤和白血病，应进一步随访观察；大量嗜酸性粒细胞提示有过敏，如支气管哮喘、某些肺过敏性疾病或肺寄生虫病等，可伴有夏科 - 雷登结晶，为嗜酸性菱形结晶。

（3）库施曼螺旋体（Curschman）：由黏液浓缩而成的小支气管管型，螺旋卷曲，中轴着色深，外周被稀薄黏液包裹呈半透明状（图 10-30）。它的出现表示痰液来自于肺深部，见于各种原因引起支气管不完全阻塞，在重度吸烟者和老年人较多见。

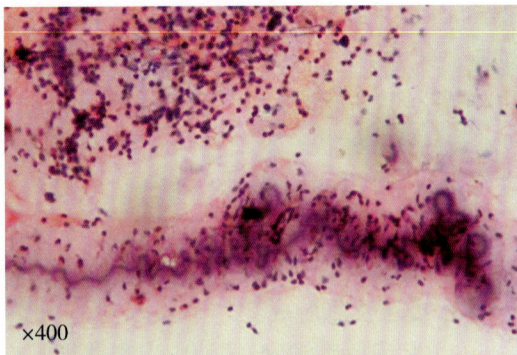

图 10-30 库施曼螺旋体（巴氏染色）

（4）其他：涂片中可含有大量浓缩黏液、植物细胞、钙化物、石棉小体、花粉颗粒及真菌等。

（三）肺良性病变脱落细胞形态

1. 柱状上皮细胞

（1）核增大：见于炎症病变或纤维支气管镜检查后，提示可能是柱状上皮细胞的修复性改变。细胞体积可稍大，核增大两倍或更大，染色质增多增粗，核仁增大，可见终板，有纤毛。

（2）多核：细胞体积增大，呈多边形或不规则形。细胞核几个至数十个，甚至更多，胞核小而规则，大小相同，一般不见核仁，胞质丰富，有纤毛。在支气管冲洗液或刷片易见（图 10-31），痰涂片中较少见。见于创伤、病毒感染、放射性治疗及恶性肿瘤等，如发现有多核的纤毛柱状上皮细胞时，应仔细观察涂片或重复检查，以除外隐性癌的可能。

（3）乳头状增生的上皮细胞团（Creola 小体）：在慢性炎症、支气管扩张和哮喘等病变时，支气管上皮增生，细胞层数增多，纤毛柱状上皮胞和杯状细胞形成乳头状细胞团。细胞核小，大小形态一致，排列紧密、重叠，位于细胞团中央，外围为胞质带，游离面可见纤毛和黏液空泡（图 10-32）。这种增生的细胞团有时与腺癌相似，必须注意鉴别，有纤毛是良性细胞的重要标志。

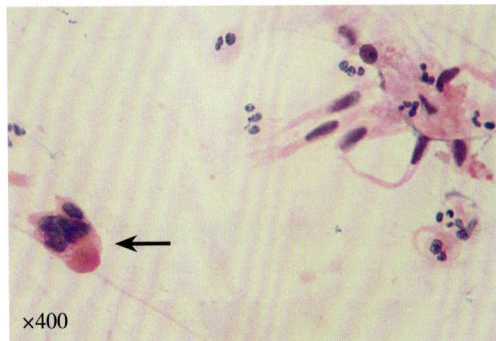

图 10-31 多核纤毛柱状上皮细胞（支气管刷片，HE 染色）

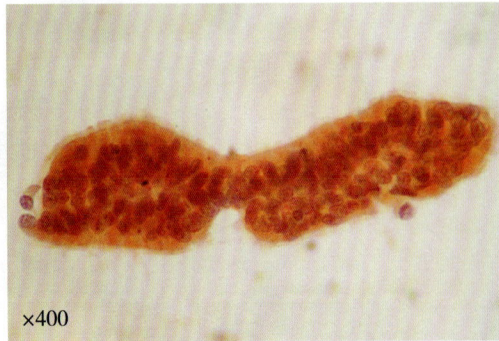

图 10-32 乳头状增生的柱状上皮细胞（痰涂片，巴氏染色）

（4）储备细胞增生：正常情况下储备细胞牢固附着于基底膜,在慢性支气管炎、支气管扩张、结核、真菌感染、慢性肺炎等均可出现。若细胞团附近有纤毛柱状上皮细胞则可协助确认（图10-4C）。这种增生的基底细胞必须注意同小细胞未分化癌相区别,特别是在核大小很不一致时。

2. 鳞状上皮细胞

（1）鳞状上皮化生：是支气管对损伤的常见反应,是呼吸道上皮被鳞状上皮代替。由于痰液经过口腔,涂片内成熟的鳞状上皮细胞较难确认是否为鳞化细胞,而未成熟鳞化细胞则较易辨认。支气管刷片中所见的鳞状上皮细胞则都是鳞化细胞。痰液中的鳞化细胞常成群或成片出现,互相粘连,呈铺砖式排列,细胞多角形或卵圆形,染色质呈细颗粒状,常有核固缩（如图10-9）。

（2）非典型鳞化细胞：指在鳞状上皮化生基础上发生了非典型增生改变的细胞。细胞多成群,单个细胞少见。核增大、大小不等,核有异形,偶可见固缩、深染的核,染色质增粗、深染,胞质量比鳞化细胞少,染色更趋于嗜酸性。非典型鳞状上皮化生被认为是一种癌前病变,根据核的异型性,将非典型鳞化分为轻、中、重三级。涂片中见单个重度非典型鳞化细胞很似鳞癌细胞时,应结合临床考虑,或定期复查,密切随访患者。

（四）肺癌细胞形态

肺部恶性肿瘤以原发性肺癌最多见（95%以上）,其次为转移癌,肉瘤少见。原发性肺癌多起源于支气管黏膜上皮,故亦称为支气管肺癌,少数由支气管壁腺体、肺泡上皮引起。原发性肺癌分为鳞癌、腺癌、小细胞癌、大细胞癌、腺鳞癌、肉瘤样癌等,以前三种类型最多见。

1. 鳞癌　来源于支气管上皮细胞鳞状上皮化生后的恶变。主要发生于大支气管,因此支气管刷片和痰液细胞学检查阳性率均较高。支气管刷片是由于机械摩擦而人为脱落的细胞,其中一部分是较深层生长、繁殖活跃的癌细胞,因此,癌细胞多成群,排列成单层,单个少见。细胞核大、多居中,一个或多个小核仁,染色质深染、粗颗粒状,分布不均,胞质丰富。分化程度一般比痰涂片低,角化罕见,背景比较干净（图10-33）。痰涂片与支气管刷片的细胞形态不同,其主要是因为痰内细胞是自然脱落的,主要来自肿瘤表面分化比较成熟的细胞,癌细胞容易衰老或坏死,深部的癌细胞较少脱落,实际鳞癌分化程度

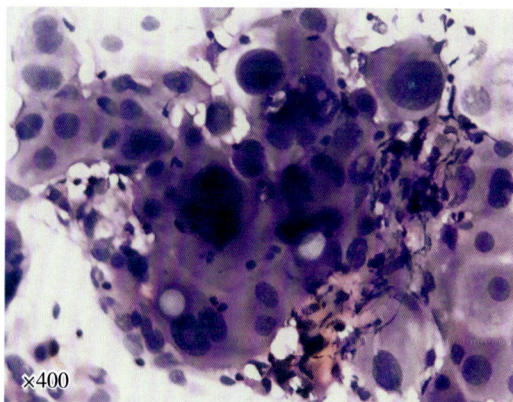

×400

图10-33　鳞癌（支气管刷片,HE染色）

可能与组织学会不一致。根据癌细胞是否出现角化,分为非角化型鳞癌和角化型鳞癌,其形态特点与第二节鳞癌形态相似。痰涂片中角化型鳞癌比宫颈鳞癌更易见"墨汁"样核,核仁少见,易见完全角化的鳞癌细胞呈影细胞样,核的轮廓很模糊或无核,胞质强嗜酸性。在痰涂片标本中,这种影细胞的出现强烈提示角化型鳞癌,与细胞碎屑构成鳞癌所特有的"癌性背景"（图10-15）。

2. 腺癌　主要来源于支气管上皮细胞和肺泡细胞的恶变。痰液中腺癌细胞形态如第二节中所述,也分为高分化和低分化二种。支气管刷片中成群癌细胞团较多见,群内细胞排列紧密,边界不清。核染色质细颗粒状分布不均,呈离心性分布,副染色质区明显,使核空化。核仁大而明显,核膜厚,背景比痰涂片干净（图10-34）。

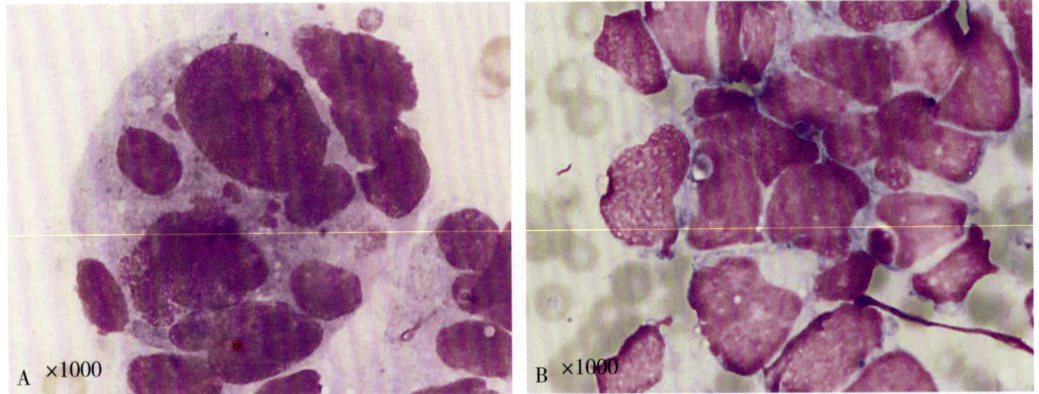

图 10-34　腺癌（支气管刷片，瑞 - 吉染色）
A. 高分化腺癌；B. 低分化腺癌

3. 小细胞癌　主要来源于呼吸道黏膜中的神经内分泌细胞，是一型恶性度较高的肺癌。多为中央型，生长于支气管壁，病灶不大即可广泛浸润管壁，较早发生转移。痰液中的小细胞癌细胞的形态如第二节中所述，细胞体积较小，胞质可缺如而呈裸核样，仅比淋巴细胞大半倍到一倍。癌细胞常显著重叠，排列成松散而不规则的葡萄串样细胞簇，或镶嵌状呈"脊椎骨样排列"，常随黏液丝排列，典型者呈燕麦形。支气管刷片中癌细胞多成群，黏附更紧密，单个很少，细胞核重叠、镶嵌、"胡椒盐"样核明显，裸核状，在制片过程中细胞核易破坏，形成核丝状（图 10-35）。

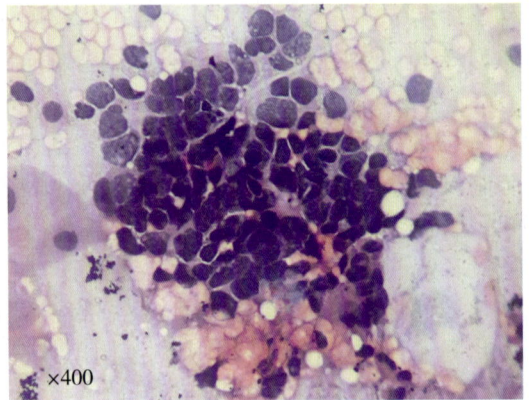

图 10-35　小细胞癌（支气管刷片，HE 染色）

三、浆膜腔积液脱落细胞学检查

（一）标本采集

1. 标本采集要求　①标本要新鲜，抽出后立即送检，不超过 1h；②标本量一般以 100~200ml 为宜；③一般不加抗凝剂，有凝固者离心后弃去纤维蛋白凝块，再次离心取沉淀表面的白膜层涂片，复查时可加标本量 1/10 的 3.8% 枸橼酸钠抗凝。

2. 标本的肉眼观察　①漏出液蛋白质含量低，细胞数量少，肉眼观常为淡黄色水样清亮液体。②渗出液蛋白质含量高，细胞数量较多，其肉眼观呈混浊状，主要由炎症或肿瘤引起。含较多红细胞时浆膜腔积液呈淡红色或暗红色；含大量白细胞时呈黄白色；浆膜腔积液凝固则说明有较多的纤维蛋白成分；含大量癌细胞时可见有细小颗粒，有沙粒感。

（二）浆膜腔积液良性病变脱落细胞形态

1. 间皮细胞（mesothelial cell）　积液中的间皮细胞单个或成双排列，或聚集成团，细胞呈扁平铺鹅卵石样疏松排列，边界清楚，细胞间可见间隙。单个间皮细胞常呈圆形或卵圆形，边界清晰。细胞核相对较大，核直径 6~8μm，核胞质比 1：（1~2），常居中，核膜明显，核染色质呈细颗粒状，偶见 1~2 个小核仁。胞质嗜碱性或弱嗜酸性，核周较浓、边缘较清亮（图 10-36）。花边样间皮细胞可能为活细胞的运动状态。

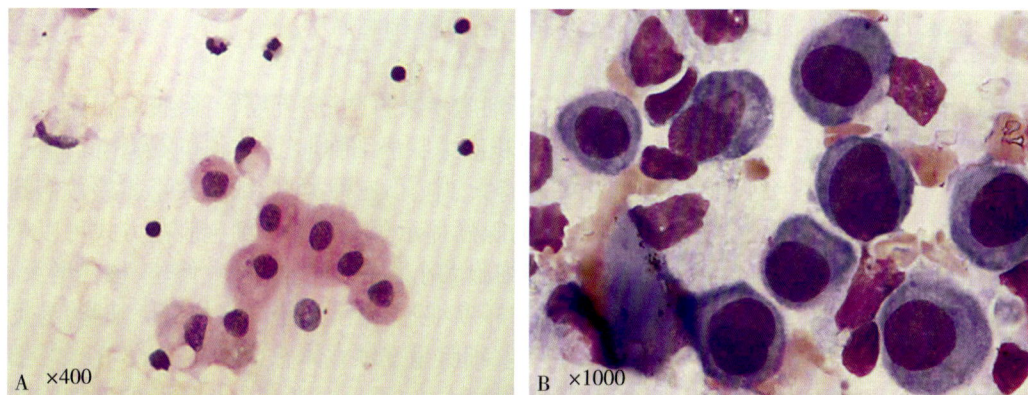

图 10-36　良性间皮细胞（胸水）
A. HE 染色；B. 瑞 - 吉染色

2. **反应性（增生性或异型）间皮细胞（reactive mesothelial cell）**　由于慢性炎症、肿瘤或放射线作用等刺激，间皮细胞可不同程度增生，发生形态变化，由于这种细胞形态与恶变细胞相似，在积液中大量出现时，易造成细胞学鉴别诊断困难。细胞成团片状排列、拥挤、大小不一致，可出现腺腔样、乳头状、菊形团等排列形式，但细胞团小，无立体结构感。细胞体积增大，胞核可增大深染，可见到从轻～重度增大的过渡形式，少数有轻～中度畸形，核膜光滑，染色质颗粒细致、分布均匀，可见双核、多核，胞质丰富厚实（图10-37）。

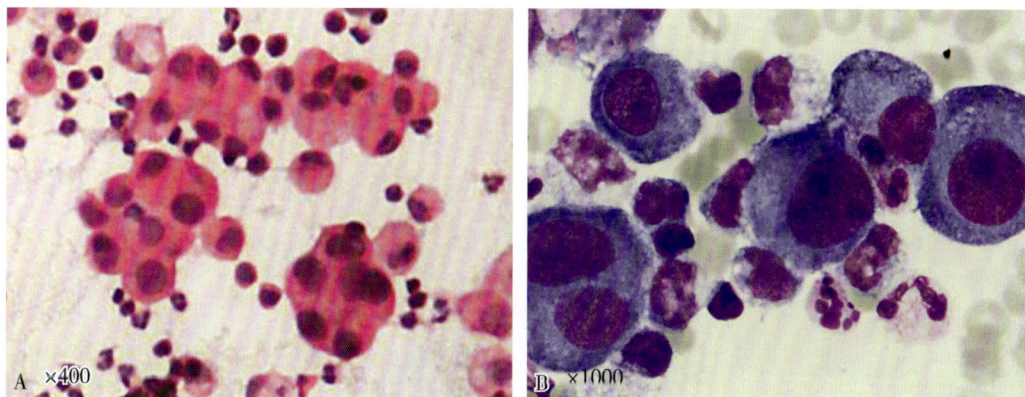

图 10-37　反应性（异型）间皮细胞（腹水）
A. HE 染色；B. 瑞 - 吉染色

3. **退变间皮细胞（degenerate mesothelial cell）**　细胞浸泡在积液中一般保存较好，时间久后即可开始发生不同程度的退化变性。若积液抽出后没有及时固定制片，可出现较为一致的退化变性。肿胀性退变比固缩性退变多见。

4. **非上皮细胞成分**　积液中可见巨噬细胞，常松散分布，不拥挤重叠。还可见到淋巴细胞、中性粒细胞、嗜酸性粒细胞、浆细胞及红细胞等。以小淋巴细胞最常见，其与中性粒细胞常作为同一涂片中测量上皮细胞核大小的"标尺"。

（三）浆膜腔积液恶性肿瘤脱落细胞形态

浆膜腔积液中以转移癌最多见，占 98% 以上，包括腺癌、小细胞癌、鳞癌。由于浆膜腔周围组织器官特点，又以腺癌最常见，约占 80% 左右。其他肿瘤占 2% 左右，包括恶性间皮瘤、恶性淋巴瘤、恶性黑色素瘤、横纹肌肉瘤、颗粒细胞瘤等。

1. 转移性肿瘤

（1）腺癌：胸腔积液及心包积液中的腺癌细胞多来自肺癌、乳癌转移，腹腔积液中则多来自卵巢癌、胃癌、肠癌等的转移。浆膜腔积液中腺癌细胞形态与前述腺癌相似，但也有其特点。①以间皮细胞为标尺，腺癌细胞有大、中、小三种类型，细胞大小相差数倍到数十倍，体积大的腺癌提示分化好，体积小的腺癌提示分化差。②细胞脱落方式可以单个散在、成团脱落或混合出现。单个散在癌细胞大小不一，细胞核增大偏位，核仁增大、增多，核染色质增粗，核膜不规则。易见印戒样癌细胞、癌巨细胞或多核癌巨细胞，易见病理性核分裂象，胞质中多有大小不等的空泡，细胞呈三维立体态（图10-38A、B）。③细胞脱落后可以在积液中继续生长发育，活跃程度不一，可见退变和生长活跃的癌细胞同时存在。④更易见特殊排列，如腺腔样、桑葚状、乳头状、镶边样、菊形团、彩团、梅花样、"印第安线"等形状。

（2）鳞癌：仅占2%~3%。胸腔积液中常见原发灶为肺癌和食管癌，腹腔积液中常见为宫颈鳞癌。中低分化鳞癌细胞常散在，细胞核居中，核仁不明显，核深染，胞质厚实（图10-38C）。成堆或成团脱落时，立体感不明显，胞核圆形或易见核仁，容易误诊为腺癌细胞。高分化鳞癌细胞少见，分化差的小细胞型鳞癌细胞也可呈多形性。

（3）小细胞癌：胸水中发现的肺小细胞癌比鳞癌多，为3%~5%。有3种形态表现：①呈葡萄状排列的细胞群，细胞重叠，胞质极少或呈裸核样，核形不规则，典型者为瓜子状或燕麦状，涂片背景中红细胞多（图10-38D）；②类似腺癌排列形态，成团，外观立体感，细胞小并镶嵌，胞质少，应借助电镜和免疫细胞化学与腺癌细胞鉴别；③单个散在癌细胞，与间皮细胞大小相似，胞核增大，染色质粗或块状，胞质少，此种形态容易漏诊，易当

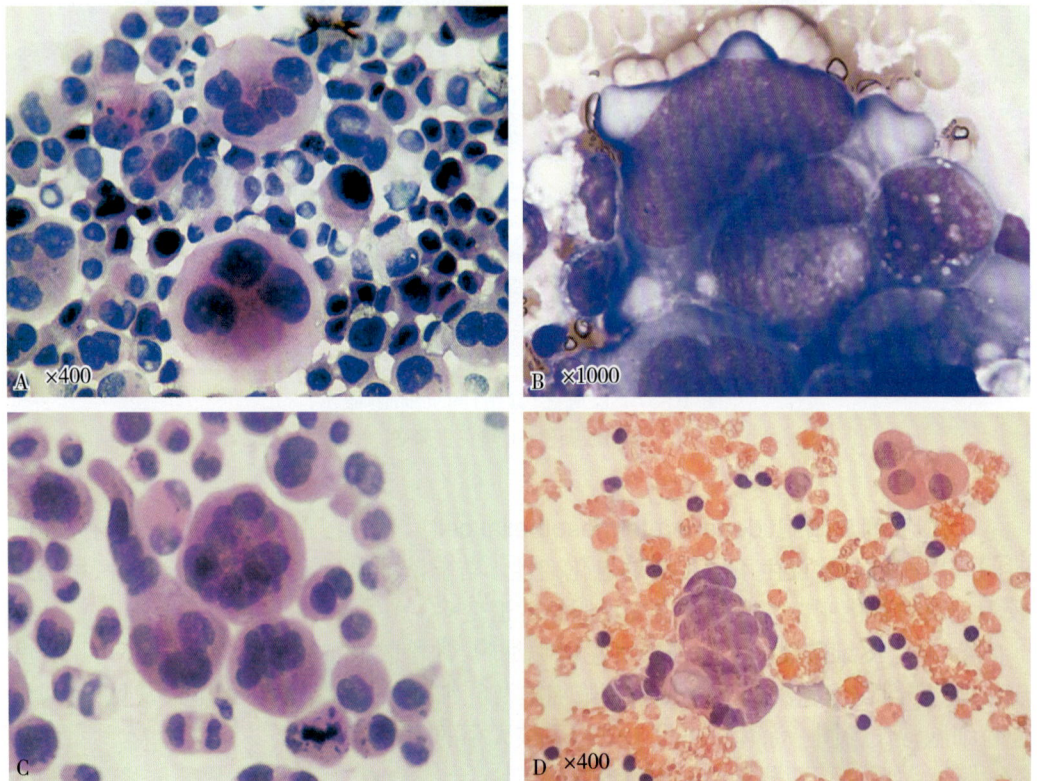

图10-38　浆膜腔积液转移癌细胞

A.腹水腺癌（HE染色）；B.腹水腺癌（瑞-吉染色）；C.胸水鳞癌（HE染色）；D.胸水小细胞癌（巴氏染色）

作反应性间皮细胞而忽略。

腺癌细胞与间皮细胞鉴别见表 10-8。

表 10-8　腺癌细胞与间皮细胞鉴别

项目	腺癌细胞	间皮细胞
细胞形态	体积大或中等大小,圆形或卵圆形	中等大小,圆形或卵圆形
细胞核	大,核直径在 8μm 以上,核大小、形态不一致,有畸形,染色质增多,粗颗粒分布不均,核仁明显,核分裂象多见	正常或轻度增大,核直径约 6~10μm,偶见 12μm,大小、形态较一致,染色质轻度增多,分布均匀,核仁少见,一般不见核分裂象
细胞质	多丰富,嗜碱性,可有黏液空泡	中等量,嗜碱或嗜酸性,可有液化空泡,无黏液空泡
细胞排列	常见腺腔样、乳头状、桑葚状成团排列,团内细胞排列稀疏,胞质中有大小不等的黏液空泡,或拥挤重叠、排列紧密。	疏松排列或出现腺腔样、乳头状等排列形式,但细胞群小,无立体结构感。

(4) 恶性淋巴瘤(lymphoma):恶性淋巴瘤浆膜腔积液中转移也可见,主要见于腹腔或胸腔。多由纵隔或腹腔恶性淋巴瘤蔓延、扩散而来,患者常伴有纵隔、颈部和腋窝等多部位淋巴结肿大。恶性淋巴瘤细胞散在分布,不形成紧密的细胞团,这是与转移性癌的鉴别要点。依据细胞学识别的目的将恶性淋巴瘤分 4 种类型:①大细胞淋巴瘤,细胞体积大,大小形状不一,异型性明显,胞核不规则,畸形明显,可见沟裂或切迹,核仁多明显,胞质少(图 10-39)。②小细胞淋巴瘤,涂片中细胞体积小,大小基本一致,核胞质比大,核染色质增粗、分布不均,胞质量少。③霍奇金淋巴瘤(Hodgkin Lymphoma),可见到 R-S 细胞和反应性细胞。R-S 细胞体积巨大,细胞核亦大,双核或多核,核染色质呈粗块状分布不均,多见一个突出的嗜酸性巨大核仁,胞质丰富。反应性细胞包括成熟及转化中的淋巴细胞、上皮样细胞、浆细胞及嗜酸性粒细胞。④混合性淋巴细胞增生和血液学异常,包括少见类型的淋巴瘤、浆细胞骨髓瘤和白血病,少见,不赘述。

2. **间皮瘤**　是由浆膜表面衬覆的间皮细胞发生的原发性肿瘤,最常发生于胸膜,其次为腹膜,心包膜罕见。间皮瘤分为良性和恶性,良性多为局限型,恶性多为弥漫型。恶性间皮瘤可广泛侵犯浆膜而引起积液,根据其组织学形态可分为上皮样、肉瘤样和双相型三类,渗出液中的间皮瘤细胞以上皮样型多见,因为肉瘤样型细胞很少脱落至积液中。

(1) 上皮样恶性间皮瘤(epithelial mesothelioma):细胞团呈乳头状结构或腺样结构,瘤细胞体积大,圆形或不规则形,表面存在长微绒毛。细胞核增大深染,居中或偏位,双核、多核均可见,核仁明显,胞质多少不等,常有小空泡(图 10-40)。

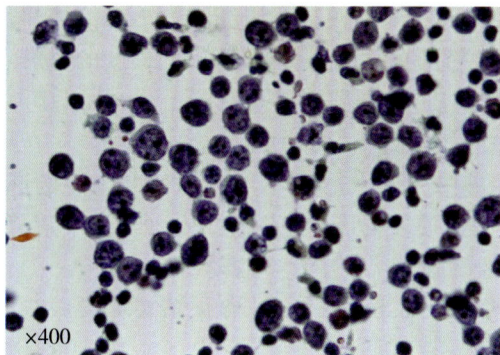

图 10-39　恶性淋巴瘤(腹水,巴氏染色)　　图 10-40　恶性间皮瘤,上皮样型(腹水,HE 染色)

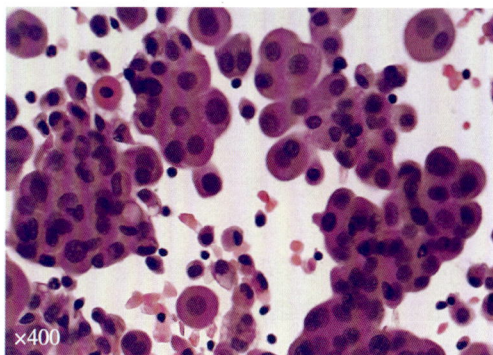

（2）肉瘤样恶性间皮瘤（sarcomatoid mesothelioma）：细胞常散在，呈长梭形或奇形怪状似肉瘤细胞，细胞核短梭形或不规则椭圆形，细胞质少，颗粒状，细胞界限不清。

（3）双相型恶性间皮瘤（biphasic mesothelioma）：同一病例存在上皮样和肉瘤样两种细胞特征，亦可见中间型瘤细胞。

（四）体腔冲洗液细胞学

体腔冲洗液中细胞成分经液体冲刷而脱落，冲刷脱落的间皮细胞成片或成群，称为"创伤性间皮细胞"。成片的创伤性间皮细胞极向一致，平铺，或呈乳头状、腺腔样、彩团等特殊排列。细胞核圆形或椭圆形，居中，核染色质细颗粒状。也可出现同浆膜腔积液相同的增生性间皮细胞形态。冲洗液中肿瘤细胞成分和形态学特征与原发灶肿瘤类似，退变癌细胞多见，恶性细胞的诊断标准与前述相同。

四、泌尿道脱落细胞病理学检查

（一）标本采集

1. 标本采集要求　①尿液排出后在 1 小时内完成制片固定；②可在标本瓶内放入聚乙二醇保存液 50ml，让病人排尿在瓶中可保存 3 天；③每份标本至少涂片 4 张，制片厚度以略能流动为度，待凉干即可浸入固定液中固定；④尿液标本中蛋白含量较少，通常使用含黏附剂的载玻片；⑤如果标本含大量蛋白质，会干扰染色反应，需要用平衡盐溶液洗涤沉淀物 1~2 次；⑥如果标本含大量血液，离心后应取黄褐色层细胞，或溶解红细胞后再操作；⑦多喝水促进排尿以提高检出率，女性患者应清洁外阴后留取中段尿或导尿。

2. 标本采集方法

（1）自然尿：留取新鲜晨尿，以中段尿为佳，一般不少于 50ml，连续检查三天。

（2）导尿：如怀疑有肾盂或输尿管肿瘤，可在膀胱镜下作输尿管导尿。此法尿液中细胞成分较多，形态保存完整，并能提示肿瘤发病部位，留取输尿管和肾盂尿液不少于 10ml。

（3）膀胱冲洗液：用 50~100ml 生理盐水或 Ringer 液，由尿道作膀胱冲洗，反复注入和抽吸 5~10 次，获得膀胱冲洗液。此法对膀胱鳞癌、原位癌及憩室内癌效果较好。

（4）细胞刷片：在内镜的直视下，可对膀胱、输尿管及肾盂等可疑部位，采用特制小刷子来刷取细胞成分，细胞刷取后，直接制片，并立即放入 2% 聚乙二醇 50% 乙醇混合液中固定，若不能立即制片，也可将刷子直接固定在 70% 的乙醇溶液中。切勿直接浸入甲醛或 Bouin 液中，防止细胞粘在刷子上不易制成涂片。

（二）泌尿道正常脱落细胞形态

1. 移行上皮细胞　组织学移行上皮细胞平均由七层细胞组成，分为表层、中层和基底层。移行上皮的表层细胞又称伞细胞或盖细胞，体积较大，扁平多角形，核圆形或卵圆形，居中，可见双核、多核，甚至十几个核。染色质颗粒状，核仁不明显。基底层细胞卵圆形，核小而圆，居中，核染色质均匀细颗粒状。中层细胞较基底层细胞大 1~2 倍，卵圆形或梨形、梭形及多边形。因尿液渗透压变化，脱落的移行上皮常会有不同程度的变形。除少部分尿道被覆假复层柱状上皮和复层鳞状上皮外，尿路皆被覆移行上皮，故尿路上皮一般指移行上皮。

2. 鳞状上皮细胞　见于尿道外口，正常尿液中少见，与身体其他部位鳞状上皮的形态相同。男性来自尿道，当尿道慢性炎症时可见到较多鳞状上皮细胞。女性常为生殖道及外阴脱落细胞污染，或受激素影响膀胱三角区上皮鳞状上皮化生脱落所致。

3. 柱状上皮细胞　正常尿液中极少见，主要分布于尿道中段，在尿道炎或导尿时，可以成堆脱落，在尿液中大量出现。

4. 非上皮细胞成分　可见少量中性粒细胞、淋巴细胞、组织细胞、浆细胞、嗜酸性粒细胞和红细胞等。此外尚可见到各种细菌、晶体状沉淀物、淀粉样小体及精子等。

5. 导尿及膀胱冲洗液 膀胱导管插入获得的标本通常比自然排尿含有更丰富的尿路上皮细胞。细胞团块明显增多,是假乳头状的细胞群,团块中的表层细胞形态正常,可见到轻度非典型细胞。单个细胞体积和形态变化较大,多边形表层细胞可有双核或多核,基底层细胞小,核变化小,无核深染。膀胱冲洗液涂片可见到结构保存完好的细胞,包括表层、基底层细胞和细胞团块。此法获得的细胞可用于流式细胞 DNA 分析。

(三)泌尿道良性病变脱落细胞形态

1. 炎症 泌尿系统感染时,涂片中上皮细胞明显增多,单个或成群出现,可出现多核和鳞状上皮化生细胞,细胞常有显著退变,体积增大,核固缩,胞质易见空泡。慢性炎症还可出现非典型增生的上皮细胞(见后),背景污秽,可见大量中性粒细胞,还可见到红细胞、浆细胞、组织细胞、巨噬细胞等。尿道炎、慢性腺性膀胱炎可见柱状上皮细胞增多。

2. 尿结石症 由于结石反复摩擦黏膜上皮,可使细胞大量脱落,细胞散在或形成大小不等的假乳头状细胞团。细胞核增大、增多,核染色质呈毛玻璃样或增粗,核膜规整,可见核仁。肾盂和输尿管结石可见大量体积较大、多核的表层细胞。

3. 膀胱黏膜白斑病 在慢性炎症、血吸虫病或结石等刺激下,膀胱黏膜发生鳞状上皮化生,鳞状上皮表面覆以厚的完全角化层,使其黏膜呈白色,称为膀胱黏膜白斑。尿液中可见角化细胞及无核的完全角化细胞。

4. 反应性非典型增生 常发生于急性或慢性炎症的尿路上皮,细胞不规则增大,核轻度不规则,核染色质增多呈离心性分布,可见核仁、核分裂象,但无病理性核分裂象。

(四)泌尿道恶性肿瘤脱落细胞形态

泌尿道恶性肿瘤约 95% 以上来源于尿路上皮,以膀胱肿瘤最多见。在膀胱肿瘤中又以移行细胞癌最多见,其次是鳞癌、腺癌等。

1. 膀胱移行上皮细胞肿瘤 按照世界卫生组织(WHO)的分类,膀胱移行上皮细胞肿瘤分为乳头状瘤、内翻型乳头状瘤、原位癌、移行细胞癌。乳头状瘤是指肿瘤呈乳头状生长,乳头表面被覆正常移行上皮,厚度不超过 7 层细胞,临床少见,在发展过程中易癌变。移行细胞癌依细胞分化程度分为Ⅰ级~Ⅲ级。大多数移行细胞癌有乳头形成,也发生浸润,少数癌无乳头形成而表现为原位癌和浸润癌。原位癌和非乳头浸润癌属于Ⅱ~Ⅲ级肿瘤。

(1)乳头状瘤及乳头状移行细胞癌Ⅰ级:也称低度恶性肿瘤。尿涂片中两者瘤细胞形态与正常移行上皮细胞相似,或有轻度至中度异型性。若在自然排尿中出现乳头状细胞团,细胞大小、形态一致,排列紧密,胞核染色略深,对诊断有一定价值(图 10-41A)。

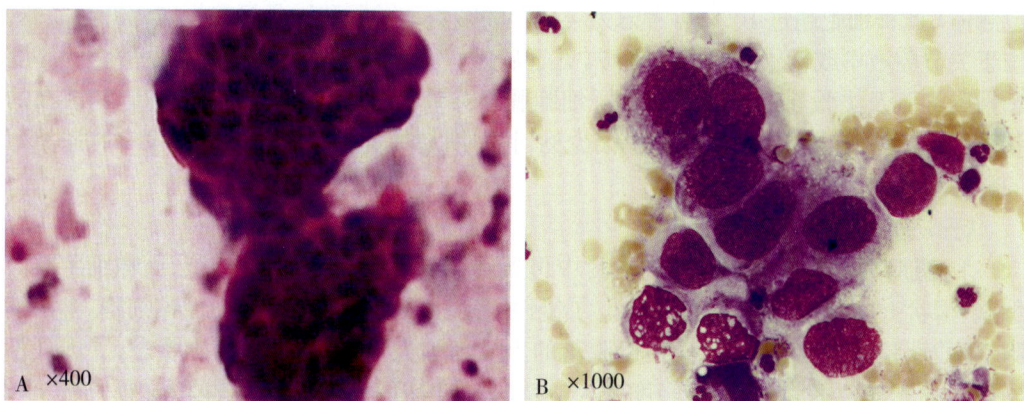

图 10-41 移行细胞癌

A. 乳头状移行细胞癌Ⅰ级(HE 染色);B. 移行细胞癌Ⅲ级(瑞 - 吉染色)

（2）移行细胞癌Ⅱ~Ⅲ级：为高度恶性肿瘤（图10-41B），包括原位癌。尿涂片中癌细胞数目明显增多，呈单个或成片状，分化越差则分散单个细胞越多。胞核明显增大，可达正常2倍以上，畸形明显，核染色质呈粗颗粒状，染色极深，有时呈墨水滴样，核胞质比例明显失常。胞质嗜碱性，可见梭形或蝌蚪形细胞，涂片中常见大量坏死细胞碎片及炎性细胞。原位癌时背景相对干净，坏死物和炎症细胞少。

2. 膀胱其他上皮肿瘤

（1）鳞状细胞癌：较少见，在膀胱恶性肿瘤中<5%，为膀胱鳞状上皮化生基础上的癌变，如见于埃及血吸虫病、膀胱结石等。细胞学表现与宫颈鳞癌、肺鳞癌非常相似。

（2）腺癌：少见，在膀胱恶性肿瘤中<2%。癌细胞由黏液细胞或印戒细胞组成，细胞呈柱状，胞核大而浓染，胞质内有空泡形成。细胞可形成球形或玫瑰花样排列的细胞团。

五、其他标本脱落细胞病理学检查

（一）脑脊液

健康成人脑脊液中仅有极少量的淋巴细胞和单核细胞，罕见小的立方形室管膜细胞，排列成排或成簇。中枢神经系统的原发性肿瘤由于解剖学部位和分化程度，其肿瘤细胞在脑脊液中多不易识别。脑脊液常见转移性恶性肿瘤主要有：①急性白血病，特别是儿童急性白血病在临床表现之前，即有脑脊液中出现白血病细胞，细胞体积较大，较正常淋巴细胞大2~4倍，有明显核仁，核有突起，突起体积大小不一，常呈乳头状，核周环绕一圈狭窄的透明胞质。②恶性非霍奇金淋巴瘤，细胞诊断原则与浆膜腔积液相似，伴有特殊的核仁及核突起，偶尔可见成块的染色质型。③转移癌，脑脊液中最常见的转移癌为乳腺癌和支气管起源的癌。乳腺癌细胞常散落或呈环形、短链状排列，肺腺癌细胞常呈小丛状，燕麦细胞癌细胞常单个或呈镶嵌样短链，类似一串椎体，癌细胞特点类似其原发肿瘤细胞。

（二）关节腔液

正常情况下滑膜分泌液体，形成关节腔液薄层湿润关节表面。关节腔液中仅有一些滑液衬细胞，类似于小的间皮细胞。关节腔液的容量在外伤或炎症时可能会增加。①腱鞘囊肿可在关节腔液胶样的基质中找到巨噬细胞。②在炎症性病变的急性期，关节腔液中的细胞数量大大增多，大多数是中性粒细胞。外伤性关节炎可观察到单个或大片的变性的软骨细胞。在慢性炎症性病变，可见到滑膜（间皮）细胞、粒细胞和巨噬细胞。③关节腔液中出现类风湿细胞（即中性分叶核粒细胞胞质中含有2~15个深色嗜碱性的圆形包涵体），此种细胞超过10%，可考虑为类风湿关节炎。④尿酸结晶呈双折射的针形晶体，位于关节腔液中或被中性粒细胞吞噬，见于痛风。⑤骨肉瘤关节腔液中可见散在的高度恶性的细胞及类骨质的形成。⑥骨巨细胞肿瘤关节腔液中可见到多核巨细胞和散在的基质细胞。⑦肿瘤转移到关节腔中很少见，肿瘤细胞具备恶性特征但可能没有肿瘤类型的特异性。

（三）分泌物

1. 直肠分泌物　直肠分泌物涂片中可见到柱状上皮细胞、杯状细胞、巨噬细胞及白细胞、鳞状上皮细胞、黏液和碎屑物。①慢性溃疡性结肠炎涂片可见中性粒细胞、淋巴细胞、嗜酸性粒细胞及浆细胞等，但以脱落的上皮细胞为多，有的显示增生状态，并出现不同程度的非典型细胞，细胞核轻度增大，核染色质稍粗、分布均匀，核膜稍厚些，核仁小；②恶性肿瘤以腺癌发病率最高，细胞体积大，呈圆形或椭圆形，单个散在或集群成团，核增大，大小形状不一，核染色质粗、深染，核膜厚，一个或多个大核仁，胞质较丰富，含大小不等的空泡。

2. 乳头分泌物　乳头分泌物不应出现在正常的、非孕期和非泌乳期妇女,最常见原因是导管内乳头状瘤。分泌物的性状以血性(或浆液血性)最常见,还可见浆液性、乳状、水样或脓性等。

(1) 非乳癌乳头分泌物:①炎症或纤维囊性病变等,分泌物的主要成分是泡沫细胞、导管上皮细胞及大汗腺样细胞,还可见中性粒细胞、淋巴细胞、组织细胞或炎性渗出物。泡沫细胞大小差别大,可散在或成小簇,核形不固定、多偏位,胞质宽广、泡沫样(图 10-42A)。导管上皮细胞多片状平铺呈蜂窝状或成团,细胞间界限较清,核圆形、均匀一致,染色质细颗粒状,有时可见小而模糊的核仁,胞质清晰,微嗜酸性。大汗腺样细胞,体积比导管细胞大,核圆形致密,核仁明显,胞质丰富,嗜酸性颗粒状,细胞边界清楚。②在导管内乳头状瘤分泌物中,导管细胞体积大,核增大,空泡状胞质,可黏附形成大细胞团,周边细胞的胞核常被压扁,包围在细胞团外表层(图 10-42B),有时可见大汗腺样细胞团。③导管扩张症分泌物中见大量充满脂类的泡沫细胞,大汗腺样细胞、导管上皮细胞及肌上皮细胞、中性粒细胞、淋巴细胞、浆细胞、鳞状上皮细胞等。

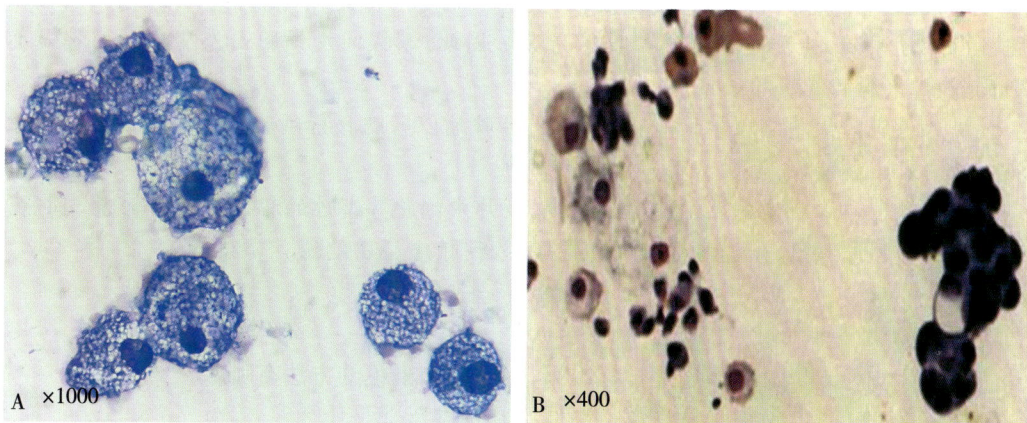

图 10-42　乳头分泌物
A. 泡沫细胞,瑞 - 吉染色;B. 导管内乳头状瘤,导管细胞和泡沫细胞,HE 染色

(2) 乳癌乳头分泌物:①导管内癌,细胞单个或多量细胞成团、成片,如呈乳头状、腺泡样、"阅兵式"、玫瑰花环样及不规则团块。细胞黏附性差、松散,细胞具有肿瘤细胞的恶性特征。②浸润性导管癌,细胞大小形状不规则,常伴有多量红细胞和坏死组织碎片。③佩吉特病,在多量炎性细胞中可见特殊的大细胞,圆形,核大深染,胞质丰富,空泡状。

3. 前列腺液　通过前列腺按摩可以获得前列腺分泌物,常见前列腺腺上皮细胞、精囊上皮细胞、膀胱及尿路上皮细胞和精子等。在急性炎症时,涂片中可见大量中性粒细胞。在非急性炎症时,则常见巨噬细胞、淋巴细胞及浆细胞。由前列腺按摩所获得的标本很难满意的用于前列腺癌的诊断,因此,对于前列腺癌的细胞学检查更多的是使用经直肠细针穿刺吸取活检。前列腺癌细胞除了具有其他腺癌细胞特点外,大的红色核仁为其重要标志,分化越低,癌细胞越分散。

(孙玉鸿)

本 章 小 结

　　细胞病理学检查基本技术的重点是标本采集、制备、染色和涂片的观察方法。

　　细胞核的改变是区别细胞良恶性的主要依据，尤其是早期癌瘤的变化，几乎全在细胞核。因此，核的恶性特征越多，诊断的把握性就越大。核增大、核胞质比失调、核大小不一、核畸形、核染色质增粗深染，是恶性细胞核最常见的"五大特征"。细胞质的改变多用以鉴别肿瘤类型和分化程度。成团脱落的癌细胞比单个细胞诊断的把握性更大，诊断中要注意细胞团之间的相互比较，特别注意细胞核的结构、细胞的排列和极性。

　　宫颈脱落细胞病理学检查：第一步提出病变性质，良性病变、非典型细胞、上皮内病变还是恶性病变。第二步对病变进行归类，如果是上皮内病变，应明确是鳞状上皮还是腺上皮，是 LSIL 还是 HSIL 等；如果是恶性病变，应尽量明确是鳞癌还是腺癌等。在诊断的同时应结合临床资料、年龄及相关病史和实验室检查结果，有助于进一步做出诊断。

　　肺脱落细胞病理学检查：痰检对早期诊断肺癌具有独特的作用，但是，痰液标本的质量及选材是影响痰检阳性率高低的主要因素之一。做纤维支气管镜检查后，在当天或第二天做痰检，阳性率显著提高。

　　浆膜腔积液脱落细胞病理学检查：浆膜腔积液是一种良好的培养基，各种良、恶性细胞可以继续繁殖，并可发生不同程度的退变。因此，掌握间皮细胞形态变化的规律是鉴别良、恶性浆膜腔积液的关键。

　　泌尿道脱落细胞病理学检查：泌尿道恶性肿瘤以膀胱移行细胞癌最多见。要重视尿液标本的采集和制备，否则不容易检出癌细胞。

　　细胞病理学诊断良恶性细胞，主要根据涂片中细胞异型性的程度来作出判断。同时，还必须结合临床、影像等其他临床资料综合分析，慎重得出结论。

? 思考题

1. 细胞病理学标本采集、固定和染色的方法有哪些？
2. 细胞病理学诊断原则和基本步骤是什么？
3. 良性病变和恶性肿瘤的形态学区别有哪些？
4. 恶性肿瘤细胞的一般形态特点有哪些？
5. 宫颈恶性肿瘤细胞形态学特点？
6. 肺鳞癌和腺癌的细胞形态区别要点有哪些？
7. 浆膜腔积液恶性肿瘤脱落细胞形态学特点？
8. 泌尿道恶性肿瘤细胞形态学特点？

医学检验相关的部分组织机构、学会和杂志

一、国内医学检验相关组织管理机构及学会

1. 国家卫生计生委临床检验中心 原卫生部临床检验中心（National Center for clinical laboratory, NCCL），经原卫生部批准于 1982 年 12 月在北京成立。NCCL 以临床检验质量控制与改进为主要工作方向，承担卫计委委托的全国临床检验质量管理与控制工作，运行全国临床检验室间质量评价计划；建立、应用临床检验参考系统，建立运行重要常规检验项目参考方法，研制标准物质，开展相关科学研究。围绕主要工作职责和任务，定期开展工作、学术交流与技术培训工作。

NCCL 目前主要研究方向包括，室间质评计划完善与改进，参考系统建立与应用，临床检验重要常见质量问题和临床检验质量管理体系等。

2. 中华医学会检验医学分会（Chinese Society of Laboratory Medicine） 1979 年中华医学会检验学会在北京成立。下设学术委员会、继续教育与扶贫委员会、组织与外事委员会、秘书处等机构，其中学术委员会分为血液体液学专业学组、临床免疫专业学组、临床微生物专业学组、传染病专业学组、生化分析仪与干化学学组、血脂专业学组、心脏标志物学组、肿瘤标志物专业学组、蛋白组学组等。工作范围和职责主要有：①开展国内外学术交流；②开展继续医学教育，组织会员和医学检验工作者学习业务，不断更新会员和医学科技工作者医学科技知识，提高医学科学技术业务水平；③参与开展毕业后医学检验教育培训、考核工作等。其主要任务是开展检验医学学术交流、编辑出版各类期刊、开展继续医学教育等。在中华医学会检验分会的指导下，各省市也相继成立了检验分会。

3. 卫生计生委临床检验标准专业委员会（The Ministry of health for Clinical Laboratory Standards Committee） 1996 年成立，其职责是负责组织、修订与临床检验有关的国家及卫生行业标准。秘书处作为标准会的组织联络机构，现设于卫计委临床检验中心。

标委会自成立以来，已发布国家及卫生行业标准 48 项，另有 30 多项标准正在研制或报批过程中。在"十二五"期间将围绕以下几个方面开展工作：配合国家医改、围绕卫计委制定的政策和法规，制定相应的配套管理标准或准则；制定我国常见病、多发病相关的检验医学实用准则；围绕检验医学各亚学科制定该学科的常规技术标准和指南，制定

我国常用、重要检测项目的参考体系标准;在此期间预计编制 40 项行业标准。相关行业标准可在其官网下载。

二、国外医学检验相关组织管理机构及学会

1. **美国病理学家学会**(College of American Pathologists,CAP) 1947 年,美国一些致力于改进病理学和实验医学的病理学家组建了美国病理学家学会 CAP。目前,CAP 是世界上最大的由职业临床检验学家和病理学家组成的联合会,是美国的一个权威和非盈利的临床实验室认可机构,其任务是通过在世界范围内提高病理学和医学实验室的水平,来保证和维护病人、公众利益。CAP 依据美国临床检验标准化委员会的业务标准和操作指南以及 CLIA'88,对临床实验室各个学科的所有方面均制定了详细的检查单,通过严格要求来确保实验室符合质量标准,从而改进实验室的实际工作。CAP 致力于临床实验室步骤的标准化和改进,倡导高质量和经济有效的医疗保健服务,其所产生的影响超过了其他任何一个组织,因此,被国际公认为是实验室质量保证的领导者和权威性的实验室管理和认证组织。CAP 认证,是美国病理家学会举办的一种国际论证;自 1962 年起被美国普遍采用执行,1994 年起被世界各国公认为最适合医疗实验室使用的国际级实验室标准,通过 CAP 认证的实验室代表其检验室品质达到世界顶尖水准,并获得国际间各相关机构认同。

2. **临床实验室标准委员会**(Clinical Laboratory Standards Institute,CLSI) 前身为美国临床实验室标准委员会(National Committee for Clinical Laboratory Standards,NCCLS)。1967 年,美国国家临床检验方面的标准化组织即 NCCLS 成立。该组织自成立以来,一直致力于为检验结果的一致性建立标准。1985 年 NCCLS 被 WHO 认定为"临床实验室标准合作中心"。1994 年临床检验实验室和体外诊断系统标准化技术委员会(即 ISO/TC 212),指定 NCCLS 为其秘书处,负责委员会的日常管理和具体工作。2005 年 1 月 1 日起 NCCLS 正式更名为 CLSI。

迄今为止,NCCLS 为临床实验室已经提供了 160 多项标准和指南,涉及血液学、临床化学和毒理学、免疫学和配体分析、微生物学、分子生物学、床旁检测、临床实验室国家参考系统、信息化等当今检验医学发展的各个方面。在临床基础检验方面,已发布了血红蛋白、红细胞压积、白细胞分类和网织红细胞测定的参考方法(这些方法也是 ICSH 推荐的参考方法)。

另外,在 NCCLS 影响下,80 年代欧洲成立了欧洲临床实验室标准委员会(ECCLS),90 年代日本也成立了临床实验室标准委员会(JCCLS),但所出的标准化文件都不如 NCCLS 那样多。

3. **国际血液学标准化委员会**(International Council for Standardization in Haematology,ICSH) ICSH 于 1963 年在荷兰成立,几经变迁,于 2013 年在加拿大注册为非营利组织,主要关注诊断血液学方面的问题,旨在获得可重复的实验室分析结果。迄今为止,ICSH 先后出版了 100 多篇实验室血液学检验标准化的重要综述、指南或推荐方法,包括红细胞、白细胞、红细胞压积、血小板、网织红细胞测定的参考方法。目前 ICSH 完成的所有指南和推荐方法都在国际检验血液学学会(the international Society for Laboratory Hematology,ISLH)的刊物 *International Jounarl of Laboratory Hematology* 上发表。

4. **国际输血协会**(international society of blood transfusion,ISBT) 1935 年成立的国际学术组织,目标是促进输血医学的研究。学会总部设在荷兰阿姆斯特丹,共有超过 95 个国家参与。

5. **临床检验实验室和体外诊断系统标准化技术委员会**(Clinical laboratory testing

and in vitro diagnostic test systems，即 ISO/TC 212） 国际标准化组织（International Standardizaiton Organization，ISO）为独立的非政府组织，是全球最大的国际标准制定机构，下设上百个技术委员会（technical committee，TC）。其中，临床检验实验室和体外诊断系统标准化技术委员会（即 ISO/TC 212）于 1994 年成立，致力于医学实验室和体外诊断检测系统国际标准的制订，是临床检验和体外诊断标准制定的唯一国际化组织。ISO/TC 212 全会及工作组会议是国际标准化领域临床检验和体外诊断方面的最高权威会议。ISO/TC 212 现秘书处为美国国家标准协会（American National Standards Institute，ANSI）。迄今为止，ISO/TC 共公开发布包括 ISO15189 在内的标准 27 项，现有 20 个工作组正在进行相关标准化制定工作。在官网上可查到其发布的相关标准和正在进行的工作。

6. **国际临床化学和实验医学联合会（The International Federation of Clinical Chemistry and Laboratory Medicine，IFCC）** IFCC 是一个世界性的、非政治性的临床化学和实验医学组织，其主要工作包括与其他国际组织合作进行全球标准的制定、通过科学和教育事业支持其组织成员、召开一系列检验医学专家参加的会议，以讨论和分享相关领域的最新发现和最佳实践。IFCC 成立了多个委员会，在实验室管理、教育各方面制定了多项标准，尤其是在临床酶学方面，从 1970 年至今先后制定并公布了酶测定总论、丙氨酸氨基转移酶、天冬氨酸氨基转移酶等七个正式标准，这些标准被各国广泛采用。

7. **国际实验室认可合作组织（International Laboratory Accreditation Cooperation，ILAC）** 前身是 1978 年成立的国际实验室认可大会（International Laboratory Accreditation Conference，ILAC），其宗旨是通过提高对获认可实验室出具的检测和校准结果的接受程度，以便在促进国际贸易方面建立国际合作。1996 年 ILAC 成为一个正式的国际组织，其目标是在能够履行这项宗旨的认可机构间建立一个相互承认的协议网络。ILAC 目前有 100 多名成员，分为正式成员、协作成员、区域合作组织和相关组织等。ILAC 目标为：①研究实验室认可的程序和规范；②推动实验室认可的发展，促进国际贸易；③帮助发展中国家建立实验室认可体系；④促进世界范围的实验室互认，避免不必要的重复评审。

三、国内外与医学检验相关的专业杂志

目前，国内外与医学检验密切相关的主要杂志见附表 1-1、1-2。

附表 1-1 国内与医学检验相关的专业杂志

创刊时间	名称	原名称	主办单位
1978	中华检验医学杂志	中华医学检验杂志	中华医学会
1980	国际医学检验杂志	国外医学临床生化与检验学分册	重庆市卫生信息中心
1983	实验与医学检验	江西医学检验杂志	江西省医学会
1983	临床检验杂志		江苏省医学会
1986	检验医学	上海医学检验杂志	上海市临床检验中心
1986	现代医学检验杂志	陕西医学检验杂志	陕西省临床检验中心和陕西省人民医院
1990	医学检验与临床		山东千佛山医院
1997	中国实验诊断学		吉林大学中日联谊医院、上海交通大学
1999	临床输血与检验		安徽省立医院 安徽省输血协会
2000	医学检验与临床		重庆市卫生信息中心和重庆市临床临检中心
2002	临床和实验医学杂志		首都医科大学附属北京友谊医院
2009	实用检验医师杂志		天津医师协会、天津市天津医院

附表 1-2　国外与医学检验相关的专业杂志

杂志名称	主办单位
Clinical Chemistry	美国临床化学协会（American Association for Clinical Chemistry）
Clinical Chemistry and Laboratory Medicine	FESCC（欧洲临床化学和实验室医学学会论坛）和 IFCC（国际临床化学和实验室医学学会论坛联合会）的官方出版物
Annals of Clinical Biochemistry	代表临床生物化学联盟（Association for Clinical Biochemistry）的立场,同时也是荷兰临床化学协会,日本临床化学协会,澳大利亚临床生物化学协会的官方杂志
Clinical Biochemistry	加拿大临床化学家联盟（Canadian Society of Clinical Chemists）的官方杂志
Clinica Chimica Acta	一本国际性的杂志,没有明确的主办方,编委来自世界各地,
International Journal of Laboratory Hematology	SLH（International Society for Laboratory Hematology）的官方期刊,著名的血常规复片标准（俗称推片 41 条）就是出自该杂志
Archives of Pathology & Laboratory Medicine	美国病理医师学会（College of American Pathologists）的官方期刊,
Laboratory Medicine	美国临床病理学会（American Society for Clinical Pathology）的官方杂志
Clinical Microbiology Reviews	主要邀请临床微生物领域的著名专家撰写综述,每期刊登 10 篇文章左右,这些文章往往被临床微生物学工作者奉为经典
American Journal of Clinical Pathology	美国临床病理学家（American Society for Clinical Pathology）学会的官方杂志
Cytometry Part B:Clinical Cytometry	国际临床细胞检测学会（International Clinical Cytometry Society）的官方杂志,主要刊登流式细胞术的临床应用、芯片检测技术、细胞呈象等方面的文章
Critical Reviews in Clinical Laboratory Sciences	主要邀请检验医学领域的著名专家撰写综述,不接受原创性论文,不接受投稿,每期三篇综述左右,每一篇综述都是经典之作

（唐　敏　龚道元）

中英文名词索引

55检